Torben Pottgießer, Elisabeth Schorb, Stefanie Ophoven

80 Fälle Innere Medizin

Torben Pottgießer, Elisabeth Schorb,
Stefanie Ophoven

80 Fälle Innere Medizin

Aus Klinik und Praxis

4. Auflage

ELSEVIER

ELSEVIER
Hackerbrücke 6, 80335 München, Deutschland
Wir freuen uns über Ihr Feedback und Ihre Anregungen an books.cs.muc@elsevier.com

ISBN Print 978-3-437-42654-4
ISBN e-Book 978-3-437-18348-5

4. Auflage 2019

Wichtiger Hinweis für den Benutzer
Ärzte/Praktiker und Forscher müssen sich bei der Bewertung und Anwendung aller hier beschriebenen Informationen, Methoden, Wirkstoffe oder Experimente stets auf ihre eigenen Erfahrungen und Kenntnisse verlassen. Bedingt durch den schnellen Wissenszuwachs insbesondere in den medizinischen Wissenschaften sollte eine unabhängige Überprüfung von Diagnosen und Arzneimitteldosierungen erfolgen. Im größtmöglichen Umfang des Gesetzes wird von Elsevier, den Autoren, Redakteuren oder Beitragenden keinerlei Haftung in Bezug auf jegliche Verletzung und/oder Schäden an Personen oder Eigentum, im Rahmen von Produkthaftung, Fahrlässigkeit oder anderweitig, übernommen. Dies gilt gleichermaßen für jegliche Anwendung oder Bedienung der in diesem Werk aufgeführten Methoden, Produkte, Anweisungen oder Konzepte.

Für die Vollständigkeit und Auswahl der aufgeführten Medikamente übernimmt der Verlag keine Gewähr.
Geschützte Warennamen (Warenzeichen) werden in der Regel besonders kenntlich gemacht (®). Aus dem Fehlen eines solchen Hinweises kann jedoch nicht automatisch geschlossen werden, dass es sich um einen freien Warennamen handelt.

Bibliografische Information der Deutschen Nationalbibliothek
Die Deutsche Nationalbibliothek verzeichnet diese Publikation in der Deutschen Nationalbibliografie; detaillierte bibliografische Daten sind im Internet über http://www.d-nb.de/ abrufbar.

20 21 22 23 5 4 3 2

Um den Textfluss nicht zu stören, wurde bei Patienten und Berufsbezeichnungen die grammatikalisch maskuline Form gewählt. Selbstverständlich sind in diesen Fällen immer Frauen und Männer gemeint.

Planung und Konzept: Inga Schickerling, München
Projektmanagement und Herstellung: Sabine Hennhöfer, München
Redaktion: Michaela Mohr/Michael Kraft, mimo-booxx|textwerk., Augsburg
Satz: abavo GmbH, Buchloe
Druck und Bindung: Drukarnia Dimograf Sp. z o. o., Bielsko-Biala, Polen
Umschlagkonzept und Gestaltung: Stefan Hilden, München, www.hildendesign.de
Umschlagabbildung: © Hildendesign unter Verwendung mehrerer Motive von Shutterstock.com
Umschlagherstellung: SpieszDesign, Neu-Ulm

Aktuelle Informationen finden Sie im Internet unter **www.elsevier.de**

Vorwort

Liebe Leserinnen und Leser!
Wir freuen uns, Ihnen eine aktualisierte und um 30 Fälle erweiterte vierte Auflage zu präsentieren. Ein Ziel dieser umfangreichen Überarbeitung ist es, der Neuorientierung des Medizinstudiums Rechnung zu tragen. Daher wurden sowohl in den bestehenden als auch in den neuen Fällen weitere Ebenen hinzugefügt, die vor allem ärztliche Kommunikationskompetenzen und Übergaben beinhalten. Das Augenmerk wurde zudem auf eine ausreichende Anzahl ambulanter Szenarien gerichtet. Inhaltlich wurden die bei Manuskripteinreichung aktuellen Leitlinien der jeweiligen Fachgesellschaften und zugehörigen diagnostischen und therapeutischen Möglichkeiten berücksichtigt.

Auch wenn es uns gelungen ist, 30 Fälle hinzuzufügen, können diese keinen Anspruch auf Vollständigkeit erheben. Ein klassisches Lehrbuch der Inneren Medizin kann folglich nicht ersetzt werden. Wie in den Vorauflagen bestand das Ziel darin, die wesentlichen Informationen und deren präzise Darstellung nicht aus den Augen zu verlieren. Aufgrund der Nähe zum konkreten Patienten und der originalen Befunde soll mit diesem Buch vor allem die selbstständige Evaluation einer klinischen Situation erfolgen, um Ihnen eine Hilfestellung bei der Vorbereitung auf mündliche Prüfungen zu geben, sowie die Möglichkeit zu einem Selbsttest und zur kurzweiligen Repetition von bereits Gelerntem einzuräumen. Es kann nicht jeder Aspekt einer Krankheit abgehandelt werden, jedoch wird ein Fall meistens vollständig, das heißt von der Anamnese bis zur Therapie, systematisch aufgelöst.

Von Ihnen sollte versucht werden, den Inhalt der Antworten mit eigenen Worten wiederzugeben und laut zu formulieren, so wie es im universitären Alltag häufig verlangt wird. Auch in Lerngruppen kann das Buch im Sinne einer „quizartigen" Fragerunde Anwendung finden. Es gibt ein neues didaktisches Element durch die Hinzunahme der Fragestellung „Was wäre wenn?" bei ausgewählten Fällen, um Denkanstöße zur Diskussion und Recherche zu geben.

Der Grundstil des Buches wurde beibehalten, indem eine Farbcodierung der Fragen und Antworten den Inhalt übersichtlich gestaltet. Die wichtigsten Fakten werden zudem durch Hervorhebungen, „Merke-Kästen" und eine kurze Zusammenfassung schnell auffindbar gemacht.

Besonders dankbar sind wir für die Leserzuschriften mit Kritik und Anregungen, die uns seit Veröffentlichung der letzten Auflage erreicht haben. Hier möchten wir insbesondere Herrn Dr. Florian Steiner für die sehr konstruktiven und präzisen Kommentare danken. Wir danken außerdem Frau Dr. Nora Bartholomä, die uns bei der Aktualisierung der rheumatologischen Fälle unterstützt hat. Die über viele Jahre gewachsene Zusammenarbeit mit dem Verlag und die vielen positiven Kontakte schätzen wir sehr. Auch zukünftig freuen wir uns auf Ihre Zuschriften.

Wir hoffen, dass Ihnen dieses umfangreich erweiterte Fällebuch eine kurzweilige und spannende Lektüre bietet und bei der Vorbereitung auf eine Prüfung oder den klinischen Alltag eine Hilfe ist. Viel Spaß!

Freiburg, im November 2018
Torben Pottgießer
Elisabeth Schorb
Stefanie Ophoven

Abkürzungen

A

ABI	Ankle Brachial Index
ABDM	Ambulantes Blutdruck-Monitoring
ACE	angiotensin converting enzyme
ACS	akutes Koronarsyndrom
ACTH	adrenokortikotropes Hormon
ADH	antidiuretisches Hormon
AF	Atemfrequenz
Ag	Antigen
AG	Atemgeräusch
Ak	Antikörper
ALS	Advanced Life Support
ANA	antinukleäre Antikörper
ANV	akutes Nierenversagen
AP	Angina pectoris
aPTT	aktivierte partielle Thromboplastinzeit
ARDS	Acute respiratory distress syndrome
ASL	Antistreptolysin
ASS	Acetylsalicylsäure
AZ	Allgemeinzustand

B

BD	Blutdruck
BGA	Blutgasanalyse
BLS	Basic Life Support
BMI	Body-Mass-Index
BNP	B Typ natriuretisches Peptid
BSG	Blutkörperchensenkungsgeschwindigkeit
BZ	Blutzucker (Plasmaglukose)

C

CEA	karzinoembryonales Antigen
CK	Kreatinkinase
cm	Zentimeter
CMV	Zytomegalievirus
CRPS	complex regional pain syndrome
CPR	cardiopulmonal resuscitation
CRH	Cortisol-Releasing-Hormone
CRP	C-reaktives Protein
CT	Computertomografie
CDT	Carbohydrate Deficient Transferrin
COPD	Chronic Obstructive Pulmonary Disease

D

DAA	Direkte antivirale Agentien
DD	Differenzialdiagnose
DES	Drug Eluting Stent/s
DIC	disseminierte intravasale Gerinnung
Dig	Digitus
DNA	Desoxyribonucleic acid
DNR	do not resuscitate
DOAK	direkte orale Antikoagulantien
DS	Druckschmerz

E

EBV	Epstein-Barr-Virus
ECLS	extracorporeal life support
EF	Ejektionsfraktion
EGFR	Epidermal Growth Factor Receptor
EHEC	enterohämorrhagische Escherichia coli
EK	Erythrozytenkonzentrat
EKG	Elektrokardiogramm
ELISA	Enzyme-Linked Immunosorbent Assay
ERC	endoskopische retrograde Cholangiografie
ERCP	endoskopische retrograde Cholezystopankreatikografie
ESC	European Society of Cardiology
ESH	European Society of Hypertension
EUVAS	European Vasculitis Study Group
EZ	Ernährungszustand
EZR	Extrazellulärraum

F

FUO	fever of unknown origin, Fieber unklarer Ursache

G

GERD	Gastroösophageale Refluxkrankheit
GFR	glomeruläre Filtrationsrate
ggf.	gegebenenfalls
GI	gastrointestinal
GCS	Glasgow Coma Scale
GOT	Glutamat-Oxalat-Transaminase
GPA	Granulomatose mit Polyangiitis
GPT	Glutamat-Pyruvat-Transaminase

H

Hb	Hämoglobin
HBV	Hepatitis-B-Virus
HCC	hepatozelluläres Karzinom
HCV	Hepatitis-C-Virus

Abkürzungen

HF	Herzfrequenz
HIV	Human Immunodeficiency Virus
Hkt	Hämatokrit
HOCM	hypertrophe obstruktive Kardiomyopathie
hsCRP	hochsensitives C-reaktives Protein
HT	Herztöne
HWI	Harnwegsinfekt
HZV	Herzzeitvolumen

I

i. a.	intraarteriell
i. v.	intravenös
ICS	inhaled corticosteroid
IE	internationale Einheiten
IF	Intrinsic Factor
INR	International Normalized Ratio
IPI	internationaler prognostischer Index
ISS	International Staging System
IZR	Intrazellulärraum

K

K	Kalium
kg	Kilogramm
KG	Körpergewicht
KHK	Koronare Herzerkrankung
KI	Kontraindikation
KM	Kontrastmittel
KS	Klopfschall

L

LABA	long acting beta agonist
LAMA	long acting muscarinic antagonist
LAP	Lymphadenopathie
LDH	Laktatdehydrogenase
LK	Lymphknoten
LSF	Lichtschutzfaktor
LTRA	Leukotrienrezeptorantagonist
LVAD	left ventricular assist device

M

MCH	mittleres korpuskuläres Hämoglobin
MCHC	mittlere korpuskuläre Hämoglobinkonzentration
MCV	mittleres korpuskuläres Volumen
min	Minute
MRCP	Magnetresonanz-Cholangiopankreatikografie
MRE	multiresistente Erreger
MRGN	multiresistente gramnegative Erreger
MRSA	Methicillin-resistenter *Staphylococcus aureus*
MRT	Magnetresonanztomografie
ms	Millisekunden

N

Na	Natrium
NHL	Non-Hodgkin-Lymphom
NIV	Non-Invasiv Ventilation
NK	Natürliche Killerzellen
NMH	niedermolekulares Heparin
NNH	Nasennebenhöhlen
NNRI	Nebennierenrindeninsuffizienz
NOAK	Neue orale Antikoagulantien
NSAID	nichtsteroidale Antiphlogistika
NSAR	nichtsteroidale Antirheumatika
NSTEMI	Nicht-ST-Streckenhebungsinfarkt
NW	Nebenwirkung
NYHA	New York Heart Association

O

ÖGD	Ösophagogastroduodenoskopie
OP	Operation
OSAS	obstruktives Schlafapnoe-Syndrom

P

pAVK	periphere arterielle Verschlusskrankheit
PCI	perkutane Koronarintervention
PEEP	positiver endexspiratorischer Atemwegsdruck
PEG	perkutane endoskopische Gastrostomie
PET	Positronenemissionstomografie
PMR	Polymyalgia rheumatica
PNP	Polyneuropathie
PPI	Protonenpumpenhemmer
PTCA	perkutane transluminale koronare Angioplastie
py	pack years

R

RA	rheumatoide Arthritis
RF	Rheumafaktor
RG	Rasselgeräusch(e)
ROSC	return of spontaneous circulation
RZA	Riesenzellarteriitis

S

s	Sekunde
SABA	short acting beta agonist
SAMA	short acting muscarinic antagonist
SD	Schilddrüse

SG	Strömungsgeräusch
SLE	systemischer Lupus erythematodes
SOFA	Sequential Organ Failure Assessment
SpO_2	Sauerstoffsättigung
STEMI	ST-Streckenhebungsinfarkt
sTfR	löslicher Transferrinrezeptor
STIKO	Ständige Impfkommission am Robert Koch-Institut
SUDD	symptomatische unkomplizierte Divertikelkrankheit

T

TAVI	transcatheter aortic valve implantation
Tbc	Tuberkulose
TEE	transösophageale Echokardiografie
TIPS(S)	transjugulärer intrahepatischer portosystemischer Stent-Shunt
Tsd	Tausend
TTE	transthorakale Echokardiografie
TVT	tiefe Venenthrombose

U

UFH	unfraktioniertes Heparin
UICC	Union internationale contre le cancer

V

VEGF	Vascular Endothelial Growth-Factor
VHF	Vorhofflimmern
VRE	Vancomycin-resistente Enterokokken
VWF	von-Willebrand-Faktor
VUR	vesikoureteraler Reflux

W

WHO	World Health Organization

Z

ZNS	zentrales Nervensystem
Z. n.	Zustand nach
ZVD	zentralvenöser Druck
ZVK	zentralvenöser Katheter

Inhaltsverzeichnis

1 Akute Oberbauchschmerzen und Erbrechen 1
2 Atemnot 5
3 Thoraxschmerz, Dyspnoe und Tachykardie 9
4 Krampfartige rechtsseitige Unterbauchschmerzen 13
5 Gewichtsabnahme und Herzrasen 17
6 Schmerzen in der rechten Großzehe 21
7 Husten und Hämoptysen 25
8 Dyspnoe, thorakaler Druck und Tachykardie 29
9 Depression, Gewichtszunahme und Amenorrhö 33
10 Dyspnoe, Ödeme und Leistungsknick 37
11 Leistungsknick und Inappetenz 43
12 Abgeschlagenheit und Leistungsminderung 47
13 Kopfschmerzen und Fieber 51
14 Bauchschmerzen, Diarrhö und Arthralgien 55
15 Brennen beim Wasserlassen 59
16 Beinschmerzen, Dysphagie und Gewichtsverlust 63
17 Abgeschlagenheit und Oberbauchschmerzen 69
18 Gangunsicherheit und Müdigkeit 73
19 Gewichtsverlust, Depression und Schulterschmerzen 77
20 Abgeschlagenheit und Rückenschmerzen 81
21 Retrosternale Schmerzen und Belastungsdyspnoe 85
22 Luftnot und Agitiertheit 89
23 Befundbesprechung 95
24 Morgendliche Kopfschmerzen 99
25 Müdigkeit und Abgeschlagenheit 103
26 Gesundheitsuntersuchung 107
27 Nächtliche Schmerzen der Unterschenkel 111
28 Husten, Fieber und Gewichtsabnahme 115
29 Thorakales Druckgefühl und Schmerz 119
30 Dyspnoe und Leistungsknick 125
31 Thrombozytopenie 129
32 Der immunsupprimierte Patient 133
33 Aszites und Sklerenikterus 137
34 Verwirrte Patientin im Nachtdienst 141
35 Husten und Dyspnoe 145
36 Belastungsdyspnoe 149
37 Unterbauchschmerzen 153
38 Belastungsdyspnoe und produktiver Husten 157
39 Bauchschmerzen, Erbrechen und Somnolenz 161
40 Diarrhö 165
41 Sodbrennen 169
42 Kopfschmerzen und Abgeschlagenheit 173
43 Dysarthrie, Somnolenz und Hemiparese 177
44 Gelenkschmerzen 181
45 aPTT-Verlängerung 185
46 Muskelschmerzen und allgemeine Schwäche 189
47 Ödeme und Müdigkeit 193
48 Fraktur ohne Trauma 197
49 Übelkeit, Melaena und Hämatemesis 201
50 Hautausschlag und Erbrechen nach Antibiotikagabe 205

Inhaltsverzeichnis

51 Abgeschlagenheit und Gewichtsverlust ... 209
52 Luftnot ... 213
53 Chronische Rhinitis, Epistaxis und Arthralgien ... 217
54 Abgeschlagenheit, Gewichtsverlust und rezidivierende Infekte ... 221
55 Muskelschmerzen, Abgeschlagenheit und Ödeme ... 225
56 Schmerzhafte Effloreszenzen ... 229
57 Unterbauchschmerzen und B-Symptomatik ... 233
58 Belastungsdyspnoe und Palpitationen ... 237
59 Frieren und Obstipation ... 241
60 Fieber, Schüttelfrost und Flankenschmerzen ... 245
61 Verwirrte Patientin im Pflegeheim ... 249
62 Atemnot, Tachypnoe und Blutdruckabfall ... 253
63 Ausstrahlende Oberbauchschmerzen ... 259
64 Ödeme ... 263
65 Akuter Thoraxschmerz ... 267
66 Krampfanfall und Unruhe ... 271
67 Stuhlunregelmäßigkeiten und gastrointestinale Blutung ... 275
68 Krankenhausaufenthalte im Ausland ... 279
69 Produktiver Husten und Schüttelfrost ... 283
70 Fieber ... 287
71 Nachtschweiß und Lymphadenopathie ... 291
72 Fieber und Abgeschlagenheit ... 295
73 Nächtlicher Notfall ... 299
74 Herzrasen ... 303
75 Vorsorgeuntersuchung ... 307
76 Belastungsdyspnoe, Angina pectoris und Synkope ... 311
77 Gewichtsverlust ... 315
78 Allgemeine Abgeschlagenheit ... 321
79 Gelbfärbung der Skleren und Juckreiz ... 325
80 Rezidivierende Synkopen ... 329

Inhaltsverzeichnis nach Diagnosen

Addison-Krankheit ... 209
Alkoholabusus ... 271
Allergie ... 205
Angina pectoris ... 119
Aortenklappenstenose ... 311
aPTT-Verlängerung ... 185
Arterielle Verschlusskrankheit ... 111
Asthma bronchiale ... 89
AV-Block ... 329
Basedow-Krankheit ... 17
Bronchialkarzinom ... 25
Cholezystitis ... 259
Chonische Niereninsuffizienz ... 95
Chronische lymphatische Leukämie (CLL) ... 221
Chronisch entzündliche Darmerkrankungen ... 55
Chronisch-obstruktive Lungenerkrankung ... 145
Colitis ulcerosa ... 55
Crohn-Krankheit ... 55
Cushing-Syndrom ... 33
Delir ... 141
Diabetes mellitus Typ 1 ... 161
Diabetes mellitus Typ 2 ... 307
Divertikulitis ... 153
Dyslipidämie ... 107
Dyspnoe ... 213
Eisenmangelanämie ... 47
Endocarditis lenta ... 295
Fieber ... 287
Gastrointestinalblutung, obere ... 201
Gastroösophageale Refluxkrankheit (GERD) ... 169
Gicht ... 21
Granulomatose mit Polyangiitis (GPA) ... 217
Hämochromatose ... 189
Harnwegsinfektion ... 59
Hepatitis ... 103
Hepatozelluläres Karzinom ... 315
Herzinsuffizienz ... 37
HIV-Infektion ... 229
Hodgkin-Lymphom ... 291
Hyperkaliämie ... 263
Hyperthyreose ... 17
Hypertonie ... 99
Hyponatriämie ... 249
Hypothyreose ... 241
Ikterus ... 325
Immunsuppression ... 133
Infektiöse Enteritis ... 165
Kardiomyopathie ... 237
Kolorektales Karzinom ... 275
Koronare Herzkrankheit ... 119
Leberzirrhose ... 137
Leukämie, akute ... 253
Lungenembolie ... 9
Lungenemphysem ... 157
Magenkarzinom ... 43
Malaria tropica ... 51
Metabolisches Syndrom und Adipositas ... 149
Mitralklappeninsuffizienz ... 125
MRSA ... 279
Multiples Myelom ... 81
Myeloische Leukämie, chronische (CML) ... 321
Myokardinfarkt ... 267
Nebennierenrindeninsuffizienz, primäre ... 209
Nephrotisches Syndrom ... 193
Nierenversagen, akutes ... 173
Non-Hodgkin-Lymphom (NHL) ... 233

Inhaltsverzeichnis nach Diagnosen

Osteoporose ... 197
Pankreaskarzinom ... 69
Pankreatitis, akute biliäre ... 1
Perikarditis ... 85
Perniziöse Anämie ... 73
Plasmozytom ... 81
Pleuraerguss ... 5
Pneumonie ... 283
Polymyalgia rheumatica ... 77
Problemkeime im Krankenhaus und Hygiene (MRSA) ... 279
Pyelonephritis ... 245
Reanimation bei Kammerflimmern ... 299
Rheumatoide Arthritis ... 181
Synkope ... 329
Systemischer Lupus erythematodes ... 225
Tachykardie ... 303
Thrombozytopenie ... 129
Transfusion ... 29
Tuberkulose ... 115
Ulcus ventriculi ... 201
Urolithiasis ... 13
Vorhofflimmern ... 177

Inhaltsverzeichnis nach Organsystemen

Blut und blutbildende Organe

8 Dyspnoe, thorakaler Druck und Tachykardie 29
12 Abgeschlagenheit und Leistungsminderung 47
18 Gangunsicherheit und Müdigkeit 73
20 Abgeschlagenheit und Rückenschmerzen 81
31 Thrombozytopenie 129
45 aPTT-Verlängerung 185
46 Muskelschmerzen und allgemeine Schwäche 189
54 Abgeschlagenheit, Gewichtsverlust und rezidivierende Infekte 221
62 Atemnot, Tachypnoe und Blutdruckabfall 253
78 Allgemeine Abgeschlagenheit 321

Endokrines System

05 Gewichtsabnahme und Herzrasen 17
09 Depression, Gewichtszunahme und Amenorrhö 33
51 Abgeschlagenheit und Gewichtsverlust .. 209
59 Frieren und Obstipation 241

Gefäße

03 Thoraxschmerz, Dyspnoe und Tachykardie 9
14 Morgendliche Kopfschmerzen 99
16 Beinschmerzen, Dysphagie und Gewichtsverlust 63
27 Nächtliche Schmerzen der Unterschenkel .. 111
43 Dysarthrie, Somnolenz und Hemiparese .. 177

Herz

2 Atemnot 5
03 Thoraxschmerz, Dyspnoe und Tachykardie 9
10 Dyspnoe, Ödeme und Leistungsknick 37
21 Retrosternale Schmerzen und Belastungsdyspnoe 85
24 Morgendliche Kopfschmerzen 99
29 Thorakales Druckgefühl und Schmerz 119
30 Dyspnoe und Leistungsknick 125
43 Dysarthrie, Somnolenz und Hemiparese .. 177
45 Herzrasen 303
52 Luftnot 213
58 Belastungsdyspnoe und Palpitationen ... 237
64 Ödeme 263
65 Akuter Thoraxschmerz 267
72 Fieber und Abgeschlagenheit 295
73 Nächtlicher Notfall 299
76 Belastungsdyspnoe, Angina pectoris und Synkope 311
80 Rezidivierende Synkopen 329

Immunsystem und Rheumatologie

19 Gewichtsverlust, Depression und Schulterschmerzen 77
32 Der immunsupprimierte Patient 133
44 Gelenkschmerzen 181
53 Chronische Rhinitis, Epistaxis und Arthralgien 217
55 Muskelschmerzen, Abgeschlagenheit und Ödeme 225
71 Nachtschweiß und Lymphadenopathie ... 291
78 Allgemeine Abgeschlagenheit 321

Infektionen

13 Kopfschmerzen und Fieber 51
17 Husten, Fieber und Gewichtsabnahme ... 115
25 Müdigkeit und Abgeschlagenheit 103
56 Schmerzhafte Effloreszenzen 229
68 Krankenhausaufenthalte im Ausland 279
69 Produktiver Husten und Schüttelfrost 283
70 Fieber 287
72 Fieber und Abgeschlagenheit 295

Knochen

48 Fraktur ohne Trauma 197

Leber, Galle, Pankreas

17 Abgeschlagenheit und Oberbauchschmerzen 69
25 Müdigkeit und Abgeschlagenheit 103
33 Aszites und Sklerenikterus 137
49 Gewichtsverlust 315

Inhaltsverzeichnis nach Organsystemen

59 Ausstrahlende Oberbauchschmerzen 259
79 Gelbfärbung der Skleren und Juckreiz 325

Lunge

2 Atemnot 5
03 Thoraxschmerz, Dyspnoe und Tachykardie 9
07 Husten und Hämoptysen 25
22 Luftnot und Agitiertheit 89
28 Husten, Fieber und Gewichtsabnahme 115
35 Husten und Dyspnoe 145
38 Belastungsdyspnoe und produktiver Husten 157
52 Luftnot 213
69 Produktiver Husten und Schüttelfrost 283

Lymphsystem

57 Unterbauchschmerzen und B-Symptomatik 233

Magen-Darm-Trakt

01 Akute Oberbauchschmerzen und Erbrechen 1
11 Leistungsknick und Inappetenz 43
14 Bauchschmerzen, Diarrhö und Arthralgien 55
37 Unterbauchschmerzen 153
40 Diarrhö 165
49 Übelkeit, Melaena und Hämatemesis 201
67 Stuhlunregelmäßigkeiten und gastrointestinale Blutung 275

Niere

4 Krampfartige rechtsseitige Unterbauchschmerzen 13
42 Kopfschmerzen und Abgeschlagenheit 173
47 Ödeme und Müdigkeit 193
60 Fieber, Schüttelfrost und Flankenschmerzen 245

Ösophagus

41 Sodbrennen 169

Sonstige

34 Verwirrte Patientin im Nachtdienst 141
50 Hautausschlag und Erbrechen nach Antibiotikagabe 205
61 Verwirrte Patentin im Pflegeheim 249

Stoffwechsel

06 Schmerzen in der rechten Großzehe 21
15 Brennen beim Wasserlassen 59
23 Chronische Niereninsuffizienz 95
26 Gesundheitscheck 107
39 Bauchschmerzen, Erbrechen und Somnolenz 161
47 Belastungsdyspnoe 149
59 Frieren und Obstipation 241
66 Krampanfall und Unruhe 271
75 Vorsorgeuntersuchung 307
79 Gelbfärbung der Skleren und Juckreiz 325

Inhaltsverzeichnis nach Diagnosen

Addison-Krankheit ... 209
Alkoholabusus ... 271
Allergie ... 205
Angina pectoris ... 119
Aortenklappenstenose ... 311
aPTT-Verlängerung ... 185
Arterielle Verschlusskrankheit ... 111
Asthma bronchiale ... 89
AV-Block ... 329
Basedow-Krankheit ... 17
Bronchialkarzinom ... 25
Cholezystitis ... 259
Chonische Niereninsuffizienz ... 95
Chronische lymphatische Leukämie (CLL) ... 221
Chronisch entzündliche Darmerkrankungen ... 55
Chronisch-obstruktive Lungenerkrankung ... 145
Colitis ulcerosa ... 55
Crohn-Krankheit ... 55
Cushing-Syndrom ... 33
Delir ... 141
Diabetes mellitus Typ 1 ... 161
Diabetes mellitus Typ 2 ... 307
Divertikulitis ... 153
Dyslipidämie ... 107
Dyspnoe ... 213
Eisenmangelanämie ... 47
Endocarditis lenta ... 295
Fieber ... 287
Gastrointestinalblutung, obere ... 201
Gastroösophageale Refluxkrankheit (GERD) ... 169
Gicht ... 21
Granulomatose mit Polyangiitis (GPA) ... 217
Hämochromatose ... 189
Harnwegsinfektion ... 59
Hepatitis ... 103
Hepatozelluläres Karzinom ... 315
Herzinsuffizienz ... 37
HIV-Infektion ... 229
Hodgkin-Lymphom ... 291
Hyperkaliämie ... 263
Hyperthyreose ... 17
Hypertonie ... 99
Hyponatriämie ... 249
Hypothyreose ... 241
Ikterus ... 325
Immunsuppression ... 133
Infektiöse Enteritis ... 165
Kardiomyopathie ... 237
Kolorektales Karzinom ... 275
Koronare Herzkrankheit ... 119
Leberzirrhose ... 137
Leukämie, akute ... 253
Lungenembolie ... 9
Lungenemphysem ... 157
Magenkarzinom ... 43
Malaria tropica ... 51
Metabolisches Syndrom und Adipositas ... 149
Mitralklappeninsuffizienz ... 125
MRSA ... 279
Multiples Myelom ... 81
Myeloische Leukämie, chronische (CML) ... 321
Myokardinfarkt ... 267
Nebennierenrindeninsuffizienz, primäre ... 209
Nephrotisches Syndrom ... 193
Nierenversagen, akutes ... 173
Non-Hodgkin-Lymphom (NHL) ... 233

Inhaltsverzeichnis nach Diagnosen

Osteoporose ... 197
Pankreaskarzinom ... 69
Pankreatitis, akute biliäre ... 1
Perikarditis ... 85
Perniziöse Anämie ... 73
Plasmozytom ... 81
Pleuraerguss ... 5
Pneumonie ... 283
Polymyalgia rheumatica ... 77
Problemkeime im Krankenhaus und Hygiene (MRSA) ... 279
Pyelonephritis ... 245
Reanimation bei Kammerflimmern ... 299
Rheumatoide Arthritis ... 181
Synkope ... 329
Systemischer Lupus erythematodes ... 225
Tachykardie ... 303
Thrombozytopenie ... 129
Transfusion ... 29
Tuberkulose ... 115
Ulcus ventriculi ... 201
Urolithiasis ... 13
Vorhofflimmern ... 177

Inhaltsverzeichnis nach Organsystemen

Blut und blutbildende Organe

8 Dyspnoe, thorakaler Druck und Tachykardie ... 29
12 Abgeschlagenheit und Leistungsminderung ... 47
18 Gangunsicherheit und Müdigkeit ... 73
20 Abgeschlagenheit und Rückenschmerzen 81
31 Thrombozytopenie ... 129
45 aPTT-Verlängerung ... 185
46 Muskelschmerzen und allgemeine Schwäche ... 189
54 Abgeschlagenheit, Gewichtsverlust und rezidivierende Infekte ... 221
62 Atemnot, Tachypnoe und Blutdruckabfall ... 253
78 Allgemeine Abgeschlagenheit ... 321

Endokrines System

05 Gewichtsabnahme und Herzrasen ... 17
09 Depression, Gewichtszunahme und Amenorrhö ... 33
51 Abgeschlagenheit und Gewichtsverlust .. 209
59 Frieren und Obstipation ... 241

Gefäße

03 Thoraxschmerz, Dyspnoe und Tachykardie ... 9
14 Morgendliche Kopfschmerzen ... 99
16 Beinschmerzen, Dysphagie und Gewichtsverlust ... 63
27 Nächtliche Schmerzen der Unterschenkel .. 111
43 Dysarthrie, Somnolenz und Hemiparese .. 177

Herz

2 Atemnot ... 5
03 Thoraxschmerz, Dyspnoe und Tachykardie ... 9
10 Dyspnoe, Ödeme und Leistungsknick ... 37
21 Retrosternale Schmerzen und Belastungsdyspnoe ... 85
24 Morgendliche Kopfschmerzen ... 99
29 Thorakales Druckgefühl und Schmerz ... 119
30 Dyspnoe und Leistungsknick ... 125
43 Dysarthrie, Somnolenz und Hemiparese .. 177
45 Herzrasen ... 303
52 Luftnot ... 213
58 Belastungsdyspnoe und Palpitationen ... 237
64 Ödeme ... 263
65 Akuter Thoraxschmerz ... 267
72 Fieber und Abgeschlagenheit ... 295
73 Nächtlicher Notfall ... 299
76 Belastungsdyspnoe, Angina pectoris und Synkope ... 311
80 Rezidivierende Synkopen ... 329

Immunsystem und Rheumatologie

19 Gewichtsverlust, Depression und Schulterschmerzen ... 77
32 Der immunsupprimierte Patient ... 133
44 Gelenkschmerzen ... 181
53 Chronische Rhinitis, Epistaxis und Arthralgien ... 217
55 Muskelschmerzen, Abgeschlagenheit und Ödeme ... 225
71 Nachtschweiß und Lymphadenopathie ... 291
78 Allgemeine Abgeschlagenheit ... 321

Infektionen

13 Kopfschmerzen und Fieber ... 51
17 Husten, Fieber und Gewichtsabnahme ... 115
25 Müdigkeit und Abgeschlagenheit ... 103
56 Schmerzhafte Effloreszenzen ... 229
68 Krankenhausaufenthalte im Ausland ... 279
69 Produktiver Husten und Schüttelfrost ... 283
70 Fieber ... 287
72 Fieber und Abgeschlagenheit ... 295

Knochen

48 Fraktur ohne Trauma ... 197

Leber, Galle, Pankreas

17 Abgeschlagenheit und Oberbauchschmerzen ... 69
25 Müdigkeit und Abgeschlagenheit ... 103
33 Aszites und Sklerenikterus ... 137
49 Gewichtsverlust ... 315

Inhaltsverzeichnis nach Organsystemen

59 Ausstrahlende Oberbauchschmerzen 259
79 Gelbfärbung der Skleren und Juckreiz 325

Lunge
2 Atemnot 5
03 Thoraxschmerz, Dyspnoe und Tachykardie 9
07 Husten und Hämoptysen 25
22 Luftnot und Agitiertheit 89
28 Husten, Fieber und Gewichtsabnahme ... 115
35 Husten und Dyspnoe 145
38 Belastungsdyspnoe und produktiver Husten 157
52 Luftnot 213
69 Produktiver Husten und Schüttelfrost 283

Lymphsystem
57 Unterbauchschmerzen und B-Symptomatik 233

Magen-Darm-Trakt
01 Akute Oberbauchschmerzen und Erbrechen 1
11 Leistungsknick und Inappetenz 43
14 Bauchschmerzen, Diarrhö und Arthralgien 55
37 Unterbauchschmerzen 153
40 Diarrhö 165
49 Übelkeit, Melaena und Hämatemesis 201
67 Stuhlunregelmäßigkeiten und gastrointestinale Blutung 275

Niere
4 Krampfartige rechtsseitige Unterbauchschmerzen 13
42 Kopfschmerzen und Abgeschlagenheit ... 173
47 Ödeme und Müdigkeit 193
60 Fieber, Schüttelfrost und Flankenschmerzen 245

Ösophagus
41 Sodbrennen 169

Sonstige
34 Verwirrte Patientin im Nachtdienst 141
50 Hautausschlag und Erbrechen nach Antibiotikagabe 205
61 Verwirrte Patentin im Pflegeheim 249

Stoffwechsel
06 Schmerzen in der rechten Großzehe 21
15 Brennen beim Wasserlassen 59
23 Chronische Niereninsuffizienz 95
26 Gesundheitscheck 107
39 Bauchschmerzen, Erbrechen und Somnolenz 161
47 Belastungsdyspnoe 149
59 Frieren und Obstipation 241
66 Krampanfall und Unruhe 271
75 Vorsorgeuntersuchung 307
79 Gelbfärbung der Skleren und Juckreiz 325

1

Akute Oberbauchschmerzen und Erbrechen

Anamnese

Eine 45-jährige Richterin wird notärztlich eingewiesen, da sie nach dem Mittagessen plötzlich starke Oberbauchschmerzen verspürt habe, die gürtelförmig bis in den Rücken ausstrahlen. Noch im Flur muss sich die Patientin bei anhaltender Übelkeit nun schon zum dritten Mal erbrechen. Wesentliche Vorerkrankungen seien nicht bekannt. In der Jugend sei eine Appendektomie erfolgt. Ein regelmäßiger Alkoholkonsum wird verneint. Auf Nachfrage berichtet die Patientin, dass der Hausarzt im Ultraschall Gallensteine gesehen habe.

Untersuchungsbefunde

45-jährige Frau in schmerzbedingt reduziertem AZ und leicht übergewichtigem EZ (164 cm, 68 kg, BMI 25,3 kg/m^2). BD 110/80 mmHg, HF 91/min, Temperatur 37,1 °C, SpO_2 97 %. Leichter Sklerenikterus. Herz unauffällig. Lunge: links basal Klopfschall gedämpft und abgeschwächtes Atemgeräusch, sonst vesikuläres Atemgeräusch. Abdomen: prall-elastisch gespannt mit diffusem Druckschmerz im Oberbauch, Darmgeräusche spärlich, reizlose Appendektomienarbe. Extremitäten: unauffällig. Orientierende neurologische Untersuchung unauffällig.

Laborbefunde

Leukozyten 13,9 Tsd/µl; Erythrozyten 4,97 Mio/µl; Hb 14,5 g/dl; Hkt 42,9 %; MCV 86,3 fl; MCH 29,2 pg; MCHC 33,8 g/dl; Thrombozyten 214 Tsd/µl; Quick 114 %; INR 0,91; PTT 28 sec; Natrium 140 mmol/l; Kalium 4,3 mmol/l; Serumkreatinin 0,78 mg/dl; Harnstoff 23 mg/dl; GOT (AST) 71 U/l; GPT (ALT) 82 U/l; γ-GT 209 U/l; Bilirubin gesamt 2,9 mg/dl; Lipase 2.028 U/l; Pankreasamylase 916 U/l.

1. **Wie lautet Ihre Verdachtsdiagnose? An welche Differenzialdiagnosen müssen Sie denken?**
2. **Nennen Sie mögliche Ursachen der Erkrankung!**
3. **Welche weiteren Untersuchungen sind erforderlich?**
4. **Welche Therapiemaßnahmen leiten Sie ein?**
5. **Die Patientin fragt, ob sie eine OP benötigt. Wie schätzen Sie den Verlauf ein?**
6. **Welche Komplikationen der Erkrankung sind relevant?**

1. Verdachtsdiagnose/Differenzialdiagnosen

Anamnese, klinische Befunde und Laboruntersuchungen sprechen für eine **akute Pankreatitis** . Typisch sind der akute Oberbauchschmerz mit gürtelförmiger Ausstrahlung, Übelkeit und Erbrechen, die Palpation des sog. Gummibauchs, die deutlich über der Norm liegenden Pankreasenzyme (Lipase, Amylase) und die Leukozytose. Der Sklerenikterus und die laborchemische Cholestase (Erhöhung von γ-GT und Gesamtbilirubin) sprechen für eine biliäre Genese der Pankreatitis. Die linksseitige Klopfschalldämpfung und das abgeschwächte Atemgeräusch könnten durch einen begleitenden Pleuraerguss bedingt sein.

Differenzialdiagnostisch kommen in erster Linie Erkrankungen infrage, die ebenfalls akute epigastrische Schmerzen verursachen können:

- **Akute Cholezystitis:** ebenfalls Cholestase und Leukozytose, aber keine Erhöhung der Pankreasenzyme; sonografisch Nachweis einer entzündlich-verdickten Gallenblasenwand.
- **Choledocholithiasis:** bei Gallensteinpassage im Ductus cysticus. Typisch sind plötzlich auftretende Schmerzen im rechten Oberbauch. Lipase und Amylase sind normwertig, sonografisch sind Gallensteine darstellbar. Bei Verlegung des Pankreasgangs kann die Choledocholithiasis eine akute Pankreatitis auslösen (wie am ehesten bei dieser Patientin).
- **Magen- oder Duodenalulkus:** häufig intermittierende epigastrische Schmerzen über längeren Zeitraum, die Pankreasenzyme sind normwertig.
- **Perforation** z. B. eines Magen- oder Duodenalulkus oder bei Sigmadivertikulitis. Suche nach freier Luft im Röntgenbild (Abdomenleeraufnahme im Stehen oder in Linksseitenlage).
- **Mechanischer Ileus:** eher Hyperperistaltik und hochgestellte Darmgeräusche, ggf. Spiegelbildung im Röntgen (Abdomenleeraufnahme im Stehen oder Linksseitenlage).
- **Mesenterialinfarkt:** Meist sind die Patienten älter. Die Beschwerden verlaufen typischerweise in drei Phasen (akute Bauchschmerzen, dann symptomfreies Intervall, anschließend peritonitische Symptomatik). Im Labor ist eine Erhöhung von Serumlaktat, CRP und Leukozyten typisch, die Lipase ist normal.
- **Gynäkologische Ursache:** z. B. Adnexitis, stielgedrehte Ovarialzyste oder Extrauteringravidität.

Außerdem sollte differenzialdiagnostisch an folgende kardiovaskuläre Erkrankungen gedacht werden:

- **Myokardinfarkt:** ähnliche Schmerzsymptomatik möglich, EKG und Herzenzyme zum Ausschluss.
- **Lungenembolie:** zum Ausschluss je nach klinischer Wahrscheinlichkeit D-Dimere oder bildgebende Verfahren, z. B. CT-Angiografie.
- **Abdominelles Aortenaneurysma:** diffuse abdominelle Beschwerden sowie Rücken- und Flankenschmerzen, bei Ruptur häufig Vernichtungsschmerz. Diagnose mittels Sonografie oder CT-Angiografie.

MERKE

Die akute Pankreatitis geht typischerweise mit einer Erhöhung von Lipase und Amylase auf mehr als das 3-Fache der oberen Norm einher. Im Gegensatz zur Lipase ist die Serumamylase nicht pankreasspezifisch. Sie kann auch bei extrapankreatischen Erkrankungen erhöht sein, z. B. bei einer Parotitis.

2. Ursachen

Bei der akuten Pankreatitis kommt es zu einer **vorzeitigen Aktivierung proteolytischer Enzyme** und deren Übertritt in das Interstitium des Pankreas. Die Folge ist eine ödematöse Entzündung, die durch **Autodigestion (teil)nekrotisierend verlaufen** kann. Ursachen sind in absteigender Häufigkeit:

- **Gallensteinleiden** (50–60 %): Eine Choledocholithiasis kann zu einer biliären Pankreatitis führen.
- **Alkoholabusus** (30–40 %): häufig auch als Schub einer chronischen Pankreatitis.
- **Andere Ursachen** (ca. 10 %):
  - Iatrogen (z. B. ERCP-assoziiert oder nach abdominellen Operationen).
  - Medikamente (z. B. Virustatika).
  - Virusinfektionen (z. B. Hepatitisviren, Mumps, HIV, CMV).

- Andere Obstruktion des Pankreasgangs (Pancreas divisum, Tumor, Narben).
- Penetrierendes Magen- oder Duodenalulkus mit Begleitpankreatitis.
- Schwere Hypertriglyzeridämie.
- Hyperkalzämie (primärer Hyperparathyreoidismus).
- Hereditär (z. B. Mutation des Trypsinogen-Gens).

3. Weitere Untersuchungen

Die **Diagnose einer akuten Pankreatitis** darf gestellt werden, wenn zwei der folgenden **Kriterien** erfüllt sind:

- Akute, anhaltende Oberbauchschmerzen.
- Erhöhung von Lipase und Amylase auf mindestens das 3-Fache des oberen Normwertes.
- Typische Befunde in bildgebenden Verfahren (Ultraschall, Abdomen-CT mit Kontrastmittel oder MRT).

Da bei dieser Patientin die ersten beiden Kriterien erfüllt sind, ist **für die Diagnosestellung keine weitere Diagnostik** erforderlich. Eine ergänzende **Abdomensonografie** ist zur Beurteilung der Genese (Gallensteine? Cholestase?) und möglicher Komplikationen sinnvoll. Bei schlechter sonografischer Beurteilbarkeit des Pankreas (z. B. bei Meteorismus) sollte eine **CT mit Kontrastmittel** oder eine **Endosonografie** diskutiert werden. Auch bei mittelschweren bis schweren Verlaufsformen oder Sepsis ist eine CT mit Kontrastmittel indiziert. Grundsätzlich ist die Abdomen-CT die sensitivste Untersuchung zum Nachweis eines Pankreasödems, von Nekrosen (frühestens nach 3 Tagen in der CT abgrenzbar) sowie von Abszessen, Pseudozysten und Verkalkungen. Die Endosonografie hat den Vorteil einer sehr hohen Ortsauflösung und ist ein sensitives Verfahren für den Nachweis von Gallengangsteinen und zum Ausschluss eines Pankreastumors.

Bei dieser Patientin sollte außerdem sonografisch das Vorliegen von Pleuraergüssen beurteilt werden und evtl. ergänzend ein **Röntgen-Thorax** durchgeführt werden. An zusätzlichen **Laboruntersuchungen** sollten Serumkalzium, LDH, CRP und Blutzucker bestimmt werden.

MERKE

Schweregrad und Ausmaß der Erkrankung korrelieren nicht mit der Höhe der Serumlipase.

4. Therapie

Im Vordergrund steht eine engmaschige Überwachung (klinisches Bild, Vitalparameter, Laborwerte, ggf. bildgebende Maßnahmen) zur rechtzeitigen Aufdeckung von Komplikationen. Eine **intensivmedizinische Aufnahme** ist erforderlich bei Patienten mit schwerer akuter Pankreatitis (mit anhaltendem Versagen eines oder mehrerer Organe > 24 Stunden) oder bei Vorliegen von Risikofaktoren (z. B. systolischer Blutdruck < 80 mmHg oder mittlerer arterieller Blutdruck < 60 mmHg). Therapeutisch sind folgende **Allgemeinmaßnahmen** indiziert:

- **Ernährung:** Bei leichten bis mittelschweren Verläufen ist die Nahrungskarenz nicht indiziert. Ein frühzeitiger oraler Kostaufbau sollte erfolgen. Nur bei schweren Verläufen mit Übelkeit und Erbrechen ist eine Ernährung über eine nasojejunale Sonde indiziert. Eine parenterale Ernährung sollte nur in Einzelfällen erwogen werden, da darunter Infektkomplikationen auftreten können.
- **Volumensubstitution:** in den ersten 24 Stunden intravenöse Volumengabe zum Ausgleich eines Volumendefizits, häufig große Mengen erforderlich; ggf. unter hämodynamischem Monitoring (z. B. ZVD, Pulskonturanalyse).
- **Bedarfsgerechte Analgesie:** Die Schmerzen stehen bei der akuten Pankreatitis meist im Vordergrund. Bei geringen Schmerzen können z. B. Metamizol i. v., bei stärkeren Schmerzen zusätzlich Opioide i. v., z. B. Piritramid, eingesetzt werden. Die Applikation mittels patientenkontrollierter Anlagesie-Pumpe (PCA) ist möglich.
- **Antibiotische Abdeckung:** bei biliärer Genese, Abszessen oder infizierten Zysten z. B. mit Meropenem oder Ciprofloxacin, je in Kombination mit Metronidazol für 10 Tage. Die prophylaktische Antibiotikagabe wird kontrovers diskutiert.
- **Thromboseprophylaxe:** z. B. mit niedermolekularem Heparin, zusätzlich Kompressionsstrümpfe.

- Gegebenenfalls Stressulkusprophylaxe mit PPI.
- **Kausale Therapie** bei biliärer Ursache durch zeitnahe **therapeutische ERC** (endoskopische retrograde Cholangiografie ohne Darstellung des Pankreasgangs, da Aggravation der Entzündung möglich) mit Möglichkeit der Steinextraktion und Papillotomie.
- **Minimalinvasive Verfahren:** z. B. lokale perkutane Drainage und Spülung bei Pankreasabszessen und Pankreaspseudozysten > 5 cm, die sich nicht spontan zurückbilden.
- **Chirurgische Therapie:** bei infizierten Pankreasnekrosen und anders nicht zu kontrollierenden Pankreasabszessen, die insbesondere in der Akutphase mit einer erhöhten Letalität verbunden sind.

5. Rezidivprophylaxe

Die akute Pankreatitis verläuft in 80 % der Fälle ödematös und heilt meist komplett aus. Bei biliärer Genese, die bei ihr am wahrscheinlichsten ist, ist kurzfristig eine ERCP erforderlich. Zusätzliche minimalinvasive oder chirurgische Interventionen sind akut nur im Falle von Komplikationen erforderlich. Nach klinischer Besserung ist zur **Rezidivprophylaxe** eine zeitnahe **elektive Cholezystektomie** indiziert, die nach Möglichkeit laparoskopisch durchgeführt wird.

6. Komplikationen

Die akute Pankreatitis ist wegen des möglichen nekrotisierenden Verlaufs eine potenziell lebensbedrohliche Erkrankung. Aufgrund der komplexen Pathophysiologie mit Freisetzung verschiedener Enzyme und Toxine sind **multiple Organschäden** möglich:

- Bakterielle Infektion der Nekrosen und Sepsis.
- Blutungen ins Retroperitoneum und nach intestinal bei Gefäßarrosion.
- Hypovolämischer Schock durch Flüssigkeits- und Blutverluste.
- Verbrauchskoagulopathie (DIC).
- Akutes Nierenversagen durch Volumenmangel und toxische Nierenschädigung.
- Akutes Lungenversagen (ARDS).
- Thrombosen der Pfortader und Milzvene.
- Pankreasabszess.
- Ausbildung von postnekrotischen Pseudozysten im Verlauf.

ZUSAMMENFASSUNG

Die **akute Pankreatitis** ist eine plötzliche ödematöse Entzündung des Organs, die nekrotisierend verlaufen kann und potenziell lebensbedrohlich ist. Die häufigsten **Ursachen** sind Gallensteine und Alkoholabusus. Typische **Symptome** sind akute Oberbauchschmerzen mit gürtelförmiger Ausstrahlung und ein prall-elastisch gespanntes Abdomen („Gummibauch"). **Diagnostisch** im Vordergrund stehen eine erhöhte Serumlipase und -amylase sowie eine Cholestase bei biliärer Genese. Mit bildgebenden Verfahren (Abdomensonografie, Endosonografie oder CT-Abdomen mit Kontrastmittel) können das Pankreas, die Gallenblase und die Gallenwege beurteilt werden. Neben lokalen **Komplikationen** (z. B. Abszess) ist eine septischer Verlauf möglich. Die **Therapie** umfasst eine Volumensubstitution, adäquate Schmerztherapie, möglichst frühzeitige enterale Ernährung, antibiotische Therapie bei nekrotisierender Verlaufsform sowie intensivmedizinische Maßnahmen bei Komplikationen. Bei biliärer Genese ist als kausale Therapie eine frühzeitige ERCP erforderlich. Nach Abklingen der akuten Pankreatitis ist die **Rezidivprophylaxe** von Bedeutung (z. B. Cholezystektomie bei biliärer Genese, Alkoholkarenz).

2

Atemnot

Anamnese

Ein 82-jähriger berenteter Architekt stellt sich in der Notaufnahme wegen Atemnot vor. Seit einigen Tagen fühle er sich schwach, außerdem sei er bereits bei geringster Anstrengung völlig aus der Puste, zuletzt teilweise sogar in Ruhe. An Vorerkrankungen sei eine Herzschwäche bekannt. Seine Medikamente (Ramipril, Bisoprolol, Spironolacton) habe er nach Plan eingenommen, Torasemid habe er nur kurz vor einigen Monaten eingenommen. Zum Gewichtsverlauf in den letzten Wochen kann der Patient keine Angaben machen.

Bei der Durchsicht der elektronischen Patientenakte finden Sie einen 5 Monate alten Arztbrief. Damals war die Erstdiagnose einer dilatativen Kardiomyopathie mit mittelgradig reduzierter linksventrikulärer Pumpfunktion gestellt worden.

Untersuchungsbefunde

82-jähriger dyspnoeischer Patient in reduziertem AZ und schlankem Ernährungszustand. HF 96/min, BD 135/90 mmHg, Temperatur 37,1 °C, AF 22/min, SpO_2 88 %. Haut: blass, trocken. Kopf/Hals: unauffällig. Herz: HT rhythmisch, keine Herzgeräusche. Lunge: deutlich abgeschwächtes Atemgeräusch basal bds., rechts > links, Klopfschall bds. basal gedämpft. Abdomen: Bauchdecke weich, kein Druckschmerz, keine Resistenzen, Darmgeräusche positiv in allen Quadranten, Leber unauffällig, Milz nicht sicher tastbar. Extremitäten: periphere Pulse gut tastbar, deutliche Unterschenkel- und Knöchelödeme bds. Neurologisch orientierend unauffällig.

Labor

Leukozyten 13,9 Tsd/µl; Erythrozyten 4,97 Mio/µl; Hb 14,5 g/dl; Hkt 42,9 %; MCV 86,3 fl; MCH 29,2 pg; MCHC 33,8 g/dl; Thrombozyten 214 Tsd/µl; Natrium 140 mmol/l; Kalium 4,3 mmol/l; Serumkreatinin 1,2 mg/dl; Harnstoff 45 mg/dl; GOT (AST) 71 U/l; GPT (ALT) 82 U/l; γ-GT 99 U/l; Bilirubin gesamt 2,9 mg/dl, CRP 4 mg/l.

1. **Was ist der Grund für die Dyspnoe? Wie verifizieren Sie Ihre Verdachtsdiagnose?**
2. **Kennen Sie eine Unterscheidung des Befunds anhand laborchemischer Parameter? Nennen Sie jeweils Beispiele!**
3. **Welche Therapie schlagen Sie bei diesem Patienten vor? Beschreiben Sie die Durchführung!**
4. **Was muss eine ärztliche Aufklärung allgemein beinhalten? Welche Punkte sind für diesen Eingriff relevant?**
5. **Kurz nach dem Eingriff verschlechtert sich die Dyspnoe erneut und der Patient klagt über Husten und schaumigen Auswurf. Was ist die wahrscheinlichste Ursache?**

1. Verdachtsdiagnose/Diagnostik

Ursächlich für die Atemnot sind am ehesten beidseitige **Pleuraergüsse.** Neben dem unspezifischen Symptom Dyspnoe ist der Untersuchungsbefund mit basal abgeschwächtem Atemgeräusch und gedämpftem Klopfschall beidseits typisch. Bei bekannter dilatativer Kardiomyopahtie sind die Pleuraergüsse wahrscheinlich auf eine dekompensierte Linksherzinsuffizienz zurückzuführen. Hierfür sprechen auch die peripheren Ödeme. Kardial bedingte Pleuraergüsse treten vermehrt rechts auf bzw. sind bei beidseitigem Erguss häufig rechts größer als links.

Zur Überprüfung Ihrer Verdachtsdiagnose führen Sie eine **Thoraxsonografie** am sitzenden Patienten durch (➤ Abb. 2.1). Sie ist das einfachste und günstigste diagnostische Mittel zur Bestätigung eines Pleuraergusses sowie zur Abschätzung der Ergussgröße. Bereits kleinste Ergussmengen ab 20 ml können nachgewiesen werden. Die Echogenität des Ergusses (z. B. echoreich, echoarm oder septiert) liefert außerdem wichtige Hinweise auf die Ätiologie.

Eine **Röntgen-Thorax-Aufnahme** ist hingegen weniger geeignet Pleuraergüsse nachzuweisen, erlaubt jedoch die Beurteilung von Infiltraten, kardialer Stauung und Lungenödem und ist daher hier sinnvoll. Mithilfe einer p. a. Aufnahme im Stehen können erst größere Ergussmengen ab ca. 200 ml festgestellt werden. Bei der körperlichen Untersuchung ergeben sich in der Regel sogar erst ab mindestens 300 ml Hinweise auf einen Pleuraerguss, sodass bei dem eindrücklichen Untersuchungsbefund dieses Patienten von beidseits großen Pleuraergüssen auszugehen ist, die im Röntgen-Thorax-Bild erkennbar sein dürften.

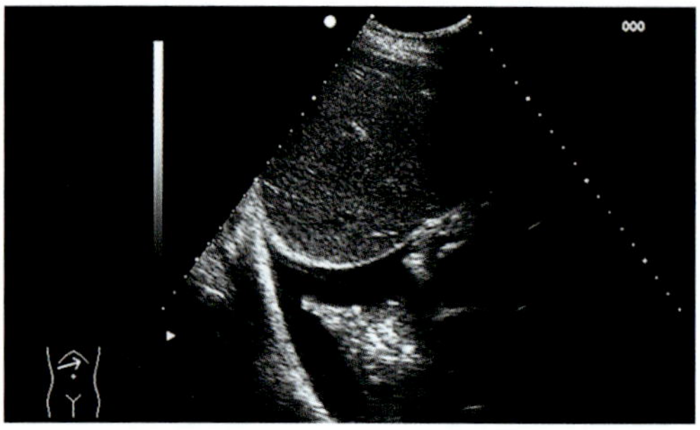

Abb. 2.1 Thoraxsonografie Pleuraerguss. Es zeigt sich ein echoarmer Erguss zwischen Leber und Lungenspitze. [M512]

Alternativ ist auch die Durchführung einer **Thorax-CT** denkbar, mit der Pleuraergüsse ähnlich sensitiv nachgewiesen werden können wie mit der Sonografie. Die Sonografie bietet aber viele Vorteile gegenüber der CT: Neben der schnelleren und breiteren Verfügbarkeit ist sie kostengünstiger, bettseitig anwendbar und sie beinhaltet keine Strahlenbelastung für den Patienten. Falls nicht aus anderen Gründen ohnehin die Indikation für eine Thorax-CT besteht (z. B. bei Verdacht auf Lungenembolie oder eine maligne Grunderkrankung), wird daher in der Regel primär eine Thoraxsonografie durchgeführt und je nach Fragestellung durch eine Röntgen-Thorax-Aufnahme ergänzt.

2. Transsudat/Exsudat

Abhängig vom Eiweißgehalt der Ergussflüssigkeit unterscheidet man zwischen **Transsudat** und **Exsudat.** Beim **Transsudat** handelt es sich um eine meist **klare Flüssigkeit** mit einem Gesamteiweiß von < 30 g/l und einer LDH < 200 U/l. Es kann zum einen im Rahmen einer Stauung entstehen, wenn Flüssigkeit aus den Kapillaren aufgrund eines erhöhten hydrostatischen Drucks in den Pleuraspalt gepresst wird, z. B. bei dekompensierter Herzinsuffizienz. Zum anderen kann ein Transsudat entstehen, wenn Flüssigkeit aufgrund eines erniedrigten kolloidosmoidalen Drucks die Kapillaren verlässt, z. B. bei Hypoalbuminämie im Rahmen einer Leberzirrhose oder eines nephrotischen Syndroms.

Das seltenere **Exsudat** ist **eiweißreich** (Gesamteiweiß > 30 g/l) und weist eine LDH von > 200 U/l auf. Es tritt in der Regel im Rahmen von Tumorerkrankungen (z. B. Bronchialkarzinom, metastasiertes Mammakarzinom) und Entzündungen (z. B. bei Pneumonie, Tuberkulose, bei Pankreatitis oder im Rahmen einer rheumatischen Grunderkrankung) auf. Verantwortlich ist eine pathologische Erhöhung der Permeabilität des Kapillarendothels, sodass Proteine, Entzündungs- und Tumorzellen diese Barriere überwinden und im Pleuraerguss vorgefunden werden können. Bei einem eitrigen Erguss spricht man von einem Pleuraempyem.

Eine weitere häufige Ursache für einen Pleuraerguss ist die Lungenembolie, wobei sowohl ein Transsudat als auch ein Exsudat auftreten kann.
Der Hämatothorax und der Chylothorax stellen Sonderformen dar, die meist traumatisch oder iatrogen verursacht werden z. B. als Komplikation beim Versuch der zentralvenösen Katheteranlage.

MERKE
Ein blutiger Pleuraerguss ist suspekt für das Vorliegen einer malignen Erkrankung und erfordert eine Tumorsuche.

3. Pleuraergusspunktion

Falls die sonografische Untersuchung der Pleura den Verdacht auf punktionswürdige Pleuraergüsse bestätigt, empfehlen Sie dem Patienten (neben einer forcierten diuretischen Therapie) zur akuten Linderung der Symptomatik eine therapeutische **Pleurapunktion.** Der Eingriff erfolgt zunächst einseitig auf der Seite mit der größeren Ergussmenge. Abhängig vom Verlauf der Symptomatik und der Ergussmenge sollte in den folgenden Tagen die Punktion der Gegenseite evaluiert werden.
Nach entsprechender **Aufklärung** und laborchemischem Ausschluss gravierender Blutgerinnungsstörungen legen Sie ein **Basismonitoring** (EKG, Blutdruck, Sauerstoffsättigung) an und stellen sicher, dass der Patient einen **venösen Zugang** hat. Am sitzenden Patienten führen Sie erneut eine Thoraxsonografie von dorsal durch, um die beste und sicherste Lokalisation für die Punktion festzulegen. Nach **Desinfektion** und **steriler Abdeckung** erfolgt zunächst eine **Lokalanästhesie.** Anschließend führen Sie eine Punktionsnadel unter sterilen Kautelen am Rippenoberrand entlang, um das am Unterrand der Rippe verlaufende Gefäßnervenbündel nicht zu verletzen. Sobald Sie den Erguss erfolgreich **punktiert** haben, können Sie Ergussflüssigkeit aspirieren und die Flüssigkeit bereits visuell beurteilen (klar? blutig? eitrig?). Sie können dann Material für die weiterführende laborchemische, zytologische und/oder mikrobiologische Diagnostik entnehmen (diagnostische Pleurapunktion) und dann den Erguss in einen Auffangbeutel drainieren. Nach der Pleurapunktion sollte eine **Röntgen-Thorax-Kontrolle** erfolgen zum Ausschluss eines iatrogenen Pneumothorax.

4. Aufklärung

Grundsätzlich stellt jeder medizinische Eingriff juristisch den Tatbestand einer Körperverletzung dar, sodass im Vorfeld eine ordnungsgemäße Aufklärung durch einen Arzt erfolgen muss. Eine Ausnahme hierfür stellen Notfalleingriffe dar. Allgemein beinhaltet eine Aufklärung **verständliche Informationen** über **Indikation, Vorbereitung, Durchführung, Nutzen und Risiken sowie mögliche Alternativen.** Der Patient soll im Rahmen seines Selbstbestimmungsrechts eigenständig abwägen können, ob er dem Eingriff zustimmt. Neben **ausreichender Bedenkzeit** und Gelegenheit für Fragen wird eine **schriftliche Dokumentation** des Aufklärungsgesprächs gefordert.
Für die Aufklärung zur Pleuraergusspunktion besprechen und dokumentieren Sie folgende Punkte:

- **Indikation:** Linderung der Symptomatik (therapeutische Punktion) und ggf. weitere Abklärung der Ursache (diagnostische Punktion).
- **Vorbereitung:** Frage nach Antikoagulanzieneinnahme bzw. bekannter Blutungsneigung, ggf. laborchemische Untersuchung erwägen; Frage nach Allergie auf Lokalanästhetika.
- Erläuterung der **Durchführung.**
- **Nutzen:** bei diagnostischer Punktion Probenentnahme für laborchemische, mikrobiologische und/oder zytologische Aufarbeitung. Bei therapeutischer Punktion symptomatische Therapie.
- **Risiken:** Blutung, Infektion, Pneumothorax, Lungenödem, allergische Reaktion.
- **Alternativen:** diuretische Therapie (jedoch in Abhängigkeit der Ergussgröße allein in vielen Fällen nicht ausreichend zur nachhaltigen symptomatischen Therapie).
- **Fragen:** Der Patient erhält die Möglichkeit, Nachfragen zu stellen.

5. Reexpansionsödem

Ursächlich ist wahrscheinlich ein **Re-Expansionsödem** der Lunge. Hierbei handelt es sich um eine seltene, aber **schwerwiegende Komplikation** nach Pleuraergusspunktion mit Drainage von großen Ergussmengen (> 2 l). Postinterventionell tritt meist bereits innerhalb einer Stunde ein unilaterales Lungenödem auf. Die Therapie erfolgt symptomatisch. Abhängig von der Ausprägung kann eine Sauerstoffgabe, eine nichtinvasive oder eine invasive Beatmung erforderlich werden.

Um das Risiko für diese teils fulminant verlaufende Komplikation zu minimieren, sollten bei einer therapeutischen Pleuraergusspunktion nicht mehr als 1,5 l abgezogen werden, was in der Regel bereits zu einer deutlichen Beschwerdelinderung führt.

ZUSAMMENFASSUNG

Ein **Pleuraerguss** ist eine pathologische Flüssigkeitsvermehrung zwischen der Pleura visceralis und parietalis. **Klinisch** tritt bei größeren Ergüssen Dyspnoe auf. Das Pleuraempyem stellt eine Sonderform dar und geht zusätzlich mit Fieber, Husten und thorakalen Schmerzen einher. Für die **bildgebende Diagnostik** stellt die Sonografie eine breit verfügbare und kostengünstige Untersuchungsmethode dar, mithilfe derer bereits kleine Ergussmengen ab 20 ml nachgewiesen können. Eine Alternative stellt die ähnlich empfindliche Thorax-CT dar. Mit einem Röntgen-Thorax im Stehen können hingegen erst größere Ergüsse erkannt werden, jedoch zusätzlich Infiltrate, kardiale Stauung und Lungenödem beurteilt werden. Im Rahmen einer **diagnostischen Pleuraergusspunktion** kann Ergussflüssigkeit gewonnen werden für die laborchemische, zytologische und mikrobiologische Aufarbeitung. Abhängig vom Eiweißgehalt des Ergusses unterscheidet man zwischen Transsudat (< 30 g/l) und Exsudat (> 30 g/l), des Weiteren können Blut (Hämatothorax) und Lymphflüssigkeit (Chylothorax) einen Pleuraerguss bilden. Es gibt viele **Urachen** für einen Pleuraerguss, zu den häufigsten zählen die dekompensierte Herzinsuffizienz, Leberzirrhose, Lungenembolie, Pneumonie sowie maligne und rheumatische Erkrankungen. **Therapeutisch** steht die Behandlung der Grunderkrankung im Vordergrund. Symptomatisch kann eine therapeutische Pleurapunktion akut Linderung verschaffen, bei rezidivierenden Ergüssen kann im Verlauf eine Pleurodese durchgeführt werden.

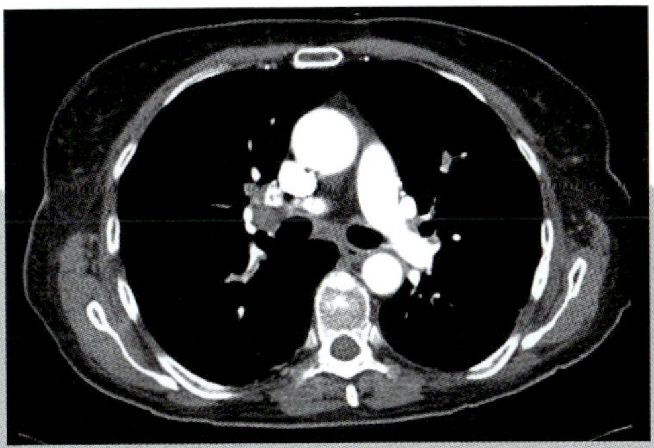

3 Thoraxschmerz, Dyspnoe und Tachykardie

Anamnese

Sie sehen zu Beginn Ihres Spätdienstes eine 54-jährige Patientin (167 cm, 58 kg) in der Notaufnahme. Sie wurde mit plötzlich einsetzender Dyspnoe und Tachypnoe (AF 32/min), einer Tachykardie (HF 105/min) und diffusen Thoraxschmerzen notärztlich eingewiesen (BD 110/85 mmHg). Seit einer Woche trägt die Patientin am linken Unterschenkel eine Schiene, da sie sich bei einem Treppensturz eine Bandverletzung des oberen Sprunggelenks zugezogen hat. Im ruhig gestellten Bein habe sie vor 3 Tagen einen ziehenden Schmerz bemerkt, es sei aber nicht wesentlich geschwollen gewesen. Sie sei Nichtraucherin. An Medikamenten nehme sie momentan ein Östrogenpräparat zur Osteoporoseprophylaxe sowie Vitamin D ein. Sie sichten bei der Übergabe die bisher durchgeführte Diagnostik der Patientin, dabei ist im Moment der Übergabe folgende CT-Untersuchung einsehbar (➤ Bild [T547]).

1. **Welche Diagnose stellen Sie aufgrund von Anamnese und Bildgebung? An welche Differenzialdiagnosen müssen Sie denken?**
2. **Worauf achten Sie bei der körperlichen Untersuchung besonders? Warum?**
3. **Wie gehen Sie diagnostisch weiter vor? Welche Wertigkeit haben die verfügbaren Untersuchungsmethoden?**
4. **Welche therapeutischen Erstmaßnahmen haben die Kollegen prähospital wohl durchgeführt?**
5. **Wie setzen Sie die Therapie nach Diagnose fort? Was gilt es dabei zu beachten?**

1. Diagnose/Differenzialdiagnosen

Obwohl die Symptome eher unspezifisch sind, lassen sie im Zusammenhang mit den prädisponierenden Faktoren (Immobilisation, Einnahme eines Östrogenpräparats) am ehesten an eine **Lungenembolie** denken. Markant sind dabei der plötzliche Beginn der Beschwerden (Dyspnoe, Tachykardie, Tachypnoe), die Thoraxschmerzen und die intermittierenden Schmerzen des ruhig gestellten Beins, die vermutlich durch eine tiefe Venenthrombose ausgelöst wurden. Manchmal findet sich Husten, selten auch mit Hämoptysen (blutiger Auswurf). Außerdem sind Schwindel und Synkopen möglich.

Die Lungenembolie ist in dem **CT-Bild mit Kontrastmittel** (➤ Abb. 3.1) gut zu erkennen. Die Pfeile markieren einen Teil der ausgedehnten Lungenembolie mit embolischem Material in einem Ast der rechten A. pulmonalis (Pfeil 1). Partiell werden die Emboli von Kontrastmittel umflossen (Pfeil 2). Auch in den linken Ästen der A. pulmonalis sind Emboli nachzuweisen (nicht markiert).

Aufgrund der geringen Spezifität der Symptome kommt der **Differenzialdiagnostik** eine besondere Bedeutung zu. Abhängig von den führenden klinischen Symptomen muss dabei vor allem an folgende Erkrankungen gedacht werden:

- **Ursachen akuter thorakaler Schmerzen:** akutes Koronarsyndrom, wobei die thorakalen Schmerzen häufig besser lokalisierbar sind, meist retrosternal, und oft ausstrahlen. Eine etwaige Dyspnoe entwickelt sich eher allmählich. Denkbar wäre auch eine Perikarditis oder Pleuritis sowie eine Aortendissektion.
- **Ursachen akuter Dyspnoe:** Spontanpneumothorax, Lungenödem, Hyperventilation, Exazerbation einer COPD, Asthmaanfall, die hier jeweils unwahrscheinlich erscheinen.

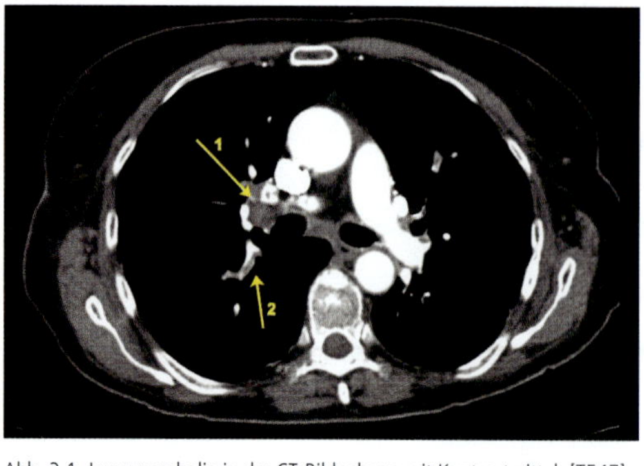

Abb. 3.1 Lungenembolie in der CT-Bildgebung mit Kontrastmittel. [T547]

MERKE

Eine Lungenembolie kann asymptomatisch verlaufen oder bei entsprechender Größe fatale Ausmaße annehmen. In Deutschland sterben jährlich innerhalb der ersten 2 Wochen nach Diagnosestellung ca. 40.000 Patienten an den Folgen einer Lungenembolie (Letalitätsrate 11 %).

2. Besonderheiten bei der körperlichen Untersuchung

Bei der körperlichen Untersuchung ist auf die klinischen Zeichen einer **tiefen Venenthrombose** zu achten. Anamnestisch sollte nach Spannungsgefühl, Schmerzen, Überwärmung und Schwellung mit Umfangsdifferenz und peripherer Zyanose des Beins gefragt werden. Zusätzlich können bei der Untersuchung die typischen Zeichen (Wadenkompressionsschmerz, Fußsohlendruckschmerz, druckempfindliche tiefe Beinvenen) imponieren.

Da die Venenthrombose als Grundvoraussetzung einer Lungenembolie betrachtet werden kann, ist die Suche nach der ursächlichen Thrombose hilfreich, auch wenn die entsprechenden klinischen Zeichen in vielen Fällen trotz Lungenembolie fehlen.

MERKE

Das Prüfen des Homans-Zeichens (Schmerz der Wade bei Dorsalflexion des Fußes) kann zur Dislokation des Thrombus (z. B. Lungenembolie) führen und sollte daher unterbleiben.

3. Art und Wertigkeit der Untersuchungen

Von Bedeutung ist die initiale Risikoeinschätzung bei Verdacht auf eine **akute Lungenembolie,** um eine an die Dringlichkeit angepasste diagnostische und therapeutische Strategie wählen zu können. Ein **hohes Risiko** mit akut lebensbedrohlicher Situation besteht bei Schock und persistierender Hypotonie (Blutdruck systolisch < 90 mmHg, Blutdruckabfall um > 40 mmHg über > 15 min). Bei diesem medizinischen Notfall sollte als Methode der 1. Wahl sofort eine **CT-Angiografie der Pulmonalarterien** durchgeführt werden, bei nicht verfügbarer CT eine **Echokardiografie** (Zeichen der rechtsventrikulären Dysfunktion).

Bei **nicht hohem Risiko** und hämodynamisch stabilen Patienten sollte die klinische Wahrscheinlichkeit für das Vorliegen einer Lungenembolie ermittelt werden (z. B. anhand des Wells-Score aus einer Kombination von Anamnese, klinischen Symptomen und Untersuchungsbefunden). Bei niedrigem oder mittlerem Risiko werden zunächst die **D-Dimere** bestimmt (hoher negativer prädiktiver Wert). Bei positiven Werten schließt sich eine **CT-Angiografie** an, die bei hoher klinischer Wahrscheinlichkeit ohne Bestimmung der D-Dimere sofort erfolgen sollte und bei unauffälligem Ergebnis eine Lungenembolie ausschließt.

Weitere diagnostische Verfahren, die ergänzend oder alternativ durchgeführt werden können, sind:

- **Lungenperfusionsszintigrafie:** Vergleich mit Röntgen-Thorax-Bild oder mit Ventilationsszintigramm kann Perfusionsdefekt als Folge des Embolus darstellen. Alternative zur CT, aber weniger spezifisch, jedoch hoher negativer prädiktiver Wert.
- **BNP** und **Troponine (T/I)** können als prognostische Marker verwendet werden. Ein Anstieg spricht für einen schwereren Verlauf (DD akutes Koronarsyndrom).
- **EKG:** Normalbefund möglich, oft nur Sinustachykardie. Der klassische $S_I Q_{III}$-Typ als Zeichen einer Rechtsherzbelastung ist selten. Möglich sind auch ein P-pulmonaler ($P \geq 0{,}25$ mV in Abl. II), ein inkompletter Rechtsschenkelblock und T-Negativierungen (z. B. in Abl. III und/oder V1–3). Zur Abgrenzung gegenüber akutem Koronarsyndrom wichtig, ggf. Verlaufsuntersuchungen sinnvoll.
- **Kompressionsultraschall der Beinvenen:** ggf. Nachweis einer verursachenden Beinvenenthrombose. Bestätigung einer Lungenembolie bei Nachweis einer proximalen Venenthrombose und klinischem Verdacht auf eine Lungenembolie.
- **Röntgen-Thorax:** häufig Normalbefunde, bei Lungeninfarkt und Infarktpneumonie zeigen sich keilförmige Verschattungen, evtl. Atelektasen und geringere Zeichnung von Gefäßen möglich.
- **Pulmonalisangiografie:** invasiver Charakter; kann bei Diskrepanz zwischen klinischer Präsentation und o. g. Untersuchungen in Erwägung gezogen werden.
- **Thrombophiliediagnostik:** nicht in der akuten Situation, sondern frühestens 3 Monate nach Abklingen des thromboembolischen Ereignisses bei unklarer Ätiologie der Lungenembolie, jungen Patienten, positiver Familienanamnese und Rezidiven.

MERKE

Negative D-Dimere schließen eine frische Lungenembolie mit großer Wahrscheinlichkeit aus (hoher negativer prädiktiver Wert). Der diagnostische Stellenwert der Bestimmung von D-Dimeren ist bei hospitalisierten Patienten jedoch eingeschränkt. Altersadjustierte Grenzwerte der D-Dimere können die Spezifität des Tests bei unveränderter Sensitivität verbessern.

4. Erstmaßnahmen

Je nach Ausdehnung der Lungenembolie kann sich ein lebensbedrohliches Krankheitsbild bis hin zu einer Reanimationspflicht (Hochrisiko-Lungenembolie) entwickeln. Als Akuttherapie sind folgende Maßnahmen etabliert, die je nach Bedarf und klinischer Präsentation des Patienten insbesondere in der Prähospitalphase eingesetzt werden:

- **Sauerstoffgabe** in Abhängigkeit der Pulsoxymetrie.
- **Halb sitzende Lagerung** und zunächst **Immobilisation,** um weitere Embolien zu verhindern. Vorsichtiger Patiententransport.
- Venöser Zugang.
- Bolusgabe von **Heparin** i. v.
- Bei Schmerzen **Analgesie,** z. B. mit Morphin.
- Gegebenenfalls **Sedierung,** z. B. mit Midazolam.
- Bei Patienten im Schock je nach Blutdruck ggf. Schockbehandlung (z. B. Kristalloide, Katecholamine).

5. Fortsetzung der Therapie

Zur besseren prognostischen Beurteilung wurde der **PESI-Score** (Pulmonary Embolism Severity Index) eingeführt, der bei bestätigter Lungenembolie mit nicht hohem Risiko eine Unterscheidung von intermediärem und niedrigem **Risiko** erlaubt und auch vereinfacht Anwendung findet (sPESI). Die Parameter des sPESI sind Krebserkrankung, chronische Herzinsuffizienz oder chronische Lungenerkrankung, Herzfrequenz > 110/min, Blutdruck systolisch < 100 mmHg und eine arterielle Hb-Sättigung < 90 %. Bei bereits einem positivem Parameter besteht eine erhöhte **Mortalität** (30-Tages-Risiko 10,9 %) und ein intermediäres Risiko, das bei zusätzlichem Nachweis einer RV-Dysfunktion und erhöhten kardialen Markern als intermediär-hohes Risiko, sonst intermediär-geringes Risiko bewertet wird. Patienten mit Schock/Hypotension haben ein hohes Risiko (s. o.).

- **Thrombolyse:** bei gesicherter Hochrisiko-Lungenembolie erfolgt eine thrombolytische Therapie mit Alteplase (rt-PA), Streptokinase oder Urokinase zur Auflösung des Embolus und Wiederherstellung der Lungenperfusion. Bei intermediär-hohem Risiko und Zeichen einer hämodynamischen Dekompensation kann die Thrombolyse erwogen werden.
- **Antikoagulation:** Prinzipiell werden Emboli durch die fibrinolytische Autoaktivität der Lunge aufgelöst. Bei intermediärem oder niedrigem Risiko erfolgt die Gabe von **niedermolekularem Heparin** oder **Fondaparinux.** Bei Patienten mit hohem Blutungsrisiko oder schwerer Niereninsuffizienz wird **unfraktioniertes Heparin** zur Prophylaxe weiterer Embolien und zur Senkung der Letalität empfohlen. Die Heparingabe wird im Verlauf durch eine parallel begonnene **orale Antikoagulation** mit einem Vitamin-K-Antagonisten bei Erreichen des therapeutischen Bereichs (2,0–3,0 INR) ersetzt. Als Alternative zu Heparin und Vitamin-K-Antagonist sind zur Therapie der Lungenembolie auch neue Antikoagulanzien (NOAK) zugelassen, wie die direkten Faktor-Xa-Inhibitoren Rivaroxaban, Apixaban und Edoxaban sowie der direkte Thrombininhibitor Dabigatran, jedoch nicht bei schwerer Nierenfunktionseinschränkung. Davon eignen sich Rivaroxaban und Apixaban für eine sofortige Therapie nach Diagnose. Hingegen erfordern Edoxaban und Dabigatran eine parenterale Antikoagulation in der Akutphase von mindestens 5 Tagen. Die Dauer der **Langzeitprophylaxe** beträgt mindestens 3 Monate (transienter Risikofaktor) oder ist zeitlich unbegrenzt (z. B. bei aktiver Krebserkrankung).
- **Rekanalisationstherapie:** bei Versagen der vorgenannten Therapiemaßnahmen oder Kontraindikation (z. B. hohes Blutungsrisiko) und schwerster Rechtsherzinsuffizienz **Kathetermethoden** (mechanische oder lokale Lyse) oder operative **pulmonale Embolektomie** (mit oder ohne Herz-Lungen-Maschine; mit hoher Letalität verbunden.)

Bei Patienten mit niedrigem Risiko kann eine frühe Entlassung und **ambulante Therapie** erwogen werden, wenn sowohl die ambulante Versorgung als auch die therapeutische Antikoagulation sichergestellt werden können.

Der routinemäßige Einsatz von **Vena-cava-Filtern** wird nicht empfohlen, nur bei absoluter Kontraindikation gegen eine Antikoagulation oder Rezidiv trotz therapeutischer Antikoagulation. Dabei ist eine zeitliche Begrenzung mit wieder entfernbaren Filtern anzustreben.

ZUSAMMENFASSUNG

Eine **Lungenembolie** entsteht durch Verschluss einer Lungenarterie mit einem venösen Thrombus auf dem Boden einer tiefen Venenthrombose, die häufig klinisch nicht imponiert. Von Bedeutung ist die initiale Risikoeinschätzung (hohes Risiko bei Schock/Hypotension). Bildgebende Verfahren sind zum **Nachweis eines Embolus** Methode erster Wahl (CT-Angiografie). Da sich eine Lungenembolie zu einem lebensbedrohlichen Krankheitsbild entwickeln kann, sind zügige **Akutmaßnahmen** bei gesicherter Diagnose entscheidend. Nur bei Hochrisiko-Lungenembolie sollte eine Thrombolyse erfolgen. In den übrigen Fällen eröffnen sich durch die spontane fibrinolytische Aktivität der Lungen verstopfte Gefäße, eine Antikoagulation sollte unmittelbar mit Heparin begonnen werden. Im Anschluss an die Akutphase steht die **Rezidivprophylaxe** im Vordergrund, die mit einem Vitamin-K-Antagonisten oder NOAK über mindestens 3 Monate erfolgen soll.

4

Krampfartige rechtsseitige Unterbauchschmerzen

Anamnese

Eine 40-jährige Lehrerin stellt sich in Begleitung ihres Ehemanns in Ihrer hausärztlich internistischen Praxis mit krampfartigen rechtsseitigen Unterbauchschmerzen, die in die Flanke und Leiste ausstrahlen, vor. Die Schmerzen haben bereits am Vortag begonnen. Die Einnahme von Paracetamol brachte keine Linderung. Sie habe kaum geschlafen, stattdessen sei sie die ganze Nacht im Haus auf und ab gegangen. Kurz vor dem Arztbesuch musste sich die Patientin einmal übergeben. Der Stuhlgang war zuletzt unauffällig, ein Brennen beim Wasserlassen bestehe nicht. Ihr Zyklus sei schon länger unregelmäßig, die letzte Menstruationsblutung liege etwa 5 Wochen zurück. Außer einem Vitaminpräparat nimmt die Patientin keine Medikamente ein.

Untersuchungsbefunde

40-jährge Patientin in akut reduziertem Allgemein- und schlankem Ernährungszustand (165 cm, 54 kg, BMI 19,8 kg/m^2), HF 94/min, BD 105/75 mmHg, Temperatur 36,8 °C. Haut: blass, kein Ikterus, Schleimhäute feucht. Kopf/Hals: unauffällig. Herz: regelmäßige HT, kein Herzgeräusch. Lunge: sonorer KS, vesikuläres Atemgeräusch, keine RG. Abdomen: diskreter Klopfschmerz über dem rechten Nierenlager, Druckschmerz im Bereich des rechten unteren Quadranten. Kein Peritonismus. Kein Loslassschmerz. Keine Organomegalie. Darmgeräusche lebhaft. Extremitäten: unauffällig. Orientierende neurologische Untersuchung unauffällig.

1. **Wie lautet Ihre Verdachtsdiagnose? Durch welchen Test können Sie diese erhärten? An welche Differenzialdiagnosen denken Sie?**
2. **Welche weiteren diagnostischen Maßnahmen streben Sie an?**
3. **Welche Therapie leiten Sie ein?**
4. **Bei bis zum Abend persistierenden Schmerzen organisieren Sie die Aufnahme im nahegelegenen Krankenhaus. Machen Sie dem diensthabenden Kollegen eine Übergabe!**
5. **Für die Therapieplanung soll eine CT durchgeführt werden. Wonach sollte die Patientin vorher gefragt werden?**
6. **Was soll die Patientin zukünftig beachten?**

1. Verdachtsdiagnose/Differenzialdiagnosen

Die Patientin leidet wahrscheinlich unter einer **Nierenkolik bei Urolithiasis.** Typisch hierfür sind:

- Die **einseitigen kolikartigen Unterbauch- und Flankenschmerzen.** Sie stellen das Leitsymptom der Nierenkolik dar und sind auf Ureterspasmen und den Harnaufstau zurückzuführen. Die Schmerzlokalisation ist abhängig von der Position des Steins und vom Ort des Harnaufstaus. Proximal gelegene Uretersteine führen eher zu Flankenschmerzen, distal gelegene Uretersteine eher zu Unterbauchschmerzen, die auch nach genital ausstrahlen können. Da manche Steine wandern, kann sich die Schmerzlokalisation im Verlauf verändern.
- Die **vegetative Begleitsymptomatik** mit Übelkeit und Erbrechen.
- Das unzureichende Ansprechen der Schmerzen auf Paracetamol.
- Die **motorische Unruhe.**
- Das einseitig **klopfschmerzhafte Nierenlager.**

Durch einen **Urinstreifentest** lässt sich die Verdachtsdiagnose erhärten und ggf. zusätzlich auf ein infektiöses Geschehen schließen. Typischerweise liegt bei einer Urolithiasis eine Mikrohämaturie vor, seltener auch eine Makrohämaturie.

In diesem Fall finden Sie: Erythrozyten ++, Leukozyten +, Nitrit –, Protein –, Ketone –, Glukose –, ph unauffällig (5–6).

Abhängig von der klinischen Präsentation sollten bei Urolithiasis folgende **Differenzialdiagnosen** in Betracht gezogen werden:

- **Renal:** Pyelonephritis, Nierenabszess, Nierenzellkarzinom, Perfusionsstörung (Niereninfarkt, Nierenvenenthrombose).
- **Gastrointestinal:** Appendizitis, Divertikulitis, Ileus, Gallenkolik, Cholezystitis, Pankreatitis, inkarzerierte Leistenhernie.
- **Muskuloskelettal:** vertebragene Schmerzen, Coxitis.
- **Gynäkologisch:** Extrauteringravidität, stielgedrehte Ovarialzyste, Adnexitis, Dysmenorrhoe.
- **Sonstige:** Herpes zoster, Aortenaneurysma, Hodentorsion.

2. Diagnostik

Neben **Anamnese** (die auch eine Ernährungs- und Familienanamnese einschließen sollte), **körperlicher Untersuchung** und **Urinstreifentestung** gehören folgende Maßnahmen zur erweiterten Basisdiagnostik bei Urolithiasis:

- **Sonografie:** Sie ist schnell, breit und günstig verfügbar bei gleichzeitig hoher Sensitivität und stellt die primäre bildgebende Diagnostik dar. Typischerweise kann ein unilateraler Harnaufstau nachgewiesen werden, während sich die direkte Darstellung des Konkrements häufig schwierig gestaltet (➤ Abb. 4.1).
- **Urinkultur:** Da Harnsteine häufig mit einem Harnwegsinfekt einhergehen, ist diese wichtig zum Keimnachweis und ggf. für das Antibiogramm. Fakultativ kann zusätzlich ein Urinsediment erfolgen, dessen mikroskopische Beurteilung mit Nachweis von Kristallen Hinweise auf die Steinart geben kann.
- **Blutuntersuchung:** mit Bestimmung von Kreatinin, Harnsäure und Elektrolyten inkl. Kalzium, evtl. zusätzlich kleines Blutbild, CRP und Gerinnungsparameter.

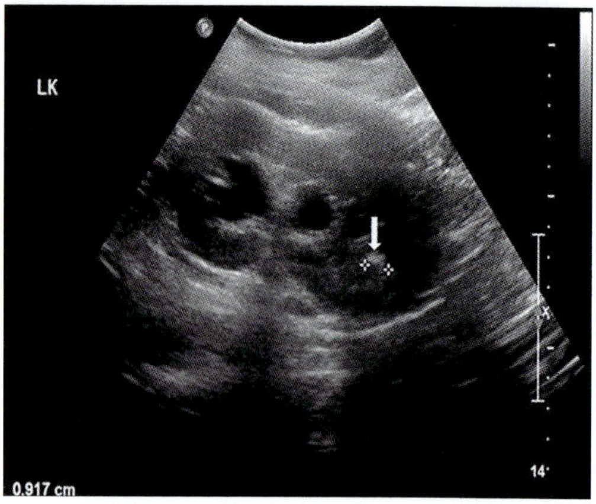

Abb. 4.1 Sonografie bei Nephrolithiasis mit Harnaufstau. Dargestellt ist eine hydronephrotische linke Niere mit Steinnachweis im Ureter (weißer Pfeil). [F228-005]

Aufgrund ihrer hohen Sensitivität und Spezifität wird ergänzend zur Sonografie häufig eine **native CT** durchgeführt. Diese erlaubt neben dem Steinnachweis die Darstellung der genauen Lokalisation und Größe, was entscheidend für die Therapieplanung ist. Des Weiteren sind durch Messung der Steindichte Rückschlüsse auf die Steinart möglich.
Eine weiterführende metabolische Diagnostik zur Abklärung der Steinursache ist bei unkomplizierten Verläufen nicht erforderlich. Bei Patienten mit hohem Rezidivrisiko sollte diese im Verlauf durchgeführt werden und umfasst eine erweiterte Blutuntersuchung (z. B. zum Ausschluss eines Hyperparathyreoidismus) sowie eine zweifache 24-Stunden-Sammelurindiagnostik.

MERKE

Bei Vorliegen einer Trias aus kolikartigen, einseitigen Flankenschmerzen, ipsilateralem Harnaufstau und Hämaturie ist eine Urolithiasis sehr wahrscheinlich.

3. Akuttherapie

Patienten mit Nierenkolik benötigen rasch eine **suffiziente Analgesie.** Die Medikamente der Wahl sind **NSAID (z. B. Diclofenac)** oder **Metamizol.** Falls mit diesen Substanzen keine ausreichende Schmerzlinderung erreicht werden kann, können als Zweitlinienmedikamente Opioide eingesetzt werden, z. B. Tramadol (plus Antiemetikum, z. B. Metoclopramid). Aufgrund des ungünstigen Nebenwirkungsspektrums sollte heute kein Pethidin mehr verordnet werden.
Da die früher empfohlene forcierte Flüssigkeitstherapie eine Nierenbeckenruptur verursachen kann, rät man nun zu einer **restriktiven Flüssigkeitsaufnahme,** die sich am Durstgefühl des Patienten orientieren sollte. Eine parenterale Flüssigkeitstherapie ist allenfalls bei rezidivierendem Erbrechen gerechtfertigt.
Bei kleinen Harnleitersteinen mit Besserung der Beschwerden unter der **konservativen Therapie** kann in der Regel ein spontaner Steinabgang abgewartet werden (watchful waiting). Liegen persistierende Schmerzen, steigende Retentionsparameter oder eine hochgradige Obstruktion vor, ist zur Entlastung der gestauten Niere akut eine **Harnableitung** erforderlich (retrograde Harnleiterschiene oder perkutane Nephrostomie). Eine **interventionelle urologische Therapie** (z. B. extrakorporale Stoßwellenlithotripsie oder Ureterorenoskopie) im Verlauf ist unter anderem indiziert bei niedriger Wahrscheinlichkeit für einen spontanen Steinabgang oder fortbestehender Symptomatik.

4. Übergabe

Jede Übergabe sollte strukturiert erfolgen. Eine Möglichkeit hierfür bietet das **„SBAR"-Konzept,** das folgende Gliederung vorsieht:

- **S**ituation: Alter, Geschlecht, Diagnose/Verdachtsdiagnose, Symptome.
- **B**ackground/Hintergrund: z. B. Vorerkrankungen, Allergien.
- **A**ssessment/was wurde bereits gemacht: z. B. Diagnostik, Medikamentengabe, ggf. Monitoring.
- **R**ecommendation/Empfehlungen: z. B. stationäre Aufnahme.

Die Übergabe könnte beispielsweise lauten: „Ich möchte eine 40-jährige Patientin zuweisen mit Verdacht auf Urolithiasis. Es bestehen kolikartige rechtsseitige Unterbauch- und Flankenschmerzen seit dem Vortag. Die Patientin hat einmalig erbrochen. Eine Schwangerschaft ist möglich. Der Allgemeinzustand ist aufgrund der Schmerzen akut eingeschränkt, die Vitalparameter sind stabil. Wesentliche Vorerkrankungen sind nicht bekannt. Sonografisch zeigte sich (➤ Abb. 4.1) links ein Harnaufstau sowie ein Konkrement im Ureter. Der Urinstreifentest ergab eine Hämato- und Leukozyturie. Die Befunde der Blutuntersuchung und Urinkultur stehen noch aus. Die Patientin hat von mir Metamizol, Tramadol und Metoclopramid erhalten, ohne Besserung der Schmerzen. Ich möchte die Patientin zuweisen zur Analgesie, erweiterten Diagnostik und Therapieplanung."

5. Frauen im gebärfähigen Alter

Frauen im gebärfähigen Alter, bei denen eine Untersuchung mit ionisierender Strahlung durchgeführt werden soll, müssen im Vorfeld vom anfordernden Arzt immer gefragt werden, ob sie **schwanger** sind oder sein könnten. Kann eine Patientin eine Schwangerschaft nicht sicher ausschließen, sollten aufzuschiebende Untersuchungen auf die Tage nach Einsetzen der nächsten Periode verlegt oder ein Schwangerschaftstest durchgeführt werden. Eine Strahlenexposition des Ungeborenen ist unbedingt zu vermeiden. Besteht eine dringliche Indikation für eine Untersuchung mit potenziell fruchtschädigender Wirkung, muss eine sorgfältige Nutzen-Risiko-Abwägung erfolgen. Bei Schwangeren mit Verdacht auf Urolithiasis ist die Sonografie die bildgebende Methode der Wahl.

Bei dieser Patientin sollte die Frage nach einer möglichen Schwangerschaft bereits gestellt worden sein, bevor die CT geplant wurde, da die Extrauteringravidität bei Frauen im gebärfähigen Alter mit Unterbauchschmerzen eine wichtige Differenzialdiagnose darstellt.

6. Sekundärprophylaxe

Das Rezidivrisiko von Harnsteinen ist hoch (60 % in 10 Jahren), kann aber durch eine konsequente **Sekundärprophylaxe (Metaphylaxe)** deutlich reduziert werden (auf 20 % in 10 Jahren). Neben allgemeinen präventiven Maßnahmen, die von allen Harnsteinpatienten eingehalten werden sollten, gibt es spezifische Empfehlungen, die abhängig sind von der Steinart. Steinmaterial sollte daher, wenn möglich, immer asserviert und analysiert werden. Am häufigsten sind Kalziumoxalatsteine (80 %), Harnsäure- (bis 10 %), Kalziumphosphat- (5 %) und sog. Infektsteine (5 %).

Die wichtigste allgemeine Maßnahme zur Steinprophylaxe ist eine **ausreichende Trinkmenge** (> 2,5 l/d) mit dem Ziel einer effektiven Dilution des Harns und darin enthaltener lithogener Substanzen. Des Weiteren wird eine ausgewogene **kochsalz- und fleischarme Ernährung** empfohlen. Oxalatreiche Lebensmittel sollten gemieden werden (z. B. Spinat, Kakao, Schokolade). Eine kalziumarme Diät ist auch bei Kalziumsteinen **nicht** indiziert, da Kalzium Oxalat bereits im Darm bindet. Bei kalzium- und phosphathaltigen Steinen sollte ein Hyperparathyreoidismus ausgeschlossen werden. Eine Harnalkalisierung wird bei Kalziumoxalat- und Harnsäuresteinen empfohlen.

ZUSAMMENFASSUNG

Die **Urolithiasis** ist eine häufige Erkrankung in den westlichen Industrienationen. **Ursächlich** ist die Übersättigung des Urins mit einer lithogenen Substanz und nachfolgender Ausfällung. Meist handelt es sich um Kalziumoxalatsteine. **Leitsymptom** ist die Nierenkolik mit einseitig krampfartigen intermittierenden Flankenschmerzen. Begleitend tritt meist eine Hämaturie auf. Die **Basisdiagnostik** umfasst Anamnese, körperliche Untersuchung, Sonografie sowie eine Blut- und Urinuntersuchung. Das Spektrum der **Differenzialdiagnosen** ist breit und umfasst vor allem renale, gastrointestinale und gynäkologische Erkrankungen. Die **Therapie** der akuten Nierenkolik erfolgt symptomatisch mit Analgetika (primär NSAID oder Metamizol, wenn erforderlich in zweiter Linie zusätzlich Opioide). Bei kleinen Harnsteinen kann meist ein spontaner Steinabgang abgewartet werden. Kontraindikationen für eine konservative Behandlung sind unter anderem steigende Retentions- und Infektparameter sowie persistierende Schmerzen. Gegebenfalls muss eine Harnableitung und/oder eine urologische Intervention zur Steinentfernung durchgeführt werden. An **Komplikationen** sind vor allem Infektionen (Harnwegsinfekt bis hin zur Urosepsis) und eine Niereninsuffizienz zu nennen. Durch eine konsequente Steinprophylaxe **(Metaphylaxe)** kann das ansonsten hohe Rezidivrisiko deutlich gesenkt werden.

5

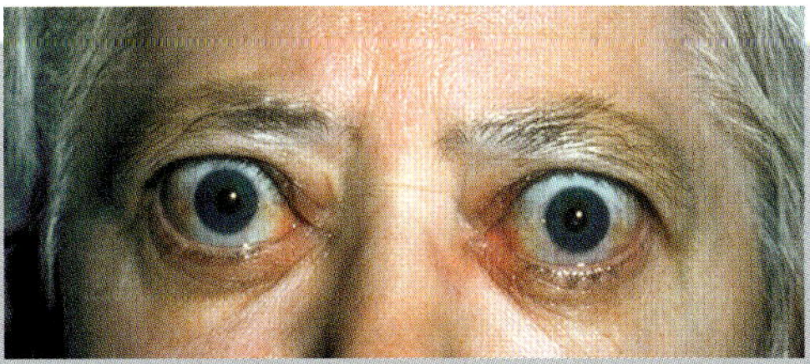

Gewichtsabnahme und Herzrasen

Anamnese

Eine 65-jährige Patientin stellt sich in Ihrer Praxis mit Gewichtsabnahme (9 kg in 3 Monaten) und Herzrasen vor. Außerdem klagt sie über vermehrtes Schwitzen und Schlaflosigkeit. In letzter Zeit fühle sie sich häufig zittrig und innerlich unruhig. Außer einer langjährig bekannten Osteoporose, die mit Vitamin D behandelt wird, sei sie gesund.
Die Rentnerin lebt seit dem Tod ihres Ehemannes vor 5 Monaten bei ihrer Tochter. Sie gibt an, seit ihrem 35. Lebensjahr täglich eine Schachtel Zigaretten zu rauchen. Alkohol trinke sie selten, der Appetit sei unverändert gut. Sie habe Angst, an Krebs zu leiden. Ihr Mann sei an „Blutkrebs" verstorben und habe ebenfalls häufig geschwitzt und deutlich abgenommen.

Untersuchungsbefunde

65-jährige Frau in leicht reduziertem AZ und schlankem EZ (169 cm, 63 kg; ➤ Bild [T127]). HF 140/min, BD 135/65 mmHg, AF 19/min, Temperatur 38,2 °C. Haut/Schleimhäute: unauffällig. Kopf: Exophthalmus beidseits, Bindehäute beidseits gerötet, ansonsten unauffällig. Hals: Struma colli WHO-Grad II, SD schluckverschieblich mit Schwirren in Auskultation. LK: unauffällig. Herz: HT rein, unregelmäßige Tachykardie mit peripherem Pulsdefizit, keine Herzgeräusche. Lunge: sonorer KS, vesikuläres Atemgeräusch bds., keine RG. Abdomen: Bauchdecken weich, kein Druckschmerz, keine Resistenzen, Leber und Milz palpatorisch nicht vergrößert, Darmgeräusche vorhanden. Nierenlogen indolent. Extremitäten: keine Ödeme, periphere Pulse gut tastbar. Neurologisch orientierend unauffällig.

1. **Welche Verdachtsdiagnose stellen Sie? Beschreiben Sie kurz Pathophysiologie und klinisches Bild dieser Erkrankung!**
2. **Welche Differenzialdiagnosen ziehen Sie in Betracht?**
3. **Welches diagnostische Vorgehen veranlassen Sie? Welche Befunde erwarten Sie?**
4. **Die Untersuchungsergebnisse bestätigen Ihre Arbeitsdiagnose. Welche Therapie leiten Sie ein?**
5. **Was wissen Sie über Symptomatik und Behandlungsmöglichkeiten einer endokrinen Orbitopathie?**
6. **Was raten Sie jüngeren Patientinnen mit dieser Erkrankung und Kinderwunsch?**

1. Verdachtsdiagnose/Pathophysiologie/klinisches Bild

Die Symptome Gewichtsverlust, Herzrasen, Zittrigkeit, Nervosität, vermehrtes Schwitzen (Hyperhidrosis) und Schlaflosigkeit sowie die Untersuchungsbefunde einer diffus vergrößerten Schilddrüse (Struma) und einer Tachyarrhyhmia absoluta lassen an das Vorliegen einer **Hyperthyreose mit begleitendem Vorhofflimmern** denken. Dafür spricht auch die mit 38,2 °C erhöhte Körpertemperatur. Da außerdem ein Exophthalmus (➤ Bild) und ein Schwirren der Schilddrüse als typische klinische Zeichen einer **Basedow-Krankheit** vorliegen, kann am ehesten von dieser Form der Autoimmunthyreopathie ausgegangen werden.

Die Basedow-Krankheit ist die häufigste Ursache der Hyperthyreose (etwa ⅔ der Fälle). Pathogenetisch kommt es zu einer Autoimmunreaktion gegen den TSH-Rezeptor mit Bildung stimulierender Antikörper, sog. **TRAK** (= TSH-**R**ezeptor-**A**uto**a**nti**k**örper).

Klassischerweise manifestiert sich die Erkrankung mit der Symptomkonstellation Tachykardie, Struma und Exophthalmus, die als **„Merseburger Trias"** bekannt ist und bei etwa 50 % der Patienten vorliegt. Weitere mögliche Symptome sind:

- Gewichtsabnahme trotz vermehrtem Appetit, Durchfall, vermehrtes Schwitzen, Wärmeintoleranz und Polydipsie.
- Blutdruckamplitude > 60 mmHg.
- Feinschlägiger Tremor.
- Verminderte Leistungsfähigkeit, Nervosität und Bewegungsunruhe.
- Prätibiales Myxödem (nicht wegdrückbar).

MERKE

Das Beschwerdebild der Hyperthyreose ist stark altersabhängig. Während jüngere Patienten von Heißhunger, Schwitzen, Tremor und Polydipsie berichten, stehen bei älteren Patienten oft Gewichtsverlust, kardiale Symptome (Vorhofflimmern, Herzinsuffizienz) und depressive Verstimmung im Vordergrund.

2. Differenzialdiagnosen

Die Patientin zeigt das klassische klinische Bild einer Hyperthyreose auf dem Boden einer Basedow-Krankheit. Differenzialdiagnostisch sollten in Erwägung gezogen werden:

- Andere Erkrankungen mit hyperthyreoter Stoffwechsellage, wie eine diffuse oder multinoduläre **Schilddrüsenautonomie,** eine **Hashimoto-Thyreoiditis** in der initialen hyperthyreoten Phase, ein hormonproduzierendes papilläres oder follikuläres **Schilddrüsenkarzinom** und eine Hyperthyreosis factitia (= exogene Zufuhr von Schilddrüsenhormonen).
- Ein **extrathyreoidales Malignom,** da die Patientin über sog. B-Symptome klagt (Gewichtsabnahme > 10 % des KGs in 6 Monaten, Leistungsknick und Hyperhidrosis). Aufgrund der Raucheranamnese und der Belastungsdyspnoe (die bei dieser Patientin wahrscheinlich auf das sekundäre Vorhofflimmern zurückzuführen ist) sollte u. a. an ein Bronchialkarzinom gedacht werden. Die Symptome Tachykardie, Schwitzen, Zittrigkeit und Gewichtsabnahme könnten auch auf ein Phäochromozytom hinweisen.
- Durch **Medikamente** induzierte Hyperthyreose, z. B. durch Amiodaron.
- **Funktionelle Beschwerden,** z. B. postmenopausales Syndrom mit vermehrtem Schwitzen und psychischen Symptomen (Ausschlussdiagnose).

3. Diagnostisches Vorgehen und Befunde

Zur Differenzialdiagnostik sollten folgende Untersuchungen in die Wege geleitet werden:

- Kleines Blutbild und Differenzialblutbild.
- Schilddrüsenparameter: TSH, freies T_3, freies T_4, bei Verdacht auf Basedow-Krankheit zusätzlich TRAK und Anti-TPO-AK (Antikörper gegen thyreoidale Peroxidase, häufiger positiv bei Hashimoto-Thyreoiditis).
- Schilddrüsensonografie und -szintigrafie.
- Feinnadelpunktion zur zytologischen Diagnostik bei tumorverdächtigem Befund der Schilddrüse, z. B. bei kaltem Knoten in Szintigrafie.

- EKG (Rhythmus?).
- Röntgen-Thorax in 2 Ebenen (Hinweis auf Tumor oder sonstige Ursache für Gewichtsabnahme?), CT-Thorax im Falle eines weiter abklärungsbedürftigen Befunds.
- Abdomensonografie (Hinweis auf Tumor oder sonstige Ursache für Gewichtsabnahme?).
- Bei Verdacht auf Phäochromozytom Bestimmung von Adrenalin und Noradrenalin sowie von deren Abbauprodukten im 24-h-Sammelurin.

Liegt, wie bei dieser Patientin, eine Basedow-Krankheit vor, sehen die Untersuchungsergebnisse typischerweise folgendermaßen aus:

- **Labor:** Blutbild und Differenzialblutbild unauffällig; TSH ↓, freies T_3 und freies T_4 ↑, TRAK positiv (> 95 % der Fälle), Anti-TPO-AK positiv (> 70 % der Fälle).
- **Schilddrüsensonografie:** diffuse Echoarmut des Schilddrüsenparenchyms mit oder ohne Volumenzunahme.
- **Schilddrüsenszintigrafie:** vermehrte Speicherung im Sinne einer diffusen Hyperthyreose.
- **EKG:** Sinustachykardie oder Vorhofflimmern.
- **Röntgen-Thorax:** nach retrosternal reichende Weichteilverschattung als Korrelat einer Struma colli.

4. Therapie

Die Basedow-Krankheit wird initial hoch dosiert mit einem Thyreostatikum aus der Gruppe der Thionamide **(Thiamazol, Carbimazol, Propylthiouracil)** behandelt. Diese Substanzen hemmen die Schilddrüsenhormonsynthese durch Blockade der thyreoidalen Peroxidase und verhindern dadurch die Iodierung von Tyrosin zu den aktiven Hormonen. Zu beachten ist ein verzögerter Wirkungseintritt (Latenz ca. 1 Woche), da diese Medikamente die Inkretion der bereits jodierten Hormone nicht verhindern. Anfangs sind laborchemische Kontrollen in vierwöchigen Abständen (TSH, fT_3, fT_4) sinnvoll. Da als Nebenwirkungen eine reversible Knochenmarkdepression bis hin zu Agranulozytose sowie eine Hepatotoxizität beschrieben sind, sollten initial und regelmäßig im Verlauf ein kleines Blutbild und die Transaminasen zusätzlich bestimmt werden.

Nach Normalisierung der Schilddrüsenwerte (in der Regel nach 6 Monaten) wird die Dosis der thyreostatischen Therapie so reduziert, dass eine euthyreote Stoffwechsellage aufrechterhalten wird. Da bei etwa 50 % der Patienten nach sechs- bis zwölfmonatiger thyreostatischer Therapie eine dauerhafte Remission eintritt, wird nach dieser Zeit ein Auslassversuch unternommen. Bei einem Rezidiv sollte als definitive Therapie eine **subtotale Schilddrüsenresektion** oder **Radiojodtherapie** evaluiert werden.

Bis zur Normalisierung der Schiddrüsenparameter kann zur symptomatischen Therapie ein Betablocker verordnet werden, da er die Symptome der Hyperthyreose dämpft, die durch einen erhöhten β-adrenergen Tonus verursacht werden (Palpitationen, Tachykardie, psychische Anspannung, Hitzeintoleranz). Hierfür eignet sich besonders **Propranolol,** da es nicht kardioselektiv wirkt und neben seiner antagonistischen Wirkung an Betarezeptoren auch die Konversion von T_4 zu T_3 hemmt (Therapie des Vorhofflimmerns ➤ Fall 43).

MERKE

Thyreostatika können Blutbildveränderungen bis hin zur Agranulozytose hervorrufen. Bei Fieber müssen sich die Patienten unverzüglich einer Blutbildkontrolle unterziehen.

5. Endokrine Orbitopathie

Eine endokrine Orbitopathie, die durch immunologische Prozesse im Bereich der Augenhöhle hervorgerufen wird, äußert sich u. a. durch Exophthalmus (➤ Abb. 5.1), Fremdkörpergefühl, Lidretraktion, Konjunktivitis, retrobulbäres Druckgefühl und Doppelbilder. In ausgeprägten Fällen ist ein Visusverlust möglich.

Da sich die endokrine Orbitopathie in der Regel spontan bessert, ist meist lediglich eine **symptomatische Behandlung** erforderlich (künstliche Tränenflüssigkeit, Schutz der Augen vor hellem Licht und Staub, Schlafen mit erhöhtem Oberkörper). Bei mehr als 80 % der Patienten mit endokriner Orbitopathie besteht ein langjähriger Tabakabusus, weswegen man den Betroffenen empfiehlt, das Rauchen zu beenden. Nur in schweren Fällen, in denen konservative Therapieversuche erfolglos bleiben, werden eine Glukokortikoid-Stoßbehandlung, eine Bestrahlung des Retrobulbärraums oder eine chirurgische Dekompression in Erwägung gezogen.

6. Morbus Basedow und Schwangerschaft

Eine manifeste Hyperthyreose stellt ein Risiko für Mutter und Kind dar. Neben einer erhöhten Rate an Frühaborten ist mit dem vermehrten Auftreten von **Schwangerschaftskomplikationen** zu rechnen (z. B. Frühgeburtlichkeit, Eklampsie, Totgeburt). Eine **Schwangerschaft sollte** daher **vermieden werden,** bis eine Remission mit euthyreoter Stoffwechsellage erreicht ist.

Tritt **bei unbehandeltem Morbus Basedow** dennoch eine Schwangerschaft ein oder rezidiviert eine zuvor kontrollierte Erkrankung, ist eine **thyreostatische Therapie** indiziert. Im ersten Trimenon wird Propylthiouracil bevorzugt (NW: Lebertoxizität), im zweiten und dritten Trimenon Thiamazol oder Carbimazol (NW: teratogen).

Bei chronisch rezidivierenden Krankheitsverläufen wird vor einer geplanten Schwangerschaft als definitive Therapie eine **Resektion** empfohlen. Eine Radiojodtherapie ist nicht sinnvoll, da TRAK plazentagängig sind. Nach Radiojodtherapie sind TRAK noch monatelang nachweisbar, sodass beim Feten bzw. Neugeborenen auch nach Radiojodtherapie eine Hyperthyreose auftreten kann.

Generell werden bei schwangeren Patientinnen mit Morbus Basedow **engmaschige Kontrollen** von freiem T_4 und TRAK empfohlen.

ZUSAMMENFASSUNG

Die hyperthyreote Stoffwechsellage bei der **Basedow-Krankheit** entsteht durch eine Autoimmunreaktion gegen den TSH-Rezeptor mit Produktion stimulierender Antikörper (TRAK). Typische **Symptome** sind Gewichtsabnahme, Herzrasen, Nervosität und Hyperhidrosis. **Differenzialdiagnostisch** ist vor allem an eine Schilddrüsenautonomie oder eine Thyreoiditis zu denken. **Laborchemisch** ist die Erkrankung durch den Nachweis eines supprimierten TSH-Spiegels bei erhöhtem freien T_3 und T_4 gekennzeichnet. Die **Therapie** besteht aus einer sechs- bis zwölfmonatigen thyreostatischen Medikation, die in 50 % der Fälle zur Ausheilung führt. Bei einem **Rezidiv** wird eine Radiojodtherapie oder eine Schilddrüsenresektion durchgeführt.

6

Schmerzen in der rechten Großzehe

Anamnese

Ein 51-jähriger Parkettleger stellt sich in Ihrer internistischen Praxis vor. Nach einer Grillparty am Vorabend sei er in der Nacht mit starken Schmerzen in der linken Großzehe aufgewacht. Die Beschwerden seien plötzlich aufgetreten. Jede Berührung der linken großen Zehe sei eine Qual. An ein Trauma könne er sich nicht erinnern, allerdings räumt er ein, dass er am Vorabend wohl deutlich zu viel Bier getrunken habe (➤ Bild [G750]).

Der Patient ist seit einigen Jahren wegen einer arteriellen Hypertonie bei Ihnen in Behandlung, diese war zuletzt mit einer Kombination aus Ramipril und Hydrochlorothiazid gut eingestellt. Weitere Erkrankungen sind nicht bekannt.

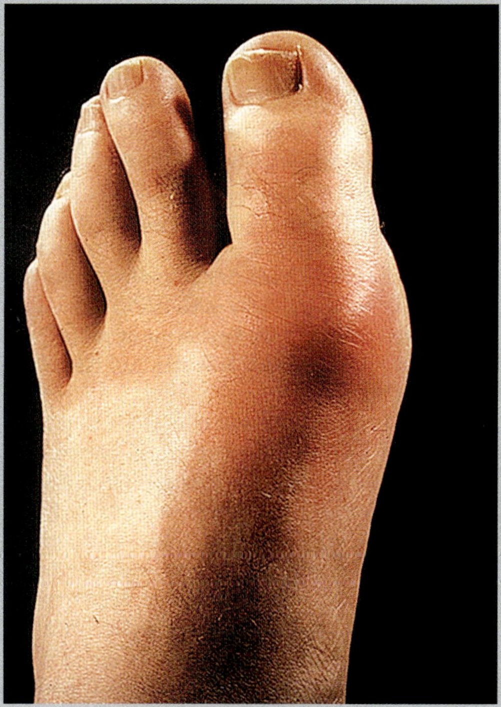

Untersuchungsbefunde

51-jähriger Patient in gutem Allgemeinzustand. Größe 181 cm, Gewicht 102 kg. BD 125/80 mmHg, HF 92/min, Temperatur 37,9 °C. Kopf und Hals: unauffällig. Herz: HT rein, rhythmisch, kein Herzgeräusch. Lunge: vesikuläres Atemgeräusch beidseits, keine RG. Abdomen: weich, kein Druckschmerz, keine Resistenzen, Darmgeräusche über allen Quadranten. Nierenlager: nicht klopfschmerzhaft. Extremitäten: periphere Pulse allseits tastbar. Linkes Großzehengrundgelenk stark gerötet, geschwollen und überwärmt. Orientierende körperliche Untersuchung unauffällig.

1. **Welche akute Erkrankung hat der Patient? Beschreiben Sie die Pathogenese!**

2. **Welche diagnostischen Maßnahmen leiten Sie ein?**

3. **Wie behandeln Sie die akute Erkrankung?**

4. **Welche langfristige Therapie schlagen Sie vor? Wann beginnen Sie diese?**

5. **Bei einem anderen Patienten ohne Beschwerden fällt im Rahmen einer Routineuntersuchung im Labor ein Harnsäurewert von 8,2 mg/dl auf. Was tun Sie?**

1. Verdachtsdiagnose/Pathogenese

Der Patient leidet unter einem **akuten Gichtanfall.** Typisch sind der plötzliche nächtliche Schmerzbeginn innerhalb weniger Stunden nach purinreicher Kost (in diesem Fall Fleisch und Bier), die klassische Lokalisation (in 60 % der Fälle ist das Großzehengrundgelenk betroffen, sog. Podagra, gefolgt von Mittelfuß-, Sprung- und Kniegelenk), die lokale Entzündungsreaktion sowie der Befall eines einzelnen Gelenks (Monarthritis) (➤ Bild). Hinzu kommt, dass Männer deutlich häufiger betroffen sind als Frauen.

Pathogenetisch tritt ein akuter Gichtanfall auf, wenn aufgrund eines **schnellen Anstiegs der Harnsäurekonzentration** im Plasma Uratkristalle in der Synovialflüssigkeit ausfallen, welche inflammatorische Prozesse in Gang setzen. Wenn es im Verlauf nicht gelingt, den Harnsäurespiegel dauerhaft zu senken, kommt es häufig zu **Rezidiven.**

Harnsäure ist ein Abfallprodukt des Purinstoffwechsels, welches – wie der Name nahelegt – überwiegend renal ausgeschieden wird. Je höher der Harnsäurespiegel im Plasma, desto wahrscheinlicher ist das Auftreten eines akuten Gichtanfalls. Die Prävalenz steigt auch mit zunehmendem Alter und liegt in den westlichen Industrienationen bei 1–2 % der erwachsenen Bevölkerung.

Grundsätzlich unterscheidet man zwischen **primärer** und **sekundärer Gicht.** Bei der deutlich häufigeren primären Form liegt eine Störung der renalen Harnsäureausscheidung vor. Die Nieren sind dann normalerweise noch in der Lage, genügend Harnsäure zu eliminieren, stoßen bei exzessiver Zufuhr purinreicher Lebensmittel (z. B. Fleisch, insbesondere Innereien, Bier) allerdings an ihre Grenzen. Sehr selten kann auch eine Überproduktion von Harnsäure die Ursache für eine primäre Gicht sein.

Bei der sekundären Gicht sind die erhöhten Harnsäurespiegel auf eine andere Erkrankung oder Medikamenteneinnahme zurückzuführen. Ursächlich ist entweder eine vermehrte Harnsäurebildung bei erhöhtem Zellumsatz (z. B. bei Hämolyse oder unter Zytostatikatherapie) oder eine sekundär verminderte Harnsäureausscheidung z. B. durch Ketoazidose (Fasten/Diabetes mellitus), Laktatazidose oder Medikamente (z. B. Schleifendiuretika, Thiazide).

2. Diagnostik

In diesem Fall ist aufgrund der typischen klinischen Präsentation ein akuter Gichtanfall sehr wahrscheinlich. Eine **weiterführende Diagnostik** ist daher **nicht indiziert.** Auch eine Blutentnahme mit Bestimmung des Harnsäurespiegels wird erst im Intervall nach Abklingen der Symptomatik empfohlen, da im akuten Gichtanfall nicht bei allen Patienten eine Hyperurikämie zu finden ist, etwa ein Drittel der Patienten weist normale Harnsäurewerte auf. Wird dennoch umgehend Blut abgenommen, finden sich meist Hinweise auf einen entzündlichen Prozess (z. B. Leukozytose, erhöhte BSG). Zusätzliche diagnostische Maßnahmen (z. B. Röntgenuntersuchung des betroffenen Gelenks, Gelenkpunktion) sind nur bei unklaren Fällen indiziert, z. B. wenn differenzialdiagnostisch eine septische Arthritis im Raum steht.

3. Akuttherapie Gichtanfall

Die Therapie des akuten Gichtanfalls zielt darauf ab, die entzündlichen Prozesse schnell einzudämmen. Neben einer **physikalischen Therapie** mit lokaler Anwendung von Kälte ist eine medikamentöse Behandlung indiziert, die möglichst frühzeitig begonnen und bis zum Abklingen der Beschwerden fortgeführt werden sollte. Mittel der ersten Wahl sind **nichtsteroidale Antiphlogistika (NSAID),** z. B. Diclofenac, Naproxen, Indometazin oder Ibuprofen. Diese können allein oder in Kombination mit **Glukokortikoiden** (z. B. Prednisolon) verabreicht werden, insbesondere dann, wenn NSAID allein nicht ausreichend wirksam sind oder eine Kontraindikation besteht. Insbesondere im Falle einer kombinierten Therapie aus NSAID und Glukokortikoiden sollte wegen des deutlich erhöhten Risikos für gastroduodenale Ulzera zusätzlich ein Protonenpumpeninhibitor (z. B. Omeprazol) verabreicht werden.

Liegen Kontraindikationen gegen NSAID oder Glukokortikoide vor, kann stattdessen **Colchicin** eingesetzt werden. Colchicin inhibiert die Zellteilung und hemmt bei einem Gichtanfall mutmaßlich die Migration weiterer Entzündungszellen in die Gelenke. In Deutschland gilt Colchicin aufgrund des Nebenwirkungsspektrums (insbesondere gastrointestinale Nebenwirkungen wie Übelkeit und Diarrhö) und des langsameren Wirkungseintritts als Mittel der zweiten Wahl, in internationalen Leitlinien wird es teilweise als Mittel der ersten Wahl aufgeführt.

Die intravenös zu verabreichende Rasburicase führt zu einer Oxidation von Harnsäure zum wasserlöslichem Allantoin (Urikolytikum). Führende Indikation ist die bedrohliche akute Hyperurikämie beim Tumorlysesyndrom, das durch Chemotherapie ausgelöst werden kann (➤ Fall 57, Antwort 6).

Da Thiazide und Schleifendiuretika die Harnsäureausscheidung verringern, sollten Sie diesem Patienten raten, Hydrochlorothiazid abzusetzen und ggf. durch ein anderes Antihypertensivum zu ersetzen. Schleifendiuretika und Thiazide sollten bei Patienten mit Gicht nur unter strenger Indikationsstellung eingesetzt werden.

4. Dauertherapie Gicht/Rezidivprophylaxe

Nach Rückgang der akuten Symptomatik wird eine dauerhafte Normalisierung des Harnsäurespiegels angestrebt. Hierdurch sollen Rezidive im Sinne einer **Sekundärprophylaxe** verhindert, bereits bestehende Uratablagerungen mobilisiert und gichtassoziierte Komplikationen (z. B. irreversible Gelenkveränderungen durch Uratablagerungen, Uratnephrolithiasis) vermieden werden.

Primär erläutern Sie dem Patienten diätetische Maßnahmen. Hierzu ist es notwendig, den Wissensstand des Patienten zu ermitteln. Ausgehend hiervon erklären Sie dem Patienten in einer für ihn verständlichen Sprache die relevanten Zusammenhänge, sodass er versteht, warum er folgende Aspekte im Alltag beachten sollte:

- **Purinarme Diät:** auf Nahrungsmittel mit hohem Puringehalt sollte verzichtet werden, z. B. Muscheln, Garnelen, purinreiche Fischarten wie Hering, Forelle oder Makrele und Innereien wie Leber.
- **Verzicht auf Alkohol:** Alkohol führt zu einer verminderten Harnsäureausscheidung, außerdem ist Bier purinreich.
- **Ausreichende Trinkmenge:** mindestens 2 Liter täglich.
- **Normalgewicht anstreben:** Gicht ist häufig mit einem metabolischen Syndrom vergesellschaftet.

Eine zusätzliche dauerhafte medikamentöse Therapie zur Harnsäuresenkung wird bei Patienten empfohlen, die rezidivierend unter Gichtanfällen leiden (> 2/Jahr), zusätzlich eine Urolithiasis haben oder bereits Gichttophi (Uratablagerungen in Weichteilgeweben) aufweisen. Hierfür stehen folgende Medikamentengruppen zur Verfügung:

- **Urikostatika:** Sie führen zu einer Verminderung der Harnsäureproduktion durch Hemmung der Xanthinoxidase (Enzym, das den Abbau von Purinen zu Harnsäure katalysiert). Der wichtigste Vertreter ist Allopurinol, welches das Mittel der Wahl zur medikamentösen Therapie der chronischen Gicht darstellt. Bei Unverträglichkeit stellt Febuxostat eine Alternative dar.
- **Urikosurika:** Sie führen zu einer Erhöhung der Harnsäureausscheidung durch Hemmung der tubulären Rückresorption. Vertreter sind Benzbromaron und Probenecid. Urikosurika gelten als Mittel der zweiten Wahl und können bei Unverträglichkeit oder unzureichender Wirkung von Allopurinol eingesetzt werden.

Da es bei beiden Medikamentengruppen nach Therapiebeginn kurzfristig zu einem Anstieg der Harnsäurekonzentration kommen kann, sollte die Dauertherapie erst nach Abklingen der akuten Symptomatik und frühestens 2 Wochen nach einem akuten Anfall begonnen werden. Die Therapie wird einschleichend dosiert und kann zur Vermeidung eines erneuten Gichtanfalls kurzfristig mit einem NSAID kombiniert werden. Falls eine harnsäuresenkende Therapie bereits vor einem Gichtanfall bestand, sollte diese während der akuten Symptomatik fortgesetzt, aber erst im Verlauf erhöht werden.

5. Asymptomatische Hyperurikämie

Die **asymptomatische Hyperurikämie** ist sehr häufig und betrifft in den westlichen Industrienationen jeden 5. Mann.

Sie informieren den Patienten über den Befund und klären ihn über diätetische Maßnahmen zur Harnsäuresenkung auf (s. o.). Eine Hyperurikämie, die bisher nicht symptomatisch in Erscheinung trat, bedarf in der

Regel keiner medikamentösen Intervention. Eine medikamentöse Harnsäuresenkung kann allenfalls bei sehr hohen Harnsäurespiegeln von > 9 mg/dl diskutiert werden.

ZUSAMMENFASSUNG

Gicht ist eine Stoffwechselerkrankung, die auf eine Störung des Harnsäurehaushalts zurückgeht und mit einer **Prävalenz** von 1–2 % der erwachsenen Bevölkerung hierzulande sehr häufig ist. Man unterscheidet zwischen einem akuten Gichtanfall und der chronischen Gicht. Das **Leitsymptom** der **akuten Form** ist eine plötzlich auftretende, schmerzhafte Entzündung eines Gelenks (meist Großzehengrundgelenk), die pathogenetisch durch Uratablagerungen verursacht wird und vor allem Männer betrifft. Die **Diagnose** erfolgt in der Regel anhand des klinischen Bildes. **Therapeutisch** werden bei einem akuten Gichtanfall neben diätetischen Maßnahmen vor allem NSAID und Glukokortikoide eingesetzt.
Die **chronische Gicht,** die mit chronischen Gelenkentzündungen und teilweise Gichttophi einhergeht, wird heute aufgrund der guten Behandlungsmöglichkeiten nur noch selten beobachtet. Ziel der **Therapie** ist die Normalisierung des Harnsäurespiegels. Reichen diätetische Maßnahmen nicht aus, stellt das Urikostatikum Allopurinol das Mittel der ersten Wahl dar.

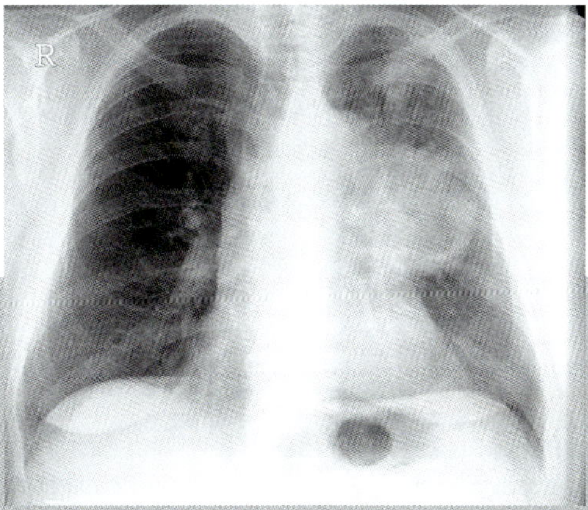

7

Husten und Hämoptysen

Anamnese

Ein 61-jähriger Postbote klagt über produktiven Husten mit bräunlichem Auswurf, der sich seit 2 Monaten hartnäckig halte, sowie über eine neu aufgetretene, belastungsabhängige Atemnot, v.a. beim Treppensteigen. Außerdem habe er an Gewicht verloren. Wie viel wisse er nicht, aber mehrere Bekannte hätten ihn bereits darauf angesprochen. Gestern seien ihm Blutfäden im Sputum aufgefallen, die ihn so sehr beunruhigten, dass er umgehend einen Termin in Ihrer Praxis vereinbarte.

Dem Patienten wurde vor 8 Jahren die Gallenblase entfernt. Ansonsten sei er immer kerngesund gewesen. Er gibt an, seit seinem 16. Lebensjahr täglich ein Päckchen Zigaretten zu rauchen. Alkohol trinke er selten. Bei der körperlichen Untersuchung finden Sie, abgesehen von einem leicht reduzierten EZ und AZ, keine Auffälligkeiten. Sie nehmen dem Patienten Blut ab, schreiben ein EKG und lassen ein Röntgenbild des Thorax anfertigen. Während die Laborbefunde und das EKG unauffällig sind, ergibt das Röntgen des Thorax folgendes Bild (➤ Bild [T547]).

1. **Welche Verdachtsdiagnose stellen Sie? Welche Differenzialdiagnosen kommen infrage?**
2. **Sie weisen den Patienten ins Krankenhaus ein. Welche weiteren Untersuchungen sollten Ihre Kollegen durchführen?**
3. **Wie wird die Erkrankung histologisch eingeteilt? Wie legt man das Tumorstadium fest?**
4. **Welche Therapie sollte der Patient erhalten und wie sieht die Prognose aus?**
5. **Es fällt ein Serumnatriumspiegel von 110 mmol/l bei hyperosmolarem Urin (350 mosm/kg) auf. Was könnte die Ursache sein?**

1. Verdachts- und Differenzialdiagnose

Die Symptome Husten, Belastungsdyspnoe, Hämoptysen (blutig tingierter Auswurf) und Gewichtsabnahme in Kombination mit der Raucheranamnese sprechen für ein **Bronchialkarzinom.** Das Röntgenbild (> Abb. 7.1) untermauert die Verdachtsdiagnose.

Differenzialdiagnosen bei Husten mit blutigem Auswurf sind eine Lungentuberkulose, Pneumonie, Bronchitis, Bronchiektasen, benigne Raumforderungen der Lunge (z. B. Chondrom, Neurinom, Fibrom), Lungenmetastasen eines extrapulmonalen Malignoms, Granulomatose mit Polyangiitis sowie ein pulmorenales Syndrom (z. B. Goodpasture-Syndrom).

MERKE

Das Bronchialkarzinom ist die häufigste Krebstodesursache bei Männern und die zweithäufigste bei Frauen (nach Brustkrebs). Es wird meist in fortgeschrittenen Stadien diagnostiziert, da es keine Frühsymptome verursacht. Jeder Husten, der länger als 4–6 Wochen andauert, sollte unverzüglich abgeklärt werden, ebenso ein veränderter Hustencharakter bei Patienten mit chronischem Husten, z. B. bei COPD. Die Inzidenzrate bei Männern ist rückläufig, bei Frauen nimmt sie derzeit zu.

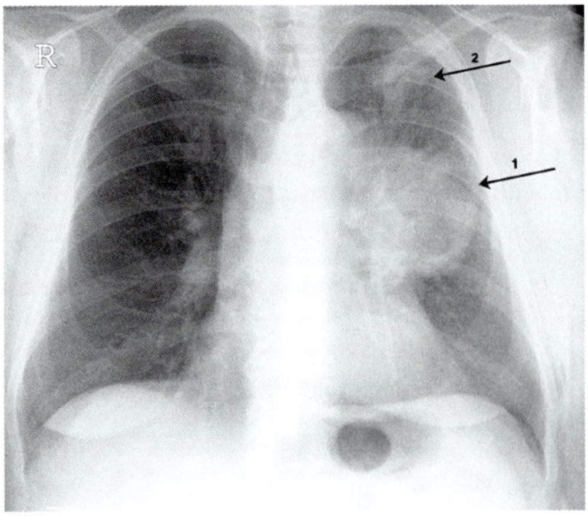

Abb. 7.1 Röntgen-Thorax mit Bronchialkarzinom mit großer Raumforderung links perihilär (Pfeil 1) und kleinerer Raumforderung links apikal (Pfeil 2, z. B. Metastase). [T547]

2. Diagnostisches Vorgehen

Ziel ist die Sicherung der Erkrankung sowie die Feststellung der anatomischen Ausbreitung. Neben Anamnese, körperlicher Untersuchung und dem Röntgen des Thorax in 2 Ebenen (hier aus Platzgründen nur p. a. Aufnahme dargestellt) sollten folgende Maßnahmen durchgeführt werden:

- **CT-Thorax mit Kontrastmittel inkl. Oberbauchregion:** u. a. zur Diagnosestellung und Lokalisationsdiagnostik vor einer weiterführenden invasiven Untersuchung.
- **Histologische Sicherung:** Wichtigstes Verfahren ist die **Bronchoskopie mit Probebiopsie,** ggf. zusätzlich endobronchialer Ultraschall (EBUS). Alternative Verfahren sind abhängig von der Tumorlokalisation u. a. Ultraschall- oder CT-gesteuerte transthorakale Punktion, Sputumzytologie, Nadelaspiration, Mediastinoskopie und Thorakoskopie.
- **Lungenfunktionstests** (z. B. Plethysmografie, Spirometrie), **Spiroergometrie** und **Blutgasanalyse** zur Abschätzung der Operabilität bei resektablem Tumor.

Nach histologischer Sicherung eines Bronchialkarzinoms sind für die Feststellung der anatomischen Ausbreitung **(Staging)** weitere Untersuchungen erforderlich, z. B. **Abdomen-Sonografie** (vor allem Leber und Nebennieren, evtl. ergänzend **Abdomen-CT, PET/CT-Untersuchung,** CT/MRT Schädel, Knochenszintigrafie).

MERKE

Beim Bronchialkarzinom gibt es vier typische Lokalisationen für hämatogene Fernmetastasen: Leber, Gehirn, Nebennieren und Knochen (bes. Wirbelsäule).

3. Histologische Einteilung

Man unterscheidet das kleinzellige Bronchialkarzinom (SCLC, Small Cell Lung Cancer) vom nicht kleinzelligen Bronchialkarzinom (NSCLC, Non-small Cell Lung Cancer), das wiederum in drei wesentliche Untergruppen unterteilt wird (> Tab. 7.1) sowie weitere seltenere Entitäten (z. B. adenosquamöse Karzinome u. a.).

Tab. 7.1 Histologische Einteilung des Bronchialkarzinoms.

	Histologie	Häufigkeit	Lokalisation	Metastasierung	Rauchen als Risikofaktor
SCLC	Kleinzelliges Karzinom	15–20 %	Meist zentral	Sehr früh	+++
NSCLC	Plattenepithelkarzinom	30–40 %	Meist zentral	Früh	+++
	Adenokarzinom	25–30 %	Meist peripher	Spät	+
	Großzelliges Karzinom	< 10 %	Meist zentral	Früh	+++

Seit Anfang des Jahres 2017 gilt für das NCSLC eine neue Auflage der TNM-Klassifikation, die zu einer Anpassung der Stadieneinteilung der UICC geführt hat:

- **T:** Ausdehnung des Primärtumors; je nach Größe und Infiltration des Tumors Zuordnung zu TIS, T1 (T1a [mi], T1a, T1b, T1c), T2 (T2a, T2b), T3 oder T4.
- **N:** Vorhandensein und Lokalisation befallener regionärer Lymphknoten; je nachdem ob bzw. wo der Patient Lymphknotenmetastasen aufweist, erfolgt die Zuordnung zu N0, N1, N2 oder N3 (kontralateraler Befall).
- **M:** Vorhandensein von Fernmetastasen; M0 bedeutet keine Fernmetastasierung; M1 bedeutet Metastasen in der kontralateralen Lunge, maligner Pleurabefall (M1a) oder Fernmetastasierung in einem extrathorakalen Organ (M1b) bzw. mehrere Fernmetastasen in einem oder mehreren Organen (M1c).

Aus dem Resultat der TNM-Klassifikation leitet sich die **Stadieneinteilung nach UICC** ab. Abhängig von der Größe des Primärtumors sowie der Lymphknoten- und Fernmetastasierung erfolgt die Zuordnung zu den Stadien **0, IA1, IA2, IA3, IB, IIA, IIB, IIIA, IIIB, IVA oder IVB.**

Für das **SCLC** kann aufgrund der bei Diagnose meist fortgeschrittenen Erkrankung auch eine **vereinfachte Stadieneinteilung** verwendet werden. Man unterscheidet:

- **Very Limited Disease:** T1–2, N0–1, etwa 5 % der Patienten.
- **Limited Disease:** T3–4 und/oder N2–3, ca. 30 % der Patienten.
- **Extensive Disease:** M1, ca. 60–70 % der Patienten.

Allerdings wird in den Leitlinien nun auch für das SCLC die differenzierte Klassifikation auf der Basis der TNM- und der UICC-Kriterien empfohlen (hier jedoch minimale Abweichungen gegenüber NSCLC-Klassifikation), klinisch hat die vereinfachte Einteilung jedoch weiterhin Bedeutung.

MERKE

Überragender Risikofaktor ist **Zigarettenrauch** (aktiv und passiv), es gibt zudem eine Vielzahl von anderen Karzinogenen (z. B. Asbest, hohe Strahlenexposition etc.). Derzeit wird ein flächendeckendes CT-Screening für das Lungenkarzinom in Deutschland nicht empfohlen.

4. Therapie

Die Therapie erfolgt abhängig vom histologischen Befund und vom Tumorstadium in interdisziplinärer Absprache in Tumorkonferenzen. Da die Leitlinien sehr genau zwischen den einzelnen Tumorstadien differenzieren und an Studienergebnisse angepasst werden, sind die Therapieempfehlungen komplex. Beim **NSCLC** bis maximal Stadium IIIA (bis T3N1M0) ist die **radikale Resektion** (i. d. R. Lobektomie) mit systematischer ipsilateraler Lymphknotendissektion als potenziell kuratives Verfahren die Therapie der Wahl. Die chirurgischen Maßnahmen werden häufig durch adjuvante oder neoadjuvante **Radio- und/oder Chemotherapie** ergänzt. Zum Zeitpunkt der Erstdiagnose sind lediglich ein Drittel der Patienten operabel. Bei Inoperabilität, Ablehnung der OP sowie fortgeschrittenem Tumorstadium kommen Radio- und Chemotherapieverfahren einzeln oder kombiniert zum Einsatz.

Für das **SCLC** besteht nur in begrenzten Erkrankungsstadien (Very Limited und Limited Disease) ein kurativer Therapieansatz. Nur im Stadium der Very Limited Disease wird eine chirurgische Resektion mit (neo-)adjuvanter Chemotherapie empfohlen. Im Stadium Limited Disease gilt als Standard die **kombinierte Radio-/Chemotherapie.** Liegt bereits eine Extensive Disease vor, ist die therapeutische Intention palliativ. Es wird eine **Polychemotherapie** durchgeführt, bestrahlt werden lediglich Gehirn- und Knochenmetastasen sowie lokale Komplikationen (z. B. bei oberer Einflussstauung).

Zusätzlich werden sowohl beim NSCLC als auch beim SCLC **palliative Verfahren** eingesetzt (z. B. tracheobronchiale Stents, endobronchiale Lasertherapie, Gabe von Bisphosphonaten bei Knochenmetastasen).

Die **Prognose** ist insgesamt schlecht, entscheidend sind das Tumorstadium und der histologische Typ. Beim NSCLC ist die Prognose deutlich besser als beim SCLC (wegen früher Fernmetastasierung) und bei lokal begrenzten, resezierbaren Tumoren deutlich besser als bei inoperablen Tumoren.

5. Hyponatriämie bei Bronchialkarzinom

Die wahrscheinlichste Ursache für die Hyponatriämie ist das **SIADH** (Syndrom der inadäquaten **ADH**-Sekretion). Dieses ist gekennzeichnet durch eine **pathologisch erhöhte ADH-Produktion,** die zu Wasserretention und Verdünnungshyponatriämie führt. Im Labor imponiert ein erniedrigtes Serumnatrium bei hyperosmolarem Urin. Die Symptome sind unspezifisch und reichen von Übelkeit und Kopfschmerzen bis zum Koma. Therapeutisch steht die Flüssigkeitsrestriktion an erster Stelle. Das schwere, symptomatische SIADH wird zusätzlich vorsichtig mit hypertoner Kochsalzlösung i. v. behandelt. Dabei darf der Serumnatriumspiegel um **nicht mehr als 8–10 mmol in 24 Stunden** angehoben werden, da eine zu schnelle Korrektur der Hyponatriämie eine **pontine Myelinolyse** auslösen kann. Schleifendiuretika und ADH-Antagonisten (in klinischer Erprobung) sind weitere therapeutische Optionen.

Das SIADH gehört zu den **paraneoplastischen Syndromen,** die beim Bronchialkarzinom in ca. 10 % der Fälle auftreten. Sie sind tumorassoziiert, werden aber nicht durch die lokale Wirkung des Tumors oder seiner Metastasen hervorgerufen. Stattdessen gehen sie auf die Produktion von hormonähnlichen Substanzen, deren Sekretion typischerweise keinem physiologischen Regelkreis unterliegt, oder auf tumorgetriggerte Autoimmunreaktionen zurück. Besonders häufig werden sie beim SCLC beobachtet. Die Symptome von paraneoplastischen Syndromen korrelieren nicht mit der Größe des Primärtumors und können zeitlich vor der Diagnose des Grundleidens oder im Verlauf auftreten.

ZUSAMMENFASSUNG

Das **Bronchialkarzinom** stellt die häufigste Krebstodesursache bei Männern und die dritthäufigste bei Frauen dar. **Hauptrisikofaktor** für das Bronchialkarzinom ist das Rauchen. Die **Leitsymptome** sind Husten, Hämoptysen, Dyspnoe und Gewichtsabnahme. Paraneoplastische Syndrome treten beim Bronchialkarzinom in 10 % der Fälle auf. **Differenzialdiagnostisch** ist v. a. an Lungenmetastasen, eine benigne Raumforderung und eine Lungentuberkulose zu denken. Die wichtigsten **diagnostischen Maßnahmen** sind die Bronchoskopie mit Biopsie sowie Röntgen- und CT-Thorax. **Histologisch** unterscheidet man zwischen dem kleinzelligen (SCLC) und dem nichtkleinzelligen Bronchialkarzinom (NSCLC). Die **Therapie** der Wahl erfolgt in lokal begrenzten Stadien primär chirurgisch (radikale Resektion und Lymphknotendissektion). Bei fortgeschrittenen Stadien, nichtresektablem Tumor oder Inoperabilität werden Chemo- und/oder Radiotherapie eingesetzt. Die **Prognose** ist insgesamt schlecht, da die Diagnose meist erst in fortgeschrittenen Erkrankungsstadien gestellt wird (insbesondere beim SCLC).

8

Dyspnoe, thorakaler Druck und Tachykardie

Anamnese

Ein 73-jähriger Patient wird vom Notarzt mit Verdacht auf ein akutes Koronarsyndrom (ACS) in die internistische Notaufnahme gebracht. Der Notarzt macht Ihnen folgende Übergabe: Der Patient klage bereits seit Tagen über eine belastungsabhängige Dyspnoe, am heutigen Abend sei nun ein thorakaler Druck hinzugekommen, weshalb die Ehefrau den Rettungsdienst verständigt habe. Der Patient sei tachykard mit einer Herzfrequenz um 120/min, ansonsten kardiopulmonal stabil. Im 12-Kanal-EKG seien ST-Streckensenkungen im Bereich der Vorderwand zu sehen. Der Patient sei vor einigen Monaten auswärts mit einem Koronarstent versorgt worden. Der Notarzt hat dem Patienten bereits ASS und Heparin intravenös verabreicht. Der Fahrer des Notarzteinsatzfahrzeugs händigt Ihnen einen Medikamentenplan des Patienten aus, auf dem ASS, Clopidogrel, Losartan, Simvastatin und Ibuprofen aufgeführt sind.

Noch während der Übergabe durch den Notarzt hat eine Pflegekraft dem Patienten Blut abgenommen und eine venöse BGA durchgeführt. Sie ruft Ihnen zu, dass der Hämoglobinwert 5,2 g/dl betrage. Auf gezielte Nachfrage gibt der Patient nun an, dass der Stuhlgang seit einigen Wochen schwarz verfärbt sei.

1. **Erläutern Sie die Situation und stellen Sie eine primäre Verdachtsdiagnose!**
2. **Der Hämoglobinwert bestätigt sich in der Laboranalyse. Würden Sie diesem Patienten ein Erythrozytenkonzentrat (EK) transfundieren? Begründen Sie Ihre Entscheidung!**
3. **Beschreiben Sie die einzelnen Schritte einer Transfusion! Beginnen Sie bei der Anforderung des EKs bei der Blutbank!**
4. **Der Patient hat die Blutgruppe B Rhesus negativ, die Blutbank schickt Ihnen ein EK der Blutgruppe 0 Rhesus negativ. Dürfen Sie dieses transfundieren?**
5. **Was ist bei einer Notfalltransfusion von ungekreuzten Null rhesus-negativen Konserven zu beachten?**

1. Verdachtsdiagnose/Differenzialdiagnosen

Bevor Sie eine Verdachtsdiagnose stellen, sollte zunächst der niedrige **Hämoglobinwert kontrolliert** werden. Fehlmessungen aufgrund von Verdünnung sind nicht selten, insbesondere falls das Blut für die BGA am Infusionsarm oder direkt über die periphere Venenverweilkanüle abgenommen wurde. Auch ein Blick auf die BGA zeigt schnell, ob die anderen Werte plausibel erscheinen oder auf eine Fehlmessung hindeuten.

Bestätigt sich die Anämie, ist in Anbetracht des Teerstuhls (sofern glaubhaft geschildert) am ehesten von einer **oberen gastrointestinalen Blutung** auszugehen, möglicherweise ausgelöst durch die Einnahme eines NSAID (Ibuprofen). Aufgrund einer verstärkten Blutungsneigung unter dualer Plättchentherapie mit ASS und Clopidogrel kam es in der Folge wahrscheinlich zu einem relevanten chronischen Blutverlust.

Die Symptome Dyspnoe, thorakaler Druck und die Tachykardie können durch die schwere Anämie erklärt werden, ebenso die ST-Streckenveränderungen. Ohne weitere Abklärung ist aber nicht auszuschließen, dass der Patient zusätzlich ein ACS hat, insbesondere bei bekannter KHK. Die Beschwerden des Patienten und die ST-Streckensenkungen könnten auch auf eine neue Koronarpathologie zurückgehen, die durch die Anämie demaskiert wurde.

In diesem Fall hat sich der Notarzt aufgrund der typischen Konstellation **frühzeitig auf eine Verdachtsdiagnose festgelegt.** Dies geschieht häufig und kann dazu führen, dass mögliche **Differenzialdiagnosen** nicht erwogen werden. Daher können Symptome, die nicht ins Bild passen, ausgeblendet oder nicht erfragt werden, wie in diesem Fall nach Auffälligkeiten beim Stuhlgang. Vermutlich wäre die Gabe von ASS und Heparin noch einmal überdacht worden, wenn die gastrointestinale Blutung mit relevanter Anämie als Ursache für die Beschwerden offensichtlicher gewesen wäre. Daher ist es von Bedeutung, trotz einer häufig rasch notwendigen Verdachtsdiagnose, an mögliche Differenzialdiagnosen zu denken.

2. Transfusionstrigger

Erythrozyten vermitteln den Gasaustausch zwischen Lunge, Blut und den Organen. Kommt es zu einer Anämie, kann der Organismus die **Sauerstoffversorgung der Gewebe** anfangs noch aufrechterhalten, z. B. durch Steigerung des Herzzeitvolumens und der Sauerstoffextraktion. Bei Erschöpfung dieser physiologischen Kompensationsmechanismen tritt eine anämisch bedingte **Gewebehypoxie** auf. Um einen dauerhaften Schaden vom Patienten abzuwenden, kann eine Transfusion erforderlich werden. Der Hämoglobinwert, ab welchem EKs transfundiert werden, wird Transfusionstrigger genannt. Dieser Wert ist individuell festzulegen und unter anderem abhängig von folgenden Faktoren:

- **Geschwindigkeit eines Blutverlusts:** bei chronischen Blutverlusten werden aufgrund von Adaptationsprozessen deutlich niedrigere Hämoglobinwerte toleriert als bei akuten Blutverlusten.
- **Zustand des Patienten:** ein schwerstkranker Intensivpatient hat weniger Kompensationsmechanismen als ein ansonsten gesunder Patient.
- **Vorerkrankungen des Patienten:** z. B. kardiopulmonale Vorerkrankungen, maligne Erkrankungen.
- Bei aktiver Blutung: Dynamik des Blutverlusts, noch zu erwartender Blutverlust.
- **Ursache der Anämie:** z. B. bei Eisenmangel möglichst kausale Therapie statt Transfusion.
- Klinische Zeichen, die auf eine anämiebedingte Gewebehypoxie hinweisen, sog. **physiologische Transfusionstrigger:** z. B. neu aufgetretene ST-Streckenveränderungen im EKG ohne andere Ursache, Tachykardie ohne andere Ursache.

Als Faustregel gilt, dass bei Patienten ohne kardiopulmonale Vorerkrankungen ab einem Hämoglobinwert < 6 g/dl transfundiert werden sollte. Handelt es sich um eine chronische Anämie, an die der Patient gut adaptiert ist, können im Einzelfall auch niedrigere Hämoglobinwerte toleriert werden. Liegen physiologische Transfusionstrigger vor, kann eine Transfusion bereits bei höheren Hämoglobinwerten erforderlich werden. Bei asymptomatischen Patienten mit kardiopulmonalen Vorerkrankungen und dadurch limitierten Kom-

pensationsmechanismen liegt der Transfusionstrigger bei 6–8 g/dl.
Bei dem vorgestellten Patienten entscheiden Sie sich für eine Transfusion von EKs, da bei bekannter KHK ein Hb-Wert von < 6 g/dl vorliegt.

3. Ablauf Transfusion

Die meisten schweren Transfusionsreaktionen sind auf Verwechslungen von Patienten bzw. Konserven zurückzuführen. Daher ist bei einer Transfusion ein **strukturiertes Vorgehen** mit **wiederholter Identitätsüberprüfung** unabdingbar:

- **Blutentnahme für Blutgruppenbestimmung, Antikörpersuchtest und Kreuzprobe:** Um Verwechslungen zu vermeiden, muss das Röhrchen bereits vor der Entnahme mit den Patientendaten beschriftet sein, idealerweise wird die Identität durch direkte Befragung des Patienten verifiziert.
- **Bestellung der Blutprodukte:** schriftliche Anforderung mit Angabe von Art und Anzahl der Blutprodukte, Dringlichkeit, Diagnose sowie Identität des anfordernden Arztes. Außerdem Unterschrift der Person, die die Blutprobe für die Blutgruppenbestimmung abgenommen hat.
- **Aufklärung:** Vor einer Transfusion muss der Patient aufgeklärt werden (inkl. schriftlicher Dokumentation). Bei nicht einwilligungsfähigen Patienten hat eine nachträgliche Aufklärung zu erfolgen.
- **Kontrolle von Konserve und Begleitschein:** Handelt es sich um den richtigen Patienten? Stimmen Patientenidentität und dessen Blutgruppe mit der der Konserve überein? Sind Antikörpersuchtest und Kreuzprobe unauffällig und noch gültig? Stimmt die Nummer auf dem Begleitschein mit der auf dem Konservenetikett überein? Ist die Konserve noch haltbar? Ist sie visuell unauffällig (Beutel intakt, keine Koagel, keine Verfärbungen)?
- **Bedside-Test:** Zur Vermeidung AB0-inkompatibler Transfusionen ist unmittelbar vor der Gabe von EKs vom Arzt selbst oder unter dessen direkter Aufsicht eine Bestimmung der Patientenblutgruppe mittels Bedside-Test durchzuführen. Die Testkarte enthält 2 Felder, die mit Anti-A- bzw. Anti-B-Serum befüllt sind. Nach Einbringen von je einem Tropfen Blut kann nach ca. 60 Sekunden anhand der Agglutination die Blutgruppe abgelesen, dokumentiert und mit dem Blutgruppenbefund der Blutbank verglichen werden (➤ Abb. 8.1).
- **Transfusion:** Sie sollte über einen peripheren venösen Zugang erfolgen und separat einlaufen unter Verwendung eines Transfusionsbestecks mit Standardfiltersystem. Die Transfusion muss vom Arzt eingeleitet werden. Der Patient muss überwacht werden, um **Transfusionsreaktionen** frühzeitig zu erkennen. Die schriftliche Dokumentation umfasst u. a. die Konservennummer, das Ergebnis des Bedside-Tests, den Zeitpunkt der Gabe, eine Angabe zu eventuellen Transfusionsreaktionen sowie Name und Unterschrift des Transfundierenden.
- **Aufbewahrung Konservenbeutel:** Nach erfolgter Transfusion muss der Beutel steril verschlossen und für mindestens 24 Stunden kühl verwahrt werden.

Nach der Transfusion sollte im Verlauf durch eine Blutentnahme überprüft werden, ob der Hämoglobinwert adäquat angestiegen ist. Als Faustregel gilt beim Erwachsenen (ohne aktive Blutung oder Hämolyse), dass der Hämoglobinwert durch die Gabe eines EKs um ca. 1 g/dl ansteigt.

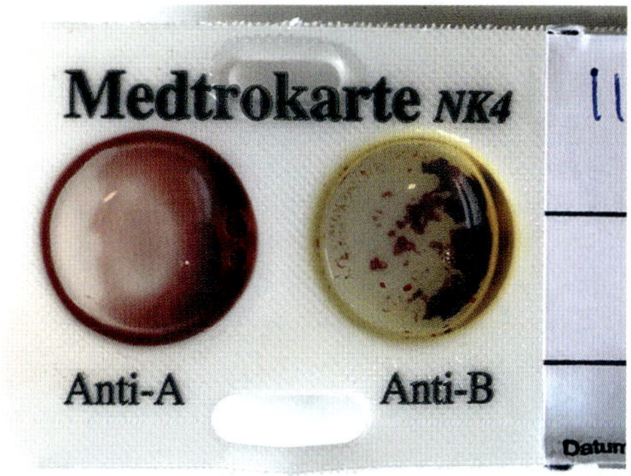

Abb. 8.1 Testkarte eines Bedside-Tests mit Agglutination Anti-B-Serum, entsprechend Blutgruppe B. [T578]

4. Blutgruppenkompatible EK-Transfusion

Nach Möglichkeit werden EKs blutgruppengleich transfundiert. Allerdings kann es zu Engpässen insbesondere bei seltenen Blutgruppen kommen, beispielsweise aufgrund einer verminderten Spendebereitschaft, sodass blutgruppenungleiche EKs verabreicht werden müssen. ➤ Tab. 8.1 gibt eine Übersicht über **mögliche AB0-verträgliche EK-Transfusionen.**

Tab. 8.1 Übersicht über AB0-verträgliche EK-Transfusionen

Blutgruppe Patient	Kompatible EKs
0	Nur 0
A	A oder 0
B	B oder 0
AB	AB, A, B oder 0

5. Transfusion von Null Rhesus-negativen Konserven

Aufgrund des erhöhten Transfusionsrisikos bei fehlender Kreuzprobe dürfen diese Konserven **nur im äußersten Notfall** transfundiert werden, wenn aufgrund einer **vital bedrohlichen Situation** weder auf die Ausgabe von gekreuzten blutgruppengleichen Konserven noch auf die Ausgabe von ungekreuzten blutgruppengleichen Konserven gewartet werden kann. In allen anderen Fällen wird vor der Ausgabe von Blutprodukten **EDTA-Blut** für die Blutbank **abgenommen** zur Bestimmung der Verträglichkeit von Spender- und Empfängerblut (Kreuzprobe). Auch bei der nofallmäßigen Transfusion von Null Rhesus-negativen Konserven muss dem Patienten vor der Transfusion EDTA-Blut abgenommen werden zur späteren Überprüfung, ob die Notfall-EKs verträglich sind. Des Weiteren ist auch bei der Transfusion von Notfallkonserven ein **Bedside-Test** durchzuführen.

ZUSAMMENFASSUNG

Unter einer **Transfusion** versteht man die intravenöse Gabe von Blut bzw. Blutbestandteilen an eine andere Person (Fremdblutspende) oder den Spender selbst (Eigenblutspende, autologe Transfusion). Die Verabreichung von Vollblut ist heute obsolet, stattdessen wird das Blut in seine Bestandteile aufgetrennt. Neben Erythrozytenkonzentraten werden gefrorenes Frischplasma und Thrombozytenkonzentrate transfundiert. Vor einer Transfusion muss der Patient ärztlich aufgeklärt werden und einwilligen. Eine Ausnahme hiervon stellen Notfalltransfusionen dar, die allerdings eine nachträgliche Aufklärung erforderlich machen. Als **Transfusionstrigger** wird der Hämoglobinwert bezeichnet, ab welchem Erythrozytenkonzentrate transfundiert werden. Er ist individuell festzulegen und hängt von verschiedenen Faktoren ab, z. B. von der Geschwindigkeit des Blutverlusts und Vorerkrankungen. Die Transfusion von Erythrozytenkonzentraten erfolgt nach Möglichkeit **blutgruppengleich.** Da die Mehrzahl der schweren Transfusionsreaktionen auf Verwechslungen von Patienten bzw. Konserven zurückzuführen ist, sind **mehrfache Identitätskontrollen** sowie die Durchführung eines **Bedside-Tests** mit Empfängerblut erforderlich (bei Eigenblutspenden zusätzlich auch mit Spenderblut).

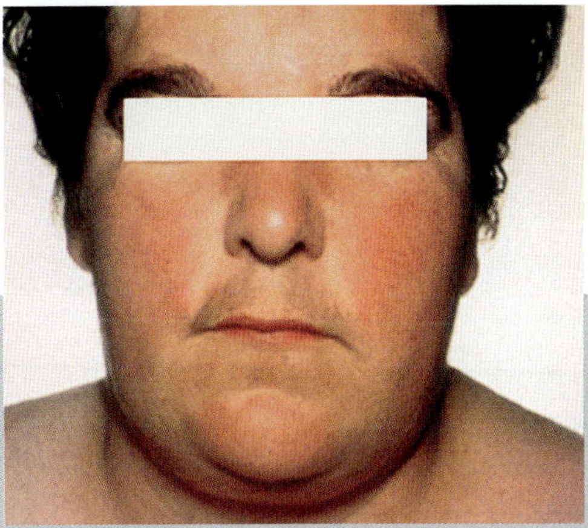

9

Depression, Gewichtszunahme und Amenorrhö

Anamnese

Eine 33-jährige Bankangestellte, die sich wegen einer Depression in psychiatrischer Behandlung befindet, kommt zum Ausschluss eines somatischen Grundleidens in die Ambulanz. Neben einer generellen Antriebslosigkeit klagt die Patientin über Muskelschwäche und Gewichtszunahme (11 kg in 6 Monaten). Sie berichtet, dass sie vor 18 Monaten Zwillinge zur Welt gebracht habe, die aufgrund ihrer psychischen Situation bei Pflegeeltern untergebracht seien. Ihre Menstruation habe nach der Entbindung noch nicht wieder eingesetzt. Während der Schwangerschaft seien bei ihr eine Hypertonie und ein Gestationsdiabetes aufgefallen, ansonsten seien keine Erkrankungen bekannt.

Untersuchungsbefunde

33-jährige Frau mit stammbetonter Adipositas (161 cm, 78 kg, BMI 30,1 kg/m^2). BD 170/90 mmHg. Kopf: rotes, rundes Gesicht (➤ Bild [E273]). Haut: starke Körperbehaarung; zahlreiche 1–2 cm breite, rotviolette, zackig begrenzte, streifige Hautveränderungen im Bereich des unteren und mittleren Abdomens; Hirsutismus. Ansonsten ist die körperliche Untersuchung unauffällig.

1. **Wie lautet Ihre Verdachtsdiagnose? Welche Differenzialdiagnosen erwägen Sie?**
2. **Nennen Sie die verschiedenen Ursachen, die zu dieser Erkrankung führen können!**
3. **Wie sichern Sie Ihre Verdachtsdiagnose?**
4. **Welche Therapie schlagen Sie vor?**
5. **Erklären Sie, wie es zu der arteriellen Hypertonie, der Amenorrhö und der Muskelschwäche kommt!**

1. Diagnose/Differenzialdiagnosen

Sowohl die Symptomatik der Patientin mit Depression, Muskelschwäche, Gewichtszunahme und Amenorrhö als auch der klinische Untersuchungsbefund mit Vollmondgesicht, Plethora (rote Wangen durch Hyperämie), stammbetonter Adipositas, Hirsutismus (vermehrte Behaarung mit männlichem Verteilungsmuster), Striae rubrae und arterieller Hypertonie sind typisch für ein **Cushing-Syndrom.**

Differenzialdiagnostisch kommen in Betracht:

- Metabolisches Syndrom.
- Erneute Schwangerschaft (als Ursache für Amenorrhö und Gewichtszunahme) in Kombination mit alimentärer Adipositas, Depression und arterieller Hypertonie.
- **Polyzystisches Ovarialsyndrom (PCO):** Das PCO ist eines der häufigsten Stoffwechselstörungen geschlechtsreifer Frauen. Typisch sind Hyperandrogenismus (Hirsutismus, Akne, Alopezie), Zyklusstörungen (Oligo-/Amenorrhö, Fertilitätsstörungen) und polyzystische Ovarien. Übergewichtige Frauen sind deutlich häufiger betroffen. Das Syndrom geht mit einem erhöhten Risiko für Diabetes mellitus und kardiovaskuläre Erkrankungen einher.

2. Ätiologie

Die häufigste Ursache des Cushing-Syndroms ist die iatrogene Langzeittherapie mit Glukokortikoiden, man spricht in diesem Fall auch von einem **exogenen Cushing-Syndrom.** Demgegenüber steht das **endogene Cushing-Syndrom,** das anhand der Ätiologie noch einmal unterteilt wird in:

- **ACTH-abhängiges Cushing-Syndrom** (85 % der endogenen Fälle): Meist liegt ein ACTH-produzierendes Hypophysenadenom zugrunde. Seltener sind eine ektope, paraneoplastische ACTH-Produktion, häufig im Rahmen eines kleinzelligen Bronchialkarzinoms (➤ Fall 7) oder eine ektope CRH-Produktion ursächlich.
- **ACTH-unabhängiges Cushing-Syndrom** (15 % der endogenen Fälle): Dieses ist meist auf ein Adenom oder Karzinom der Nebennierenrinde zurückzuführen, selten auf eine noduläre adrenale Hyperplasie.

MERKE

Die **Nomenklatur** kann verwirren:

- **Cushing-Syndrom** ist der Oberbegriff für alle Zustände, die mit pathologisch erhöhten Glukokortikoidspiegeln einhergehen.
- Von einer **Cushing-Krankheit** (= Morbus Cushing) spricht man nur, wenn ein ACTH-produzierendes Hypophysenadenom der Grund für die inadäquat hohen Glukokortikoidspiegel ist.
- Beim **zentralen Cushing-Syndrom** sind ein Hypophysenadenom oder eine hypothalamische Überfunktion die Ursache.
- Beim **adrenalen Cushing-Syndrom** ist ein Nebennierenrindentumor für den Hyperkortisolismus verantwortlich.
- Beim **paraneoplastischen Cushing-Syndrom** liegt eine ektope ACTH-Produktion zugrunde.

3. Diagnostik

Bei Verdacht auf ein iatrogenes Cushing-Syndrom ist die Medikamentenanamnese wegweisend. Aufwendiger ist das Vorgehen bei Verdacht auf ein endogenes Cushing-Syndrom. Die Diagnostik besteht dann aus mehreren Schritten.

Im **ersten Schritt** wird mithilfe eines hormonanalytischen Verfahrens geklärt, ob tatsächlich eine inadäquat vermehrte Kortisolproduktion vorliegt. Dazu wird mindestens eine der folgenden Untersuchungen durchgeführt:

- **Niedrig dosierter Dexamethason-Hemmtest:** Einnahme von 1 mg Dexamethason oral um 23 Uhr und Bestimmung der Kortisolkonzentration am Folgemorgen um 8 Uhr:
  - Die endogene Kortisolproduktion wird physiologischerweise durch exogene Glukokortikoide gehemmt. Diese Suppression ist beim Cushing-Syndrom aufgehoben.
  - Adipositas, Alkoholabusus und Stress können zu einem falsch positiven Testergebnis führen.

- **Kortisol-Tagesprofil:** Bestimmung der Blut- oder Speichelkortisolkonzentration um 8, 20 und 24 Uhr. Typisch für das Cushing-Syndrom ist das Fehlen eines Kortisolabfalls in der ersten Nachthälfte.
- **Kortisolwert im 24-h-Sammelurin:** bei Cushing-Syndrom deutlich erhöht.

Falls diese Tests den Verdacht auf ein endogenes Cushing-Syndrom bestätigen, wird in einem **zweiten Schritt** der basale, morgendliche ACTH-Spiegel bestimmt:

- Ist dieser **supprimiert,** liegt wahrscheinlich ein Nebennierenrindentumor vor.
- Ist er **normal oder erhöht,** kommen ätiologisch sowohl ein ACTH-produzierendes Hypophysenadenom als auch eine ektope ACTH-Produktion infrage. Zur Differenzierung sind weitere Tests erforderlich.

Hierfür nutzt man die Tatsache, dass die hormonellen Feedback-Mechanismen bei der Cushing-Krankheit im Gegensatz zur ektopen ACTH-Produktion zumindest teilweise intakt sind. Folgende Untersuchungen können Aufschluss geben (➤ Tab. 9.1):

- **Hoch dosierter Dexamethason-Hemmtest:** Gabe von 8 mg Dexamethason an 2 aufeinanderfolgenden Tagen um 24 Uhr.
  - Bei einer **Cushing-Krankheit** ist der negative Feedback-Mechanismus intakt, d. h. die Plasmakortisolwerte sind nach Glukokortikoidgabe niedrig.
  - Bei **ektoper ACTH-Produktion** ist dieser negative Feedback-Mechanismus aufgehoben und es zeigt sich kein Abfall des Plasmakortisols.
- **CRH-Test:** Messung des ACTH- und Kortisol-Serumspiegels vor und zu definierten Zeitpunkten nach i. v. Gabe von CRH:
  - Bei der **Cushing-Krankheit** ist die CRH-Stimulierbarkeit der Hypophyse und der Nebennierenrinde erhalten. Der ACTH-Basalspiegel ist hochnormal oder erhöht; nach CRH-Gabe kommt es zu einem deutlichen Anstieg des ACTH- und Kortisolspiegels.
  - Bei der **ektopen ACTH-Produktion** ist die Stimulierbarkeit durch CRH aufgehoben. Der ACTH-Basalspiegel ist erhöht. Nach CRH-Gabe kommt es nicht bzw. nur zu einem geringen Anstieg des ACTH- und Kortisolspiegels.
- **Sinus-petrosus-Katheterisierung:** Dieses invasive Verfahren ist unklaren Fällen vorbehalten. Nach Gabe von CRH werden in definierten Zeitabständen rechts und links im Sinus petrosus inferior sowie in einer peripheren Venen Blut abgenommen und jeweils die ACTH-Konzentration gemessen.
  - Bei der **Cushing-Krankheit** liegen zentral deutlich höhere Werte vor als peripher.
  - Bei der **ektopen ACTH-Produktion** ist kein Konzentrationsgradient nachweisbar.

Abhängig von den hormonanalytischen Ergebnissen werden in einem **dritten Schritt** bildgebende Verfahren (➤ Tab. 9.1) zur Lokalisationsdiagnostik eingesetzt.

MERKE

Die Diagnose einer pathologisch erhöhten Kortisolsekretion kann nicht anhand eines einzelnen Serumkortisolspiegels gestellt werden, da die Nebennierenrinde Kortisol beim Gesunden mit einer **zirkadianen Rhythmik** sezerniert (in der ersten Nachthälfte fällt die Freisetzung ab, in den frühen Morgenstunden steigt sie an).

4. Therapie

Die Therapie richtet sich nach der Ursache:

- **Iatrogenes Cushing-Syndrom:** Die Glukokortikoidzufuhr sollte reduziert werden, sofern es die Grunderkrankung zulässt. Dies muss vorsichtig und schrittweise erfolgen, um eine Nebenniereninsuffizienz zu vermeiden. 7,5 mg Prednisolonäquivalent pro Tag gelten als Richtwert für die Cushing-Schwellendosis beim Erwachsenen, allerdings gibt es erhebliche interindividuelle sowie alters- und geschlechtsbedingte Unterschiede.
- **Cushing-Krankheit:** Therapie der ersten Wahl ist die transnasale oder transsphenoidale Adenomentfernung. Bei erfolgloser OP oder Kontraindikation kommt eine medikamentöse Therapie mit Pasireotid oder Cabergolin infrage. Alternativ kann als Zweitlinienbehandlung auch eine Bestrahlung der Hypophyse erfolgen.

Tab. 9.1 Übersicht der Diagnostik beim Cushing-Syndrom

	Zentrales Cushing-Syndrom	Paraneoplastisches (ektopes) Cushing-Syndrom	Adrenales Cushing-Syndrom
Plasma-ACTH-Spiegel	→ oder ↑	↑	↓
Suppression der Kortisolsekretion im hoch dosierten Dexamethason-Hemmtest	Ja	Nein	Test bei supprimiertem Plasma-ACTH-Spiegel nicht indiziert (falls dennoch durchgeführt, nein)
ACTH-Anstieg im CRH-Test	Ja	Nein	Test bei supprimiertem Plasma-ACTH-Spiegel nicht indiziert (falls dennoch durchgeführt, nein)
Lokalisationsdiagnostik	MRT der Sella-Region (**cave:** Mikroadenome häufig nicht darstellbar)	Tumorsuche, CT-Thorax, da Bronchialkarzinom häufigste Ursache; ggf. zusätzlich CT Abdomen und Hals	CT/MRT der Nebennieren

- **Adrenales Cushing-Syndrom:** Adrenalektomie auf betroffener Seite. Postoperativ müssen Glukokortikoide substituiert werden, bis sich die kontralaterale Nebenniere erholt hat.
- **Paraneoplastisches Cushing-Syndrom** oder **inoperables Nebennierenrindenkarzinom:** medikamentöse Blockierung der Kortisolsynthese, z. B. mit Somatostatinanaloga.

5. Weitere Folgen des Cushing-Syndroms

Kortisol besitzt eine **mineralokortikoidartige Wirkkomponente.** Durch Interaktion mit dem Aldosteronrezeptor führt es zu einer vermehrten Natrium- und Wasserretention sowie einer verstärkten Kaliumausscheidung. Bei Hyperkortisolismus kommt es folglich zu einer **arteriellen Hypertonie,** seltener auch zu einer Hypokaliämie. Kortisol besitzt zudem eine **androgenartige Wirkkomponente,** welche für die Symptome **Amenorrhö,** Hirsutismus und Akne verantwortlich ist. Außerdem erhöht Kortisol durch Stimulation der Glukoneogenese die Glukosekonzentration im Blut **(diabetogene Wirkung).** Als Substrat verwendet der Körper Aminosäuren, die z. B. aus der Muskulatur und dem Knochen gewonnen werden **(katabole Wirkung),** sodass **Muskelschwäche und Osteoporose** resultieren können.

ZUSAMMENFASSUNG

Die häufigste **Ursache** des **Cushing-Syndroms** ist die iatrogene Glukokortikoidgabe, gefolgt vom Hypophysenadenom (Cushing-Krankheit). Die wichtigsten **Symptome** sind stammbetonte Adipositas, Vollmondgesicht, Striae rubrae, Muskelschwäche, arterielle Hypertonie, diabetogene Stoffwechsellage, Osteoporose und psychische Veränderungen. Bei Frauen kommen Amenorrhö und Hirsutismus hinzu. **Differenzialdiagnostisch** muss das Cushing-Syndrom v. a. von der alimentären Adipositas mit metabolischem Syndrom abgegrenzt werden. In der **Diagnostik** sind hormonanalytische Untersuchungen wegweisend. Die **Therapie** richtet sich nach der Ursache. Beim iatrogenen Cushing-Syndrom sollte die Glukokortikoidtherapie nach Möglichkeit langsam schrittweise reduziert bzw. ausgeschlichen werden. Beim Hypophysenadenom und einem Nebennierentumor stehen operative Maßnahmen an erster Stelle.

10

Dyspnoe, Ödeme und Leistungsknick

Anamnese

Sie werden als Notarzt zu einem 76-jährigen Patienten gerufen, der über eine seit mehreren Tagen bestehende und zuletzt stark zunehmende Luftnot klagt. Die Ehefrau berichtet, dass ihr Mann seit einigen Wochen körperlich kaum noch belastbar sei, besonders Treppensteigen bereite ihm Probleme. Da sich das Schlafzimmer im ersten Stock befinde und ihr Mann ohnehin nicht flach liegen könne, habe er seit einigen Tagen halb sitzend in einem Sessel im Wohnzimmer geschlafen. Der Patient fügt hinzu, dass seine Beine in letzter Zeit stark angeschwollen seien und er deutlich an Gewicht zugenommen habe (8 kg in 3 Wochen). Nachts müsse er mehrmals zur Toilette. Bezüglich Vorerkrankungen berichtet er von einem langjährigen Bluthochdruck.

Untersuchungsbefunde

76-jähriger Mann in akut reduziertem AZ bei schlankem EZ (179 cm, 84 kg). Kopf und Hals: leichte Lippenzyanose, deutliche Halsvenenstauung, ansonsten unauffällig. Herz: HT rein, rhythmisch, keine pathologischen Geräusche, HF 95/min, BD 180/90 mmHg. Lunge: beidseits grobblasige, feuchte RG, rechts basal abgeschwächtes Atemgeräusch mit Dämpfung in Perkussion und aufgehobener Atemverschieblichkeit. Abdomen unauffällig. Nierenlager beidseits frei. Extremitäten: massive Beinödeme bds., ansonsten unauffällig. Neurologisch orientierend unauffällig.

1. **Wie lautet Ihre Verdachtsdiagnose? Wie helfen Sie dem Patienten in dieser Akutsituation?**
2. **Nennen Sie die wichtigsten Ursachen dieser Erkrankung!**
3. **Wie heißt die gebräuchlichste Stadieneinteilung dieser Erkrankung? Welches Stadium liegt bei dem Patienten vor?**
4. **Welche Primärdiagnostik sollte im Krankenhaus durchgeführt werden?**
5. **Beschreiben Sie Pathogenese und Therapie dieser Erkrankung!**
6. **Wie schätzen Sie die Prognose des Patienten ein?**

1. Verdachtsdiagnose

Dyspnoe, Orthopnoe, periphere Ödeme, obere Einflussstauung, Nykturie, Leistungsknick und Lippenzyanose bei einem Patienten mit langjährig bekannter arterieller Hypertonie sprechen für eine **dekompensierte Herzinsuffizienz.** Dazu passt auch der pulmonale Untersuchungsbefund, der ein Lungenödem mit rechtsseitigem Pleuraerguss nahelegt. ➤ Tab. 10.1 zeigt eine Übersicht typischer Symptome der Herzinsuffizienz.

Nach Etablierung von EKG-, Sauerstoffsättigungs- und Blutdruckmonitoring sollte der Notarzt zur **Therapie der dekompensierten Herzinsuffizienz** bei einem klinisch gestauten Patienten folgende Maßnahmen durchführen bzw. evaluieren:

- Oberkörperhochlagerung.
- Legen eines peripheren Zugangs.
- Sauerstoffgabe, wenn $SpO_2 < 90\,\%$.
- Nitroglyzerin sublingual oder i. v. zur Vorlastsenkung (Gabe nur bei systolischem Blutdruck > 110 mmHg, um Hypotension zu vermeiden).
- Schnell wirksames Schleifendiuretikum i. v. (z. B. Furosemid) zur Vorlastsenkung.
- Gegebenenfalls Morphin i. v. zur subjektiven Linderung der Atemnot, Abschirmung und Minderung der Sympathikusaktivität (Gabe in der Regel in Kombination mit Antiemetikum).
- Bei Hypotonie/kardiogenem Schock positiv inotrop wirkende Substanzen i. v. (z. B. Dobutamin) und Evaluation Vasopressor, wenn refraktär.
- Bei respiratorischer Insuffizienz NIV-Beatmung; falls ineffektiv oder nicht toleriert Intubation.

Unser Patient sollte nach der Durchführung der Erstmaßnahmen in eine nahe gelegene Klinik transportiert werden. Dort sollte eine Rekompensation unter engmaschiger Kontrolle von Ein- und Ausfuhr sowie der Serumelektrolyte erfolgen und ein Pleuraerguss ggf. entlastet werden.

2. Ätiologie der Herzinsuffizienz

Man unterscheidet zwischen einer Herzinsuffizienz mit reduzierter Ejektionsfraktion (HFrEF, EF < 40 %), mä-

Tab. 10.1 Symptomatik der Herzinsuffizienz. Bei Globalherzinsuffizienz treten sowohl Symptome der Links- als auch der Rechtsherzinsuffizienz auf.

	Linksherzinsuffizienz	Rechtsherzinsuffizienz
Rückwärtsversagen	Symptomatik resultiert aus Stauung vor dem linken Herz: ▪ Dyspnoe ▪ Orthopnoe ▪ Asthma cardiale (anfallsartige nächtliche Atemnot mit Husten) ▪ Rotbraunes Sputum (durch Herzfehlerzellen = hämosiderinhaltige Alveolarmakrophagen im Sputum) ▪ Lungenödem ▪ Galopprhythmus und 3. Herzton ▪ Tachykardie	Symptomatik resultiert aus Stauung vor dem rechten Herz: ▪ Obere Einflussstauung (prominente Hals- und Zungengrundvenen) ▪ Ödeme, Anasarka ▪ Cirrhose cardiaque und Aszites ▪ Hepatosplenomegalie und pos. hepatojugulärer Reflux ▪ Stauungsgastritis mit Appetitlosigkeit ▪ Gewichtszunahme ▪ Pleura- und Perikarderguss ▪ Nykturie
Vorwärtsversagen	Symptomatik resultiert aus inadäquat niedrigem Herzzeitvolumen: ▪ Leistungsminderung und Schwäche ▪ Zerebrale Funktionsstörungen ▪ Periphere Zyanose ▪ Beeinträchtigung peripherer Organfunktionen (z. B. Leber, Niere)	

ßiggradig reduzierter Ejektionsfraktion (HFmEF, EF 40–49 %) sowie erhaltener Ejektionsfraktion (HFpEF, EF ≥ 50 %). Außerdem kann grundsätzlich eine akute von einer chronischen Herzinsuffizienz abgegrenzt werden.

Eine Herzinsuffizienz ist Folge verschiedener Grunderkrankungen, die sich akut (z. B. akuter Myokardinfarkt) oder langsam entwickeln können (z. B. insuffiziente Aortenklappe), insbesondere, wenn die Grunderkrankung nicht ausreichend behandelt wird. Die führenden **Ursachen einer Herzinsuffizienz** sind:

- **Koronare Herzkrankheit** (in ca. 40–50 % der Fälle).
- **Kardiomyopathien,** z. B. dilatative Kardiomyopathie oder toxisch (alkohol- bzw. zytostatikainduziert).
- **Myokarditis.**
- **Klappenvitien** (z. B. Insuffizienzen der Aorten- und Mitralklappe oder Aortenklappenstenose).
- **Arterielle Hypertonie.**
- Brady- und tachykarde **Herzrhythmusstörungen.**
- Perikarderkrankungen, z. B. konstriktive Perikarditis.

Die HFpEF geht führend mit einer diastolischen Funktionsstörung einher und ist bei Frauen häufiger.

3. Stadieneinteilung

Die Einteilung des klinischen Schweregrades erfolgt nach der **NYHA-Klassifikation** (**N**ew **Y**ork **H**eart **A**ssociation) anhand der Beschwerden bei körperlicher Belastung:

- **Stadium I:** normale körperliche Belastbarkeit, keine Beschwerden.
- **Stadium II:** Beschwerden bei stärkerer körperlicher Belastung.
- **Stadium III:** Beschwerden bereits bei leichter körperlicher Belastung.
- **Stadium IV:** Beschwerden bei allen körperlichen Tätigkeiten und in Ruhe.

Bei diesem Patienten liegt ein **NYHA-Stadium IV** vor.

4. Primärdiagnostik

Grundlagen der Herzinsuffizienz-Diagnostik sind eine gründliche Anamnese und sorgfältige klinische Untersuchung, bevor apparative Diagnostik angewendet wird. Folgende Maßnahmen sollten zur Diagnosesicherung und Therapieplanung in der Klinik durchgeführt werden:

- **12-Kanal-EKG:** zur Beurteilung von Grundrhythmus, Erregungsleitungsstörungen, Ischämie- oder Hypertrophiezeichen.
- **Echokardiografie:** zur Beurteilung der systolischen und diastolischen Funktion, der Wandbewegung und der Herzklappenfunktion.
- **Röntgen-Thorax** in 2 Ebenen mit Fragestellung pulmonaler Stauung, Pleuraergüssen und Herzgröße.
- **Labor:** u. a. Herzenzyme zum Ausschluss eines akuten Koronarsyndroms, Nierenwerte und Elektrolyte, Leberwerte, Werte des Eisenstoffwechsels, Blutbild und Infektionsparameter. Bestimmung von natriuretischen Peptiden (BNP oder NT-proBNP).

MERKE

Die **empfindlichste Laboruntersuchung** bei Herzinsuffizienz ist der Nachweis eines **erhöhten BNP** oder **NT-proBNP,** die bei erhöhter Wandspannung des Herzens vermehrt sezerniert werden und mit der Schwere der Herzinsuffizienz korrelieren. Aufgrund des hohen negativen prädiktiven Werts können diese Werte insbesondere für den Ausschluss einer Herzinsuffizienz verwendet werden, besitzen aber auch einen prognostischen Wert bei der Verlaufsbestimmung während einer Klinikbehandlung.

5. Pathogenese/Therapie

Eine Herzinsuffizienz entsteht, wenn die Pumpleistung des Herzens nicht mehr ausreicht, um sich selbst und die extrakardialen Organstromgebiete adäquat mit Blut, Sauerstoff und Substraten zu versorgen. Kompensatorisch existieren diverse Adaptationsmechanismen, mit denen es vorübergehend gelingt, das erforderliche Herzminutenvolumen aufrechtzuerhalten. Bei chronischer Aktivierung tragen dieselben Mechanismen jedoch wesentlich zur Progression der Herzinsuffizienz bei. ➤ Abb. 10.1 zeigt den **Circulus vitiosus** sowie die Ansatzpunkte für eine medikamentöse Therapie. Die

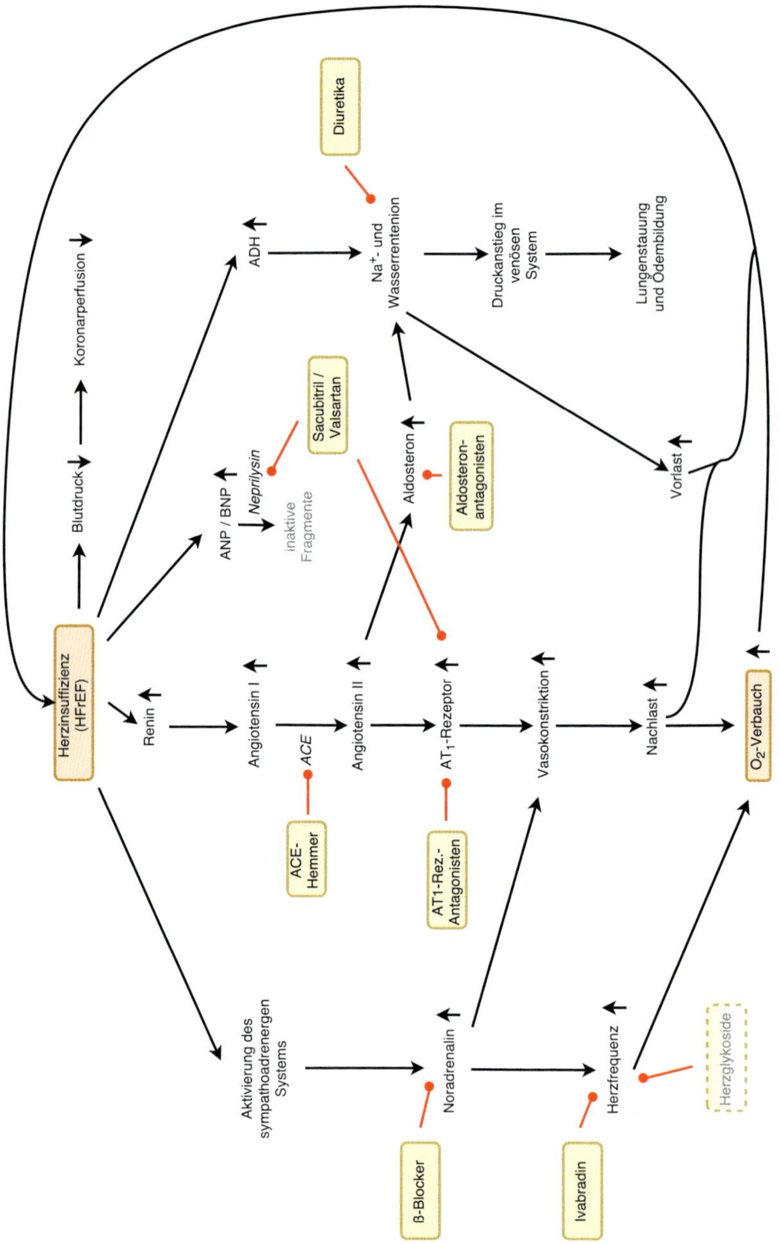

Abb. 10.1 Pathophysiologie bei Herzinsuffizienz und medikamentöse Ansatzpunkte. [T578]

multimodale Therapie umfasst folgende Maßnahmen:

- **Kausal:** z. B. Revaskularisierung bei Myokardischämie, OP bzw. interventionelle Therapie bei Klappenvitium, antihypertensive Therapie, Schrittmacherimplantation bei Bradykardie, Frequenz- oder Rhythmuskontrolle bei Tachykardie.
- **Nichtmedikamentös:** u. a. Reduktion der Salz- und Flüssigkeitszufuhr, körperliche Aktivität, Alkoholkarenz, Gewichtsreduktion bei adipösen Patienten.
- **Medikamentöse Therapie:** (Ansatzpunkte ➤ Abb. 10.1). Bei Patienten mit symptomatischer HFrEF **ACE-Hemmer** (bei Unverträglichkeit AT_1-Rezeptorantagonisten) und **Betablocker,** ggf. aufdosieren bis zur höchsten evidenzbasierten Dosis. Zusätzlich **Aldosteronantagonisten,** wenn weiterhin Symptomatik und EF 35 %. Wenn weiterhin Symptomatik, ACE-Hemmer durch **Angiotensinrezeptor-Neprilysin-Hemmer** (Valsartan/Sacubitril) ersetzen. Durch die bisher genannten Medikamente ist eine Senkung der Mortalität möglich. Bei HF > 70/min im Sinusrhythmus ggf. **Ivabradin.** Die Gabe von **Diuretika** ist ein symptomatischer Therapieansatz ohne Einfluss auf die Prognose. Digitalisglykoside bleiben auf therapierefraktäre Einzelfälle beschränkt (z. B. tachykardes, symptomatisches Vorhofflimmern). Bei absolutem oder funktionellem Eisenmangel **intravenöses Eisen.**
- **Implantierbarer Kardioverter-Defibrillator (ICD):** Ziel ist die Reduktion des plötzlichen Herztodes durch Kammerflimmern, sekundär-prophylaktisch (z. B. nach überlebtem Kammerflimmern), primär-prophylaktisch, vor allem bei ischämischer Kardiomyopathie (z. B. EF ≤ 35 % mind. 40 Tage nach Myokardinfarkt trotz optimaler medikamentöser Therapie). Ein Nutzen bei anderen Ursachen der Herzinsuffizienz ist unsicher.
- **Kardiale Resynchronisation (CRT):** Durch einen 3-Kammerschrittmacher (eine Vorhof- und 2 Ventrikelsonden) kann eine vorhofgetriggerte, koordinierte Stimulation beider Kammern erfolgen, bei symptomatischen Patienten mit einer EF < 35 % trotz optimaler medikamentöser Therapie, erhaltenem Sinusrhythmus und Linksschenkelblock (QRS > 150 ms).
- **Mechanische Unterstützungssysteme** (sog. LVAD, kardiochirurgisch).
- **Herztransplantation:** Ultima Ratio.

6. Prognose

Die Lebenserwartung von Patienten mit chronischer Herzinsuffizienz im fortgeschrittenen Stadium ist sehr **schlecht.** Unser Patient (NYHA IV) muss mit einer Letalität von 20–30 % pro Jahr rechnen, die vergleichbar mit derjenigen bei hochmalignen Erkrankungen (z. B. Bronchialkarzinom) ist.

ZUSAMMENFASSUNG

Die häufigsten **Ursachen** für eine **Herzinsuffizienz** sind koronare Herzkrankheit, arterielle Hypertonie und dilatative Kardiomyopathie. Das **Kardinalsymptom** der **Linksherzinsuffizienz** ist Dyspnoe, bei der **Rechtsherzinsuffizienz** sind es Ödeme. Zur **Basisdiagnostik** gehören EKG, Röntgen-Thorax, Echokardiografie und Laboruntersuchungen (einschl. BNP/NT-proBNP). Die multimodale **Therapie** besteht aus einer medikamentösen (ACE-Hemmer, AT_1-Rezeptorantagonisten, Betablocker und Aldosteronantagonisten sowie symptomatisch Diuretika) und einer nichtmedikamentösen Komponente (u. a. Beseitigung von Ursachen, Allgemeinmaßnahmen, ICD-Implantation, kardiale Resynchronisationstherapie).

11

Leistungsknick und Inappetenz

Anamnese

Sie sind niedergelassener Gastroenterologe und bekommen von einer hausärztlichen Kollegin einen 73-jährigen Patienten für eine Ösophagogastroduodenoskopie (ÖGD) zugewiesen. Der Patient klagt seit einigen Wochen über einen Leistungsknick und Inappetenz. Das kenne er in dieser Form gar nicht von sich, sonst sei er im Alltag sehr aktiv und esse gerne und reichlich. Er hat einen Medikamentenplan seiner Hausärztin dabei, auf dem Metformin, Tamsulosin, Novalgin, Olmesartan, Metoprolol und Atorvastatin aufgeführt sind. Ebenfalls darauf aufgelistet sind folgende Vorerkrankungen: arterieller Hypertonus, Diabetes mellitus Typ 2, Z. n. Katarakt-OP bds., Kniearthrose bds., Z. n. Appendektomie, benigne Prostatahyperplasie, Z. n. Radiusfraktur, Z. n. Hüft-Totalendoprothese rechts, pAVK mit Z. n. PTA der A. femoralis superficialis links, Nikotinabusus (55 py).

Untersuchungsbefunde

73-jähriger Patient in reduziertem AZ und schlankem EZ. HF 69/min, BD 145/90 mmHg. Haut: blass, ansonsten unauffällig. Kopf und Hals: unauffällig. LK: unauffällig. Herz: HT rein, rhythmisch, keine pathologischen Geräusche. Lunge: sonorer KS, vesikuläres Atemgeräusch, keine RG. Abdomen: weich, Darmgeräusche über allen 4 Quadranten, kein Druckschmerz, keine Resistenzen, Leber und Milz nicht palpabel. Obere Extremtäten unauffällig. Untere Extremitäten: A. femoralis-Puls bds. palpabel, restliche periphere Pulse bds. nicht tastbar. Strömungsgeräusch über beiden Leisten. Malum perforans am linken Vorfuß. Neurologische Untersuchung orientiert unauffällig.

Prozedere und Verlauf

Sie führen die ÖGD durch und finden eine tumorverdächtige Läsion im Bereich der kleinen Kurvatur, von der sie multiple Biopsien entnehmen. Der histopathologische Befund ergibt einige Tage später ein mäßig differenziertes tubuläres Adenokarzinom des Magens. Sie bestellen den Patienten erneut ein, um den Befund und das weitere Prozedere zu besprechen.

1. **Wie klären Sie den Patienten über eine ÖGD auf? Formulieren Sie Beispielsätze!**
2. **Sie müssen dem Patienten die Diagnose mitteilen. Wie gehen Sie vor?**
3. **Der Patient fragt Sie, ob das Rauchen etwas mit dem Tumor zu tun habe. Wie schätzen Sie dies ein? Kennen Sie weitere Risikofaktoren?**
4. **Sie führen eine Sonografie des Abdomens durch. Warum? Wonach suchen Sie?**
5. **Sie telefonieren mit einem chirurgischen Kollegen, um einen Termin zu vereinbaren. Machen Sie ihm eine kurze Übergabe!**
6. **Wie wird das Magenkarzinom behandelt?**

1. Aufklärung ÖGD

Im Vorfeld eines medizinischen Eingriffs muss eine **für den Patienten verständliche** ärztliche Aufklärung erfolgen, da juristisch der Tatbestand einer Körperverletzung erfüllt ist. Im Rahmen seines Selbstbestimmungsrechts soll der Patient eigenständig abwägen können, ob er dem Eingriff zustimmt. Neben einer ausreichenden **Bedenkzeit** und der **Gelegenheit für Fragen** wird eine **schriftliche Dokumentation** des Aufklärungsgesprächs gefordert. Für die Aufklärung zur ÖGD besprechen und dokumentieren Sie folgende Punkte:

- **Indikation:** „Diese Untersuchung dient der Abklärung Ihrer Beschwerden. Es kommen Entzündungen, jedoch auch gut- und bösartige Tumoren infrage, möglicherweise findet sich auch kein krankhafter Befund."
- **Vorbereitung:** „Wichtig ist, dass Sie 6 Stunden vorher nichts essen und trinken, als Ausnahme dürfen Sie geringe Mengen stilles Wasser bis 2 Stunden vorher trinken."
- **Durchführung:** „Für die Durchführung benötigen Sie einen venösen Zugang. Falls Sie wünschen, können wir Sie für den Zeitraum der Untersuchung mit Medikamenten in einen Dämmerschlaf versetzen. In diesem Fall haben Sie keine Verkehrstüchtigkeit oder Geschäftsfähigkeit für den Tag der Untersuchung. Sie müssen sich also ggf. in der Praxis durch eine Begleitperson abholen lassen."
- **Nutzen:** „Die Spiegelung dient der bildlichen Darstellung der Speiseröhre, des Magens und der oberen Dünndarmanteile. Bei der Spiegelung werden je nach Befund Gewebeproben entnommen, die anschließend genau untersucht werden. Das Ergebnis dieser Untersuchungen liegt in der Regel nicht sofort am Untersuchungstag vor."
- **Risiken:** „Es bestehen im Wesentlichen folgende Risiken: Blutung, Verletzungen umliegender Strukturen, Störungen von Atmung und Herz-Kreislauf-Funktion im Rahmen des Dämmerschlafs, Entzündung, allergische Reaktionen, Zahnschäden."
- **Alternativen:** „Mit keinem anderen Verfahren kann man die Schleimhaut von Speiseröhre, Magen und Zwölffingerdarm so realitätsnah darstellen bei gleichzeitiger Möglichkeit zur Probenentnahme."
- **Fragen:** Der Patient erhält die Möglichkeit, Nachfragen zu stellen.

2. Überbringen schlechter Nachrichten

Das Überbringen schlechter Nachrichten **(„breaking bad news")** gehört zum ärztlichen Alltag. Hierzu zählt nicht nur das Vermitteln einer Krebsdiagnose, sondern jeglicher Information, die die Zukunft des Patienten aus dessen Sicht erheblich negativ beeinflussen kann (z. B. HIV-Infektion, Morbus Parkinson). Jedes dieser Gespräche ist **individuell,** da es kein Monolog des Arztes sein darf. Stattdessen hängt der Gesprächsverlauf wesentlich von den Reaktionen des Patienten und dessen Informationsbedürfnis ab. Dennoch ist es ratsam, im Vorfeld Strategien für die Gesprächsführung einzuüben und strukturiert vorzugehen. Die schwierige Aufgabe des Arztes ist es, dem Patienten die Fakten zu vermitteln, ohne ihn damit alleinzulassen und ihm nach Möglichkeit bereits jetzt Ängste zu nehmen (z. B. vor Schmerzen). Wichtig ist es, bei der **Wahrheit** zu bleiben, um das Vertrauensverhältnis zwischen Arzt und Patient auf Dauer nicht zu gefährden. Medizinische Fachtermini sollten nur dann verwendet werden, wenn sichergestellt ist, dass der Patient diese versteht. Hier kann also nur ein Beispiel aufgezeigt werden, wie Sie ein solches Gespräch beginnen könnten. Als erster Satz wäre denkbar: „Das Ergebnis der Gewebeprobe hat gezeigt, dass Ihre Erkrankung ernster ist, als bisher angenommen." Bereits im Anschluss sollte dem Patienten die Gelegenheit geben werden, diese Information zu verarbeiten und Fragen zu stellen. Dies spiegelt Ihnen wider, welches Vorwissen der Patient mitbringt und inwieweit er zum aktuellen Zeitpunkt beispielsweise über Therapie und Prognose informiert werden möchte.

Um dem Arzt einen Leitfaden für die Gesprächsführung an die Hand zu geben, wurden verschiedene Konzepte entwickelt, darunter die **„SPIKES"-Strategie.** Das Akronym steht für:

- **S**etting: ruhige Gesprächsatmosphäre schaffen (Arzt und Patient sitzen), genügend Zeit einplanen, Stör-

faktoren eliminieren (z. B. Telefon/Piepser nach Möglichkeit ausschalten), ggf. Angehörige mit einbeziehen.
- Perception: Was weiß der Patient bereits über seine Erkrankung?
- Invitation: Was möchte der Patient zum jetzigen Zeitpunkt erfahren?
- Knowledge: Mitteilen der wesentlichen Informationen in einer für den Patienten verständlichen Sprache.
- Empathy: Emotionen des Patienten ins Gespräch einbeziehen.
- Strategy and Summary: Strategie festlegen und Zusammenfassung.

3. Risikofaktoren

Tatsächlich ist Rauchen ein **Risikofaktor** für die Entstehung des Magenkarzinoms. Dies sollten Sie dem Patienten wahrheitsgemäß mitteilen. Daneben gibt es mehrere weitere nachgewiesene Risikofaktoren. Hierzu zählen:
- Männliches Geschlecht: Männer erkranken doppelt so häufig wie Frauen.
- Alter: Entstehung vor allem im Alter > 55 Jahre, medianes Erkrankungsalter 70–75 Jahre.
- Ernährungsbedingte Faktoren: häufiger Verzehr gepökelter, gegrillter und geräucherter Lebensmittel sowie seltener Konsum von Obst und Gemüse.
- Übermäßiger Alkoholkonsum.
- Niedriger sozioökonomischer Status.
- Genetische Faktoren: Verwandte ersten Grades (Geschwister, Kinder, Eltern) eines Magenkarzinompatienten haben ein 2- bis 3-fach erhöhtes Risiko, ebenfalls an einem Magenkarzinom zu erkranken.
- Chronische Infektion mit *Helicobacter pylori.*
- Chronisch atrophische Gastritis Typ A.
- Vorangegangene Magenteilresektion: nach frühestens 10–20 Jahren erhöhtes Risiko für das Auftreten eines Narbenkarzinoms.

MERKE

Jedes Magenulkus sollte **biopsiert** werden, um ein Magenkarzinon frühzeitig zu erkennen, denn der Zeitpunkt der Diagnose ist entscheidend für die Prognose.

4. Staging

Nach der Diagnosestellung mittels ÖGD und gezielter Biopsie ist für die Therapieplanung die Feststellung der **Tumorausdehnung** (Staging) essenziell. Zum Ausschluss von Fernmetastasen sollte beim Magenkarzinom immer als erstes eine **Sonografie des Abdomens** durchgeführt werden. Mit diesem rasch und kostengünstig verfügbaren bildgebenden Verfahren können insbesondere **Lebermetastasen** detektiert bzw. ausgeschlossen werden, die ein fortgeschrittenes Erkrankungsstadium anzeigen. Des Weiteren erfolgen zum Staging eine **CT von Thorax und Abdomen.** Bei Magenkarzinomen mit kurativer Therapieintention wird außerdem ein **endosonografischer Ultraschall** des Primärtumors durchgeführt. Bei fortgeschrittener Erkrankung kann eine **Staging-Laparoskopie** sinnvoll sein.

5. Telefonische Patientenübergabe

Da der chirurgische Kollege wenig Zeit hat, machen Sie ihm eine kurze Übergabe mit den für die Chirurgie wichtigsten Fakten zum Patienten. Beispielsweise könnten Sie folgendes berichten: „Es handelt sich um einen 73-jährigen Patienten mit Erstdiagnose eines Adenokarzinoms des Magens. Der Patient ist in reduziertem Allgemeinzustand, an relevanten Komorbiditäten sind eine arterielle Hypertonie, ein oral eingestellter Diabetes mellitus Typ 2 sowie eine pAVK zu nennen." Des Weiteren ergänzen Sie noch Ihren Befund aus der Abdomensonografie (Hinweise auf Lebermetastasen? Andere Auffälligkeiten?).

6. Therapie

Die komplette **chirurgische Entfernung mit regionaler Lymphadenektomie** stellt die **Standardtherapie** bei potenziell resektablen Magenkarzinomen dar, wobei das Therapieziel **kurativ** ist. Beim Adenokarzinom des ösophagogastralen Übergangs wird zusätzlich eine distale Ösophagusresektion empfohlen. Eine perioperative Chemotherapie sollte bei lokal fortgeschrittenen Tumoren evaluiert werden. Eine Ausnahme bilden auf die Mukosa begrenzte Frühkarzinome, bei ihnen wird

eine vollständige endoskopische Entfernung als ausreichend angesehen.
Liegt ein **fortgeschrittenes Erkrankungsstadium** (lokal fortgeschritten bzw. metastasiert) vor, ist die Zielsetzung **palliativ.** Bei gutem Allgemeinzustand kann eine Chemotherapie durchgeführt werden (mit Zytostatika und bei HER-2-positiven Tumoren mit dem entsprechenden monoklonalen Antikörper) mit dem Ziel der Verbessung der Überlebenszeit und Lebensqualität. Liegt durch den Tumor eine symptomatische Stenosierung des Intestinaltrakts vor, sollte zwischen verschiedenen palliativen Therapieoptionen abgewogen werden (z. B. Gastroenterostomie, endoskopische Stenteinlage, Bestrahlung). Eine operative Entfernung des Primärtumors wird bei asymptomatischen Patienten mit fortgeschrittener Erkrankung nicht empfohlen.

MERKE

Die Bestimmung des **Tumormarkers CA 72–4** ist **nicht für die Diagnosestellung** geeignet, kann aber wichtige Hinweise im Rahmen der Nachsorge nach chirurgischer Resektion liefern.

ZUSAMMENFASSUNG

Das **Inzidenz des Magenkarzinoms** ist regional sehr unterschiedlich und in den westlichen Industrienationen in den letzten Jahrzehnten rückläufig. Zu den **Risikofaktoren** zählen unter anderem genetische und ernährungsbedingte Aspekte, eine Infektion mit Helicobacter pylori sowie Rauchen. Die **Symptome** (z. B. Inappetenz, Völlegefühl, Gewichtsverlust, Leistungsknick) treten meist erst in fortgeschrittenen Stadien auf. Die **Diagnosestellung** erfolgt mittels ÖGD und Biopsie. Zum **Staging** werden die Abdomen-Sonografie, CT von Thorax und Abdomen, Endosonografie und ggf. eine Staging-Laparoskopie bei fortgeschrittener Erkrankung durchgeführt. **Therapeutisch** ist die vollständige chirurgische Entfernung mit zusätzlicher Lymphadenektomie in operablen Stadien die Standardtherapie mit kurativer Intention. Die **Prognose** ist abhängig von der Tumorausbreitung zum Zeitpunkt der Diagnosestellung.
Das **Überbringen einer schlechten Nachricht** („breaking bad news") stellt eine Herausforderung im ärztlichen Alltag dar. Obwohl jedes Gespräch individuell ist und vom aktuellen Informationsbedarf und den Reaktionen des Patienten abhängt, ist es sinnvoll, im Vorfeld Gesprächsführungsstrategien einzuüben. Ziel eines solchen Gesprächs ist es, den Patienten zu informieren, ohne ihn mit seinen Ängsten alleinzulassen.

12

Abgeschlagenheit und Leistungsminderung

Anamnese

Eine 46-jährige Psychologin stellt sich bei Ihnen mit seit einigen Monaten bestehender Abgeschlagenheit und Müdigkeit vor. Sie habe nur noch selten Lust auf Unternehmungen, was immer wieder zu Streitigkeiten mit dem Ehemann führe. Im Fitness-Studio habe sie kürzlich wegen Dyspnoe, Herzklopfen und Schwindel eine Übung abbrechen müssen. Vorerkrankungen seien nicht bekannt, eine Dauermedikation bestehe nicht. Bei zuletzt häufiger auftretenden Kopfschmerzen nehme sie bedarfsweise Paracetamol ein. Sie lebe gesund, rauche und trinke nicht und ernähre sich vegetarisch. Die Menstruation sei bei ihr in den letzten Monaten übermäßig stark. Der Stuhlgang sei unauffällig und das Gewicht konstant.

Untersuchungsbefunde

46-jährige Frau in gutem AZ und schlankem EZ (166 cm, 52 kg). HF 96/min, BD 110/70 mmHg. Kardiopulmonaler und abdominaler Untersuchungsbefund unauffällig. Keine Ödeme. Orientierend neurologische Untersuchung ohne pathologischen Befund. Blasses Hautkolorit. Kein Ikterus. Mundwinkelrhagaden bds. Lymphknoten unauffällig.

Labor

Leukozyten 6,2 Tsd/µl; Erythrozyten 4,1 Mio/µl; Hb 9,7 g/dl; Hkt 29 %; MCV 71 fl; MCH 24 pg; MCHC 33 g/dl; Thrombozyten 199 Tsd/µl; Natrium 143 mmol/l; Kalium 3,9 mmol/l; Serumkreatinin 0,7 mg/dl; Harnstoff 36 mg/dl, GOT 19 U/l; GPT 21 U/l.

1. **Wie lautet Ihre Verdachtsdiagnose? Welchen Laborwert fordern Sie nach, um die Diagnose zu erhärten?**

2. **Was wissen Sie über die Pathogenese und die Ursachen der Erkrankung?**

3. **Erläutern Sie die Therapie!**

4. **Wie und wann führen Sie Therapiekontrollen durch?**

5. **Welche Formen der mikrozytären, hypochromen Anämie kennen Sie? Nennen Sie jeweils typische Laborbefunde!**

1. Verdachtsdiagnose

Die Patientin leidet unter einer **Anämie.** Diese ist definiert als Absinken der Hämoglobinkonzentration unter die alters- und geschlechtsspezifische Norm (nach WHO bei Männern < 13 g/dl, bei Frauen < 12 g/dl, bei Kindern und Schwangeren gelten andere Grenzwerte). Als typische **Symptome** berichtet die Patientin über Müdigkeit, Abgeschlagenheit, verminderte Leistungsfähigkeit mit Belastungsdyspnoe, Schwindel, Herzklopfen und Kopfschmerzen. Diese Beschwerden werden hervorgerufen durch eine Gewebehypoxie und ein kompensatorisch erhöhtes Herzzeitvolumen.
In diesem Zusammenhang weist auch die **blasse Haut** der Patientin auf die Anämie hin, ist aber keinesfalls ein zuverlässiges Diagnosekriterium, da neben der Hämoglobinkonzentration auch die Hautpigmentierung und -durchblutung Einfluss auf das Hautkolorit haben. Eine Blässe der Konjunktiven gilt als zuverlässigeres klinisches Zeichen einer Anämie.
Neben der Verminderung der Hämoglobinkonzentration fällt laborchemisch eine Erniedrigung der Erythrozytenindices MCV (mean corpuscular volume) und MCH (mean corpuscular hemoglobin) auf, was die Zuordnung zu einer **mikrozytären, hypochromen Anämie** erlaubt. Dieser liegt in der überwiegenden Zahl der Fälle eine **Eisenmangelanämie** zugrunde. Zu dieser Verdachtsdiagnose passen auch die Mundwinkelrhagaden als typisches Symptom der Eisenmangelanämie, die Diätgewohnheiten (verminderte Eisenzufuhr bei vegetarischer Ernährung) und die Hypermenorrhö (Eisenverlust bei stärkerer und länger andauernder Monatsblutung).
Zur Abgrenzung von anderen Ursachen einer mikrozytären, hypochromen Anämie (➤ Frage 5) sollte das **Serumferritin** bestimmt werden. Ferritin ist ein Eisenspeicherprotein, dessen Plasmakonzentration mit den Eisenvorräten des Körpers eng korreliert. Eine Erniedrigung des **Serumferritins** bei mikrozytärer, hypochromer Anämie erlaubt die Diagnose einer Eisenmangelanämie. Ein normaler oder erhöhter Serumferritinwert schließt die Diagnose aber keinesfalls aus, da Ferritin als **Akute-Phase-Protein** auch bei entzündlichen und malignen Erkrankungen sowie in der Schwangerschaft erhöht sein kann, wodurch ein Eisenmangel verschleiert werden kann. Bei mikrozytärer, hypochromer Anämie mit normalem oder erhöhtem Ferritin wird daher zusätzlich eine CRP-Bestimmung empfohlen. Außerdem ist bei manifester Eisenmangelanämie typischerweise die **Transferrinsättigung** vermindert und der **lösliche Transferrinrezeptor** erhöht (bei eisendefizitärer Erythropoese). Die Bestimmung von Serumeisen ist obsolet.
Bei allen anderen Formen der mikrozytären, hypochromen Anämie ist der Serumferritinspiegel normal oder erhöht.

MERKE

Die Symptomatik ist nicht nur abhängig von der **Schwere der Anämie,** sondern auch von der **Geschwindigkeit der Entstehung.** Bei langsamer Progredienz kann sich der Körper adaptieren, sodass Beschwerden häufig erst bei sehr niedrigen Hämoglobinwerten auftreten.

2. Eisenmangelanämie

Der normale Eisenbestand des Körpers beträgt bei Erwachsenen 3–5 g, wobei der überwiegende Anteil im Hämoglobin gespeichert wird. Ein **Eisenmangel** entsteht durch ein Missverhältnis zwischen Eisenresorption und -bedarf. Im Initialstadium besteht ein Eisendefizit ohne Beeinflussung der Erythropoese (Speichereisenmangel). Bei Fortbestehen kommt es im Verlauf zu einer unzureichenden Eisenversorgung der erythropoetischen Vorstufen im Knochenmark. Man spricht dann von einer **eisendefizitären Erythropoese (latenter Eisenmangel).** Der Hämoglobinwert liegt in diesem Stadium noch im Normbereich. Erst wenn im weiteren Verlauf auch der Hämoglobinwert sinkt, spricht man von einer **Eisenmangelanämie.** Diese ist für etwa 80 % der Anämien verantwortlich und damit die mit Abstand häufigste Anämieform. Folgende **Ursachen** können einen Eisenmangel und eine Eisenmangelanämie hervorrufen:

- **Blutverluste** (> 75 % der Fälle):
  - Gastrointestinal: z. B. bei Refluxösophagitis, Karzinomen, Angiodysplasien.
  - Urogenital: z. B. menstruationsbedingt (v. a. bei Hypermenorrhö), bei Karzinomen.

- Iatrogen: z. B. durch häufiges Blutspenden oder perioperativ.
- Bei chronischer Hämodialysebehandlung.
- Bei hämorrhagischer Diathese: u. a. bei Antikoagulanzien-Therapie.

- **Verminderte Eisenaufnahme:**
  - Infolge eisenarmer Ernährung, z. B. bei Vegetariern oder Anorexie.
  - Bei chronisch-entzündlichen Darmerkrankungen.
  - Bei glutensensitiver Enteropathie (Zöliakie beim Kind, einheimische Sprue beim Erwachsenen).
  - Bei atrophischer Gastritis oder nach Magenresektion.
- **Erhöhter Eisenbedarf:**
  - Schwangerschaft, Stillzeit.
  - Wachstum.

In 20 % der Fälle lässt sich keine Ursache für die Eisenmangelanämie ermitteln.

3. Therapie der Eisenmangelanämie

Zunächst sollte nach der **Ursache** einer Eisenmangelanämie gesucht und diese nach Möglichkeit therapiert werden, z. B. sollten insbesondere chronische Blutverluste durch Neoplasien wegen der weitreichenden Konsequenzen ausgeschlossen werden.
Symptomatisch sollte bei jedem Eisenmangel, der bereits zu einer eisendefizitären Erythropoese geführt hat, eine **Eisensubstitution** durchgeführt werden. Die Gabe erfolgt bevorzugt **oral mit zweiwertigem Eisen** (dreiwertiges Eisen wird intestinal kaum resorbiert). Die Einnahme sollte nach Möglichkeit nüchtern erfolgen, da z. B. Inhaltsstoffe von Tee und Kaffee durch Komplexbildung die Resorption behindern. Vitamin C verhindert hingegen die Oxidation von zwei- zu dreiwertigem Eisen und verbessert damit die intestinale Eisenaufnahme. Die orale Substitutionstherapie sollte nach Normalisierung des Hämoglobinwerts noch weitere 3 Monate fortgesetzt werden. Die lange Therapiedauer ist insofern problematisch, da häufige **gastrointestinale Nebenwirkungen** (insbesondere Übelkeit und Obstipation) einen Therapieabbruch nach sich ziehen können.
Die **intravenöse Substitution mit dreiwertigem Eisen** sollte wegen der potenziellen Nebenwirkungen (lokal Venenreizung mit Thrombophlebitis, allergische Reaktionen, Flush-Symptomatik bei zu schneller Applikation) und der Gefahr der Überdosierung nur in begründeten Fällen durchgeführt werden, z. B. bei Resorptionsstörungen aufgrund einer chronisch-entzündlichen Darmerkrankung oder eines Malabsorptionssyndroms.

4. Therapiekontrolle

Zur **Therapiekontrolle** sollte ca. 2 Wochen nach Beginn der Eisensubstitution der Hämoglobinwert und der Retikulozytenanteil bestimmt werden. Bei guter Wirkung kommt es zu einem deutlichen **Anstieg des Hämoglobinwerts** um $\geq 0{,}1$ g/dl pro Tag in den ersten 4 Wochen sowie zu einem **Retikulozytenanstieg** auf 2–4 %. Weitere Kontrollen sollten in vierwöchigen Abständen erfolgen. Zielgröße ist neben der Normalisierung des Hämoglobinwerts auch eine anhaltende Normalisierung des Serumferritins.
Spricht ein Patient mit gesicherter Eisenmangelanämie nicht auf die Therapie an, liegt meist eine **mangelnde oder fehlerhafte Tabletteneinnahme** vor. Des Weiteren sollte ein fortbestehender Blutverlust, eine Eisenresorptionsstörung oder eine Fehldiagnose in Betracht gezogen werden.

5. Mikrozytäre, hypochrome Anämien

Die Eisenmangelanämie ist die mit Abstand häufigste Form der **mikrozytären, hypochromen Anämie.** Differenzialdiagnostisch kommen vor allem in Betracht:

- **Anämie bei chronischer Erkrankung:** Hierunter werden Tumor-, Infekt- und Entzündungsanämien zusammengefasst.
- **ß-Thalassämie:** angeborene Hämoglobinsynthesestörung, Vorkommen häufig bei Patienten aus der Mittelmeerregion; Diagnosestellung mittels Hämoglobinelektrophorese.
- **Hereditäre oder erworbene sideroblastische Anämie:** Durch eine Störung in der Hämsynthese kommt es zu einer Anhäufung von Eisen in den Mitochondrien der Erythrozyten-Vorstufen (sog. Ring-

sideroblasten in der Eisenfärbung eines Knochenmarkausstrichs) bei gleichzeitig ineffektiver Erythropoese.

➤ Tab. 12.1 zeigt, wie eine Differenzierung anhand weniger Parameter des Eisenstoffwechsels möglich ist. Darüber hinaus gibt es weitere seltene Ursachen für eine mikrozytäre, hypochrome Anämie, z. B. eine Bleivergiftung.

Tab. 12.1 Differenzialdiagnosen der hypochromen, mikrozytären Anämie.

	Ferritin	Transferrin	sTfR	Transferrinsättigung
Eisenmangelanämie	↓	↑	↑	↓
Anämie bei chronischer Erkrankung (= Tumor-, Infekt- oder Entzündungsanämie)	Normal–↑	↓	Normal	Normal–↓
ß-Thalassämie	Normal–↑	Normal–↓	↑	↓
Sideroblastische Anämie	↑	↓	↓	Normal–↑

ZUSAMMENFASSUNG

Die **Eisenmangelanämie** ist **definiert** als eine Verminderung der Hämoglobinkonzentration unter die alters- und geschlechtsspezifische Norm infolge eines Eisenmangels mit Ausbildung mikrozytärer und hypochromer Erythrozyten. Sie ist die weltweit häufigste Form der Anämie (etwa 80 %). **Ursache** ist meist ein gesteigerter Eisenverlust bei chronischer Blutung (z. B. gastrointestinal oder bei Hypermenorrhö). Typische **klinische Zeichen** sind eine Blässe der Konjunktiven und Mundwinkelrhagaden. Zu den klassischen **Symptomen** einer Anämie gehören Müdigkeit, Abgeschlagenheit, eine reduzierte körperliche Leistungsfähigkeit (evtl. mit Belastungsdyspnoe), Schwindel und Kopfschmerzen. Für die **Diagnosestellung** spielen neben der Bestimmung des Hämoglobinwerts in erster Linie die Verminderung der Erythrozytenindices MCV und MCH sowie des Serumferritinspiegels eine wichtige Rolle. Außerdem ist bei manifester Eisenmangelanämie typischerweise die Transferrinsättigung vermindert und der lösliche Transferrinrezeptor erhöht. **Therapeutisch** steht neben der Ursachensuche mit gegebenenfalls kausaler Behandlung die Eisensubstitution (vorzugsweise oral, in Ausnahmefällen intravenös) über einen Zeitraum von 3–6 Monaten im Vordergrund. **Therapieziel** ist die Normalisierung des Hämoglobin- und Serumferritinwerts.

13

Kopfschmerzen und Fieber

Anamnese

Ein 19-jähriger Abiturient wird über den Hausarzt an einem Freitagnachmittag stationär eingewiesen. Er leide unter starken Kopf- und Gliederschmerzen. Außerdem habe er Fieber bis 39,7 °C, was zwischenzeitlich wieder rückläufig gewesen sei. Als er sich heute beim Hausarzt vorstellte, lag die Körpertemperatur erneut bei 39,6 °C. Husten, Auswurf, Algurie und Diarrhö werden auf Nachfrage verneint. Vorerkrankungen sind nicht bekannt. Vor 2 Tagen sei er von einem zweiwöchigen Familienurlaub aus Togo zurückgekommen. Bis auf einen Sonnenbrand am Rücken ist die klinische Untersuchung unauffällig. Wenige Stunden nach Aufnahme des Patienten stellt sich auch die 44-jährige Mutter des Patienten mit ähnlich hohem Fieber und Kopfschmerzen in der Notaufnahme vor.

Laborbefunde

Leukozyten 4,3 Tsd/µl; Erythrozyten 5,46 Mio/µl; Hb 16,3 g/dl; Hkt 47,1 %; MCV 86,3 fl; MCH (HbE) 29,9 pg; MCHC 34,6 g/dl; Thrombozyten 88 Tsd/µl; Quick 53 %; INR 1,35; PTT 38 sec; Natrium 138 mmol/l; Kalium 4,7 mmol/l; Serumkreatinin 0,92 mg/dl; GPT (ALT) 157 U/l; γ-GT 97 U/l; Bilirubin gesamt 2,8 mg/dl.

1. **Was ist die entscheidende Information der Anamnese? Wie lauten die Verdachts- und Differenzialdiagnosen?**

2. **Welche diagnostischen Schritte leiten Sie ein? Welche Wertigkeit haben diese?**

3. **Erläutern Sie die verschiedenen Formen der Erkrankung!**

4. **Wie wird die Erkrankung übertragen? Wie kommt es zu den Fieberschüben?**

5. **Welche Komplikationen kennen Sie?**

6. **Wie therapieren Sie diese Erkrankung? Was wissen Sie zur Prophylaxe?**

1. Verdachts- und Differenzialdiagnosen

Den entscheidenden Hinweis liefert der kurz zurückliegende **Auslandsaufenthalt** in einem **Malariaendemiegebiet** (Togo). Für eine **Malaria** sprechen außerdem das unregelmäßige Fieber, die Kopf- und Gliederschmerzen, die Laborbefunde mit auffälligen Leberwerten (Erhöhung von GPT, γ-GT, Bilirubin, INR) und Thrombozytopenie sowie die Symptomatik der mitgereisten Mutter.

Am ehesten handelt es sich um eine **Malaria tropica,** die in Togo mehr als 85 % der Fälle ausmacht. Zu dieser Verdachtsdiagnose passen die unregelmäßigen Fieberschübe und die Inkubationszeit (bei Malaria tropica in der Regel 6 Tage bis 6 Wochen), die mit der Reiseanamnese des Patienten vereinbar ist.

Differenzialdiagnostisch kommen weitere Tropenerkrankungen (z. B. Dengue-Fieber, Gelbfieber) sowie nicht tropenspezifische Erkrankungen (z. B. akute Virushepatitis, grippaler Infekt, Typhus) infrage.

Weitere typische Symptome einer Malaria, über die hier nicht berichtet wird, wären Rückenschmerzen sowie gastrointestinale Beschwerden (Übelkeit, Erbrechen, Durchfall). Außerdem kann eine hämolytische Anämie auftreten.

2. Diagnostik

Grundsätzlich sollte bei jedem Patienten mit Fieber unklarer Ursache, der sich innerhalb der vorausgegangenen 6 Monate in einem Malariaendemiegebiet aufgehalten hat, eine unverzügliche Malariadiagnostik veranlasst werden. Goldstandard ist die mikroskopische Untersuchung eines **Blutausstrichs** (➤ Abb. 13.1) und/oder eines **„dicken Tropfens"** zum direkten Nachweis der Parasiten. Die Beurteilung sollte nach Möglichkeit durch einen erfahrenen Tropenmediziner erfolgen.

Für den dicken Tropfen wird Blut auf einen Objektträger aufgetragen und anschließend unfixiert angefärbt. Durch Lyse der Erythrozyten werden die Parasiten freigesetzt und sind mikroskopisch gut sichtbar. Da beim dicken Tropfen Plasmodien aus einer größeren Blutmenge angereichert werden, ist sie die sensitivere der beiden Untersuchungsmethoden (Sensitivität etwa 10- bis 20-fach höher). Die Differenzierung der verschiedenen Plasmodienarten anhand von morphologischen Kriterien kann allerdings erschwert sein, da die Parasiten infolge der Hämolyse verzerrt erscheinen. Hier kann der Blutausstrich weiterhelfen, bei dem Blut dünn auf den Objektträger aufgetragen wird. Die Plasmodien sind dann lichtmikroskopisch als Einschlüsse in den Erythrozyten erkennbar (➤ Abb. 13.1).

In bestimmten Situationen kann der Einsatz weiterer diagnostischer Verfahren sinnvoll sein. Hierzu zählen:

- **Malaria-Schnelltest:** zum Nachweis einer Malaria tropica, wenn dicker Tropfen und Blutausstrich nicht zur Verfügung stehen. Bei negativem Ergebnis und klinischen Hinweisen auf eine Malaria sollte der Test ebenfalls nach 12 Stunden wiederholt werden.
- **PCR zum Nachweis Plasmodien-spezifischer DNA:** zur Speziesdifferenzierung oder zum sicheren Ausschluss einer Plasmodieninfektion.

Wird eine Malaria nachgewiesen, ist für die Therapieplanung eine **Einschätzung des Schweregrads** erforderlich. Neben der in diesem Fall bereits durchgeführten Labordiagnostik sind die Bestimmung von Blutzucker und CRP sowie ein EKG erforderlich. Abhängig von der Plasmodienart (s. u.) sollte außerdem eine **Quantifizierung der Parasitämie** (prozentualer Anteil der infizierten Erythrozyten) erfolgen. Handelt es sich

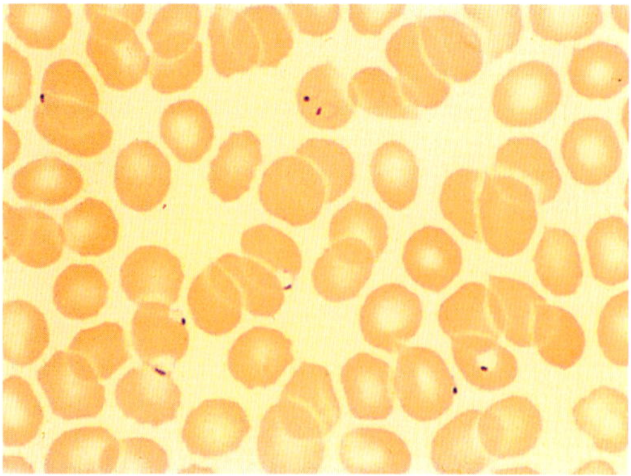

Abb. 13.1 Gefärbter Blutausstrich mit Nachweis von Plasmodien in befallenen Erythrozyten [T407]

um einen schweren Verlauf, können zusätzliche Untersuchungen (u. a. Röntgen-Thorax, Laktat, Blutkulturen) indiziert sein.

MERKE

Plasmodien sind jederzeit im Blut nachweisbar, nicht nur während des Fieberanstiegs. Da die Zahl der Parasiten zu Beginn einer Malaria noch unter der Nachweisgrenze liegen kann und ein einmalig negativer dicker Tropfen eine Malaria damit nicht ausschließt, sollte die mikroskopische Untersuchung mindestens zweimal täglich an 2 aufeinanderfolgenden Tagen **wiederholt** werden. Werden Plasmodien nachgewiesen, besteht außerdem eine nicht namentliche **Meldepflicht** an das Robert-Koch Institut.

3. Erkrankungsarten und klinisches Bild

Folgende **Formen** der Malaria werden unterschieden:

- **Malaria tertiana:** Erreger *Plasmodium vivax* oder *Plasmodium ovale.* Unregelmäßiges Initialfieber möglich, dann regelmäßige Fieberschübe mit **fieberfreiem Intervall von einem Tag,** letale Verläufe sind selten.
- **Malaria quartana:** Erreger *Plasmodium malariae.* Unregelmäßiges Initialfieber möglich, dann regelmäßige Fieberschübe mit **fieberfreiem Intervall von 2 Tagen.** Seltenste Form der Malaria, selten vital bedrohlich.
- **Malaria tropica:** Erreger *Plasmodium falciparum.* Unregelmäßiger Fieberrhythmus, Fieberkontinua mit hohen Temperaturen möglich, gefährlichste Form mit hoher Letalität (unbehandelt bis 20 %).
- **Knowlesi-Malaria:** Erreger *Plasmodium knowlesi.* Tägliche Fieberschübe. Eigentlich tierpathogene Malariaspezies (Reservoir: Primaten), an der aber auch Menschen erkranken können. Vorkommen in Südostasien. Die frühen Stadien sind lichtmikroskopisch leicht mit *Plasmodium malariae* zu verwechseln, weshalb die Relevanz lange unterschätzt wurde. Typisch ist eine hohe Parasitämie mit potenziell letalem Ausgang.

4. Fieberschübe

Plasmodien werden durch den Speichel der weiblichen **Anophelesmücke** (Hauptwirt) auf den Menschen übertragen. In der Anophelesmücke findet die geschlechtliche Vermehrung statt, im Nebenwirt Mensch die ungeschlechtliche. Im Rahmen dieses **zweigeteilten Entwicklungszyklus** durchlaufen die Parasiten unterschiedliche Entwicklungsstadien mit jeweils typischer Morphologie.

Das Fieber bei Malaria wird durch die plasmodienbedingte **Destruktion der Wirtserythrozyten** ausgelöst. Dabei werden Stoffwechselprodukte der Erreger freigesetzt, die als **pyrogene Faktoren** das Fieber auslösen. Zu Beginn einer Infektion ist der Vermehrungszyklus der Parasiten noch unregelmäßig, erst im Verlauf kommt es zu einer **Synchronisation der Parasitenvermehrung,** sodass die typischen Fieberrhythmen resultieren. *Plasmodium falciparum* neigt nicht zur Synchronisation, weshalb es zu einem unregelmäßigen Fieberrhythmus kommt.

5. Komplikationen

Bei der **Malaria tropica** und der **Knowlesi-Malaria** kann es durch Mikrozirkulationsstörungen verschiedener Organe zu lebensbedrohlichen Komplikationen kommen:

- Nieren: akutes **Nierenversagen.**
- Gehirn: **zerebrale Malaria** mit Benommenheit, Bewusstseinsstörung, zerebralen Krampfanfällen bis hin zum Koma.
- Herz: progredientes **Herzversagen** und kardiogener Schock.
- Lunge: **Lungenödem** mit respiratorischer Insuffizienz und Hypoxie.

Weitere Indikatoren für einen schweren Verlaufs sind:

- Hypoglykämie (< 40 mg/dl).
- Schwere Anämie (Hb < 6 g/dl).
- Laktaterhöhung (> 5 mmol/l).
- Hyperparasitämie (≥ 5 % der Erythrozyten befallen bei Plasmodium falciparum oder > 100.000 Plasmodien/µl bei Plasmodium knowlesi).

- Schocksymptomatik (systolischer Blutdruck < 90 mmHg oder arterieller Mitteldruck < 70 mmHg trotz adäquater Volumensubstitution).
- Spontane Blutungen.

Ist mindestens eines dieser Kriterien erfüllt, spricht man von einer **komplizierten Malaria tropica** bzw. einer **komplizierten Knowlesi-Malaria.**

6. Therapie und Prophylaxe

Grundsätzlich ist die Therapie abhängig von der Art der Malaria, dem Schweregrad, dem Infektionsgebiet (Resistenzlagen lokal unterschiedlich) und einer eventuell durchgeführten Prophylaxe.

Die **Behandlung** muss **unverzüglich** nach Diagnose begonnen werden:

- **Malaria quartana:** ambulante Behandlung mit Chloroquin.
- **Malaria tertiana:** ambulante Behandlung mit Artemether/Lumefantrin oder Atovaquon/Proguanil. Da bei dieser Malariaform Ruhestadien der Parasiten, sog. Hypnozoiten, jahrelang in Hepatozyten überleben können, wird zur Rückfallvorbeugung zusätzlich eine Abschlussbehandlung mit Primaquin empfohlen.
- **Unkomplizierte Malaria tropica bzw. Knowlesi-Malaria:** stationäre Behandlung z. B. mit Artemether/Lumefantrin oder Atovaquon/Proguanil.
- **Komplizierte Malaria tropica bzw. Knowlesi-Malaria:** intensivmedizinische Behandlung, initial mit Artesunat i. v., im Verlauf Umstellung auf orale Therapie mit Atovaquon/Proguanil. Falls Artesunat nicht verfügbar ist, kann auf Chinin i. v. ausgewichen werden.

Zusätzlich ist bei komplizierten Fällen eine **supportive Therapie** (z. B. Fiebersenkung, Behandlung von Elektrolytstörungen) entscheidend.

Die **Prophylaxe** der Malaria erlangt aufgrund der hohen Letalität besondere Bedeutung, allerdings gibt es keinen 100-prozentigen Schutz. Auch hier spielen die WHO-Zonen und aktuelle Empfehlungen der tropenmedizinischen Einrichtungen eine Rolle. Man unterscheidet folgende Ansätze:

- **Expositionsprophylaxe:** Schutz vor Stichen der Anophelesmücke bieten Fenstergitter, Moskitonetze, langärmelige Kleidung, Repellents etc.
- **Chemoprophylaxe:** z. B. mit Atovaquon/Proguanil. Sie kann den klinischen Ausbruch verhindern, nicht die eigentliche Infektion.
- **„Stand-by"-Notfallmedikation:** Bei Auftreten von Fieber sollte sofort ein Arzt aufgesucht und nur bei Unerreichbarkeit des Arztes direkt ein Stand-by-Mittel eingenommen werden, z. B. Atovaquon/Proguanil.

ZUSAMMENFASSUNG

Malaria ist eine der weltweit wichtigsten Infektionskrankheiten. Sie wird durch Protozoen der Gattung Plasmodium hervorgerufen. Die **Übertragung** erfolgt durch die weibliche Anophelesmücke. Typische **Symptome** sind Fieber, Kopf- und Gliederschmerzen sowie gastrointestinale Beschwerden. Man unterscheidet fünf verschiedene humanpathogene Malariaerreger (*Plasmodium vivax, ovale, malariae, falciparum* und *knowlesi*). Bei der Malaria tropica *(Plasmodium falciparum)* und der Knowlesi-Malaria handelt es sich um die häufigsten und schwerwiegendsten Formen, die letal enden können. Der wichtigste **diagnostische Schritt** ist der lichtmikroskopische Parasitennachweis im Blutausstrich und/oder dicken Tropfen. Eine unverzügliche **Therapie** unter Berücksichtigung des Erregertyps, der Resistenzlage und des Schweregrads der Erkrankung ist entscheidend. Neben der Expositionsprophylaxe sind auch die Chemoprophylaxe und die Stand-by-Medikation von Bedeutung.

14

Bauchschmerzen, Diarrhö und Arthralgien

Anamnese

Eine 21-jährige Patientin stellt sich mit Schmerzen im rechten Unterbauch und einer erhöhten Stuhlfrequenz in der Notaufnahme vor. Die Durchfälle seien nicht blutig, sondern eher von schleimiger Konsistenz und würden teilweise 5-mal täglich auftreten. Sie fühle sich erneut, wie schon vor einem halben Jahr, sehr leistungsschwach und sei häufig müde. Das bereits geringe Körpergewicht sei um weitere 3 kg reduziert. Die Beschwerden bestünden in dieser Form seit fast 2 Wochen. Aufgrund einer Italienreise habe sie sich nicht früher bei einem Arzt vorstellen können. An Medikamenten nehme sie aktuell Azathioprin ein. Sie rauche 15 Zigaretten pro Tag, Alkohol trinke sie sehr selten. Im 14. Lebensjahr sei eine Appendektomie erfolgt.

Untersuchungsbefunde

21-jährige Patientin in reduziertem AZ und untergewichtigem EZ (171 cm, 47 kg), BD 105/65, HF 101/min. Haut: blass und trocken. Kopf/Hals: enorale Schleimhäute trocken. Lymphknoten unauffällig. Herz: rhythmisch, reine HT, keine Herzgeräusche. Lunge: sonorer Klopfschall, vesikuläres Atemgeräusch, keine RG. Abdomen: weich, Druckschmerz im rechten Unterbauch, Darmgeräusche vorhanden, keine Hepatosplenomegalie palpabel. Reizlose Narben nach Laparoskopie. Rektal: perianale Fistel, Tastuntersuchung schmerzbedingt nicht möglich. Extremitäten: Schwellung, Rötung und Überwärmung aller Finger- und Zehengelenke bds., Schwellung und Überwärmung der Fuß- und Kniegelenke bds. Keine peripheren Ödeme. Neurologisch orientierend unauffällig.

1. **Welche Verdachtsdiagnose haben Sie? Welche Differenzialdiagnosen grenzen Sie ab? Nennen Sie Gründe!**
2. **Wie können Sie die beiden chronisch-entzündlichen Darmerkrankungen unterscheiden? Nennen Sie jeweils Merkmale!**
3. **Welche extraintestinalen Manifestationen der hier am ehesten vorliegenden Erkrankung kennen Sie?**
4. **Welche Werte bestimmen Sie im Labor, welche Veränderungen erwarten Sie?**
5. **Welche diagnostischen Maßnahmen sollten bei dieser Erkrankung grundsätzlich durchgeführt werden?**
6. **Welche therapeutischen Möglichkeiten haben Sie? Was wissen Sie zum Verlauf der Erkrankung?**

1. Verdachts-/Differenzialdiagnosen

Die anamnestischen Angaben und klinischen Befunde lassen an eine **chronisch-entzündliche Darmerkrankung** denken. Am ehesten kommt ein **akuter Schub einer Crohn-Krankheit** in Betracht. Dafür sprechen die anhaltenden unblutigen Durchfälle, die rechtsseitigen Unterbauchschmerzen, die perianale Fistel, die Leistungsschwäche und das Untergewicht (BMI 16,1 kg/m^2). Letzteres könnte Folge einer begleitenden Malabsorption sein. Außerdem nimmt die Patientin Azathioprin ein, welches in der Therapie der Crohn-Krankheit häufig eingesetzt wird.

Folgende **Differenzialdiagnosen** kommen in Betracht:

- **Colitis ulcerosa:** Die klinische Abgrenzung ist insbesondere gegenüber den frühen Stadien der Crohn-Krankheit nicht immer eindeutig. Fisteln sind für die Colitis ulcerosa eher untypisch, die Durchfälle häufiger blutig (Unterscheidung ➤ Tab. 14.1).
- **Infektiöse Enterokolitiden:** Mögliche Erreger sind z. B. Campylobacter, Salmonellen, Yersinien, Shigellen und enterotoxinbildende Escherichia coli, ETEC, (Reiseanamnese).
- **Nichtinfektiöse Kolitis:** z. B. ischämische Kolitis, bei der die Patienten meist deutlich älter sind (> 65 Jahre).
- **Glutensensitive Enteropathie (einheimische Sprue):** aufgrund der Symptomatik möglich, Ausschluss durch Dünndarmbiopsie.
- **Kolonkarzinom:** meist ältere Patienten, eher Stuhlunregelmäßigkeiten und mögliche Blutbeimischung.
- **Appendizitis:** kann bei Druckschmerz im rechten Unterbauch mit Crohn-Krankheit verwechselt werden. Hier ist bereits eine Appendektomie erfolgt, daher ist diese Diagnose ausgeschlossen.
- **Reizdarm-Syndrom:** hohe Prävalenz, Ausschlussdiagnose.

2. Unterscheidung

Als chronisch-entzündliche Darmerkrankungen werden die **Crohn-Krankheit** und die **Colitis ulcerosa** zusammengefasst. Pathogenetisch scheint bei beiden Erkrankungen eine Barrierestörung der gastrointestinalen Schleimhaut eine zentrale Rolle zu spielen. In bis zu 10 % gelingt keine eindeutige Zuordnung zu einer der beiden Erkrankungen (indeterminierte Kolitis), zumal die Crohn-Krankheit im Frühstadium auf das Kolon

Tab. 14.1 Unterscheidungsmerkmale der chronisch-entzündlichen Darmerkrankungen.

Merkmal	Crohn-Krankheit	Colitis ulcerosa
Befall	Gesamter GI-Trakt, v. a. terminales Ileum und Kolon	Kolon (selten terminales Ileum = Backwash Ileitis)
Ausbreitung	Diskontinuierlich (Skip Lesions)	Kontinuierlich von rektal nach proximal
Histologie	Transmurale Entzündung mit lymphoiden Aggregaten, epitheloidzellige Granulome	Diffuse panmukosale chronische Entzündung mit gestörter Kryptenarchitektur/Kryptenatrophie, Becherzellabnahme
Klinisches Bild	Abdominalschmerzen, Diarrhöen (meist unblutig), extraintestinale Symptome (z. B. Arthritis) häufig, Fisteln	Blutig-schleimige Diarrhöen, extraintestinale Symptome selten
Endoskopie	Pflastersteinrelief, aphthöse Läsionen, Stenosen, Fisteln	Kontinuierliche diffuse Rötung, Ulzerationen, Pseudopolypen, Kontaktblutung
Röntgen	Pflastersteinrelief, segmentale Stenosen, Fissuren	Fehlende Haustrierung („Fahrradschlauch")
Komplikationen	Fisteln (innere und äußere), Abszesse, Fissuren, Stenosen	Starke Blutungen, toxisches Megakolon

begrenzt sein kann. Die in ➤ Tab. 14.1 dargestellten Merkmale helfen bei der Unterscheidung.

3. Extraintestinale Manifestationen

Im Vergleich zur Colitis ulcerosa treten bei der **Crohn-Krankheit** häufiger **extraintestinale Symptome** auf:

- **Gelenke:** Arthralgien und Arthritis, z. B. Beteiligung des Sakroiliakalgelenks, ankylosierende Spondylitis, HLA-B27 häufig positiv.
- **Haut:** z. B. Erythema nodosum, Pyoderma gangraenosum, Aphthen.
- **Augen:** z. B. Episkleritis, Uveitis.
- **Hepatobiliäre Erkrankung:** primär sklerosierende Cholangitis (PSC), bei Colitis ulcerosa häufiger als bei Crohn-Krankheit.

4. Laborwertveränderungen

Bestimmt werden sollten Blutbild, Entzündungsmarker, Werte des Eisenhaushalts, Nierenretentionswerte, Elektrolyte, Leber- und Cholestaseparameter sowie evtl. der Vitamin-B_{12}-Spiegel. Außerdem sind zur Abgrenzung von infektiösen Enterokolitiden Stuhluntersuchungen auf pathogene Keime sinnvoll. Calprotectin im Stuhl kann zusätzlich als Marker für eine Entzündung der enteralen Schleimhäute bestimmt werden.

Aufgrund der hier vorgestellten Symptome Leistungsminderung, Müdigkeit und Blässe der Haut ist eine **Anämie** (Hb ↓, Hkt ↓) möglich, die bei der Crohn-Krankheit verschiedene Ursachen haben kann:

- **Chronische Entzündung:** Ferritin ↑, Eisen ↓, Transferrin ↓.
- **Eisenmangel:** Ferritin ↓, Eisen ↓, MCV ↓, MCH ↓, Transferrin ↑.
- **Vitamin-B_{12}-Mangel:** aufgrund der Malabsorption mit dem Bild einer megaloblastären Anämie: Vitamin B_{12} ↓, MCV ↑, MCH ↑.

Das Untergewicht der Patientin könnte auf eine **intestinale Malabsorption** hinweisen, die neben der Erniedrigung des Vitamin-B_{12}-Spiegels zu weiteren Veränderungen der Laborwerte führen kann, z. B. Serumalbumin ↓, Vitamin D ↓, ggf. Blutungsneigung bei Vitamin-K-Mangel (Quick-Wert ↓, INR ↑).

5. Diagnostik

Neben Anamnese, körperlicher Untersuchung und laborchemischen Untersuchungen leitet sich die Diagnose der Crohn-Krankheit aus folgenden diagnostischen Maßnahmen ab:

- **Ileokoloskopie:** mit Stufenbiopsien (im terminalen Ileum und jedem Kolonsegment). Typisch ist der diskontinuierliche Befall.
- **Transabdomineller Ultraschall:** Hinweise auf entzündete Dünn- und Dickdarmabschnitte, Stenosen oder Abszesse?
- **MR-Enterografie** (mit oraler Kontrastierung) zur kompletten Dünndarmdarstellung (➤ Abb. 14.1). Das Röntgen in Doppelkontrasttechnik nach Sellink mit wasserlöslichem Kontrastmittel hat heute stark an Bedeutung verloren.
- **Ösophagogastroduodenoskopie** (ÖGD) zur Beurteilung der übrigen Abschnitte des GI-Trakts.
- **Endosonografie:** ggf. zur Beurteilung von perianalen Abszessen und Fisteln sowie deren Beziehung zu Nachbarorganen.

In ausgewählten Fällen kann außerdem eine Videokapselendoskopie durchgeführt werden. Wegen der hohen Strahlenbelastung wird die CT nur im Notfall empfohlen.

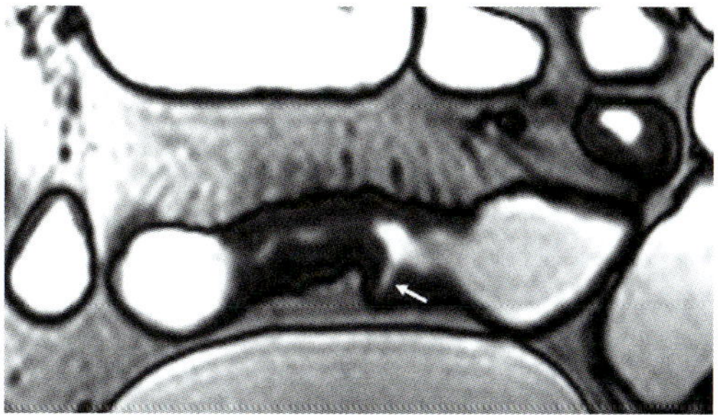

Abb. 14.1 MR-Enterografie (Ausschnitt) bei aktiver Crohn-Krankheit. Nachweis einer Lumeneinengung und Wandverdickung eines Segments im distalen Ileum. Der weiße Pfeil zeigt auf eine verdickte wandpenetrierende Fissur. [G751]

6. Therapie und Verlauf

Das Ziel der Therapie der Crohn-Krankheit ist die Normalisierung der Lebensqualität sowie der Erhalt der physiologischen Darmfunktion.

Die **medikamentöse Behandlung** folgt einem Stufenschema. Begonnen wird mit einer nebenwirkungsarmen Substanz oder einer Kombination. Abhängig von der Lokalisation des Befalls kommen vor allem **topische** (z. B. Budesonid) oder **systemische** (z. B. Prednisolon) **Glukokortikosteroide** sowie **Sulfasalazin** in Betracht. Kurzfristige Verlaufskontrollen werden empfohlen. Bei unzureichendem klinischem Ansprechen wird die Medikation zeitnah eskaliert. Infrage kommen Immunsuppressiva (z. B. **Azathioprin**) und/oder sog. Biologicals (z. B. der **TNF-α-Antikörper** Infliximab oder der **Anti-Integrin-Antikörper** Vedolizumab).

Für die Vermeidung von Rezidiven ist eine **Nikotinabstinenz** von zentraler Bedeutung. Eine langfristige Behandlung mit Glukokortikosteroiden ist zu vermeiden. Falls erforderlich werden zur **Remissionserhaltung** auch Immunsuppressiva und/oder Biologicals eingesetzt.

Komplikationen (z. B. Perforationen, Abszesse, Ileus) können eine meist minimalinvasive chirurgische Therapie erforderlich machen, die an einem Zentrum nach interdisziplinärer Absprache erfolgen sollte. Generell gilt, dass Resektionen bei benignen Befunden darmsparend vorgenommen werden sollten. Fisteln werden in Abhängigkeit von der Lokalisation und den Beschwerden konservativ oder chirurgisch behandelt. Kurzstreckige Stenosen können ballondilatiert werden, längerstreckige Stenosen werden operativ saniert. Bei Abszessen oder Fisteln kann außerdem eine antibiotische Therapie (z. B. mit Metronidazol) erforderlich sein.

Supportive Maßnahmen stellen z. B. die Gabe von Vitamin B_{12} oder Eisen bei Anämie dar. Bei ausgeprägtem Dünndarmbefall kann eine Malabsorption auftreten, die ggf. durch eine temporäre **enterale Ernährung** behandelt wird. Wegen eines erhöhten Karzinomrisikos werden regelmäßige endoskopische Kontrollen empfohlen.

Die Crohn-Krankheit verläuft chronisch-aktiv (Symptome < 6 Monate) oder schubweise. Die **aktive Erkrankung** kann eine geringe, mäßige und hohe Aktivität aufweisen und in **Remission** übergehen. **Rezidive** definieren sich durch das erneute Auftreten von krankheitsspezifischen Symptomen. Eine Heilung ist nicht möglich, dennoch ist die Lebenserwartung unter optimaler Therapie nicht eingeschränkt. Aufgrund des chronischen Charakters der Erkrankung ergeben sich Konsequenzen auch auf psychischer, sozialer und beruflicher Ebene.

MERKE

Im Gegensatz zur Colitis ulcerosa, die durch eine Proktokolektomie geheilt werden kann, ist eine Heilung bei der Crohn-Krankheit nicht möglich.

ZUSAMMENFASSUNG

Wie die Colitis ulcerosa gehört die **Crohn-Krankheit** zu den **chronisch-entzündlichen Darmerkrankungen. Pathogenetisch** sind beide Erkrankungen auf eine Barrierestörung der gastrointestinalen Schleimhaut zurückzuführen. **Klinisch** variabel imponieren Abdominalschmerzen, Diarrhöen und Beschwerden durch Komplikationen (z. B. Fisteln, Abszesse). Zusätzlich sind extraintestinale Symptome (z. B. Arthritis) möglich. Die wichtigsten **diagnostischen** Maßnahmen sind die Ileokoloskopie mit Stufenbiopsie sowie eine erweiterte Dünndarmdiagnostik mit abdomineller Sonografie und MR-Enterografie. Die medikamentöse **Therapie** erfolgt nach einem Stufenschema und ist abhängig von der Lokalisation des Befalls und dem klinischen Ansprechen. **Komplikationen** (z. B. Abszesse) können eine chirurgische Behandlung erforderlich machen. Die Erkrankung ist nicht heilbar, der **Verlauf** ist in vielen Fällen schubweise.

15

Brennen beim Wasserlassen

Anamnese

Eine 23-jährige Jurastudentin stellt sich in der Notfallpraxis mit Brennen beim Wasserlassen und häufigem Harndrang vor. Die Beschwerden bestünden bereits seit 3 Tagen. Sie habe nicht früher kommen können, da sie erst am Vortag von einer Asienreise mit ihrem Freund zurückgekehrt war. Auf Nachfrage verneint die Patientin vaginalen Juckreiz oder Ausfluss.

Vor 2 Jahren wurde die Patientin aufgrund einer Netzhautablösung am linken Auge operiert, sonstige Erkrankungen sind nicht bekannt. Außer „der Pille" nimmt sie keine Medikamente ein.

Untersuchungsbefunde

23-jährige Frau in gutem Allgemein- und schlankem Ernährungszustand. HF 72/min, BD 110/70 mmHg, Temperatur 37,1 °C. Kopf und Hals: unauffällig. Herz: HT rein, rhythmisch, keine Herzgeräusche. Lunge: vesikuläres Atemgeräusch beidseits, keine RG. Abdomen: weich, kein Druckschmerz, keine Resistenzen, lebhafte Darmgeräusche über allen Quadranten. Nierenlager: nicht klopfschmerzhaft. Extremitäten: periphere Pulse allseits tastbar. Orientierende neurologische Untersuchung unauffällig.

1. **Was hat die Patientin? Nennen Sie den wahrscheinlichsten Erreger!**
2. **Leiten Sie diagnostische Maßnahmen ein? Wenn ja, welche?**
3. **Die Patientin möchte nach Möglichkeit kein Antibiotikum einnehmen. Was sagen Sie ihr?**
4. **Einige Tage später stellt sich die Patientin erneut abends bei Ihnen vor und berichtet zusätzlich über Fieber und linksseitig betonte Flankenschmerzen. Woran denken Sie und was tun Sie?**
5. **Die Patientin soll eine Urinprobe abgeben. Was ist zu beachten?**

1. Verdachtsdiagnose/Erreger

Aufgrund der typischen Beschwerden mit **Algurie** (Schmerzen beim Wasserlassen) und **Pollakisurie** (häufiger Harndrang trotz nur geringer Harnblasenfüllung) handelt es sich mit hoher Wahrscheinlichkeit um einen Harnwegsinfekt. Es ist von einer **unteren Harnwegsinfektion (Zystitis)** auszugehen, da sich die Beschwerden auf den unteren Harntrakt beschränken und Zeichen einer oberen Harnwegsinfektion (Pyelonephritis) bei der Erstvorstellung fehlen (Flankenschmerzen, klopfschmerzhaftes Nierenlager, Fieber, Erbrechen). Es ist anzunehmen, dass die Patientin sexuell aktiv ist, was als Risikofaktor für einen Harnwegsinfekt gilt **(Honeymoon-Zystitis).** Hinweise auf eine differenzialdiagnostisch denkbare gynäkologische bzw. sexuell übertragbare Erkrankung (z. B. Ausfluss, vaginaler Juckreiz) fehlen.

Bei der Patientin liegt eine **unkomplizierte Harnwegsinfektion (Zystitis)** vor. Im Gegensatz dazu spricht man von einem **komplizierten Harnwegsinfekt,** wenn das Risiko für einen schweren Verlauf mit Komplikationen oder für ein Therapieversagen erhöht ist. Dies liegt unter anderem vor bei:

- Männern, da die Prostata mitbetroffen sein kann (Ausnahme: junge, ansonsten gesunde Männer).
- Anatomischen Anomalien bzw. Erkrankungen mit Harnabflussstörung (z. B. vesiko-uretero-renaler Reflux, Urolithiasis).
- Funktionellen Störungen (z. B. Harnblasenentleerungsstörung).
- Immunsuppression (z. B. immunsuppressive Therapie, HIV, entgleister Diabetes mellitus Typ 1 oder 2).
- Niereninsuffizienz.
- Harnwegskatheterisierung.

Pathogenetisch sind Harnwegsinfekte meist auf eine **Schmierinfektionen** zurückzuführen, durch welche **fäkale Keime** in den Bereich der äußeren Urethralöffnung gelangen. Von dort aus kommt es zu einer **aufsteigenden Infektion.** Die anatomischen Gegebenheiten bei Frauen (Nähe von Analregion und Urethralöffnung sowie kurze Urethra) erklären die deutlich höhere Inzidenz im Vergleich zu Männern. Der mit Abstand häufigste Erreger unkomplizierter Harnwegsinfektionen ist Escherichia coli, seltener verantwortlich sind *Staphylococcus saprophyticus, Klebsiella pneumoniae* und *Proteus mirabilis.*

2. Diagnostik

Das diagnostische Vorgehen beim unkomplizierten Harnwegsinfekt ist **abhängig vom Patientenkollektiv,** da das Risiko für Komplikationen in den verschiedenen Gruppen unterschiedlich ist.

Bei nicht schwangeren, prämenopausalen Patientinnen ohne relevante Begleiterkrankungen, die eine typische Symptomatik aufweisen – wie in diesem Fall – ist die Harnwegsinfektion sehr wahrscheinlich, sodass **keine weiterführende Diagnostik** erforderlich ist. Insbesondere auf eine mikrobiologische Urinuntersuchung kann verzichtet werden.

MERKE

Die Diagnose Harnwegsinfekt darf nur gestellt werden, wenn der Patient eine entsprechende klinische Symptomatik zeigt. Werden bei einem beschwerdefreien Patienten zufällig Bakterien im Urin nachgewiesen, liegt kein Harnwegsinfekt vor, sondern eine **asymptomatische Bakteriurie.** Diese ist häufig und nur bei Vorliegen von Risikofaktoren für eine weitere Keimaszension (z. B. Schwangerschaft, Immunsuppression, vor urologischen Eingriffen) behandlungsbedürftig.

3. Therapie

Bei der **unkomplizierten Zystitis** ist die Spontanheilungsrate hoch. Schwerwiegende Komplikationen treten in der Regel nicht auf, sofern die Infektion auf die unteren Harnwege begrenzt bleibt. Ziel der Therapie ist eine rasche Linderung der Beschwerdesymptomatik. Generell wird die **Einnahme eines oralen Antibiotikums** empfohlen, da im Vergleich zu einer rein symptomatischen Therapie ein schnelleres Abklingen der Beschwerden und – bei empfindlichen Erregern – eine raschere Erregerelimination zu erwarten ist. Erstlinienmedikamente sind z. B. **Fosfomycin** (Vorteil: Einnahme lediglich einer Einmaldosis) oder **Nitrofurantoin.**

In Abhängigkeit vom Patientenwunsch kann bei gering ausgeprägten Beschwerden auch eine **rein symptomatische Behandlung** (viel trinken, Blase häufig entleeren) erfolgen.
In diesem Fall steht die Patientin der Einnahme eines Antibiotikums kritisch gegenüber. Sie sollten die Vor- und Nachteile einer antibiotischen Therapie mit der Patientin besprechen und gemeinsam mit ihr eine Entscheidung treffen.

MERKE

Fluorchinolone und **Cephalosporine** sind bei der unkomplizierten Zystitis gut wirksam. Allerdings sollten sie wegen der Gefahr der Selektion multiresistenter Erreger sowie einem erhöhten Risiko für eine Clostridium-difficile-assoziierte Colitis bei der unkomplizierten Zystitis nicht als Medikamente der ersten Wahl eingesetzt werden.

4. Obere Harnwegsinfektion (Pyelonephritis)

Bei typischer Symptomatik mit Flankenschmerz und Fieber ist davon auszugehen, dass es zu einer **oberen Harnwegsinfektion/unkomplizierten Pyelonephritis** gekommen ist. Diese entsteht in der Regel durch eine weitere Keimaszension (wie in diesem Fall anzunehmen), selten kann bei vorgeschädigter Niere auch eine hämatogene Erregerausbreitung ursächlich sein. Sie sollten erneut eine körperliche Untersuchung durchführen. Klassisch besteht bei der Pyelonephritis ein Klopfschmerz über einem Nierenlager oder über beiden.
Neben Anamnese und körperlicher Untersuchung sind bei gesunden, nicht schwangeren Frauen vor der Menopause folgende diagnostische Schritte durchzuführen:

- **Urinuntersuchung** einschließlich **Urinkultur.**
- **Laborchemische Blutuntersuchung:** z. B. kleines Blutbild, CRP, Nierenretentionsparameter. Blutkulturen sind nur bei drohender Urosepsis indiziert.
- **Sonografie von Nieren und Harnwegen:** zur Beurteilung der Infektausdehnung (Abszess?) und zum Ausschluss struktureller Ursachen, die für einen Harnwegsinfekt prädisponieren, z. B. Obstruktionen oder Urolithiasis. Ein Beispiel einer akuten Pyelonephritis zeigt ➤ Abb. 15.1.

Bei einer akuten Pyelonephritis sollte so früh wie möglich mit einer **antibiotischen Therapie** begonnen werden, um mögliche **Komplikationen** zu verhindern. Hierzu zählen unter anderem eine Urosepsis, eine eitrige Nephritis, ein paranephritischer Abszess sowie eine chronische Niereninsuffizienz bei chronischer Pyelonephritis. Die Antibiose erfolgt bei leichten und mittelschweren Fällen oral für 5–10 Tage. Bei schweren Verläufen mit Erbrechen oder Kreislaufinstabilität wird zunächst parenteral antibiotisch behandelt (Abnahme Blutkulturen vor Beginn der antibiotischen Therapie) und nach klinischer Besserung auf eine orale Therapie umgestellt. Die Gesamttherapiedauer beträgt dann 1–2

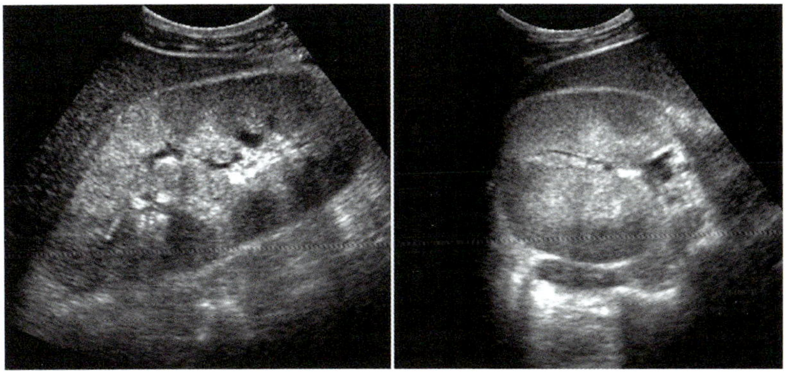

Abb. 15.1 Ultraschall der Niere bei akuter Pyelonephritis (Längs- und Querschnitt) mit ödematöser Nierendarstellung, verbreitertem Parenchym, fokaler Echogenität sowie Verstreichen der Mark-Rinden-Grenze. [G752]

Wochen. **Erstlinienmedikamente** zur empirischen Behandlung der unkomplizierten Pyelonephritis sind:

- **Fluorchinolone der Gruppe II:** Ciprofloxacin.
- **Fluorchinolone der Gruppe III:** Levofloxacin.
- **Cephalosporin der 3. Generation:** z. B. Cefpodoxim oral oder Ceftriaxon i. v.

Sobald ein Antibiogramm vorliegt, sollte die Therapie daran angepasst werden.

5. Gewinnung Urinprobe

Um Kontaminationen z. B. mit genitalen Keimen zu vermeiden, sollte die Patientin folgende Hinweise bei der **Gewinnung der Urinprobe** beachten:

- Spreizen der Labien.
- Reinigung des Meatus urethrae mit Wasser (beim Mann der Glans penis).
- Sammeln von Mittelstrahlurin.

Die Urinprobe sollte nach Möglichkeit vor Beginn der antibiotischen Therapie gewonnen werden. Idealerweise wird der erste Morgenurin verwendet, andernfalls sollte die letzte Miktion möglichst 4 Stunden zurückliegen.

ZUSAMMENFASSUNG

Harnwegsinfekte gehören zu den häufigsten Ursachen für Arztkonsultationen. **Pathogenetisch** handelt es sich überwiegend um aszendierende Infektionen mit fäkalen Keimen. Der häufigste **Erreger** ist *Escherichia coli.* Man unterscheidet den **unkomplizierten Harnwegsinfekt** (wenn keine prädisponierenden Faktoren und keine relevanten Begleiterkrankungen vorliegen) vom **komplizierten Harnwegsinfekt** (wenn das Risiko für schwierige Verläufe erhöht ist, z. B. bei Immunsupression). Des Weiteren differenziert man je nach Lokalisation zwischen dem **unteren Harnwegsinfekt (Zystitis)** und dem **oberen Harnwegsinfekt (Pyelonephritis).** Typische **Symptome** für untere Harnwegsinfektionen sind Algurie und Pollakisurie, bei der oberen Harnwegsinfektion kommen Fieber und Flankenschmerzen hinzu. Der Umfang der **Diagnostik** ist abhängig vom Patientenkollektiv, von der Lokalisation (obere Harnwege mitbetroffen?) und dem klinischen Bild. Wenn möglich erfolgt eine kausale **Therapie** (z. B. Beseitigung der Obstruktion bei Urolithiasis). Darüber hinaus wird eine symptomatische Behandlung (viel trinken, häufiges Entleeren der Blase) sowie eine antibiotische Therapie empfohlen.

Von einem Harnwegsinfekt abzugrenzen ist die häufig vorkommende **asymptomatische Bakteriurie,** bei der Keime im Urin zufällig nachgewiesen werden ohne entsprechende klinische Symptomatik. Sie ist nur bei Risikopatienten (z. B. Schwangerschaft, Immunsuppression, vor urologischen Eingriffen) therapiebedürftig.

WAS WÄRE WENN ...

... die Patientin schwanger wäre?

- Bei Schwangeren mit Verdacht auf einen Harnwegsinfekt sollte vor Beginn einer Antibiose immer eine **Urinuntersuchung einschließlich -kultur** durchgeführt werden. Nach Beendigung der antibiotischen Therapie wird eine erneute Urinkultur zur Erfolgskontrolle empfohlen.
- Zur Therapie einer akuten Zystitis werden bei gesunden Schwangeren Cephalosporine, Fosfomycin oder Penicillinderivate empfohlen. Bei der akuten Pyelonephritis werden Cephalosporine verordnet. **Fluorchinolone sind in der Schwangerschaft kontraindiziert.**
- Da eine **asymptomatische Bakteriurie** bei Schwangeren das Risiko für die Entstehung eines Harnwegsinfekts erhöht, sollte auch diese antibiotisch behandelt werden.

16

Beinschmerzen, Dysphagie und Gewichtsverlust

Anamnese

Ein 68-jähriger berenteter Koch stellt sich in Ihrer hausärztlichen internistischen Praxis wegen seit 2 Tagen bestehenden, ziehenden Schmerzen der linken Wade vor, die sich wie besonders schwerer Muskelkater anfühlen würden. Dabei habe er gar keinen Sport getrieben, sondern aufgrund eines leichten grippalen Infekts, der inzwischen abgeklungen sei, einige Tage auf der Couch verbracht. Außerdem leide er schon seit längerer Zeit unter Schluckbeschwerden und müsse häufig nach dem Essen unverdaute Speisen wieder hochwürgen. Er freue sich hingegen über eine von selbst erfolgte, deutliche Gewichtsabnahme, da er seit seiner Berentung zugenommen habe. Wesentliche Vorerkrankungen werden verneint, allerdings habe er lange keinen Arzt mehr besucht.

Untersuchungsbefunde

68-jähriger Mann in leicht gemindertem AZ und adipösem EZ (179 cm, 98 kg, BMI 30,6 kg/m^2). HF 98/min, BD 145/90 mmHg. Afebril. Kopf: Schleimhäute feucht, Lymphknoten unauffällig, Schilddrüse nicht vergrößert. Herz: leise, regelmäßige HT, keine pathologischen Geräusche. Lunge: sonorer Klopfschall, vesikuläres Atemgeräusch, keine RG. Abdomen: adipös, weich, kein Druckschmerz, keine Resistenzen, positive Darmgeräusche, Leberrand nicht sicher tastbar. Extremitäten: linker Unterschenkel umfangsvermehrt und überwärmt mit glänzender Haut, deutlicher Druckschmerz der Wade, Fußsohlendruckschmerz links, Pulse allseits tastbar. Neurologisch orientierend unauffällig.

1. **Was sollte am ehesten Ihre direkte Aufmerksamkeit erlangen? Wie lauten Ihre Verdachts- und Differenzialdiagnosen?**
2. **Welche Diagnostik sollten Sie zur Sicherung der Verdachtsdiagnose durchführen?**
3. **Erklären Sie die Pathogenese der Erkrankung! Welche Komplikationen können auftreten?**
4. **Welche Ursachen für diese Erkrankung kennen Sie?**
5. **Welche Therapie leiten Sie ein?**
6. **Welche weiteren Untersuchungen sollten sich aufgrund der Anamnese unbedingt anschließen?**

1. Verdachts-/Differenzialdiagnosen

Auffallend sind die akuten, ziehenden Schmerzen des linken Beins, die mit einer Umfangsvermehrung und Druckschmerzen des linken Unterschenkels einhergehen und daher mit einer **tiefen Venenthrombose** (TVT) vereinbar sind. Dazu passt neben dem Fußsohlendruckschmerz und der Glanzhaut auch die Anamnese einer längeren Immobilisation durch den grippalen Infekt. Adipositas (BMI 30,6 kg/m^2) gilt zudem als Risikofaktor.

Generell unterscheidet man Thrombosen der **Unterschenkelvenen,** die aszendierend in die Oberschenkelvenen wachsen können. Zudem können sich Thrombosen der Femoralisvenen in Beckenvenen fortsetzen. **Beckenvenenthrombosen** können außerdem deszendierend an Größe zunehmen.

Differenzialdiagnostisch kommen je nach klinischem Bild folgende Erkrankungen infrage:

- **Thrombophlebitis:** eher oberflächlich im Verlauf einer Vene.
- **Postthrombotisches Syndrom** mit chronisch venöser Insuffizienz.
- **Lymphödem:** Zehen sind zusätzlich geschwollen.
- **pAVK:** keine Überwärmung, eher blasse Haut und fehlende periphere Pulse.
- **Muskuloskelettale Ursachen:** Muskelfaserriss oder Baker-Zyste.

Die Symptome Dysphagie und Gewichtsverlust sollten weiter abgeklärt werden (➤ Frage 6), bedürfen aber nicht der sofortigen Diagnostik und Therapie wie die tiefe Venenthrombose.

MERKE

Die **klinischen Zeichen** (➤ Fall 3, ➤ Frage 2) einer Thrombose fehlen vor allem bei bettlägerigen, immobilisierten Patienten oft oder sind sehr **unspezifisch.** Daher schließen fehlende klinische Zeichen eine tiefe Venenthrombose nicht aus.

2. Diagnostik

Zunächst sollte die klinische Wahrscheinlichkeit für eine TVT anhand der Anamnese und der körperlichen Untersuchung abgeschätzt werden, dazu eignen sich Score-Systeme (z. B. Wells-Score). Für die Diagnosesicherung sind folgende Untersuchungen in Abhängigkeit der klinischen Wahrscheinlichkeit relevant:

- **D-Dimere:** Durchführung nur bei nicht hoher klinischer Wahrscheinlichkeit; haben eine geringe Spezifität und besitzen einen hohen negativen prädiktiven Wert (bei negativen D-Dimeren keine weitere Thrombose-Diagnostik).
- Bei hoher klinischer Wahrscheinlichkeit sollte dagegen auf die Bestimmung von D-Dimeren verzichtet werden und direkt eine Bildgebung erfolgen, die eine besondere Bedeutung für die Diagnose der tiefen Venenthrombose hat.

In der Reihenfolge des Vorgehens sind dies:

- **Kompressionsultraschall:** Methode der ersten Wahl. Bei Thrombose keine vollständige Komprimierbarkeit der Venen im Querschnitt. Duplexsonografisch Nachweis umflossener Thromben. Für den sicheren Nachweis einer tiefen Venenthrombose geeignet, ggf. **Doppler-/Duplex-Sonografie** zur Untersuchung von Strömungsprofilen der Venen, insbesondere für die Diagnostik von Thrombosen, die proximal des Leistenbands gelegen sind.
- **CT-** und **MRT-Phlebografie:** alternativ bei nicht eindeutiger sonografischer Untersuchung, bieten besondere Informationen im abdominalen und pelvinen Bereich.
- **Phlebografie:** bei unklaren sonografischen und/ oder CT-/MRT-Befunden, invasives Verfahren (Anwendung nur noch bei unklaren Fällen, nicht mehr generell verfügbar).

Für den Fall, dass bei hoher klinischer Wahrscheinlichkeit die notwendige Bildgebung nicht zeitgerecht verfügbar ist, sollte direkt mit einer Therapie begonnen werden (s. u.).

MERKE

Der Therapieerfolg hängt besonders vom Alter der tiefen Venenthrombose ab, sodass bei klinischem Verdacht eine schnelle Diagnosesicherung erfolgen sollte!

3. Pathogenese/Komplikationen

Für das Entstehen einer TVT sind drei Faktoren relevant, die schon früh von **Virchow** als **Trias** beschrieben wurden:

- **Endothelveränderung,** z. B. durch entzündliche, traumatische, degenerative oder allergische Ursachen.
- **Blutflussverlangsamung,** z. B. bei Rechtsherzinsuffizienz, Immobilisation, lokaler Stase oder Verwirbelung durch Varizen.
- **Erhöhte Gerinnungsneigung,** z. B. postoperativ, bei Schwangerschaft, Polyzythämie, Übergewicht oder Varikose.

Bei Thrombose einer Vene erhöht sich der Druck im Gefäß, sodass bei fehlenden Kollateralen ein Ödem mit Umfangsvermehrung des betroffenen Beins entsteht. Abhängig von der Ausprägung des Ödems imponieren die klinischen Symptome mehr oder weniger stark. Folgende Komplikationen sind von Bedeutung:

- **Lungenembolie:** durch embolische Verschleppung von thrombotischem Material in Lungengefäße. Die Lokalisation der Thrombose spielt dabei eine Rolle, da bei Beckenvenenthrombosen ein höheres Embolierisiko besteht. Bei etwa 50 % der TVT kommt es zu szintigrafisch nachweisbaren Lungenembolien, von denen aber nur etwa 20 % symptomatisch werden.
- **Postthrombotisches Syndrom** mit Zerstörung der Klappen nach zunächst entzündlicher, dann bindegewebiger Organisation der Thromben mit unvollständiger Rekanalisation der Vene, führt zur chronisch venösen Insuffizienz (CVI).
- **Rezidive.**

4. Ursachen der Erkrankung

Grundsätzlich unterscheidet man erworbene von angeborenen prädisponierenden Faktoren (hereditäre Ursachen). Die **erworbenen Faktoren** umfassen unter anderem:

- **Immobilisation** z. B. bei bettlägerigen Patienten.
- **Vorherige TVT oder Lungenembolie.**
- **Abknicken der V. poplitea** bei längerem Sitzen in Flugzeug, Bus oder Auto.
- **Operationen** erhöhen die Gerinnungsneigung; je nach Dauer und Art der OP unterschiedlich hohes Risiko (v. a. OP im Becken- oder Hüftbereich und bei Polytrauma).
- **Maligne Erkrankungen,** altersabhängig vor allem ab der 5. Lebensdekade.
- **Polycythaemia vera.**
- Einnahme eines **Östrogenpräparats** und **oraler Kontrazeptiva.**
- **Rauchen.**
- **Schwangerschaft** (thromboembolische Ereignisse zählen zu den führenden Todesursachen in Schwangerschaft und postpartal).
- **Erworbene Gerinnungsstörungen** z. B. erworbener Protein-C- und -S-Mangel (z. B. bei Leberzirrhose).
- **Antiphospholipidsyndrom:** Antikörper gegen Phospholipide führen zu Hyperkoagulabilität.

Etwa 50 % der Patienten mit TVT weisen **hereditäre Ursachen** auf (➤ Tab. 16.1). Außerdem existieren selten angeborene Varianten oder Anomalien der Venen (z. B. May-Thurner-Syndrom, Aplasie der V. cava inferior), die für eine TVT prädisponieren.

Tab. 16.1 Genetische Ursachen einer Gerinnungsstörung mit Thrombophilie.

Name des Defekts	Anteil aller Patienten mit TVT	Pathogenese der Hyperkoagulabilität	Risikoerhöhung für Thrombosen
Faktor-V-Leiden-Mutation/APC-Resistenz	20–30 %	Mangelnde Inaktivierung von Faktor Va durch APC (aktiviertes Protein C)	Heterozygot 5- bis 8-fach Homozygot bis 80-fach
Prothrombinmutation	5–10 %	Plasmaspiegel von Prothrombin (Faktor II) erhöht	Heterozygot 3- bis 4-fach
Protein-C-Mangel	≈ 5 %	Verminderte Inaktivierung von Faktor Va und VIIIa durch fehlendes Protein C	Heterozygot bis 7-fach Homozygot nicht lebensfähig
Protein-S-Mangel	≈ 2 %	Verminderte Aktivität von Protein C (Kofaktor von APC)	Heterozygot bis 5-fach Homozygot nicht lebensfähig
Antithrombin-III-Mangel	≈ 1 %	AT-III ist Thrombininhibitor, entweder AT-III-Spiegel (Typ I) oder AT-III-Aktivität erniedrigt	Heterozygot bis 16-fach Homozygot nicht lebensfähig

5. Therapie

Die Therapie der TVT soll eine Lungenembolie, das Wachstum des Thrombus sowie das Entstehen eines postthrombotischen Syndroms verhindern.

Vordringlich ist eine sofortige **therapeutische Antikoagulation** bei gesicherter TVT, bei hoher klinischer Wahrscheinlichkeit noch bevor die Diagnose gesichert ist:

- **Initiale Antikoagulation: Niedermolekulares Heparin** oder **Fondaparinux** (selektiver Faktor-Xa-Inhibitor): subkutane Anwendung, sicherere und bessere Wirksamkeit als **unfraktioniertes Heparin,** das bei erhöhter Blutungsneigung und schwerer Niereninsuffizienz indiziert ist.
- **Erhaltungstherapie:** Überlappend am 1. oder 2. Tag Beginn einer **oralen Antikoagulation** mit einem Vitamin-K-Antagonisten (Phenprocoumon, Ziel-INR 2–3), die zur Rezidivprophylaxe je nach Art der Thrombose und Risikofaktor mindestens 3 Monate durchgeführt werden sollte, ggf. auch zeitlich unbegrenzt bei Rezidiven oder aktiver Krebserkrankung.

Es stehen auch **neue Antikoagulanzien** (NOAKs) zur Verfügung, die gegenüber niedermolekularem Heparin und Vitamin-K-Antagonisten nicht unterlegen sind, jedoch weniger häufig relevante Majorblutungen (z. B. intrakraniell) aufweisen. Davon können die direkten Faktor-Xa-Inhibitoren Rivaroxaban und Apixaban auch für die initiale Antikoagulation verwenden werden. Edoxaban sowie der direkte Thrombininhibitor Dabigatran erfordern eine initiale Antikoagulation (s. o.) für mindestens 5 Tage bevor sie zur Erhaltungstherapie eingesetzt werden.

- Eine **thrombolytische Therapie** und **kathetergestützte Verfahren** zur Rekanalisation sind nur in Ausnahmefällen indiziert (z. B. junge Patienten bei Erstereignis einer ausgedehnten iliofemoralen Thrombose).
- **Vena-cava-Filter** werden nur in Einzelfällen eingesetzt, z. B. bei absoluter Kontraindikation gegen Antikoagulation oder bei rezidivierender TVT trotz therapeutischer Antikoagulation, Bevorzugung wieder entfernbarer Systeme.
- **Allgemeinmaßnahmen** sind die möglichst frühzeitige **Kompression** des betroffenen Beins, zunächst mit elastischen Zugbinden und im Verlauf mit **Kompressionsstrümpfen** der Klasse II. Bei deutlicher Beinschwellung kann eine Hochlagerung des Beins die Abschwellung beschleunigen. Grundsätzlich ist eine **Immobilisation nicht indiziert,** da unter suffizienter Antikoagulation und Kompressionstherapie das Risiko für eine Lungenembolie durch Mobilisation nicht erhöht ist.

6. Weitere Untersuchungen

Aufgrund der Dysphagie, der Regurgitation der unverdauten Speisen, der Gewichtsabnahme und des Alters des Patienten, insbesondere in Zusammenhang mit dem Auftreten einer TVT, sollte eine **Tumorsuche** angeschlossen werden. Die Symptome des Patienten könnten auf ein **Ösophaguskarzinom** hinweisen, sodass in jedem Fall eine endoskopische Untersuchung ggf. mit Biopsie, eine Endosonografie und eine CT durchgeführt werden sollten. Differenzialdiagnostisch kommt ein Ösophagusdivertikel in Betracht.

ZUSAMMENFASSUNG

Die **Ätiologie** der **tiefen Venenthrombose** kann sehr unterschiedlich sein und umfasst neben erworbenen prädisponierenden Faktoren hereditäre Ursachen einer Thrombophilie. **Pathogenetisch** ist die sog. Virchow-Trias von Bedeutung. Klinische Zeichen fehlen in etwa 50 % der Fälle. Eine schnelle **Diagnostik** mittels Kompressionssonografie ist bei hohem klinischem Verdacht entscheidend, um neben der Kompressionstherapie frühzeitig eine **Antikoagulation** (niedermolekulares Heparin oder Fondaparinux, sonst unfraktioniertes Heparin, ggf. NOAK Rivaroxaban/Apixaban) einzuleiten und eine Lungenembolie und ein postthrombotisches Syndrom zu verhindern. Eine **Erhaltungstherapie** sollte mit einem Vitamin-K-Antagonisten (Phenprocoumon) oder NOAK (Rivaroxaban, Apixaban, Edoxaban, Dabigatran) begonnen und für mindestens 3 Monate durchgeführt werden, ggf. auch länger unter Abwägung des Rezidiv- und Blutungsrisikos.

17

Abgeschlagenheit und Oberbauchschmerzen

Anamnese

Ein 65-jähriger Mann stellt sich in der internistischen Notaufnahme vor. Seit etwa 2 Monaten leidet er an Übelkeit und Bauchschmerzen, vor allem nach Nahrungs- und Flüssigkeitsaufnahme. Die Beschwerden seien im linken und rechten Oberbauch lokalisiert und strahlten bis in den Rücken sowie die Leiste aus. Außerdem fühle er sich in letzter Zeit schwach. Im vergangenen halben Jahr habe er stark abgenommen, wie viel weiß er nicht. Seit einigen Tagen sei der Urin zunehmend dunkel verfärbt, der Stuhlgang hingegen heller als sonst.

Sie finden einen alten Arztbrief in der elektronischen Patientenakte. Demnach ist der Patient früher heroinabhängig gewesen. Dies bestätigt der Patient auf Nachfrage, er sei aber bereits seit mehr als einem Jahrzehnt „clean". Auch seinen Alkoholkonsum habe er erheblich reduziert, seit er vor 2 Jahren Großvater geworden war, aktuell trinke er abends 2 kleine Bier. Nur das Rauchen könne er sich bislang nicht abgewöhnen (60 py). Medikamente nehme er momentan keine ein.

Untersuchungsbefunde

65-jähriger Mann in reduziertem AZ und EZ; zu allen Qualitäten orientiert. Schleimhäute unauffällig, enoral reizlos. Schilddrüse unauffällig. Sklerenikterus und gelblich-braunes Hautkolorit. Diverse Tätowierungen an beiden Oberarmen. Psoriasis im Bereich der Hand- und Ellenbogengelenke. Cor: rein und rhythmisch. Pulmo: seitengleich belüftet, sonorer KS, vesikuläres AG, keine RG. LK nicht tastbar, keine Ödeme. Periphere Pulse an Armen und Beinen schwer tastbar. Abdomen: Abwehrspannung im Epigastrium und rechten Oberbauch, kein Klopfschmerz, normale DG, Milz und Leber nicht palpabel. Nierenlager und Wirbelsäule klopfschmerzfrei. Orientierende neurologische Untersuchung unauffällig.

Labor

Leukozyten 6,7 Tsd/µl; Erythrozyten 3,70 Mio/µl; Hämoglobin 11,0 g/dl; Hämatokrit 31,7 %; MCV 85,7 fl; MCH 29,7 pg; MCHC 34,7 g/dl; Thrombozyten 208 Tsd/µl; Quick 76 %; INR 1,12; Natrium 138 mmol/l; Kalium 3,7 mmol/l; Serumkreatinin 0,52 mg/dl; GOT (AST) 68 U/l; GPT (ALT) 59 U/l; Alk. Phosphatase 242 U/l; γ-GT 298 U/l; Bilirubin gesamt 5,6 mg/dl; Lipase 41 U/l; Gesamteiweiß 6,7 g/dl.

1. **Worauf grenzen Sie Ihre Verdachtsdiagnosen ein? Was ist am wahrscheinlichsten?**

2. **Welche weiteren Untersuchungen führen Sie durch? Nennen Sie die Gründe!**

3. **Welche Komplikationen der Erkrankung sind Ihnen bekannt?**

4. **Wie lautet die Stadieneinteilung und Therapie der Erkrankung? Wie ist die Prognose?**

5. **Was wissen Sie über die Schmerztherapie bei Tumorpatienten? Welche Besonderheiten ergeben sich aufgrund des ehemaligen i. v. Drogenabusus?**

1. Verdachtsdiagnose

Aufgrund der angegebenen Beschwerden und Befunde (persistierende Oberbauchschmerzen mit lokaler Abwehrspannung, Übelkeit, Ikterus) lassen sich die Ursachen auf eine Erkrankung von Pankreas, Leber und Gallenwegen oder des Magens eingrenzen. Die Laboruntersuchung deutet auf eine **Cholestase** hin (erhöhte AP, γ-GT, Bilirubin) bei gleichzeitig leicht erhöhten Transaminasen. In der Gesamtkonstellation lassen die Befunde mit **Ikterus** durch Cholestase (Laborwerte, entfärbter Stuhl, dunkler Urin), Gewichtsverlust und abdominellen Schmerzen am wahrscheinlichsten an das Vorliegen eines **Pankreaskarzinoms** denken (➤ Abb. 17.1). Typsich ist das positive **Courvoisier-Zeichen,** welches für eine prallelastisch und schmerzlos tastbare Gallenblase bei Ikterus steht. Es folgt aus einer Verlegung des Ductus choledochus durch einen Tumor im Pankreaskopfbereich. Für ein Pankreaskarzinom sprechen außerdem der chronische Alkohol- und Nikotinabusus, beides sind Risikofaktoren für diese Erkrankung.

Differenzialdiagnostisch kommen Erkrankungen des Oberbauchs wie die **Ulkuskrankheit, Choledocholithiasis** oder ein **Magenkarzinom** aufgrund des Gewichtverlusts in Betracht. Gegen eine **akute Pankreatitis** oder den Schub einer **chronischen Pankreatitis** spricht, dass die Lipase im Normbereich ist (wobei unauffällige Pankreasenzyme eine chronische Pankreatitis nicht zwingend ausschließen).

2. Weitere Untersuchungen

Um den Verdacht auf ein Pankreaskarzinom abzuklären, schließen sich folgende Untersuchungen an:

- **Abdomensonografie:** Sie sollte als erstes durchgeführt werden zur Beurteilung von Leber, Gallenwegen, Pankreas und weiterer Bauchorgane.
- **Endosonografie:** Sie weist – bei erfahrenem Untersucher – eine hohe Sensitivität zur Detektion auch kleiner Pankreaskarzinome auf. Eine Biopsie zur histologischen Diagnosesicherung ist möglich. Die Feinnadelbiopsie sollte allerdings kritisch gesehen werden, da sie das Risiko einer Stichkanalmetastasierung beinhaltet. Insbesondere sollte sie bei geplanter Resektion präoperativ unterbleiben. Bei primär inoperablen Pankreaskarzinomen sollte eine histologische Sicherung erfolgen, wenn eine palliative Chemotherapie geplant ist.
- **Multidetektor-CT oder MRT:** Beide Verfahren sind gleichwertig zur Beurteilung der Tumorausdehnung und damit der Resektabilität. Die MRT kann ggf. mit einer MRCP und MR-Angiografie kombiniert werden, sodass in einer einzigen Untersuchung sowohl das Pankreas als auch die Gallengänge und die lokalen Blutgefäße beurteilt werden können. Die Gallengänge sind in der CT nicht darstellbar. Falls dies gewünscht wird, kann ggf. zusätzlich eine ERCP durchgeführt werden.
- **Endoskopie:** ggf. zum Nachweis von Spätkomplikationen (s. u.).
- **Bestimmung des Tumormarkers CA 19–9:** Bei Nachweis einer Pankreasraumforderung sollte CA 19–9 bestimmt werden. Der Wert eignet sich nicht zur Diagnosestellung eines Pankreaskarzinoms, kann jedoch sinnvoll sein zur Beurteilung des Therapieansprechens und zum Rezidivausschluss nach Operation.
- **Röntgen-Thorax bzw. CT-Thorax:** erforderlich für Staging zur Detektion thorakaler Metastasen.
- **Ggf. Staging-Laparoskopie:** Sie wird eingesetzt bei Pankreaskarzinomen, die als resektabel eingeschätzt werden, wenn die bildgebende Diagnostik keine ein-

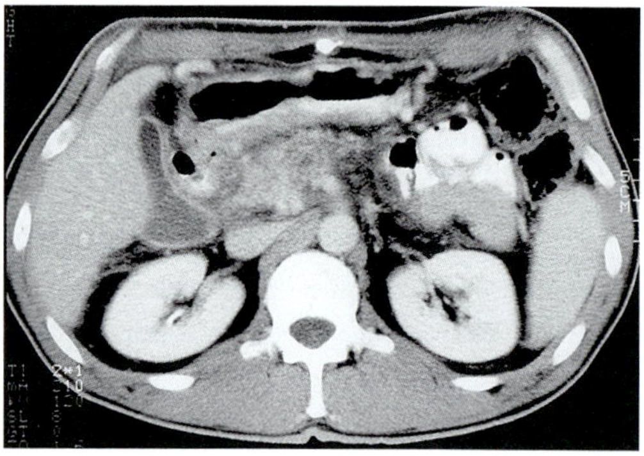

Abb. 17.1 CT-Bild eines Pankreaskopfkarzinoms, eine Abgrenzung zum Duodenum ist nicht mehr möglich. [M349]

deutigen Befunde liefert und klinische Hinweise für eine Peritonealkarzinose oder einen signifikanten Aszites vorliegen. Abhängig von den intraoperativen Befunden wird eine Resektion mit kurativer Intention durchgeführt oder scheidet als solche aus.

MERKE

Bei schmerzlosem Ikterus unklarer Ursache sollte, insbesondere bei Patienten über 60 Jahren, ein Pankreaskarzinom ausgeschlossen werden.

3. Komplikationen

Je nach Ausdehnung des Karzinoms können folgende **Komplikationen** auftreten:

- Obstruktion der Gallenwege mit **Cholestase** (Ikterus, Juckreiz, acholischer heller Stuhl, bierbrauner Urin) und nachfolgende Cholangitis bis zum Leberversagen.
- **Magenausgangs-/Duodenalstenose.**
- **Gestörte Glukosetoleranz** und Diabetes mellitus, ggf. Bestimmung HbA1c.
- Gastrointestinale **Blutung.**
- Paraneoplastisch bedingte **Thrombose/Lungenembolie.**

4. Stadien und Therapie

Die Einteilung des Pankreaskarzinoms erfolgt nach der TNM-Klassifikation, die die lokale Ausbreitung des Primärtumors (T), den Befall von Lymphknoten (N) und das Auftreten von Fernmetastasen (M) berücksichtigt. Es lassen sich **folgende Stadien (UICC 2010)** abgrenzen:

- 0: Carcinoma in situ (Tis, N0, M0).
- IA: Tumor auf Pankreas beschränkt, T1 $\leq$ 2 cm Durchmesser (T1, N0, M0).
- IB: Tumor auf Pankreas beschränkt, T2 > 2 cm Durchmesser (T2, N0, M0).
- IIA: organübergreifend, zusätzlich angrenzende Gewebe betroffen (T3, N0, M0).
- IIB: regionale Lymphknoten betroffen (T1–3, N1, M0).
- III: Infiltration des Truncus coeliacus oder der A. mesenterica superior (T4, jedes N, M0).
- IV: Fernmetastasen (jedes M1).

Die Therapie erfolgt stadienadaptiert, ein **kurativer Ansatz** ist dabei nur durch eine chirurgische Therapie mit R0-Resektion und Lymphadenektomie zu erreichen (ggf. im Stadium I–II). Als operatives Verfahren kommt beim Pankreaskopfkarzinom eine partielle Duodenopankreatektomie mit oder ohne Pyloruserhalt in Betracht. Bei Karzinomen des Pankreaskorpus kommen eine totale Duodenopankreatektomie oder eine subtotale Pankreaslinksresektion infrage. An eine R0-Resektion schließt sich nach Möglichkeit eine adjuvante Chemotherapie über 6 Monate an (z. B. mit Gemcitabin). Im Falle von Fernmetastasen sollte eine chirurgische Resektion unterbleiben, da sie die Prognose nicht verbessert.

Bei lokal fortgeschrittenem Pankreaskarzinom mit Inoperabilität sowie bei Vorliegen von Fernmetastasen besteht eine **palliative Situation.** In diesen Fällen wird eine palliative Chemotherapie empfohlen, die sowohl die Lebenszeit als auch die Lebensqualität der Betroffenen verbessert. Eine Verlegung des Gallengangs als Komplikation bei lokal fortgeschrittenem Tumor kann durch die Einbringung eines **Gallengangstents** behandelt werden, eine Magenausgangsstenose entweder ebenfalls mittels Stent oder durch Anlage eines Gastroenterostomas. Daneben spielt vor allem eine suffiziente Schmerztherapie eine entscheidende Rolle.

Die **Prognose** ist in den meisten Fällen schlecht, da die Diagnose bedingt durch das Fehlen von frühen und spezifischen Symptomen oft erst in einem späten Erkrankungsstadium gestellt wird. Typisch für das Pankreaskarzinom ist die frühzeitige Invasion in umliegende Gewebe, die Infiltration von Gefäßen (z. B. Vena mesenterica superior, Pfortader) sowie Lymphknoten- und Fernmetastasen (v. a. Leber).

5. Schmerztherapie/Besonderheiten bei Zustand nach i. v. Drogenabusus

Eine **suffiziente Schmerztherapie** ist bei allen Tumorpatienten von zentraler Bedeutung. Wenn kausale Therapieansätze zur Schmerzlinderung ausgeschöpft sind, sollte nach dem **WHO-Stufenschema** vorgegangen werden. Dieses sieht vor, dass zur symptomatischen Schmerztherapie ein Nichtopioidanalgetikum (z. B. Metamizol) eingenommen wird, welches in Abhängigkeit der Schmerzintensität mit einem schwach (z. B. Tilidin) oder einem stark wirksamen Opioidanalgetikum (z. B. Morphin) kombiniert werden kann. Es handelt sich um eine in der Regel orale Dauertherapie, die nach einem festen Zeitplan eingenommen und durch eine schnell wirksame Bedarfsmedikation bei Durchbruchschmerzen ergänzt wird. In Abhängigkeit der Ursache und des Schmerzcharakters können zusätzlich Koanalgetika zum Einsatz kommen (z. B. Antikonvulsiva bei neuropathischen Schmerzen, Bisphosphonate bei Knochenmetastasen). Da Opioide häufig eine Obstipation verursachen, sollten sie prophylaktisch mit Laxanzien kombiniert werden. Bei diesem Patienten sind aufgrund der Leberfunktionsstörung mit Ikterus potenziell lebertoxische Substanzen kontraindiziert (z. B. Paracetamol).

Genau wie bei anderen Tumorpatienten sollte **auch bei Patienten nach i. v. Drogenabusus nach dem WHO-Stufenschema** vorgegangen werden. Aus Sorge vor einem Suchtrückfall werden diesen Patienten Opioidanalgetika trotz eindeutiger Indikation aber häufig vorenthalten. Falls Opioidanalgetika für eine adäquate Analgesie erforderlich sind, sollten sie auch bei diesen Patienten verordnet werden. Zu bevorzugen sind retardierte, das heißt langwirksame orale Präparate. Die intravenöse Gabe kurzwirksamer Substanzen sollte nach Möglichkeit unterbleiben. Opiatantagonisten müssen gemieden werden, da sie eine akute Entzugssymptomatik auslösen können (z. B. Naloxon, aber auch Medikamentenkombinationen, die Opioidantagonisten enthalten, z. B. Oxycodon + Naloxon). Werden diese Grundsätze beachtet, ist die Sorge vor einem Rückfall in der Regel unbegründet. Diese Zusammenhänge sollten mit dem Patienten besprochen werden. Falls medikamentös keine ausreichende Schmerzabdeckung erreicht werden kann, sollte als Ultima Ratio temporär die Anlage eines Periduralkatheters, eine Strahlentherapie oder eine Coeliacusblockade diskutiert werden.

ZUSAMMENFASSUNG

Bei der Entstehung des **Pankreaskarzinoms** sind sowohl eine genetische Disposition als auch Risikofaktoren (z. B. Rauchen, Alkoholkonsum) relevant. Frühsymptome fehlen häufig oder sind unspezifisch, sodass die Diagnose meist erst in einem fortgeschrittenen Stadium gestellt wird und eine kurative Therapie häufig nicht mehr möglich ist. Die Trias aus Gewichtsverlust, Ikterus und Abgeschlagenheit muss an ein Pankreaskarzinom denken lassen. **Diagnostisch** steht neben der (Endo-)Sonografie entweder eine MRT oder eine CT in Kombination mit einer ERCP im Vordergrund. Eine kurative **Therapie** ist nur bei frühen Stadien durch eine R0-Resektion mit adjuvanter Chemotherapie möglich, palliative Maßnahmen umfassen eine Chemotherapie, die adäquate Schmerztherapie und ggf. die Behandlung von Komplikationen. Die **Prognose** ist aufgrund der häufig späten Diagnose schlecht.

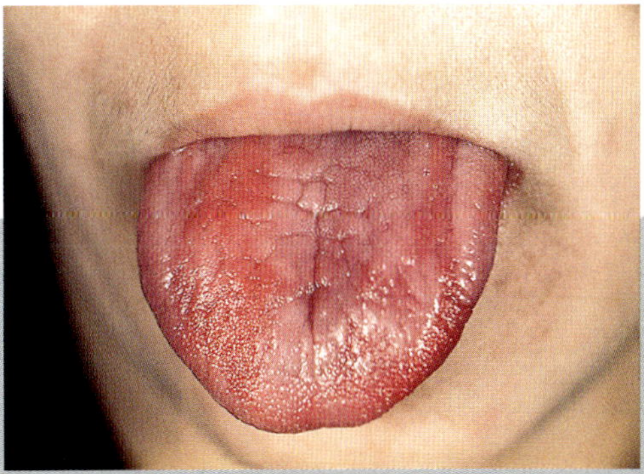

18 Gangunsicherheit und Müdigkeit

Anamnese

Eine 47-jährige Erzieherin kommt in Ihre Praxis, weil sie sich seit einigen Wochen ständig müde und unsicher auf den Beinen fühlt. Ihre Füße würden häufig kribbeln als seien sie eingeschlafen. Fast täglich habe sie Kopfschmerzen. Außerdem berichtet sie über Appetitlosigkeit und ein unangenehmes, teilweise schmerzhaftes Brennen der Zunge. Im jungen Erwachsenenalter habe sie eine Lungenentzündung durchgemacht, ansonsten sei sie nie ernsthaft krank gewesen. Abgesehen von Paracetamol gegen die Kopfschmerzen nehme sie keine Medikamente.

Untersuchungsbefunde

Auffällig sind ein blasser Teint, eine atrophische, glatte, rote Zunge (➤ Bild [E279]) und ein deutlich reduziertes Vibrationsempfinden über beiden Knöcheln (2/8 im Stimmgabelversuch) sowie lebhafte Muskeleigenreflexe.

Laborbefunde

Leukozyten 4,0 Tsd/µl; Erythrozyten 1,9 Mio/µl; Hb 6,8 g/dl; Hkt 22 %; MCV 122 fl; MCH 36,7 pg; MCHC 31 g/dl; Thrombozyten 109 Tsd/µl; Natrium 141 mmol/l; Kalium 4,1 mmol/l; Serumkreatinin 0,8 mg/dl; Harnstoff 39 mg/dl; LDH 950 U/l.

1. Welche Verdachtsdiagnose stellen Sie? Nennen Sie Differenzialdiagnosen!

2. Welche Ursachen für die Erkrankung kennen Sie?

3. Welche weiteren diagnostischen Maßnahmen veranlassen Sie?

4. Wie wird die Erkrankung behandelt? Was raten Sie dieser Patientin?

5. Welche weiteren Ursachen für eine Polyneuropathie kennen Sie?

1. Verdachts-/Differenzialdiagnosen

Die Laborbefunde zeigen eine **makrozytäre** (MCV > 98 fl) **hyperchrome** (MCH > 32 pg) **Anämie** (Hb < 12 g/dl bei Frauen). Die häufigsten Ursachen hierfür sind ein **Vitamin-B_{12}- und/oder Folsäuremangel.** In beiden Fällen kommt es im Knochenmark infolge einer gestörten DNA-Synthese zur Ausbildung von Megaloblasten (große erythropoetische Vorläuferzellen mit Kernreifungsstörung). Man spricht daher auch von **megaloblastären Anämien.**

Da diese Patientin auch neurologische und gastrointestinale Symptome zeigt, die beim Folsäuremangel typischerweise nicht auftreten, ist am ehesten von einer **Vitamin-B_{12}-Mangel-Anämie** auszugehen.

Klinisch imponiert bei dieser Patientin die für den Vitamin-B_{12}-Mangel **klassische Trias:**

- **Hämatologische Symptome:** Aufgrund der Anämie kommt es zu vermehrter Müdigkeit und Blässe. Typisch wäre außerdem ein leichter Ikterus, bedingt durch eine intramedulläre Hämolyse bei gestörter Erythropoese. Die Haut würde dann **„Café-au-Lait-farben“** erscheinen.
- **Gastrointestinale Symptome:** Charakteristisch sind Übelkeit, Appetitlosigkeit, Zungenbrennen sowie eine atrophische Glossitis (sog. Hunter-Glossitis ➤ Bild).
- **Neurologische/psychiatrische Symptome:** Sie können den hämatologischen Veränderungen um Jahre vorausgehen. Typisch sind:
  - **Vermindertes Vibrationsempfinden** (Pallhypästhesie): gilt als Frühsymptom.
  - **„Funikuläre Myelose“:** Hierunter versteht man einen Markscheidenschwund der Hinterstränge und der Pyramidenbahn. Klinisch äußert sie sich durch eine spinale Ataxie und Paresen.
  - **Polyneuropathie:** mit schmerzhaftem Kribbeln der Extremitäten.
  - **Psychische Symptome:** z. B. Depression, psychotische Zustände.

Differenzialdiagnostisch kommen neben dem Vitamin-B_{12}- und/oder Folsäuremangel auch megaloblastäre Veränderungen bei **myelodysplastischem Syndrom** oder Kochenmarkschädigungen in Betracht (z. B. durch Alkohol oder **medikamenteninduziert** durch Zytostatika).

MERKE

Vitamin B_{12} wird als Coenzym für die **DNA-Synthese** und den **Fettstoffwechsel** benötigt. Bei einem Mangel kommt es infolge der beeinträchtigten DNA-Synthese zu Kernreifungsstörungen. Diese machen sich insbesondere bei Zellen mit hoher Proliferationsrate bemerkbar (Knochenmark, Gastrointestinaltrakt), was das Auftreten hämatologischer und gastrointestinaler Symptome erklärt. Die neurologischen Auffälligkeiten werden auf einen Markscheidenschwund zurückgeführt, der durch eine Störung im zellulären Fettstoffwechsel hervorgerufen wird.

2. Ursachen

Ein Vitamin-B_{12}-Mangel kann verschiedene Ursachen haben:

- **Mangel an Intrinsic Factor (IF):** Der IF wird von den Belegzellen (Parietalzellen) des Magens gebildet. Er bildet im oberen Dünndarm einen Komplex mit Vitamin B_{12}, der normalerweise im unteren Ileum über einen Rezeptor aufgenommen wird. Bei Mangel an IF (z. B. nach Gastrektomie oder bei Autoimmungastritis mit Verlust der Parietalzellen durch Parietalzell-AK und IF-AK) wird Vitamin B_{12} nicht mehr ausreichend resorbiert, sodass der Körper auf seine Speicher zurückgreifen muss. Sind auch diese entleert (über Jahre), entwickelt sich eine Vitamin-B_{12}-Mangel-Anämie. Liegt der Anämie eine Autoimmungastritis zugrunde, spricht man auch von einer **perniziösen Anämie.**
- **Ungenügende Zufuhr:** z. B. bei strengen Veganern, die auf den Verzehr Vitamin-B_{12}-haltiger tierischer Lebensmittel (Eier, Fisch, Fleisch, Milch) verzichten.
- **Intestinale Malabsorption:** z. B. bei chronisch-entzündlichen Darmerkrankungen, exokriner Pankreasinsuffizienz, Sprue, nach Ileumresektion.
- **Pathologische Darmbesiedlung:** Konkurrenz um Vitamin B_{12}, z. B. bei Fischbandwurmbefall (selten)

oder Fehlbesiedlung im Darm bei postoperativem „Blind-Loop-Syndrom".

- **Gestörter Vitamin-B_{12}-Metabolismus:** z. B. bei Transcobalamin-II-Mangel (selten).

Ein Folsäuremangel kann auftreten bei:

- **Mangelernährung** z. B. bei älteren Patienten.
- **Alkoholismus.**
- **Gesteigertem Bedarf:** z. B. in der Schwangerschaft oder bei chronischen hämolytischen Anämien.
- **Medikamenteninduziert** durch Beeinflussung des Folsäurestoffwechsels (z. B. bei Einnahme der Folsäureantagonisten Trimethoprim oder Methotrexat).

3. Weiterführende Diagnostik

Zur Abklärung des Verdachts auf eine Vitamin-B_{12}-Mangel-Anämie können folgende Untersuchungen sinnvoll sein:

- **Differenzialblutbild:** Bei Vitamin-B-$_{12}$-Mangel-Anämie liegt häufig eine Panzytopenie vor mit hypersegmentierten Granulozyten und erniedrigten Retikulozyten.
- **Gesamt-Vitamin-B_{12}:** Der Wert wird bei Verdacht auf einen Vitamin-B_{12}-Mangel meist als Erstes bestimmt, da er kostengünstig ist. Es handelt sich allerdings um einen späten Marker eines Vitamin-B_{12}-Mangels. Liegt der Wert im unteren Referenzbereich, kann ein Vitamin-B_{12}-Mangel nicht sicher ausgeschlossen werden.
- **Holotranscobalamin (Holo-TC):** Holo-TC (Komplex aus Vitamin B_{12} und Transcobalamin II) wird auch aktives Vitamin B_{12} genannt. Ein erniedrigter Wert zeigt eine Entleerung der Vitamin-B_{12}-Speicher an und gilt als frühester Indikator für einen Vitamin-B_{12}-Mangel. Eine Erniedrigung dieses Wertes ist bereits vor der Entstehung von Symptomen nachweisbar.
- **Methylmalonsäure (MMA):** MMA steigt an, wenn sich die Speicher für Vitamin B_{12} entleeren. Ein erhöhter Wert bei gleichzeitig erniedrigtem Holo-TC spricht für einen manifesten Vitamin-B_{12}-Mangel.
- **Folsäure:** zur differenzialdiagnostischen Abgrenzung gegenüber einem Folsäuremangel.
- **Hämolysemarker:** Typischerweise kommt es zu einer Erhöhung von LDH und indirektem Bilirubin bei erniedrigtem Haptoglobin.
- **Knochenmarkpunktion:** Sie ist nur in unklaren Fällen indiziert. Charakteristisch ist ein hyporegeneratorisches Knochenmark mit zahlreichen Megaloblasten als Ausdruck der Kernreifungsstörung.

Bei gesichertem Vitamin-B_{12}-Mangel schließen sich weitere Untersuchungen zur Differenzierung der Ursache an:

- **Gastroskopie** inkl. Biopsie mit der Frage nach Autoimmungastritis.
- **Bestimmung von Autoantikörpern** gegen Parietalzellen und Intrinsic Factor (Spezifität 100 %, Sensitivität 50–70 %).
- **Schilling-Test:** Mit diesem nuklearmedizinischen Test können Resorptionsstörungen von Vitamin-B_{12} nachgewiesen werden. Er ist aufwendig und hat heute keine wesentliche Bedeutung mehr.

4. Therapie

Alle Patienten mit nachgewiesenem Vitamin-B_{12}-Mangel sollten eine **Substitutionstherapie** erhalten. Diese kann **parenteral** (intramuskulär oder tief subkutan) oder **oral** erfolgen. Der Applikationsweg richtet sich nach der zugrunde liegenden Ursache und der Dringlichkeit des Ausgleichs. Liegt eine Resorptionsstörung vor (z. B. bei perniziöser Anämie oder nach einer Magen-OP), wird Vitamin B_{12} in der Regel parenteral verabreicht. Ist eine mangelnde Zufuhr mit der Nahrung ursächlich, wird von einer normalen Resorption ausgegangen und meist oral substituiert. Bei Patienten mit neurologischen Symptomen oder schwerer Anämie sollte eine parenterale Behandlung bevorzugt werden. Bei Vorliegen einer chronischen Ursache (z. B. nach Gastrektomie) kann die Substitutionsbehandlung lebenslang erforderlich sein.

Personen, die ein hohes Risiko für einen Vitamin-B_{12}-Mangel aufweisen (z. B. bei strikt veganer Ernährung, nach vorangegangener Magenoperation), sollten bereits präventiv eine Substitutionstherapie erhalten.

Bei dieser Patientin mit schwerer symptomatischer Anämie und neurologischen Beschwerden sollte eine parenterale Vitamin-B_{12}-Substitutionstherapie eingeleitet werden. Falls dem Vitamin-B_{12}-Mangel eine Autoimmungastritis zugrunde liegt, sollte die Patientin darüber aufgeklärt werden, dass diese eine **Präkanzerose** darstellt, die regelmäßig (alle 2 Jahre) gastroskopisch kontrolliert werden sollte. Da bei perniziöser Anämie auch andere Autoimmunerkrankungen gehäuft vorkommen, wird außerdem ein Screening auf Diabetes mellitus und eine Schilddrüsenfunktionsstörung empfohlen.

5. Polyneuropathien

Polyneuropathien (PNP) sind generalisierte Erkrankungen des peripheren Nervensystems mit Beeinträchtigung motorischer, sensibler und/oder autonomer Nerven. Eine Einteilung kann anhand des zeitlichen Verlaufs (akut, subakut oder chronisch), der Lokalisation (z. B. distal symmetrischer Verteilungstyp) oder der betroffenen Qualitäten (motorisch, sensibel, autonom und/oder sensomotorisch) erfolgen.

Die möglichen Ursachen für eine PNP sind vielfältig. Man unterscheidet anhand der Genese:

- **Erworbene Ursachen:** Mit Abstand am häufigsten sind die diabetische und die alkoholische PNP. Weitere mögliche Ursachen sind ein Vitamin-B_{12}-Mangel, Kollagenosen, Paraproteinämien, eine Urämie, ein Guillain-Barré-Syndrom, Medikamente (z. B. Cisplatin), paraneoplastische Syndrome, Malnutrition sowie Toxine (z. B. Arsen). Eine Critical-Illness-Polyneuropathie mit vorwiegend motorischen Symptomen tritt als häufige Komplikation einer schweren Erkrankung (z. B. Sepsis) mit Langzeitbeatmung auf.
- **Hereditäre Ursachen:** Am häufigsten sind die hereditäre motorische und sensorische Neuropathie (HMNS, = Charcot-Marie-Tooth-Krankheit) und die hereditäre sensorische Neuropathie Typ 1 (HSN1). Häufig treten auch Fußdeformitäten auf (z. B. Hammerzehen, Hohlfuß).

ZUSAMMENFASSUNG

Die **Vitamin-B_{12}-Mangel-Anämie** gehört zur Gruppe der makrozytären hyperchromen Anämien. Häufigste **Ursache** ist eine Vitamin-B_{12}-Resorptionsstörung durch einen Mangel von Intrinsic Factor aufgrund von Autoantikörpern gegen Parietalzellen und Intrinsic Factor **(perniziöse Anämie). Pathogenetisch** führt der Vitamin-B_{12}-Mangel zu Beeinträchtigungen im Fettstoffwechsel und zu einer DNA-Synthesestörung, die sich vor allem auf Zellen mit hoher Proliferationsrate auswirkt. Neben den typischen **Symptomen** der Anämie wie Müdigkeit und Blässe klagen die Patienten häufig über gastrointestinale (Übelkeit, Hunter-Glossitis) und neurologische Beschwerden (funikuläre Myelose mit Ataxie, Polyneuropathie). **Diagnostisch** nehmen Laboruntersuchungen (Blutbild, Vitamin B_{12}, Holotranscobalamin, Bestimmung von Autoantikörpern) den größten Stellenwert ein. Abhängig von der Ursache und der Dringlichkeit des Ausgleichs besteht die **Therapie** aus einer parenteralen oder oralen Vitamin-B_{12}-Substitution.

19

Gewichtsverlust, Depression und Schulterschmerzen

Anamnese

Eine 80-jährige Rentnerin stellt sich in Ihrer internistischen Praxis vor, weil sie sich seit zwei Wochen antriebslos und traurig fühlt. Am Morgen habe sie sich auf die Waage gestellt und festgestellt, dass sie in den letzten 3 Monaten 3 kg Gewicht verloren hat. Sie fühle sich kraftlos und habe Gliederschmerzen. Vor allem morgens komme sie kaum aus dem Bett, wie bei einem grippalen Infekt. Die Bewältigung des Haushalts falle ihr schwer.

Untersuchungsbefunde

Bei der körperlichen Untersuchung fällt auf, dass die Dame ihren Pullover nicht selbst ausziehen kann, da sie die Arme nicht über die Horizontale heben kann. Im Bereich beider Schultern besteht deutlicher Druckschmerz.

1. Wie lautet Ihre Verdachtsdiagnose? Begründen Sie Ihre Antwort!

2. Welche Differenzialdiagnosen ziehen Sie in Betracht?

3. Welche Diagnostik führen Sie durch?

4. Wie behandeln Sie die Erkrankung?

5. An welche weitere Erkrankung müssen Sie in diesem Zusammenhang unbedingt denken? Wie wird diese behandelt?

1. Verdachtsdiagnose

Bei der Patientin liegt am ehesten eine **Polymyalgia rheumatica (PMR)** vor. Hierfür sprechen:

- **Abgeschlagenheit, Depression und Gewichtsverlust:** Diese Beschwerden gehören zu den typischen Allgemeinsymptomen der PMR. Bei manchen Patienten treten auch subfebrile oder febrile Temperaturen auf.
- **Alter:** PMR tritt fast ausschließlich bei Patienten im Alter > 50 Jahren auf. Die Inzidenz steigt weiter mit dem Alter und ist zwischen dem 70. und 80. Lebensjahr am höchsten.
- **Geschlecht:** Frauen sind 2- bis 3-mal so häufig betroffen wie Männer.
- **Gliederschmerzen:** Typisch für die PMR sind symmetrische Schmerzen in der Schulter-, Becken- und/oder Hüftregion sowie im Nacken und dem lumbalen Rücken. Manche Patienten berichten zusätzlich über distale Schmerzen (z. B. Handgelenke, Metakarpophalangealgelenke), welche meist nur mild ausgeprägt sind.
- **Morgensteifigkeit:** Charakteristisch ist eine Muskelsteifigkeit in der Schulter-, Becken- und/oder Hüftregion, die morgens nach dem Aufstehen oder nach längerer Inaktivität (z. B. nach langer Autofahrt) auftritt und meist > 1 Stunde anhält.
- **Funktionelle Einschränkungen:** Diese Patientin kann ihren Pullover nicht selbst ausziehen, was auf eine eingeschränkte Schulterabduktion hindeutet. Bewegungseinschränkungen stellen ein typisches Symptom der PMR dar. Klassischerweise schildern Patienten Probleme beim An- und Ausziehen von Pullovern oder Jacken, beim Anziehen von Socken oder Schuhen oder beim Aufstehen aus der Rückenlage oder dem Sitzen. Häufig berichten die Patienten außerdem über eine subjektive Muskelschwäche. Bei der PMR ist die Muskelkraft objektiv aber normal und allenfalls durch die Schmerzen akut eingeschränkt.
- **Akuter Beginn:** Die Beschwerden treten akut auf, häufig von einem Tag auf den anderen.

Die PMR wird den **Vaskulitiden der großen Gefäße** zugeordnet. Betroffen sind vor allem Personen mit weißer Hautfarbe. Bei Skandinaviern und skandinavischstämmigen Personen ist die Inzidenz besonders hoch. Nach der rheumatoiden Arthritis ist die PMR die häufigste systemische rheumatologische Erkrankung des Erwachsenen. Die Ätiologie ist unbekannt.

2. Differenzialdiagnosen

Zahlreiche Erkrankungen können ähnliche Symptome wie die PMR hervorrufen und sollten differenzialdiagnostisch in Betracht gezogen werden. Hierzu zählen:

- **Rheumatoide Arthritis:** Insbesondere eine LORA (late onset rheumatoid arthritis) kommt infrage. Im Gegensatz zur PMR ist ein symmetrischer Befall der kleinen Gelenke typisch. Die Abgrenzung gegenüber frühen Stadien einer seronegativen rheumatoiden Arthritis kann schwierig sein.
- **Akute oder chronische Infektionen:** z. B. infektiöse Endokarditis. Diese kann mit ähnlichen Allgemeinsymptomen wie die PMR einhergehen (u. a. Gliederschmerzen, Abgeschlagenheit und Gewichtsverlust).
- **Muskuloskelettale Erkrankungen:** Diese treten häufig einseitig auf, z. B. Tendinopathie der Rotatorenmanschette, Bursitis subacromiale oder subdeltoidea.
- **Maligne Erkrankungen:** In Betracht kommen vor allem ein multiples Myelom, Knochenmetastasen oder eine paraneoplastische Myopathie, z. B. bei kleinzelligem Bronchialkarzinom.
- **Inflammatorische Myopathie:** z. B. Poly-/Dermatomyositis. Diese Erkrankungen sind durch eine Muskelschwäche ohne Schmerzen charakterisiert und können auch paraneoplastisch auftreten.
- **Statin-induzierte Myopathie:** Im Gegensatz zur PMR treten keine Morgensteifigkeit und kein symmetrischer Befall proximaler Muskelregionen auf.
- **Fibromyalgie-Syndrom:** Typisch sind diffuse Schmerzen und ein eher subakuter Beginn der Beschwerden. Häufig sind jüngere Patientinnen betroffen. Bei der körperlichen Untersuchung zeigen sich außer der druckschmerzhaften Muskulatur (tender points) keine Auffälligkeiten.
- **Depression:** Eine Depression kann neben Traurigkeit und Antriebslosigkeit auch mit somatischen Symptomen (z. B. Muskelschmerzen) einhergehen.

- **Hypothyreose:** Mögliche Symptome sind Abgeschlagenheit, Muskelschmerzen und -steifigkeit sowie Arthralgien.
- **Parkinson-Syndrom:** Zusätzlich zu einer Muskelsteifigkeit treten meist auch Rigor und Tremor auf.

3. Diagnostik

Die Diagnose einer PMR erfolgt anhand des klinischen Bildes, da es keinen spezifischen Test für die Erkrankung gibt. Folgende Untersuchungen sollten bei **Verdacht auf eine PMR** durchgeführt werden:

- **Laboruntersuchungen:**
  - **BSG:** Sie ist typischerweise erhöht, teilweise stark auf Werte von > 100 mm in der ersten Stunde. Die Erhöhung ist allerdings unspezifisch, unauffällige Werte schließen eine PMR nicht aus.
  - **CRP:** Dies ist häufig erhöht, allerdings ebenfalls nicht spezifisch für die Erkrankung.
  - **Blutbild und Differenzialblutbild:** Eine normozytäre Anämie und eine leichte Leuko- und Thrombozytose können auftreten.
  - **Leber- und Nierenwerte:** Eine Erhöhung der Leberwerte ist möglich.
  - **Rheumafaktoren, ANCA und ANA:** Diese serologischen Tests sind typischerweise negativ und können hilfreich sein für die Abgrenzung gegenüber anderen rheumatologischen Erkrankungen.
  - **TSH:** Dies ist unauffällig. Die Bestimmung erfolgt zur differenzialdiagnostischen Abgrenzung gegenüber einer Hypothyreose.
  - **CK:** Sie ist normal. Die Bestimmung erfolgt zur differenzialdiagnostischen Abgrenzung gegenüber einer Poly-/Dermatomyositis.
- **Arthrosonografie:** mit der Frage nach entzündlichen Gelenkveränderungen oder Hinweisen für eine Tendinitis der Bizepssehne.
- **„Kleiner Infekt- und Tumorausschluss":** Röntgen-Thorax in 2 Ebenen, Urinstatus, Blutkulturen.

In bestimmten Situationen können zusätzliche diagnostische Maßnahmen sinnvoll sein. Bei hoher BSG und Verdacht auf ein Multiples Myelom sollten beispielsweise eine Eiweißelektrophorese und eine Immunfixation durchgeführt werden. Besteht der Verdacht auf eine andere maligne Grunderkrankung, sollten eine Abdomensonografie, eine Koloskopie und eine gynäkologische bzw. urologische Untersuchung diskutiert werden. Bei Verdacht auf eine infektiöse Endokarditis kann eine transösophageale Echokardiografie weiterhelfen.

4. Therapie

Die Therapie der PMR erfolgt mit **Glukokortikosteroiden** in niedriger bis mittlerer Dosierung. Im Verlauf erfolgt eine sehr langsame Reduktion der Glukokortikoiddosis. Schnellere Reduktionen sollten unterbleiben, da sie mit häufigen Rezidiven einhergehen. Unter der Therapie werden engmaschige klinische und laborchemische Kontrollen (Blutbild, BSG und CRP) empfohlen.

Die medikamentöse Therapie mit Glukokortikoiden ist meist über einen längeren Zeitraum (mehrere Monate, teilweise mehrere Jahre) erforderlich. Ein wesentlicher Bestandteil der Behandlung ist daher die Prävention **Glukokortikoid-assoziierter Nebenwirkungen** (z. B. Osteoporose) bzw. deren frühzeitige Therapie (z. B. arterielle Hypertonie, Störungen des Glukosestoffwechsels). Zu Beginn der Behandlung wird eine Knochendichtemessung sowie eine medikamentöse Therapie mit Vitamin D empfohlen. Neben Maßnahmen zur Sturzprävention sollte bei Risikopatienten für eine Osteoporose außerdem die Einnahme von Bisphosphonaten diskutiert werden. Darüber hinaus müssen regelmäßige Blutdruck- und Blutzuckerkontrollen erfolgen.

MERKE

Typisch für die PMR ist das schnelle Ansprechen auf niedrig dosierte Glukokortikosteroide innerhalb weniger Tage. Kommt es nach Beginn einer Therapie nicht zeitnah zu einer Beschwerdebesserung, sollte die Diagnose hinterfragt werden.

5. Riesenzellarteriitis

Die PMR geht in 10–20 % der Fälle mit einer **Riesenzellarteriitis (RZA)** einher (➤ Abb. 19.1). Neben dem häufig gemeinsamen Auftreten weisen die beiden Erkrankungen zahlreiche Gemeinsamkeiten auf (z. B. Erkrankungsalter, Geschlechterverteilung). Es wird davon ausgegangen, dass sie unterschiedliche Manifestationsformen einer gemeinsamen Krankheitsentität repräsentieren. Die RZA kann ebenso unabhängig von einer PMR auftreten.

Typische Symptome der RZA sind neu aufgetretene temporale **Kopfschmerzen,** eine gesteigerte Empfindlichkeit der Kopfhaut, **Sehstörungen** (z. B. Amaurosis fugax) und **Schmerzen beim Kauen.** Sind die großen Gefäße (Aorta und Äste) mitbetroffen, kann auch eine Claudicatio-Symptomatik der oberen Extremitäten auftreten.

Patienten mit PMR sollten bei jeder Vorstellung nach Symptomen einer RZA gefragt werden. Sie werden außerdem darauf hingewiesen, sich bei entsprechenden Beschwerden umgehend ärztlich vorzustellen.

Bei klinischem Verdacht auf eine RZA muss umgehend eine **Therapie mit Glukokortikosteroiden** (z. B. Prednisolon) eingeleitet werden. Andernfalls drohen schwerwiegende Komplikationen, beispielsweise ein **irreversibler Visusverlust.** Die empfohlene Dosierung des Glukokortikosteroids ist um ein Vielfaches höher als bei der PMR. Liegt eine Amaurosis fugax vor, sollte eine hoch dosierte intravenöse Therapie erfolgen. Ausstehende Maßnahmen zur Diagnosesicherung (z. B. Biopsie der Temporalarterie, bildgebende Verfahren) dürfen den Beginn der medikamentösen Therapie nicht verzögern.

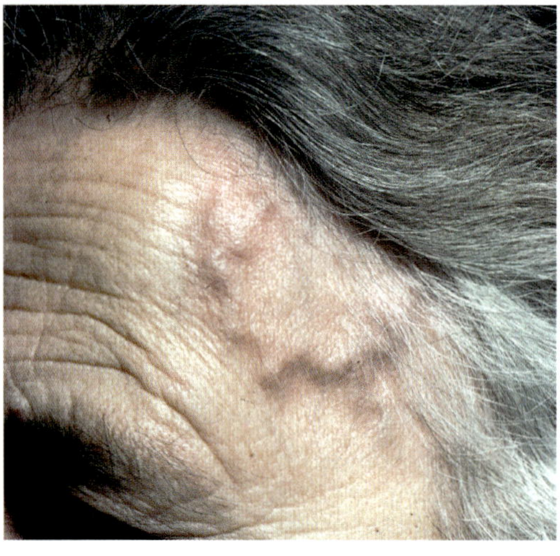

Abb. 19.1 Riesenzellarteriitis (RZA) der linken Temporalarterie. Typisch sind: Rötung, Vergrößerung und Knotung der Temporalarterie. [G753]

Auch bei der RZA wird die Dosierung des Glukokortikoids in Anhängigkeit vom klinischen Ansprechen langsam reduziert. Zur Vorbeugung und Behandlung Glukokortikoid-induzierter Nebenwirkungen ist auch bei Patienten mit RZA eine supportive Therapie (s. o.) erforderlich.

MERKE

- Bei allen Patienten mit PMR sollte bei jeder Vorstellung eine **sorgfältige Anamnese** erhoben und mögliche Hinweise für eine RZA (Sehstörungen? Temporale Kopfschmerzen? Kauschmerzen? Empfindliche Kopfhaut beim Kämmen?) explizit abgefragt werden.
- Wie die PMR zeichnet sich auch die Riesenzellarteriitis durch ein schnelles Ansprechen auf Glukokortikosteroide aus.

ZUSAMMENFASSUNG

Die **Polymyalgia rheumatica (PMR)** und die **Riesenzellarteriitis (RZA)** weisen zahlreiche Gemeinsamkeiten auf und werden als unterschiedliche Manifestationen einer gemeinsamen Krankheitsentität angesehen. Es handelt sich um Erkrankungen aus dem rheumatologischen Formenkreis, die den Vaskulitiden der großen Gefäße zugeordnet werden. Sie treten fast ausschließlich bei Patienten im Alter > 50 Jahre auf. Frauen sind mehr als doppelt so häufig betroffen wie Männer. Typische **Symptome** der PMR sind symmetrische Schmerzen in der Schulter- und Beckenregion mit begleitender Morgensteifigkeit. Zusätzlich können Allgemeinsymptome wie Abgeschlagenheit und Gewichtsverlust auftreten. Die RZA kann temporale Kopfschmerzen, Schmerzen beim Kauen und Sehstörungen verursachen. **Differenzialdiagnostisch** muss die PMR insbesondere von einer rheumatoiden Arthritis sowie von muskuloskelettalen und malignen Erkrankungen abgegrenzt werden. **Laborchemisch** können beide Erkrankungen unspezifisch mit einer Erhöhung von BSG und CRP einhergehen. Insbesondere bei der RZA muss eine rasche **Therapie** mit Glukokortikosteroiden eingeleitet werden, um schwerwiegende **Komplikationen** (z. B. irreversibler Visusverlust) zu vermeiden. Typisch für beide Erkrankungen ist das schnelle Ansprechen auf Glukokortikosteroide innerhalb weniger Tage.

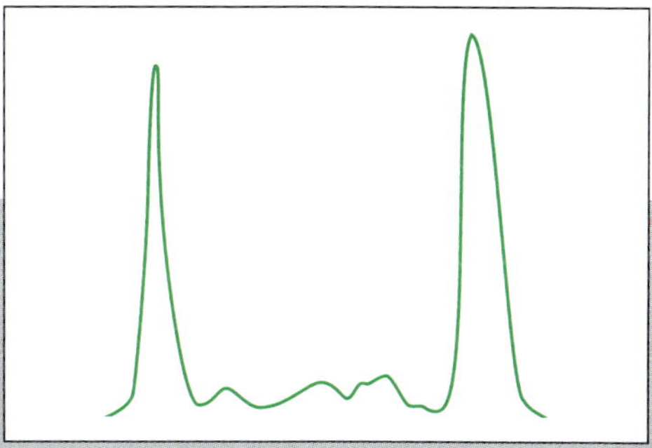

20

Abgeschlagenheit und Rückenschmerzen

Anamnese

Eine 71-jährige Frau stellt sich in Ihrer Praxis vor, weil beim Hausarzt ein erhöhter Kreatininwert (2,1 mg/dl) aufgefallen ist. Sie berichtet Ihnen, dass sie seit einigen Wochen unter bewegungsabhängigen Rückenschmerzen leide. Des Weiteren klagt sie über Abgeschlagenheit und Infektanfälligkeit. Sie hat einen Arztbrief mitgebracht, aus dem hervorgeht, dass sie sich vor 4 Monaten zur operativen Versorgung einer pathologischen subtrochantären Femurfraktur in stationärer Behandlung befand. Zu diesem Zeitpunkt lag das Serumkreatinin im Normbereich. An Vorerkrankungen sei ein Karpaltunnelsyndrom der rechten Hand bekannt. Eine regelmäßige Medikamenteneinnahme wird verneint.

Untersuchungsbefunde

Abgesehen von einer klopfschmerzhaften lumbalen Wirbelsäule finden Sie keine Auffälligkeiten.

Laborbefunde

Leukozyten 6,8 Tsd/µl; Erythrozyten 2,7 Mio/µl; Hb 9,5 g/dl; Hkt 29,1 %; MCV 108 fl; MCH 35,3 pg; MCHC 32,6 g/dl; Thrombozyten 115 Tsd/µl; Natrium 138 mmol/l; Kalium 4,9 mmol/l; Chlorid 101 mmol/l; Kalzium gesamt 3,0 mmol/l; Kreatinin 2,5 mg/dl; Harnstoff 139 mg/dl; Gesamteiweiß 9,6 g/dl; BZ 87 mg/ml, BSG 118 mm nach der 1. Stunde. U-Stix unauffällig. Serumelektrophorese (➤ Bild [L106]).

1. **Welche Verdachtsdiagnose stellen Sie? Definieren Sie die Erkrankung kurz!**

2. **Erklären Sie, wie es zu den Symptomen der Patientin kommt!**

3. **Welche diagnostischen Maßnahmen sollten Sie bei der Verdachtsdiagnose veranlassen?**

4. **Welche Stadieneinteilung wird verwendet? Ordnen Sie dieser Patientin das passende Stadium zu!**

5. **Mit welchen Komplikationen müssen Sie bei dieser Erkrankung rechnen?**

6. **Welche Therapie leiten Sie ein?**

1. Verdachtsdiagnose

Die Symptomatik (Rückenschmerzen, Müdigkeit, Infektanfälligkeit), die Laborergebnisse (makrozytäre Anämie, Thrombopenie, stark erhöhte BSG [sog. Sturzsenkung], Erhöhung von Nierenretentionsparametern, Kalzium und Gesamteiweiß) und die Serumelektrophorese schmalbasige Erhöhung der γ-Globulinfraktion, M-Gradient (➤ Abb. 20.1) sprechen für ein **Multiples Myelom.** Die Erkrankung wird nach WHO-Kriterien zu den B-Zell-Lymphomen gezählt und ist durch eine monoklonale **Plasmazellproliferation** im Knochenmark gekennzeichnet. Die Tumorzellen sezernieren in der Regel **monoklonale Antikörper** oder **Antikörperfragmente.** Am häufigsten sind IgG- und IgA-sezernierende Myelome (zusammen > 75 % der Fälle). Werden keine kompletten Immunglobuline gebildet, liegt ein sog. Leichtkettenmyelom vor (20 % der Fälle). Häufig können dann auch Leichtketten im Urin nachgewiesen werden („Bence-Jones-Proteinurie“). Selten kommen auch asekretorische Myelome vor.

MERKE

In 95 % der Fälle breiten sich die Tumorzellen diffus im Knochenmark aus, was durch die Bezeichnung **„Multiples Myelom“** zum Ausdruck gebracht wird. Begrifflich sollte man das prognostisch günstiger einzustufende **„Plasmozytom“** abgrenzen, bei dem die malignen Zellen einen solitären Tumor (ossär oder selten extraossär) bilden.

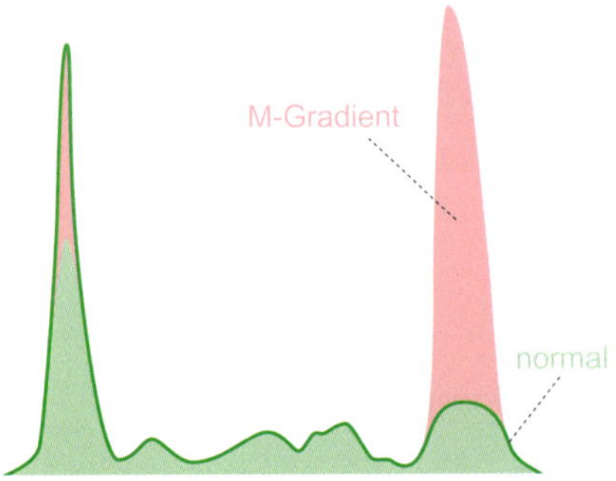

Abb. 20.1 Serumelektrophorese mit M-Gradient. [L106]

2. Pathogenese der Symptome

Myelomzellen sezernieren Zytokine (u. a. IL-6), die Osteoklasten stimulieren und Osteoblasten hemmen. Die Folge ist eine vermehrte Knochenresorption, die sich klinisch typischerweise durch bewegungsabhängige **Schmerzen der BWS und LWS** sowie pathologische Frakturen (ohne adäquates Trauma) äußert. Die **Abgeschlagenheit** wird wahrscheinlich durch die **Hyperkalzämie** (Folge der gesteigerten Knochenresorption) und die **Anämie** (tumorbedingt oder durch Verdrängung der Hämatopoese im Knochenmark) hervorgerufen. Da alle Tumorzellen von einer einzigen Plasmazelle abstammen, sezernieren sie monoklonale Antikörper bzw. Antikörperfragmente (sog. Paraprotein). Deren exzessive Bildung hat eine verminderte Produktion der restlichen Immunglobuline zur Folge. Es entsteht ein **sekundäres Antikörpermangelsyndrom** mit **Infektneigung.**

3. Diagnostische Maßnahmen

Zur **Diagnosesicherung** und zum **Staging** sollten neben Anamnese und körperlicher Untersuchung folgende Maßnahmen durchgeführt werden:

- **Laboruntersuchung:** Differenzialblutbild, Serumelektrolyte (inkl. Kalzium), Retentionsparameter, Gesamteiweiß und Albumin, BSG (typischerweise stark erhöht), LDH und CRP, Immunglobuline quantitativ, 24-h-Sammelurin zur Quantifizierung der Proteinurie, β_2-Mikroglobulin (korreliert mit einem erhöhten Zellumsatz, wird beim Multiplen Myelom als Tumormarker zur Verlaufs- und Therapiekontrolle eingesetzt und hat prognostische Bedeutung).
- Nachweis des Paraproteins:
  - **Serumeiweißelektrophorese:** Pathognomonisch ist der **M-Gradient** schmalbasige Erhöhung der γ-Globulinfraktion (➤ Abb. 20.1).
  - **Immunelektrophorese:** quantitativer Nachweis des Paraproteins.
  - **Immunfixation:** Nachweis der Monoklonalität.
  - **Urinimmunelektrophorese:** ggf. zum Nachweis von Leichtketten im Urin.

- **Knochenmarkuntersuchung:** Histologie (prozentuale Plasmazellinfiltration) und Zytologie.
- **Bildgebung:** Neue bildgebende Verfahren wie **Ganzkörper-CT** (low dose, ohne Kontrastmittel), **MRT** und **PET** können solitäre Plasmozytomherde, Knochendestruktionen oder eine Myelokompression sensitiv nachweisen und haben daher Röntgenaufnahmen des Achsen- und Extremitätenskeletts nach dem sog. **Pariser Schema** weitestgehend abgelöst.

MERKE

Beim **Bence-Jones-Myelom (Leichtkettenmyelom)** ist der Nachweis des Paraproteins schwierig. Da Leichtketten aufgrund ihres niedrigen Molekulargewichts glomerulär filtriert werden, ist in der Serumeiweißelektrophorese **kein M-Gradient** sichtbar. Im Urinstreifentest werden Bence-Jones-Proteine ebenfalls nicht erfasst. Der Nachweis erfolgt mittels **Immunfixation** und **Immunelektrophorese des Urins.**

4. Stadieneinteilung

Die Stadieneinteilung erfolgt klassischerweise nach **Durie und Salmon** (➤ Tab. 20.1). Aufgrund des erhöhten Kalzium- und Kreatininwerts liegt bei der Patientin ein **Stadium III B** vor. Diese Stadienzuordnung erlaubt eine grobe Abschätzung der Tumorzellmasse, lässt aber nur begrenzt Rückschlüsse auf die Prognose zu, weshalb in den letzten Jahren zunehmend die neuere **ISS-Stadieneinteilung** (International Staging System) verwendet wird. Anhand des Serumalbumin- und β_2-Mikroglobulinspiegels erfolgt die Zuordnung zu einer von drei prognostischen Gruppen (Stadium I–III).

5. Komplikationen beim Multiplen Myelom

Aus der **Knochenmarkbeteiligung** und dem Auftreten des **Paraproteins** ergeben sich folgende Komplikationen:
- Pathologische Frakturen.
- Hyperkalzämische Krisen.

Tab. 20.1 Stadieneinteilung des Plasmozytoms nach Durie und Salmon.

Stadium I	**Alle** nachfolgenden Kriterien müssen erfüllt sein: ■ Hämoglobinkonzentration > 10 g/dl. ■ Normales Serumkalzium. ■ Röntgenologisch unauffälliges Skelett oder nur eine solitäre Osteolyse. ■ Niedrige Paraproteinkonzentrationen in Serum und Urin.
Stadium II	Weder Stadium I noch Stadium III
Stadium III	**Mindestens eines** der nachfolgenden Kriterien muss erfüllt sein: ■ Hämoglobinkonzentration < 8,5 g/dl. ■ Erhöhtes Serumkalzium. ■ > 3 osteolytische Herde. ■ Hohe Paraproteinkonzentrationen in Serum oder Urin.
Anhand der Nierenfunktion werden die Stadien zusätzlich unterteilt in: ■ **„A"** bei einem Serumkreatinin ≤ 2 mg/dl. ■ **„B"** bei einem Serumkreatinin > 2 mg/dl.	

- Verdrängung des Knochenmarks mit Zytopenie.
- Blutungsneigung.
- Niereninsuffizienz.
- Infektanfälligkeit: häufig sind bakterielle Pneumonien und Pyelonephritiden.
- Hyperviskositätssyndrom, evtl. mit zerebralen Durchblutungsstörungen.
- Polyneuropathie.
- AL-Amyloidose.
- Übergang in Plasmazellleukämie: Ausschwemmung der neoplastischen Zellen aus dem Knochenmark in die Peripherie.

6. Therapie

Die Therapie erfolgt abhängig von Symptomatik, Begleiterkrankungen, Alter und ISS-Stadium. Bei asymptomatischen Patienten besteht in der Regel keine Therapieindikation (Watch and Wait). Bei symptomatischen Patienten (z. B. Hyperkalzämie, Niereninsuffizienz mit Kreatinin > 2,0 mg/dl, Anämie mit Hämoglobin < 10 mg/dl oder Knochenbeteiligung) wird eine Therapie empfohlen:

- **Patienten < 70 Jahre ohne relevante Begleiterkrankungen:** Induktion z. B. mittels Cyclophosphamid, Dexamethason und Bortezomib (alternativ Thalidomid- oder Lenalidomid-haltige Kombinationen) gefolgt von Hochdosistherapie (meist mit hoch dosiertem Melphalan) und autologer Stammzelltransplantation.
- **Patienten > 70 Jahre und/oder mit eingeschränktem AZ:** In diesem Fall besteht in der Regel keine Indikation für eine Hochdosistherapie. Stattdessen wird meist niedrig dosiertes Melphalan und Prednisolon in Kombination mit Bortezomib und/oder Thalidomid oder Lenalidomid und Dexamethason eingesetzt.
- Im Falle eines **Erkrankungsrezidivs** kommen zunehmend neue zielgerichtete Substanzen wie z. B. die immunmodulatorische Substanz Pomalidomid, der Proteasominhibitor Carfilzomib, der Histondeacetylase-Inhibitor Panobinostat oder die Antikörper Elotuzumab bzw. Daratumumab – je nach Zulassungsstatus als Einzel- oder Kombinationstherapien – zum Einsatz.

Die **allogene Stammzelltransplantation** ist der einzige kurative Ansatz zur Behandlung des Multiplen Myeloms. Der Stellenwert dieses Therapieverfahrens wird aktuell im Rahmen von Studien evaluiert. Bei Rezidiven sollte eine erneute Hochdosistherapie mit anschließender autologer Stammzelltransplantation diskutiert werden.

Patienten mit Multiplem Myelom profitieren von der frühzeitigen Gabe von **Bisphosphonaten,** welche die Osteoklastenfunktion hemmen. Eine Kontrastmittelgabe sollte strikt vermieden werden, da ein hohes Risiko für ein akutes Nierenversagen besteht.

Zusätzlich kommen folgende **supportive Maßnahmen** infrage:

- **Osteolysen:** Bestrahlung frakturgefährdeter Knochen, operative Stabilisierung pathologischer Frakturen, Bisphosphonate, Schmerztherapie.
- **Niereninsuffizienz:** suffiziente Hydrierung, Harnalkalisierung.
- **Anämie:** Folsäure, Vitamin B_{12}, Eisen, Erythropoetin, Transfusion.
- **Hyperkalzämie:** Bisphosphonate, Kalzitonin, Glukokortikoide, evtl. Furosemid.
- **Hyperviskositätssyndrom:** Plasmapherese.
- **Infektionen:** Antibiotika, Substitution von Immunglobulinen bei Antikörpermangelsyndrom und häufigen Infekten, Impfung gegen Pneumokokken und Influenza.

ZUSAMMENFASSUNG

Das **Multiple Myelom** ist laut **Definition** ein niedrigmalignes B-Zell-Lymphom, das durch die maligne Entartung eines Plasmazellklons entsteht. Klassische **Symptome** sind osteolytisch bedingte Schmerzen, pathologische Frakturen, Abgeschlagenheit und Infektneigung. Im Krankheitsverlauf treten typischerweise eine Niereninsuffizienz und eine Anämie auf. Zu den wichtigsten **diagnostischen Maßnahmen** gehören der Nachweis des Paraproteins (z. B. mittels Serumeiweißelektrophorese), Schnittbildverfahren (meist Ganzkörper-MRT oder -CT) sowie Knochenmarkhistologie und -zytologie. Die klassische **Stadieneinteilung** geht auf Salmon und Durie zurück. Heute wird zunehmend die neuere ISS-Stadieneinteilung (Zuordnung zu Stadium I–III anhand von Serumalbumin- und β_2-Mikroglobulinspiegel) eingesetzt. Eine Therapieindikation besteht bei symptomatischen Patienten. In Abhängigkeit des Alters werden entweder Hochdosistherapie und autologe Stammzelltransplantation oder konventionelle Chemotherapie in Kombination mit neueren Substanzen (z. B. Bortezomib) durchgeführt. Im Falle eines Erkrankungsrezidivs stehen zahlreiche weitere neue Substanzen und Kombinationstherapien zur Verfügung.

21

Retrosternale Schmerzen und Belastungsdyspnoe

Anamnese

Ein 29-jähriger Physiotherapeut stellt sich aufgrund einer neu aufgetretenen Atemnot in der Notaufnahme vor. Zusätzlich bestehen retrosternale Schmerzen, die bei tiefer Inspiration und im Liegen verstärkt auftreten würden. Seit ca. 2 Wochen leide er zudem unter Abgeschlagenheit, Nachtschweiß und Schlafstörungen. Vor etwa einem Monat habe er einen Infekt der oberen Atemwege durchgemacht. Relevante Vorerkrankungen sind nicht bekannt, Alkohol- und Nikotinkonsum werden verneint. Der Patient betreibt freizeitmäßig Triathlon.

Untersuchungsbefunde

29-jähriger Patient in leicht reduziertem AZ und normalgewichtigem EZ (183 kg, 71 kg, BMI 21,2 kg/m^2). HF 83/min, BD 110/55 mmHg, AF 16/min, T 38,2 °C. Haut und Schleimhäute: unauffällig. Kopf und Hals: unauffällig. Herz: HT leise, rhythmisch (je nach EKG, ➤ Bild [L231]), diskretes, systolisches, atemunabhängiges Reibegeräusch mit Punctum maximum links parasternal. Lunge: sonorer KS, VAG, keine RG. Abdomen: weich, leichter Druckschmerz im Epigastrium, ansonsten unauffällig. Nierenlager: frei. Extremitäten: unauffällig. Neurologisch orientierend unauffällig.

EKG

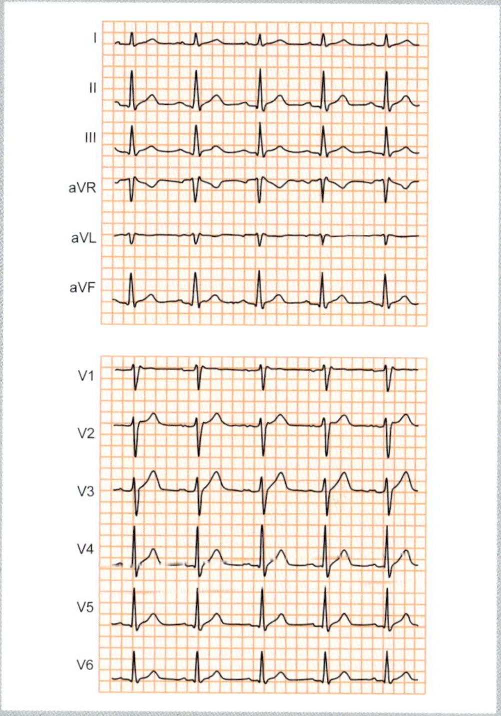

1. **Befunden Sie das EKG! Wie lautet Ihre Verdachtsdiagnose?**

2. **Welche Differenzialdiagnosen ziehen Sie in Betracht?**

3. **Nennen Sie Ursachen der Erkrankung!**

4. **Welche diagnostischen Maßnahmen leiten Sie in die Wege? Fassen Sie die Therapie kurz zusammen!**

5. **Nennen Sie Komplikationen der Erkrankung und die jeweilige Therapie!**

1. EKG/Verdachtsdiagnose

Das in ➤ Bild [L231] gezeigte EKG erlaubt folgenden Befund:

Regelmäßiger Sinusrhythmus, Herzfrequenz 91/min, Steiltyp, P-Wellen doppelgipflig, aber noch normal breit (Normvariante), PQ-Zeit 0,16 s, inkompletter Rechtsschenkelblock (rSr' in V_1), QRS-Dauer 100 ms, PQ-Strecke in II um 0,1 mV abgesenkt und J-Punkt-Elevation in II, III, aVF, V_2–V_6.

Sowohl die Anamnese (vorausgegangener Infekt der oberen Atemwege, retrosternale Schmerzen, im Liegen und durch Inspiration verstärkt, Belastungsdyspnoe, Palpitationen) als auch der Untersuchungsbefund (Tachykardie, Fieber, Perikardreiben in Auskultation) können für eine Perikarditis sprechen. Der EKG-Befund zeigt zudem typische Zeichen einer **akuten Perikarditis** mit **J-Punkt-Elevation aus der aufsteigenden S-Zacke** in mehreren Extremitäten- und Brustwandableitungen sowie **konkavbogigem ST-Streckenverlauf.** Diese Auffälligkeiten sind nicht dem Versorgungsgebiet einer Koronararterie zuzuordnen. Die im Rahmen der akuten Perikarditis häufig auftretende **Niedervoltage** im EKG als Folge eines begleitenden Perikardergusses ist bei diesem Patienten nicht vorhanden.

2. Differenzialdiagnosen

Differenzialdiagnostisch kommen vor allem folgende Krankheitsbilder in Betracht:

- **Myokarditis:** In vielen Fällen kann eine gleichzeitige oder alleinige Beteiligung des Myokards nur anhand von Anamnese, klinischem Befund und EKG nicht ausgeschlossen werden.
- **Myokardinfarkt:** typisch wären die retrosternalen Schmerzen und die Belastungsdyspnoe. Dagegen sprechen das EKG (charakteristisch für einen STEMI sind deszendierende ST-Streckenhebungen, die in der Regel auf das Versorgungsgebiet einer Koronararterie begrenzt sind sowie ein eher konvexbogiger ST-Streckenverlauf) und das junge Alter des Patienten (untypisch für das Auftreten einer klinisch relevanten KHK).
- **Lungenembolie:** typisch wären die Tachykardie und die Belastungsdyspnoe, allerdings sprechen das EKG (typisch wären Zeichen der Rechtsherzbelastung und der SI-QIII-Lagetyp, der selten auftritt), der Untersuchungsbefund (keine klinischen Hinweise für tiefe Beinvenenthrombose) und die Anamnese (keine Risikofaktoren für Lungenembolie z. B. Immobilisation) dagegen.

MERKE

Die EKG-Veränderungen ergeben sich nicht durch die Perikarditis, sondern durch die **Beteiligung der angrenzenden Myokardschicht.** Daher zeigt sich in der Regel das Bild eines Außenschichtschadens mit konkavbogiger ST-Streckenhebung aus der aufsteigenden S-Zacke und die Ausbildung einer terminal negativen T-Welle im zeitlichen Verlauf.

3. Ätiologie

Bei der akuten Perikarditis handelt es sich um eine Entzündung des Herzbeutels mit mehr oder weniger ausgeprägtem Perikarderguss. Bei einer Beteiligung des angrenzenden Myokards wird auch von einer Perimyokarditis gesprochen. Die **Ätiologie** ist dabei **vielfältig** vor dem Hintergrund, dass die Entzündung primär das Perikard betreffen (z. B. virale Perikarditis), sich von benachbarten Strukturen auf das Perikard ausdehnen (z. B. bei Pleuritis) oder sich im Rahmen einer Panserositis (z. B. bei Autoimmunerkrankungen, Urämie) entwickeln kann. Im Folgenden sind die wichtigsten **Ursachen einer Perikarditis** aufgeführt:

- **Infektionen:** mit Viren (in > 80 % der Fälle, vor allem Coxsackie-, ECHO-, Influenza- und Adenoviren) oder Bakterien (Mykobakterien, *S. aureus, S. pneumoniae, H. influenzae*), selten mit Pilzen oder Parasiten, häufig nach vorausgegangenem respiratorischem oder gastrointestinalem Infekt.
- **Immunologische Erkrankungen:** Kollagenosen (z. B. SLE), rheumatisches Fieber.
- **Terminale Niereninsuffizienz:** entweder als isolierte urämische Perikarditis oder im Rahmen einer urämischen Panserositis.

- **Myokardinfarkt:** am 2.–5. Tag nach Herzinfarkt Perikarditis epistenocardica (nichtimmunologisch), in der 1.–6. Woche nach Herzinfarkt im Rahmen des Dressler-Syndroms (Postmyokardinfarkt-Syndrom, autoimmunvermittelt).
- **Traumata:** nach Herz-OP (sog. Postkardiotomie-Syndrom) oder Trauma.
- **Stoffwechselerkrankungen:** bei Hypothyreose und Morbus Addison.
- **Tumoren:** primäre Perikardtumoren als Ursache sind selten. Meist sekundär bei Bronchial- und Mammakarzinomen, Lymphomen und Metastasen, häufig hämorrhagische Perikarditis aufgrund direkter Tumorinfiltration.
- **Idiopathisch:** Ausschlussdiagnose, wenn keine Ursache eruierbar.

Aufgrund der vorangegangenen Infektion der oberen Atemwege und dem Fehlen von Vorerkrankungen ist bei diesem Patienten eine virale Ätiologie am wahrscheinlichsten.

4. Diagnostik und Therapie

Neben Anamnese, körperlicher Untersuchung und EKG können folgende Maßnahmen zur Diagnostik einer Perikarditis durchgeführt werden:

- **Laboruntersuchung:** Blutbild und Differenzialblutbild (häufig Leukozytose und Linksverschiebung), Entzündungsparameter (BSG und CRP fakultativ erhöht), CK, CK-MB, ggf. Myoglobin, Troponin I oder T (bei myokardialer Mitbeteiligung häufig mäßig erhöht, DD: Myokardinfarkt) und LDH, D-Dimere (DD: Lungenembolie), Elektrolyte, Serumkreatinin und Harnstoff (urämische Perikarditis?).
- **Echokardiografie:** zur Beurteilung der Funktion (systolisch/diastolisch) aller Herzhöhlen. Sensitivstes Verfahren zum Nachweis kleiner Volumina eines Perikardergusses, Bei großen Ergussmengen kann sich das Herz pendelnd darstellen (sog. swinging heart), zudem muss die hämodynamische Relevanz eines Perikardergusses abgeschätzt werden.
- **Röntgen-Thorax:** typisch ist eine Herzverbreiterung und das Verstreichen der Herztaille ohne pulmonale Stauungszeichen, bei großem Erguss imponiert der Herzschatten durch sog. Zelt- oder Bocksbeutelform.
- **Kardio-MRT:** sensitive Darstellung der perikardialen Entzündung insbesondere bei unklaren Fällen, zudem zur Beurteilung einer gleichzeitigen Myokarditis geeignet.
- **Immunologische Untersuchungen:** z. B. ANA-Titer bei Verdacht auf systemischen Lupus erythematodes.
- **Perikardergusspunktion:** aus diagnostischer Indikation, wenn einfach möglich, bei Verdacht auf eine bakterielle Perikarditis zur Erregerdiagnostik oder bei Verdacht auf eine Tumorperikarditis zum Nachweis maligner Zellen; aus therapeutischer Indikation bei hämodynamischer Relevanz des Ergusses.

Die **Therapie** ist abhängig von der Genese der Perikarditis. Wenn möglich, sollte die auslösende Grunderkrankung behandelt werden. Patienten mit erhöhtem Risiko wie Fieber, Perikarderguss und Immunsuppression sollten stationär, leichte Formen ambulant behandelt werden. Bei der idiopathischen oder viralen Perikarditis kommen **NSAID und Colchicin** über einen längeren Zeitraum zum Einsatz, mindestens bis zum Rückgang der Symptome und Normalisierung der Entzündungswerte (z. B. Colchicin in der Regel über 3 Monate). Danach sollte die Dosis der NSAID über 2–4 Wochen reduziert werden. Kortikosteroide sollten nur bei Kontraindikationen gegenüber NSAID oder in speziellen Situationen verwendet werden. Da intensive körperliche Belastung zum Wiederauftreten von Symptomen führen kann, sollte diese für den Zeitraum der medikamentösen Therapie unterbleiben.

5. Komplikationen

Die gefährlichste Akutkomplikation der Perikarditis ist der **hämodynamisch relevante Perikarderguss (Herzbeuteltamponade).** Hierbei kommt es infolge einer Kompression des Herzens von außen zu einer Behinderung der diastolischen Füllung mit der Gefahr eines kardiogenen Schocks. Während beim akuten Auftreten bereits Ergussvolumina von < 300 ml klinisch relevant sein können, werden beim chronischen Verlauf häufig große Ergussmengen (teilweise > 1 l) ohne wesentliche hämodynamische Auswirkungen toleriert. Klinische Leitsymptome sind **Tachykardie, Halsvenenstauung** und **Pulsus paradoxus** (inspiratorische Abnahme der Blutdruckamplitude um > 10 mmHg). Therapiert wird durch sofortige Entlastung des Ergusses unter echokardiografischer Kontrolle mittels **Punktion und Drainage** von subxiphoidal oder apikal.

Eine Spätkomplikation der Perikarditis stellt die **Pericarditis constrictiva** dar. Sie wird vor allem im Rahmen einer tuberkulösen Genese beobachtet, kann aber auch bei anderen Ursachen auftreten. Infolge eines narbigen, teilweise kalzifizierenden Umbaus des Perikards kommt es zu einer Ummantelung des Herzens mit konsekutiver Behinderung der diastolischen Ventrikelfüllung. Klinisch steht meist die **Rechtsherzinsuffizienz** mit Zeichen der **oberen und unteren Einflussstauung** (z. B. Halsvenenstauung, Ödeme, Aszites, Hepatosplenomegalie) im Vordergrund, außerdem ist das Kußmaul-Zeichen (Zunahme der Halsvenenstauung bei tiefer Inspiration) typischerweise positiv. Da bei längerem Bestehen der Pericarditis constrictiva eine Herzmuskelatrophie mit Herzdilatation auftreten kann, sollte therapeutisch frühzeitig die Indikation zur **operativen Dekortikation** oder **Perikardektomie** gestellt werden.

ZUSAMMENFASSUNG

Bei der **akuten Perikarditis** handelt es sich um eine Entzündung des Herzbeutels unterschiedlicher **Ätiologie** (z. B. infektiös, autoimmun, posttraumatisch), welche mit einem Perikarderguss einhergehen kann. Häufig ist das angrenzende Myokard mitbetroffen, man spricht dann von einer **Perimyokarditis.** Die Erkrankung äußert sich **klinisch** durch retrosternale Schmerzen, die im Liegen und bei tiefer Inspiration verstärkt auftreten. In der **Herzauskultation** fällt klassischerweise Perikardreiben auf, im EKG können typische Veränderungen (konkavbogige ST-Streckenhebungen, die nicht auf das Versorgungsgebiet einer Koronararterie beschränkt sind) nachzuweisen sein. Die wichtigste **diagnostische Maßnahme** stellt die Echokardiografie dar. Die **Therapie** ist abhängig von der Genese der Perikarditis, häufig kommen NSAID und Colchicin über einen längeren Zeitraum zum Einsatz. Als **Komplikationen** können eine Herzbeuteltamponade sowie eine Pericarditis constrictiva auftreten.

22

Luftnot und Agitiertheit

Anamnese

Sie haben Nachtdienst und sind für die internistischen Normalstationen einer größeren Klinik zuständig. Um 5 Uhr morgens werden Sie zu einer 21-jährigen Patientin gerufen, die plötzlich Luftnot angegeben hat. Sie finden eine dyspnoeische junge Frau vor, die an der Bettkante sitzt und stark agitiert wirkt. Aufgrund ihrer Atemnot kann sie kaum sprechen. Laut Akte wurde bei der Patientin am Vortag eine hintere Kreuzbandplastik durchgeführt. An Vorerkrankungen ist ein Heuschnupfen bekannt, als Kind hatte die Patientin Neurodermitis.

Untersuchungsbefunde

Stark dyspnoeische 21-jährige Frau in akut reduziertem AZ und normalem EZ (167 cm, 61 kg). BD 165/90 mmHg; HF 129/min; AF 28/min, Temperatur 37,8 °C. Haut und Schleimhäute: starkes Schwitzen, keine Zyanose. Kopf und Hals: unauffällig. Herz: HT regelmäßig, keine Herzgeräusche. Lunge: Orthopnoe mit Einsatz der Atemhilfsmuskulatur, Giemen und Brummen beidseits exspiratorisch > inspiratorisch, deutlich verlängertes Exspirium, hypersonorer Klopfschall über beiden Lungen, geringe Atemverschieblichkeit beidseits. Abdomen: unauffällig. Extremitäten: unauffällig. Neurologie: agitiert, orientiert zu Person, Ort und Zeit, kein Hinweis auf fokal neurologisches Defizit.

Arterielle Blutgasanalyse

Unter Raumluft: pH 7,48; $PaCO_2$ 26 mmHg; PaO_2 62 mmHg; SaO_2 91 %.

1. **Wie lautet Ihre Verdachtsdiagnose? Welche Differenzialdiagnosen kommen in Betracht?**
2. **Welche therapeutischen Maßnahmen leiten Sie in der Akutsituation ein?**
3. **Befunden Sie die Blutgasanalyse! Wie kommt es zu der eingeschränkten Oxygenierung? Welcher Mechanismus wirkt dem entgegen?**
4. **Welche Formen der Erkrankung kennen Sie? Wodurch unterscheiden sie sich, worin gleichen sie sich?**
5. **Welche diagnostischen Maßnahmen sollten veranlasst werden?**
6. **Beschreiben Sie die Dauertherapie der Erkrankung!**

1. Verdachtsdiagnose

Die akut aufgetretene Dyspnoe mit Orthopnoe (Luftnot im Liegen, die durch Aufsetzen gebessert wird), das exspiratorische Giemen und Brummen sowie das verlängerte Exspirium sprechen für einen **Asthmaanfall.** Untermauert wird diese Verdachtsdiagnose durch das Auftreten der Symptome in den frühen Morgenstunden und die bekannte Atopieneigung der Patientin (Heuschnupfen, atopische Dermatitis in der Vorgeschichte). Definitionsgemäß handelt es sich um einen **schweren Asthmaanfall** (Atemfrequenz > 25/min, Tachykardie > 110/min und Sprechdyspnoe).

Differenzialdiagnostisch muss insbesondere an eine **Lungenembolie** gedacht werden, da aufgrund des vorangegangenen chirurgischen Eingriffs ein erhöhtes Risiko besteht. Hinzu kommt, dass sich eine Lungenembolie klinisch ähnlich wie ein Asthmaanfall manifestieren kann (plötzliche Atemnot, Tachykardie, vergleichbare Befunde in der Blutgasanalyse). Weitere mögliche **Differenzialdiagnosen** des Asthmaanfalls sind generell:

- Verlegung der oberen Atemwege (z. B. durch Aspiration).
- Stimmbanddysfunktion (= Vocal Cord Dysfunction, VCD), insbesondere bei jungen Frauen.
- Hyperventilationssyndrom.
- Asthma cardiale mit asthma-ähnlichen Symptomen bei Herzinsuffizienz mit Lungenstauung.
- Exazerbation einer COPD mit/ohne Lungenemphysem.
- Exogen allergische Alveolitis.
- Bronchitis/atypische Pneumonie.
- (Spontan-)Pneumothorax.

2. Akutmaßnahmen

Beim **schweren Asthmaanfall** sind folgende **Akutmaßnahmen** erforderlich:

- **Basismonitoring** (Blutdruck, Herzfrequenz, Sauerstoffsättigung).
- **Bedarfsgerechte Sauerstoffgabe** (2–4 Liter O_2/min über Nasensonde, Ziel-SpO_2 92–95 %).
- Gabe eines kurzwirksamen, inhalativen **β_2-Sympathomimetikums** (SABA = short acting beta$_2$ agonist, z. B. Salbutamol).
- Gabe von **Glukokortikoiden** i. v. oder oral (z. B. Prednisolon).
- **Vernebelung mit Ipratropiumbromid** (SAMA = short acting muscarinic antagonist).
- **Beruhigung** der Patientin.
- **Verzicht auf sedierende Medikamente** (z. B. Benzodiazepine) aufgrund der atemdepressiven Wirkung.
- Atemerleichternde **Körperposition** herstellen (Sitzen, Arme aufgestützt), zu Lippenbremse anleiten.

Bei **unzureichendem Therapieansprechen** kommen zusätzlich infrage:

- Subkutane oder intravenöse Gabe eines SABA, z. B. Terbutalin s. c. oder Reproterol i. v. (**cave:** bei Herzerkrankungen).
- Magnesiumsulfat i. v.
- Theophyllin i. v. (nur unter stationären Bedingungen bei lebensbedrohlichen Anfällen).
- Indikation für intensivmedizinische Übernahme der Patientin und nichtinvasive/invasive Beatmung prüfen.

3. Blutgasanalyse/eingeschränkte Oxygenierung

Der mit 7,48 leicht erhöhte pH-Wert und der mit 26 mmHg deutlich erniedrigte CO_2-Partialdruck sind Ausdruck einer hyperventilationsbedingten **respiratorischen Alkalose.**

Die eingeschränkte Oxygenierung wird durch einen erhöhten **arteriovenösen Shuntfluss** hervorgerufen (normal bis zu 5 % des Herzzeitvolumens). Beim Asthmaanfall kommt es zur Minderbelüftung der Alveolen mit gestörtem Ventilations-Perfusions-Verhältnis. Das an nicht- bzw. minderventilierten Alveolen vorbeiströmende Blut wird unzureichend oxygeniert, sodass ein gesteigertes Shuntvolumen resultiert.

Der Erhöhung des Shuntvolumens wirkt der sogenannte **Euler-Liljestrand-Effekt (= hypoxische Vasokonstriktion)** entgegen, der bei absinkendem Sauerstoffpartialdruck in den Alveolen zu einer Vasokonstriktion der zuführenden Blutgefäße führt. Dadurch werden der Shuntfluss reduziert, die belüfteten Lungenabschnitte besser perfundiert und somit der Gasaustausch verbessert. Dieser Mechanismus kann das gestörte Ventilations-Perfusions-Verhältnis beim schweren Asthmaanfall allerdings nicht vollständig kompensieren. Langfristig führt die hypoxische Vasokonstriktion zur pulmonalen Hypertonie.

4. Formen der Erkrankung

Man unterscheidet verschiedene Formen des Asthma bronchiale:

- **Extrinsisches Asthma oder allergisches Asthma:** v. a. bei Patienten mit Atopieneigung (häufig Heuschnupfen oder atopische Dermatitis in Anamnese, positive Familienanamnese). Es wird nach vorausgehender Sensibilisierungsphase durch **Allergene** getriggert (z. B. Pollen, Tierepithelien), die eine IgE-vermittelte allergische Sofortreaktion auslösen. Nachfolgend kommt es zur Mastzelldegranulation mit Ausschüttung von Mediatoren (z. B. Histamin und Leukotrienen), die eine endobronchiale Obstruktion verursachen. Neben dieser Typ-I-Reaktion kann auch eine IgG-vermittelte Spätreaktion vom Typ IV zum Krankheitsgeschehen beitragen.
- **Intrinsisches oder nichtallergisches Asthma:** wird häufig durch Atemwegsinfektionen ausgelöst, ebenso durch eine Vielzahl weiterer nichtallergener Reize, z. B. NSAID (pseudoallergische Reaktion), körperliche Anstrengung, inhalative Noxen, kalte Atemluft und emotionale Faktoren. Im Gegensatz zum allergischen Asthma sind die Reaktionen auf die Reize nicht erworben (keine Sensibilisierungsphase, nicht-IgE-vermittelt), sondern genetisch festgelegt.

Unabhängig vom Auslöser kommt es bei beiden Formen zu folgenden Veränderungen im Bronchialsystem:

- **Chronische bronchiale Entzündung:** Inflammation der Bronchialschleimhaut, die durch eine Infiltration mit Mastzellen, Eosinophilen und Lymphozyten gekennzeichnet ist.
- **Bronchiale Hyperreagibilität:** Unspezifische Überempfindlichkeit der Atemwege gegenüber bronchokonstriktorischen Reizen.
- **Bronchiale Obstruktion:** Verlegung der zentralen Atemwege durch Hypertrophie und Spasmus der glatten Muskulatur, dyskrinen (= zähen) Mukus und ödematöse Schleimhaut.

Mischformen sind möglich, meist sind dies Übergänge von einem ursprünglich allergischen Asthma in eine Variante mit im Vordergrund stehender intrinsischer Komponente. Darüber hinaus gibt es weitere Formen, z. B. Husten als Asthma-Äquivalent (Cough-Variant-Asthma) mit chronischem trockenen Husten ohne Dyspnoe oder Giemen.

5. Diagnostik

Bei Verdacht auf Erstmanifestation eines Asthma bronchiale können folgende **Untersuchungen** sinnvoll sein:

- **Lungenfunktionstest:** mittels Spirometrie und/oder Ganzkörperplethysmografie. Die Spirometrie ist eine einfache, schnelle und günstige Untersuchung, mit der eine obstruktive Ventilationsstörung nachgewiesen werden kann. Die wichtigsten Werte sind die FEV_1 (Einsekundenkapazität), die FVC (forcierte Vitalkapazität) und der Quotient aus den beiden (= Tiffeneau-Index). Von einer obstruktiven Ventilationsstörung spricht man, wenn der Tiffeneau-Index unterhalb der 5. Perzentile (= lower limit of normal, LLN) liegt. Im Vergleich zur Spirometrie liefert die Ganzkörperplethysmografie zusätzliche Informationen, z. B. über das Vorliegen einer Lungenüberblähung und ist für viele Messgrößen unabhängig von der Patientenmitarbeit.
- **Bronchospasmolysetest:** Liegt eine obstruktive Ventilationsstörung vor, sollte zur Klärung der Reversibilität ein Bronchospasmolysetest erfolgen. Hierfür wird ein Lungenfunktionstest vor und 15 Minuten nach Inhalation eines SABA durchgeführt. Der Test ist positiv, wenn es zu einer Zunahme der FEV_1 um > 12 % und > 200 ml kommt.
- **Reversibilitätstest unter inhalativen Glukokortikoiden:** Der Test ist positiv, wenn es nach einer mindestens 4-wöchigen Therapie (Einnahme 2-mal täglich) zu einer Zunahme der FEV_1 um > 12 % und > 200 ml kommt.

- **Provokationstest:** z. B. mit Metacholin zum Nachweis eines hyperreagiblen Bronchialsystems. Der Test kann indiziert sein bei Verdacht auf Asthma bronchiale, wenn ansonsten keine obstruktive Ventilationsstörung nachweisbar ist. Der Nachweis einer bronchialen Hyperreagibilität allein reicht aber nicht für die Diagnose eines Asthma bronchiale, da diese zum Teil auch bei gesunden Personen nachgewiesen werden kann.
- **Peak-Flow-Protokoll:** Die häusliche Messung des exspiratorischen Spitzenflusses (peak expiratory flow = PEF) morgens und abends kann hilfreich sein zur Beurteilung von Verlauf und Therapieansprechen.
- **Röntgen-Thorax in 2 Ebenen:** kann sinnvoll sein zur differenzialdiagnostischen Abgrenzung gegenüber anderen Erkrankungen.

Bei bestätigtem Asthma bronchiale wird mit einer **allergologischen Stufendiagnostik** nach möglichen Auslösern gesucht:

- **Allergieanamnese** einschließlich Berufs- und Freizeitanamnese.
- **Karenz-** und **Reexpositionstest,** z. B. bei Verdacht auf Tierhaarallergie.
- **Hauttestung** (Prick-Test, Intrakutantest) zum Nachweis spezifischer Antikörper gegen häufige Allergene (z. B. Pollen, Hausstaubmilben und Tierhaare).
- Bestimmung **allergiespezifischer IgE-Antikörper** und der **Gesamt-IgE-Konzentration** im Serum.
- **Allergen-Provokationstest** (nasal, inhalativ) zum Nachweis der klinischen Relevanz eines Allergens; nur in Einzelfällen erforderlich.

MERKE

Typisch für Asthma bronchiale ist das episodische Auftreten der Atemwegsobstruktion. Im anfallsfreien Intervall ist die Lungenfunktionsprüfung oft unauffällig, allerdings fällt der Metacholin-Provokationstest pathologisch aus.

6. Dauertherapie

Die Dauerbehandlung von Asthma bronchiale setzt sich aus einer **medikamentösen** und einer **nichtmedikamentösen** Komponente zusammen. Bei den **Medikamenten** unterscheidet man zwischen **Langzeittherapeutika („Controller")** und **Bedarfsmedikamenten („Reliever").** Grundsätzlich ist für beide Gruppen die inhalative Applikation zu bevorzugen, da mit geringeren Dosierungen lokal höhere Konzentrationen erreicht werden können bei schnellerer Wirkung und weniger systemischen Nebenwirkungen. Um eine korrekte Anwendung von inhalativen Medikamenten sicherzustellen, müssen Patienten in das jeweils verwendete Inhalationssystem eingewiesen werden. Darüber hinaus werden regelmäßige Kontrollen der Inhalationstechnik empfohlen.

Die medikamentöse Behandlung folgt dem in ➤ Tab. 22.1 dargestellten **Stufenplan.** Man unterscheidet 3 Grade der Asthmakontrolle (➤ Tab. 22.2). Ziel der medikamentösen Behandlung ist es, eine Asthmakontrolle mit einer möglichst niedrigen Therapiestufe zu erreichen. Wenn mit der bestehenden Stufe keine ausreichende Kontrolle erreicht werden kann, sollte die Therapie intensiviert werden. Bei der initialen Asthmatherapie kann nach dem „Step-up-" oder dem „Step-down"-Prinzip verfahren werden. Langfristig scheinen beide Konzepte gleichwertig zu sein.

Zusätzlich zur medikamentösen Therapie sind **nichtmedikamentöse Therapieansätze** von Bedeutung. Hierzu zählen z. B. eine strukturierte Patientenschulung, körperliches Training, Physiotherapie und ggf. eine Tabakentwöhnung. Adipöse Patienten sollten eine Gewichtsreduktion anstreben. Bei extrinsischem Asthma bronchiale ist außerdem eine Allergenkarenz erforderlich.

Tab. 22.1 Stufenplan für die Dauertherapie des Asthma bronchiale in Anlehnung an die S2k-Leitlinie zur Diagnostik und Therapie von Patienten mit Asthma (09/2017)

	Stufe 1	Stufe 2	Stufe 3	Stufe 4	Stufe 5
Medikamente der 1. Wahl zur Langzeittherapie	–	ICS (niedrig dosiert)	ICS+ LABA (niedrig dosiert)	ICS + LABA (mittlere bis hohe Dosierung)	Zusätzlich zu Stufe 4: Tiotropium Anti-IgE oder Anti-IL-5
Alternativ	ICS (niedrig dosiert)	LTRA	ICS (mittlere bis hohe Dosierung) oder ICS + LTRA	+ Tiotropium oder ICS (hoch dosiert) mit oder ohne LABA + LTRA	Orale Glukokortikosteroide (niedrigste effektive Dosis)
Zusätzlich als Bedarfsmedikation	SABA		SABA oder ICS + Formoterol niedrig dosiert		

ICS = inhalatives Kortikosteroid, LTRA = Leukotrienrezeptorantagonist, SABA = short acting $beta_2$ agonist, LABA = long acting $beta_2$ agonist.

Tab. 22.2 Grade der Asthmakontrolle (nach GINA 2015, vereinfacht)

	Kontrolliertes Asthma	Teilkontrolliertes Asthma	Unkontrolliertes Asthma
	Alle 4 Kriterien erfüllt	1–2 Kriterien erfüllt	3–4 Kriterien erfüllt
Symptome am Tag	$\leq$ 2-mal/Woche	> 2-mal/Woche	
Symptome nachts	Keine	Ja	
Bedarfsmedikation eingenommen	$\leq$ 2-mal/Woche	> 2-mal/Woche	
Einschränkung der Aktivitäten	Keine	Ja	

ZUSAMMENFASSUNG

Asthma bronchiale ist **definiert** als eine chronisch-entzündliche Erkrankung der Atemwege, die durch eine bronchiale Hyperreagibilität sowie eine intermittierende, reversible Atemwegsobstruktion gekennzeichnet ist. **Ätiologisch** unterscheidet man das allergische, extrinsische vom nichtallergischen, intrinsischen Asthma bronchiale. Das charakteristische **Symptom** ist bei beiden Formen die anfallsweise auftretende Dyspnoe mit exspiratorischem Giemen und Husten. Wegweisend für die **Diagnostik** ist die Lungenfunktionsprüfung. Die **Therapie** setzt sich aus einem kausalen (v. a. Allergenkarenz) und einem symptomatischen Ansatz (medikamentöser 5-Stufenplan in Abhängigkeit der Asthmakontrolle sowie nichtmedikamentöse Maßnahmen) zusammen.

23

Befundbesprechung

Anamnese

In Ihrer hausärztlich internistischen Praxis stellt sich ein 58-jähriger Koch zu einer Befundbesprechung vor. Bei dem Patienten ist eine chronische Niereninsuffizienz bekannt, Beschwerden hat er aktuell keine. Vor einigen Tagen haben Sie einen Arztbrief des mitbetreuenden Nephrologen erhalten, der aufgrund einer weiteren Nierenfunktionsverschlechterung die baldige Anlage eines arteriovenösen Shunts empfiehlt.

Folgende Vorerkrankungen haben Sie in der Patientenakte notiert: Diabetes mellitus Typ 2 (Erstdiagnose vor 7 Jahren, seit 1 Jahr insulinpflichtig), arterielle Hypertonie, chronische Niereninsuffizienz Stadium 4, Hypercholesterinämie, Adipositas, Kniearthrose beidseits, Bandscheibenvorfall L5/S1 mit OP vor 3 Jahren, Appendektomie in der Jugend.

Untersuchungsbefunde

58-jähriger Patient (178 cm, 94 kg). HF 71/min, BD 150/115 mmHg. Haut und Schleimhäute: unauffällig. Kopf und Hals: urämischer Foetor ex ore, ansonsten unauffällig. Herz: keine Herzgeräusche, rhythmisch. Lunge: sonorer KS, vesikuläres AG, keine RG. Abdomen: unauffällig. Extremitäten: Kratzspuren an Armen und Beinen, ansonsten unauffällig. Neurologisch orientierend unauffällig.

Labor

Leukozyten 9,75 Tsd/µl; Erythrozyten 4,10 Mio/µl; Hb 12,2 g/dl; Hkt 33,3 %; MCV 81,2 fl; MCH 29,8 pg; MCHC 36,6 g/dl; Thrombozyten 167 Tsd/µl; Natrium 137 mmol/l; Kalium 5,2 mmol/l; Serumkreatinin 4,04 mg/dl; Harnstoff 99 mg/dl; GOT (AST) 26 U/l; GPT (ALT) 19 U/l; γ-GT 38 U/l; Bilirubin gesamt 0,2 mg/dl; CRP 6 mg/l; HbA1c 7,2 %.

1. **Worauf achten Sie bei der Befundbesprechung mit einem Patienten allgemein?**
2. **Der Patient möchte von Ihnen wissen, warum gerade er Nierenprobleme hat und was ein „Shunt" ist. Was antworten Sie ihm konkret?**
3. **Welche Verfahren zur Nierenersatztherapie kennen Sie?**
4. **Welche Gefäßzugänge eignen sich für eine Hämodialyse?**
5. **Welches ist die häufigste hereditäre Erkrankung, die zu einer terminalen Niereninsuffizienz führt?**

1. Vermitteln von Informationen allgemein

Ziel ist es, dem Patienten die wesentlichen Informationen verständlich zu vermitteln. Die Schwierigkeit dieser Aufgabe wird von Ärzten häufig unterschätzt. Folgende Aspekte sollten beachtet werden:

- **Einfache Sprache:** Medizinische Fachbegriffe sollten vermieden beziehungsweise in eine für den Laien verständliche Sprache übersetzt werden. Ärzte neigen dazu, das medizinische Verständnis ihrer Patienten zu überschätzen.
- **Kurze Sätze:** Es sollten kurze und präzise Sätze verwendet und deutlich gesprochen werden.
- **Reduktion auf wesentliche Aspekte:** Da die Fähigkeit zur Informationsaufnahme begrenzt ist, sollten zunächst wesentliche Informationen vermittelt werden. Der Umfang orientiert sich am Vorwissen, Informationsbedarf und Bildungsstand des Patienten. Eine Überflutung mit Details ist nicht zielführend. Wenn viele Informationen weitergegeben werden müssen, können diese auf mehrere Termine verteilt werden.
- **Ausreichende Pausen:** Sie geben dem Patienten die Möglichkeit, das Gehörte zu verarbeiten, ohne bereits weitere Informationen zu verpassen.
- **Strukturierter Gesprächsaufbau:** Eine klare Gliederung erleichtert dem Patienten die Informationsaufnahme.
- **Bilder und Vergleiche:** Diese erleichtern das Verständnis und sollten auf den jeweiligen Patienten abgestimmt sein.
- **Verständnis überprüfen:** Der Patient wiederholt, was er verstanden hat. Im Gegensatz zur reinen Nachfrage, ob alles verstanden wurde, kann dieses Vorgehen Informationsverluste und Missverständnisse aufdecken.
- **Möglichkeit für Rückfragen:** Der Patient erhält die Gelegenheit, noch einmal nachzufragen, falls bestimmte Punkte unklar geblieben sind.

2. Vermitteln von Informationen: Beispiel

Ihre Antwort hängt unter anderem von den **medizinischen Vorkenntnissen** des Patienten ab. Geht man davon aus, dass diese eher vage sind, könnten Sie ihm beispielsweise folgende Antwort geben:

„Es ist nicht leicht, Ihre Fragen verständlich zu beantworten. Geben Sie mir zwischendurch gerne Rückmeldung, ob und was Sie von dem Gesagten verstanden haben. Gegebenenfalls werde ich versuchen, es Ihnen besser zu erläutern.

In Ihrem Fall ist ihre Zuckererkrankung die wahrscheinlichste Ursache für die Nierenerkrankung. Sie kann die Nieren schädigen, insbesondere wenn der Blutzucker nicht optimal eingestellt ist und gleichzeitig ein erhöhter Blutdruck vorliegt. Der Verlauf ist schleichend und verursacht jahrelang keine Beschwerden.

Die Nieren arbeiten wie ein Filter, über den bestimmte Stoffe und überschüssiges Wasser ausgeschieden werden. Sind die Nieren so stark geschädigt, dass sie das Blut nicht mehr ausreichend reinigen können, wird eine Nierenersatzbehandlung erforderlich. Dies ist in nächster Zeit bei Ihnen zu erwarten.

Für die Nierenersatztherapie wird ein Zugang zu den Gefäßen benötigt, über den das Blut entnommen, außerhalb des Körpers gereinigt und anschließend zurückgegeben werden kann. Hierfür eignet sich ein sogenannter Shunt. Es handelt sich um eine künstlich angelegte Querverbindung zwischen einer Schlagader und einer Vene. Da ein Shunt erst nach einigen Wochen verwendet werden kann, soll dieser bereits jetzt angelegt werden.

Ist es mir gelungen, alles gut und verständlich zu erklären? Könnten Sie mir sagen, was Sie verstanden haben?“

3. Nierenersatztherapie

Unter dem Begriff Nierenersatztherapie werden alle Verfahren summiert, die zur Behandlung einer terminalen Niereninsuffizienz eingesetzt werden. Ziel ist die Elimination von Wasser und harnpflichtigen Substanzen (Urämietoxinen), die Korrektur von Störungen im Säure-Basen-Haushalt (metabolische Azidose) und Elektrolythaushalt (v. a. Hyperkaliämie) sowie die Vermeidung von Komplikationen der chronischen Niereninsuffizienz. Zu den Verfahren der Nierenersatztherapie gehören:

- **Intermittierende Hämodialyse (HD):** häufigstes Dialyseverfahren. Prinzip: Diffusion der harnpflich-

tigen Stoffe entlang eines Konzentrationsgradienten über semipermeable Membran (zwischen Blut und Dialysatlösung) unter Anwendung des Gegenstromprinzips. Standardverfahren ist die chronisch-intermittierende HD 3-mal pro Woche für mehrere Stunden.
- **Kontinuierliche Nierenersatzverfahren:** Prinzip der **Hämofiltration (HF):** Abfiltration großer Mengen von Plasmawasser über Dialysemembran und anschließender Ersatz durch Elektrolytlösung. Vorteil der geringeren Kreislaufbelastung und besseren Elimination größermolekularer Urämietoxine gegenüber HD, aber teurer. Einsatz vor allem in der Intensivmedizin als **kontinuierliche venovenöse HF,** bei der eine Pumpe zum Aufbau des Druckgradienten eingesetzt wird. Mit der **Hämodiafiltration (HDF)** besteht ein Kombinationsverfahren aus HD und HF. Ein neueres Dialyseverfahren für kritisch kranke Patienten ist die sog. **slow low-efficient daily dialysis (SLEDD)** als Kombinationsverfahren aus HD und HF mit schonendem Volumenentzug.
- **Peritonealdialyse (PD):** Prinzip: das Peritoneum dient als semipermeable Membran zum Austausch harnpflichtiger Stoffe. Zugang zum Peritoneum: sog. Tenckhoff-Katheter.
- **Nierentransplantation (NTX):** 2 Formen:
  - Allogene Leichen-NTX.
  - Lebendspende von Verwandten 1. Grades oder nicht blutsverwandten nahestehenden Personen (z. B. Ehepartner).

MERKE

Die **diabetische Nephropathie** ist die häufigste Ursache der terminalen Niereninsuffizienz und für ein Drittel der Fälle verantwortlich.

4. Gefäßzugänge für Hämodialyse

- Für eine effektive Hämodialyse wird ein Gefäßzugang mit ausreichend hohem Blutfluss benötigt. Folgende Gefäßzugänge können verwendet werden:
- **Native arteriovenöse (AV) Fistel:** Aufgrund der niedrigen Komplikationsrate stellt die native AV-Fistel den Gefäßzugang der ersten Wahl dar. Es handelt sich um eine operativ angelegte Anastomosierung einer Vene mit einer Arterie, die idealerweise so distal wie möglich am Arm angelegt wird. Die Fluss- und Druckerhöhung in der Vene führt zur Ausbildung einer „Krampfader", die für die Dialyse einfach punktiert werden kann. Da native AV-Fisteln erst nach 4–6 Wochen vollständig ausgebildet und verwendbar sind, sollten potenzielle Dialysepatienten (z. B. bei chronischem Serumkreatinin > 4 mg/dl oder glomerulärer Filtrationsrate < 25 ml/min) frühzeitig einem Nephrologen bzw. einem Gefäßchirurgen vorgestellt werden.
- **Prothesenshunt:** Ist die Anlage einer nativen AV-Fistel nicht (mehr) möglich, ist ein Prothesenshunt die Alternative der Wahl. Hierbei wird synthetisches Material zur Anlage einer AV-Fistel verwendet (z. B. PTFE). Im Vergleich zur nativen AV-Fistel treten Komplikationen (z. B. Stenosen, Thrombosen, Infektionen) häufiger auf.
- **Shaldon-Katheter:** Es handelt sich um einen großlumigen zentralvenösen Katheter, der temporär eingesetzt wird (z. B. zur kurzfristigen Dialyse oder auf der Intensivstation) und mit einem erhöhten Infektions- und Thromboserisikos einhergeht. Bei fehlenden Komplikationen kann er mehrere Wochen im Gefäß bleiben. Als Zugang wird die rechte V. jugularis interna bevorzugt.
- **Demers-Katheter:** Es handelt sich um einen großlumigen zentralvenösen Katheter in die V. jugularis interna, dessen Ende ein Stück unter die Haut verlegt wird. Durch die Untertunnelung sinkt das Infektionsrisiko im Vergleich zum Shladon-Katheter, sodass er länger im Gefäß bleiben kann (semipermanenter Zugang).

5. Autosomal-dominante polyzystische Nierenerkranung

Die **autosomal-dominant vererbte polyzystische Nierenerkrankung (autosomal dominant polycystic kidney disease = ADPKD)** ist die häufigste hereditäre Erkrankung, die eine terminale Niereninsuffizienz verursacht (Inzidenz von 1 : 1000, ca. 8 % der Dialysepatien-

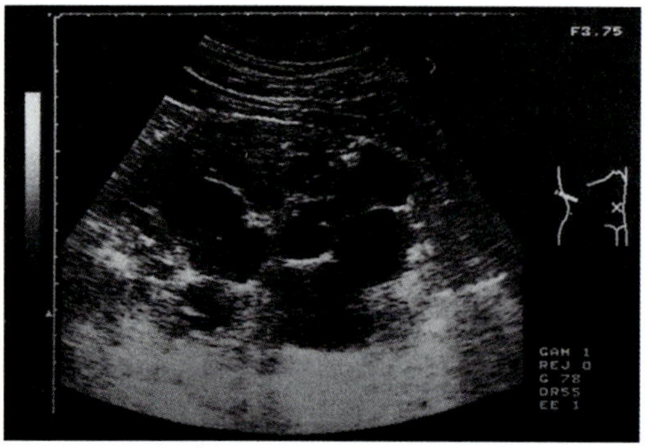

Abb. 23.1 Abdomensonografisches Bild bei Zystennieren [T407]

ten). Mutationen in den Polyzystin-Genen führen zur Entstehung multipler **flüssigkeitsgefüllter Zysten** in zahlreichen Organen, unter anderem in Nieren (➤ Abb. 23.1), Leber und Pankreas. Des Weiteren finden sich vermehrt **Aneurysmen der Hirnbasisarterien.** Durch die Zysten kommt es zu einer massiven Größenzunahme der Nieren mit Kompression von Nachbarstrukturen und einer ischämischen Atrophie des Nierengewebes. Die renale Minderperfusion führt zu einer Steigerung der Renin-Sekretion und damit zu einer arteriellen Hypertonie. Klinisch manifestiert sich die Erkrankung meist zwischen der 3. und 5. Dekade mit arterieller Hypertonie, Flankenschmerz und Makrohämaturie. Zu der **terminalen Niereninsuffizienz** kommt es in der Regel ab der 5. Dekade.

MERKE

Kongenitale Zystennieren sind von **erworbenen Nierenzysten** abzugrenzen. Letztere treten vermehrt im höheren Alter auf und stellen einen häufigen, meist harmlosen Zufallsbefund in der abdominellen Sonografie dar. Im Gegensatz zu den kongenitalen Zystennieren bedürfen sie keiner Therapie.

ZUSAMMENFASSUNG

Von einer **chronischen Niereninsuffizienz** spricht man bei eingeschränkter Nierenfunktion (glomeruläre Filtrationsrate GFR < 60 ml/min) oder nachgewiesener Nierenschädigung (Albuminurie ≥ 30 mg/d) über einen Zeitraum von mindestens 3 Monaten. Die **Ursachen** sind vielfältig, am häufigsten liegt eine diabetische Nephropathie zugrunde. Die **Einteilung** erfolgt anhand der GFR in 5 Stadien. **Klinisch** verläuft die Erkrankung lange beschwerdearm. **Symptome** ergeben sich im Verlauf aus dem Verlust der Partialfunktionen der Niere (Urämie durch gestörte Ausscheidung harnpflichtiger Substanzen, renale Anämie und Osteoporose durch Störungen der endokrinen Funktion, Hyperkaliämie und Ödeme durch Störungen im Wasser-, Elektrolyt- und Säure-Basen-Haushalt). **Diagnostisch** stehen Anamnese, körperliche Untersuchung, Laborbestimmungen sowie bildgebende Verfahren im Vordergrund. Die **Therapie** zielt darauf ab, eine weitere Schädigung der Nieren zu vermeiden, z. B. durch Absetzen nephrotoxischer Medikamente und Optimierung der Diabetestherapie. Patienten mit drohender terminaler Niereninsuffizienz sollten frühzeitig einem Nephrologen vorgestellt werden, um die Art der Nierenersatztherapie festzulegen und ggf. rechtzeitig einen Shunt anzulegen.

WAS WÄRE WENN ...

... dieser Patient mit Verdacht auf Lungenembolie in die Notaufnahme käme?

Bei chronischer Niereninsuffizienz und Verdacht auf Lungenembolie sind folgende Besonderheiten zu beachten:

- **D-Dimere:** D-Dimere sind bei Patienten mit chronischer Niereninsuffizienz häufig erhöht. Die Bestimmung der D-Dimere ist unter Verwendung der gängigen Grenzwerte daher meist nicht zielführend.
- **CT-Pulmonalisangiografie:** Patienten mit chronischer Niereninsuffizienz haben ein hohes Risiko, nach Gabe eines jodhaltigen Kontrastmittels eine kontrastmittelinduzierte Nephropathie zu entwickeln. Die Indikation für eine CT-Pulmonalisangiografie sollte daher streng gestellt werden. Bei hämodynamisch stabilen Patienten ist die Ventilations-Perfusionsszintigrafie die Alternative der Wahl.
- **Antikoagulation:** Bestätigt sich die Lungenembolie, muss therapeutisch sowohl bei der Auswahl des Antikoagulans als auch bei der Dosierung die chronische Niereninsuffizienz berücksichtigt werden. NOAKs sind bei terminaler Niereninsuffizienz beispielsweise nicht zugelassen, bei chronischer Niereninsuffizienz wird je nach GFR eine Dosisreduktion empfohlen.

24

Morgendliche Kopfschmerzen

Anamnese

Ein 47-jähriger Bankangestellter stellt sich in Ihrer Hausarztpraxis vor, da beim Blutspenden ein erhöhter Blutdruck aufgefallen ist. Auf Ihre Frage nach Beschwerden berichtet der Patient, dass er seit einiger Zeit unter morgendlichen Kopfschmerzen leide, ansonsten fühle er sich gesund. An Vorerkrankungen sind ein Diabetes mellitus Typ 2 bekannt, der mit Metformin eingestellt ist, sowie eine Hypercholesterinämie, die mit Simvastatin behandelt wird. Der Patient gibt an, seit seiner Jugend täglich eine Schachtel Zigaretten zu rauchen. Abends trinke er gelegentlich eine Flasche Bier oder ein Glas Wein. Da der Vater des Patienten seit Jahren in Ihrer Behandlung steht, wissen Sie, dass er an einer KHK erkrankt ist und sich kürzlich einer koronaren Bypassoperation unterziehen musste.

Untersuchungsbefunde

47-jähriger Patient in adipösem EZ (176 cm, 94 kg, BMI 30,4 kg/m^2) und altersentsprechendem AZ. Vitalparameter: HF 78/min, BD rechts 185/105 mmHg, links 185/110 mmHg, AF 16/min; Temperatur 37,1 °C. Kopf und Hals: stark gerötete Gesichtsfarbe, ansonsten unauffällig. Herz: reine, regelmäßige HT, keine pathologischen Geräusche. Lunge: sonorer Klopfschall, vesikuläres Atemgeräusch, keine RG. Abdomen: Leber 2 cm unter Rippenbogen tastbar, ansonsten unauffällig. Nierenlager: nicht klopfschmerzhaft. Extremitäten: Varizen an beiden Unterschenkeln, sonst unauffällig.

1. **Wie lautet Ihre Verdachtsdiagnose? Was wissen Sie über die Messung des Blutdrucks?**
2. **Beschreiben Sie die Schweregradeinteilung der Erkrankung! In welche Kategorie fällt der Patient?**
3. **Beschreiben Sie die Formen der Erkrankung, die anhand ihrer Ätiologie unterschieden werden!**
4. **Welche diagnostischen Maßnahmen sind sinnvoll?**
5. **Beschreiben Sie die Grundzüge der Therapie! Welches Therapieziel streben Sie bei diesem Patienten an?**
6. **Einige Wochen später treten akute Sehstörungen und Übelkeit auf. Der Blutdruck beträgt 240/145 mmHg. Was tun Sie?**

1. Verdachtsdiagnose/Blutdruckmessung

Die **Verdachtsdiagnose** lautet **arterielle Hypertonie.** Typisch ist das weitgehende Fehlen von Symptomen (abgesehen von Kopfschmerzen berichtet der Patient über subjektives Wohlbefinden). Da der Blutdruck von vielen Faktoren beeinflusst wird (z. B. Tageszeit, physische und psychische Belastung), darf die Diagnose erst gestellt werden, wenn **mindestens 3-mal an 2 verschiedenen Tagen** erhöhte Werte gemessen werden. Folglich bestellen Sie den Patienten an einem weiteren Tag in Ihre Praxis ein und führen Kontrollmessungen des Blutdrucks durch.

Um verlässliche Ergebnisse zu erhalten, muss die Blutdruckmessung standardisiert im **Sitzen** erfolgen und zum Ausschluss einer Seitendifferenz **an beiden Armen** (ggf. auch an den Beinen zum Ausschluss einer Aortenisthmusstenose). Eine vorherige **Ruhephase** von 5 Minuten sowie eine Nikotin- und Kaffeekarenz von mindestens 30 Minuten sind einzuhalten. Die Arme sollten sich **auf Herzhöhe** befinden. Außerdem ist die **Größe der Blutdruckmanschette** dem Oberarmumfang des Patienten anzupassen, da eine zu schmale Manschette falsch hohe Werte vortäuscht und umgekehrt. Es sind mindestens 2 Messungen im Abstand von 1 Minute durchzuführen mit Angabe des niedrigeren Werts. Die Praxismessungen sind durch **Blutdruckselbstmessungen** zu ergänzen (mit validierten Oberarmgeräten), mit deren Hilfe eine „Weißkittelhypertonie" (erhöhter Blutdruck nur bei Arztbesuchen) aufgedeckt werden kann. Eine 24-h-Blutdruckmessung (ABDM = ambulantes Blutdruck-Monitoring) ist ebenfalls anzustreben; physiologisch ist eine Nachtabsenkung um 10–20 % des Tagesmittelwerts. Aufgrund neuerer Daten wird deutlich, dass insbesondere ambulante Selbstmessungen oder ABDM zur Diagnose und Therapieanpassung genutzt werden sollten.

2. Klassifikation der arteriellen Hypertonie

Im klinischen Alltag werden mehrere Hypertonieklassifikationen verwendet, die sich nur geringfügig voneinander unterscheiden. In ➤ Tab. 24.1 ist die häufig angewandte **Einteilung der ESH/ESC** dargestellt. Fallen der systolische und der diastolische Blutdruckwert bei einem Patienten in unterschiedliche Kategorien, wird von dem höheren Schweregrad ausgegangen. Die arterielle Hypertonie ist ein wesentlicher Faktor zur Beurteilung des kardiovaskulären Gesamtrisikos (z. B. HEART-Score). Dieser Patient leidet bei Bestätigung der gemessenen Werte an einem anderen Tag an einer **schweren arteriellen Hypertonie (Grad 3).**

Tab. 24.1 Schweregradeinteilung der arteriellen Hypertonie nach ESH/ESC.

Kategorie	Systolischer Blutdruck (mmHg)	Diastolischer Blutdruck (mmHg)
Optimal	< 120	< 80
Normal	< 130	< 85
Hochnormal	130–139	85–89
Schweregerad 1/mild	140–159	90–99
Schweregerad 2/mittelschwer	160–179	100–109
Schweregerad 3/schwer	≥ 180	≥ 110
Isolierte systolische Hypertonie	≥ 140	< 90

Im Jahr 2017 wurden die Grenzwerte der arteriellen Hypertonie in den amerikanischen Leitlinien herabgesetzt (arterielle Hypertonie Grad 1 bei BD systolisch 130–139 mmHg und diastolisch 80–89 mmHg). Aktuell wird dies in Deutschland kontrovers diskutiert, sodass weiterhin die hier nach ESH/ESC beschriebene Definition gilt.

Die Diagnose einer arteriellen Hypertonie lässt sich auch anhand der ABDM stellen, wenn der Tagesmittelwert > 135/85 mmHg liegt.

3. Formen der arteriellen Hypertonie

Wird bei der Diagnostik **keine Ursache** gefunden, spricht man von einer **primären (= essenziellen) Hypertonie** (> 90 % der Fälle). Sie ist multifaktorieller Genese und wird in etwa 60 % der Fälle vererbt. Risikofaktoren sind u. a. Rauchen, Alkohol, Adipositas, Insulinresistenz, Stress und Bewegungsmangel.

Die **sekundäre Hypertonie** (< 10 % der Fälle) ist auf **eine bestimmte Ursache** zurückzuführen:

- **Renale Hypertonie** z. B. bei renovaskulären Ursachen (z. B. Nierenarterienstenose) oder renoparenchymatösen Ursachen (z. B. Glomerulonephritis oder Zystennieren).
- **Endokrine Hypertonie** z. B. beim primären Hyperaldosteronismus (Conn-Syndrom), Phäochromozytom oder Cushing-Syndrom (➤ Fall 9).
- **Kardiovaskuläre Hypertonie** z. B. bei Aortenisthmusstenose.
- **Pharmakainduzierte Hypertonie** z. B. bei Einnahme von Östrogenen, Glukokortikoiden, NSAID, Ciclosporin A oder Amphetaminen.
- **Schlafapnoebedingte Hypertonie.**
- **Schwangerschaftsinduzierte Hypertonie** bis zur Eklampsie.
- **Neurogene Hypertonie** z. B. bei Enzephalitis oder erhöhtem Hirndruck.

MERKE

Häufige Ursachen der sekundären Hypertonie sind die **Nierenarterienstenose (NAST)** mit einer atherosklerotischen (v. a. im höheren Alter) und einer fibromuskulären Form (v. a. junge Frauen) und der **primäre Hyperaldosteronismus (Conn-Syndrom).**

4. Diagnostik

Zur **Basisdiagnostik** der arteriellen Hypertonie und Erfassung des kardiovaskulären Risikos gehören neben der Anamnese (insbesondere Medikamente, kardiovaskuläre Risikofaktoren, Begleiterkrankungen) und der körperlichen Untersuchung:

- **Labordiagnostik:** Bestimmung von Kreatinin, Elektrolyten (v. a. Kalium), Lipiden, Glukose, Harnsäure und TSH; im Urin Messung von Protein (Mikroalbuminurie?) und Glukose.
- **EKG und Echokardiografie:** Hinweise auf eine linksventrikuläre Hypertrophie oder eine KHK?
- **Abdomensonografie:** Beurteilung von Nieren (Zystennieren? Schrumpfnieren?), Nebennieren (Tumor?) und großen Gefäßen (Aneurysma? Stenosen?).

Eine **weiterführende Diagnostik** auf sekundäre Hypertonieformen (z. B. Farbduplexsonografie bei Nierenarterienstenose, endokrinologische Abklärung) ist lediglich **bei begründetem Verdacht** sinnvoll. Folgende klinische Zeichen sprechen für eine sekundäre Hypertonie:

- Pathologisches Blutdruckverhalten in ABDM (z. B. fehlende Nachtabsenkung, Inversion Tag-Nacht-Rhythmus).
- Erstmanifestation der arteriellen Hypertonie vor dem 30. Lebensjahr.
- Hypokaliämie, die nicht anders zu erklären ist (Screening auf Conn-Syndrom).
- Anamnestische Hinweise oder auffällige körperliche Befunde für Phäochromozytom oder Cushing-Syndrom.
- Therapierefraktäre arterielle Hypertonie (keine Kontrolle unter Dreifachkombination).

Bei diesem Patienten ergeben sich keine Hinweise auf sekundäre Ursachen der Hypertonie, sodass die Diagnose einer primären Hypertonie gestellt wird.

MERKE

Die primäre Hypertonie ist eine Ausschlussdiagnose.

5. Therapie

Die Indikation für eine Therapie erfolgt abhängig vom Grad der Blutdruckerhöhung und vom kardiovaskulären Gesamtrisiko. Eine medikamentöse Therapie kann bei hohem Risiko bereits bei hochnormalen Blutdruckwerten indiziert sein.

Für die Behandlung der **primären Hypertonie** stehen ausschließlich **symptomatische Therapieoptionen** zur Verfügung. Bei der **sekundären Hypertonie** kann bei behandelbarer Ursache **kausal** vorgegangen werden (z. B. Behandlung einer Nierenarterienstenose), andernfalls erfolgt eine Therapie wie bei primärer Hypertonie.

Unabhängig von der Hypertonieform sollte eine **Basistherapie** mit allgemeinen, nichtmedikamentösen Maßnahmen (Lebensstiländerungen) erfolgen:

- Gewichtsreduktion.
- Salzarme Kost und Ernährungsumstellung auf obst- und gemüsereiche Kost.

- Rauchstopp und Alkoholkarenz.
- Vermehrte körperliche Aktivität durch Ausdauertraining.
- Therapie weiterer kardiovaskulärer Risikofaktoren.

Bei weiterhin unzureichender Blutdrucksenkung wird zusätzlich eine **medikamentöse Therapie** eingeleitet:

- **Stufentherapie:** Beginn mit einer Monotherapie, die bei unzureichender Effektivität um ein weiteres und ggf. um ein drittes Antihypertensivum ergänzt wird.
- **Primäre Kombinationstherapie:** Beginn mit einer Zweifachkombination, im Verlauf Umstellung auf Dreifachkombination möglich.

Zur Verfügung stehen dafür **Diuretika, ACE-Hemmer, Angiotensin-Rezeptorblocker, Kalziumantagonisten** und **Betablocker** sowie Reserveantihypertensiva (zentral wirkende Antihypertensiva, α_1-Blocker, arterioläre Vasodilatatoren). Bei einer Zweifachkombination wird meistens mit einer Kombination aus einem Diuretikum und einem anderen Antihypertensivum der ersten Wahl begonnen. Die Auswahl eines Medikaments bzw. der Kombination richtet sich nach den Begleiterkrankungen und Endorganschäden, z. B.:

- Bei **Herzinsuffizienz** und **KHK** Behandlung mit einem ACE-Hemmer und Betablocker.
- Bei **Diabetes mellitus** Gabe eines ACE-Hemmers oder Angiotensin-Rezeptorblockers aufgrund der nephroprotektiven Effekte (v. a. bei diabetischer Nephropathie).

Primäres **Ziel** der Hypertoniebehandlung ist die dauerhafte Senkung des Blutdrucks auf **< 140/90 mmHg** und bei alten Patienten > 80 Jahre auf einen systolischen Blutdruck < 150 mmHg. In Reaktion auf die SPRINT-Studie wird derzeit bei Risikopatienten (manifeste kardiovaskuläre Erkrankung < 75 Jahren) ein Zielblutdruck < 135/85 mmHg empfohlen. Eine intensivere Blutdrucksenkung wie in SPRINT (< 120 mmHg systolisch) geht auch mit mehr Nebenwirkungen einher und wird durch die Deutsche Hochdruckliga e. V. derzeit nicht empfohlen.

Bei **therapieresistenten Hypertonieformen** kann auf Reserveantihypertensiva zurückgegriffen werden. Die interventionelle **renale Denervation** wird aufgrund der aktuellen Studienlage derzeit nicht empfohlen und kann ausgewählten, therapierefraktären Einzelfällen angeboten werden.

MERKE

Die medikamentöse Therapie ist häufig eine **Dauertherapie,** die lebenslang erfolgen muss.

6. Ambulante Erstbehandlung des hypertensiven Notfalls

Sehstörungen und Übelkeit in Kombination mit dem stark erhöhten Blutdruck sprechen für einen **hypertensiven Notfall.** Ziel der ambulanten Erstversorgung ist die schnelle medikamentöse Senkung des Blutdrucks, jedoch höchstens um 30 % des Ausgangswerts in der ersten Stunde. Zur Verfügung stehen Nitroglyzerin als Spray oder Kapsel, Nifedipin oral (kontraindiziert bei ACS) oder Urapidil i. v. Die weitere Abklärung und Behandlung sollte stationär erfolgen, sodass der Patient **mit Notarztbegleitung** in das nächstgelegene Krankenhaus eingewiesen werden sollte.

ZUSAMMENFASSUNG

Die **arterielle Hypertonie** ist definiert als eine Blutdruckerhöhung, bei der Diagnostik und Therapie für den Patienten von Vorteil sind. Klinisch werden verschiedene Einteilungen verwendet, als Grenze eines hochnormalen Blutdrucks gilt nach ESH/ESC-Klassifikation 140/90 mmHg. Anhand der **Ätiologie** unterscheidet man zwischen primären (ca. 90 % der Fälle) und sekundären Hypertonieformen (ca. 10 % der Fälle). Die Erkrankung verläuft meist asymptomatisch. Kommt es dennoch zu **Symptomen,** klagen die Patienten häufig über (morgendliche) Kopfschmerzen, Schwindel, Angina pectoris und Belastungsdysnoe. Neben Anamnese und körperlicher Untersuchung gehören verschiedene Blutdruckmessungen (insbesondere ambulant) und laborchemische Untersuchungen von Blut und Urin zur **Basisdiagnostik.** Während sekundäre Hypertonien teilweise kausal **therapiert** werden können, wird die primäre Hypertonie symptomatisch mit allgemeinen Maßnahmen (Lebensstiländerung) und Medikamenten behandelt. Es stehen mehrere Substanzen der ersten Wahl zur Verfügung, die abhängig von Risikofaktoren und Begleiterkrankungen häufig kombiniert angewandt werden.

25

Müdigkeit und Abgeschlagenheit

Anamnese

Ein 27-jähriger Arzt kommt wegen Neueinstellung zur betriebsärztlichen Untersuchung. Ihm ginge es prinzipiell gesundheitlich gut. Bei der Systemanamnese gibt er zögerlich zu, sich manchmal ungewohnt müde und abgeschlagen zu fühlen. Er treibe trotzdem viel Sport und sei in seinem Alltag nicht eingeschränkt. Andere Symptome habe er nicht bemerkt. Alkohol würde er nur selten trinken, geraucht habe er nie.

Die körperliche Untersuchung ist unauffällig. Sie nehmen Blut ab und schicken auch Serum zur serologischen Untersuchung. Dabei erwähnt der Patient, die Hepatitisimpfung bisher versäumt zu haben, diese aber nun nachholen zu wollen.

Laborbefunde

Leukozyten 4,6 Tsd/µl; Erythrozyten 5,40 Mio/µl; Hb 13,9 g/dl; Hkt 42,5 %, MCV 82,0 fl; MCH 26,9 pg; MCHC 32,8 g/dl; Thrombozyten 208 Tsd/µl; Quick 100 %; INR 1,0; Natrium 138 mmol/l, Kalium 4,3 mmol/l, Harnstoff 29 mg/dl; Serumkreatinin 1,05 mg/dl; GOT 144 U/l; GPT 287 U/l; γ-GT 42 U/l; Bilirubin gesamt 0,9 mg/dl; Albumin 3,8 g/dl.

Hepatitisserologie: Anti-HAV-IgM negativ; Anti-HAV-IgG negativ, HBs-Ag positiv; Anti-HBc-IgM negativ; Anti-HBc-IgG positiv; Anti-HBs negativ; Anti-HCV-IgG negativ. Aufgrund der Positivität von HBs-Ag und Anti-HBc-IgG wird die Diagnostik erweitert: HBe-Ag positiv; Anti-HBe negativ; HBV-DNA positiv (> 100.000 Kopien/ml); Anti-HDV negativ.

1. **Wie lautet die Diagnose? Was fällt Ihnen an den Laborwerten auf? Beschreiben Sie diese!**
2. **Welche anderen virusserologischen Konstellationen können bei der Erkrankung auftreten?**
3. **Welche klinischen Verlaufsformen und Komplikationen können bei dieser Erkrankung auftreten?**
4. **Was wissen Sie zur Epidemiologie und Übertragung des Virus?**
5. **Welche Therapiemöglichkeiten kommen infrage?**
6. **Was wissen Sie generell zur Prophylaxe der Erkrankung?**

1. Diagnose

Die Konstellation weist auf eine **chronisch-infektiöse Hepatitis B** hin: positives HBs- und HBe-Antigen bei fehlenden entsprechenden Antikörpern sowie positiver HBV-DNA. Das positive Anti-HBc-IgG zeigt in diesem Fall nur den Zustand nach HBV-Primärinfektion an. Da bisher keine Serokonversion von HBe-Ag zu Anti-HBe erfolgt und die Anzahl der HBV-DNA-Kopien hoch ist, besteht eine **Phase mit entzündlicher Aktivität.** Auch die Transaminasen deuten auf eine Hepatitis hin (**De-Ritis-Quotient** aus GOT und GPT < 1). Die Syntheseleistung der Leber ist abgeschätzt an den Normalwerten von Albumin und Quick aktuell nicht eingeschränkt. Die restlichen Laborbefunde sind unauffällig.

Die **differenzialdiagnostisch** in Betracht kommenden anderen Hepatitiden können serologisch ausgeschlossen werden. Eine Infektion mit dem Hepatitis-A-Virus ist bisher nicht erfolgt (negative Antikörper), auch eine Super- oder Co-Infektion mit dem Hepatitis-D-Virus liegt nicht vor. Bei negativem Anti-HCV-IgG gibt es kurz nach der Infektion eine diagnostische Lücke. Im Zweifel sollte zum Ausschluss einer Infektion mit dem Hepatitis-C-Virus eine Bestimmung der HCV-RNA erfolgen.

2. Konstellationen der Virusserologie

Abhängig von der Verlaufsform ergeben sich **verschiedene Konstellationen spezifischer Antigene und Antikörper,** die in ➤ Tab. 25.1 dargestellt sind. Die serologische Diagnostik sollte einem Stufenschema folgen, beginnend mit Tests auf HBs-Ag sowie Anti-HBc (Gesamt-Ig, falls positiv auch Anti-HBc-IgM).

Eine akute Virushepatitis wird als **chronisch** bezeichnet, wenn sie nach 6 Monaten nicht ausgeheilt ist. Die Viruspersistenz geht mit einem positiven HBs-Ag einher. Wie in unserem Fall ist Anti-HBc-IgM dann meist negativ, sodass eine akute, frische Infektion ausgeschlossen werden kann. Solange HBsAg und HBeAg nachweisbar sind, muss von **Infektiosität** ausgegangen werden, zusätzlich spielt auch die Menge der HBV-DNA im Blut eine Rolle (bei negativer HBV-DNA keine Infektiosität).

3. Verlaufsformen und Komplikationen

Die meisten Patienten (≈ 70 %) haben eine **klinisch inapparente Hepatitis-B-Infektion;** etwa 30 % erkranken an einer **akuten Hepatitis** (Ikterus, Anstieg der Transaminasen). In mehr als 95 % der akut verlaufenden Fälle heilt die Infektion aus. Bei den verbleibenden Fällen kann es zum **fulminanten akuten Verlauf** kommen, der zu einer Leberinsuffizienz führt, die im Labor anhand der verminderten Syntheseleistung (Quick ↓, INR ↑, Albumin ↓, Cholinesterase ↓) erkennbar wird, und im **akuten Leberversagen** (Gerinnungsstörung, Ikterus, Bewusstseinsstörung) tödlich enden kann (Letalität 50 %).

In 5–10 % aller Fälle kommt es zum **chronischen Verlauf** mit Viruspersistenz, entweder in Form einer immunaktiven Hepatitis (**hochvirämische Form,** etwa 30 %) oder als immuninaktive HBs-Trägerschaft (**niedrigvirämische Form,** etwa 70 %), die sich konsekutiv entwickeln können. Bei jährlich 5–10 % erfolgt eine Se-

Tab. 25.1 Markerkonstellationen verschiedener Verlaufsformen einer HBV-Infektion

Verlaufsform	HBsAg	Anti-HBs	HBeAg	Anti-HBe	Anti-HBc-IgG	Anti-HBc-IgM	HBV-DNA	GPT
Akut	+	–	+	–	+	+	+	↑↑
Chronisch aktiv	+	–	+	–	+	–/(+)	+	Normal/↑
Inaktiver HBs-Träger	+	–	–	+	+	–	–/(+)	Normal/(↑)
Ausheilung	–	+	–	±	+	–	–	Normal
Impfimmunität	–	+	–	–	–	–	–	Normal

rokonversion von HBeAg zu Anti-HBe und damit zur inaktiven, asymptomatischen Verlaufsform (HBs-Träger). Eine spontane Ausheilung (Verschwinden der HBV-DNA) ist selten (1 %/Jahr).

Neben verschiedenen extrahepatischen Manifestationen (z. B. Arthritis, Glomerulonephritis) sind bei der chronischen Hepatitis folgende **Komplikationen** relevant, die vor allem bei hoher Viruslast (10^4 Kopien DNA/ml) auftreten:

- **Leberzirrhose:** Etwa 20 % der Patienten mit chronisch aktiver Hepatitis (positives HBeAg) entwickeln nach 10 Jahren eine Leberzirrhose.
- **Primäres Leberzellkarzinom (HCC):** Bei chronisch aktiver Hepatitis (positives HBeAg) besteht ein um den Faktor 60 erhöhtes Risiko für ein HCC. Von den Patienten mit virusassoziierter Leberzirrhose erkranken 5 % pro Jahr an einem HCC.

MERKE

Während die Hepatitis-B-Infektion bei Erwachsenen in 90–95 % der Fälle spontan und folgenlos abheilt, beobachtet man bei Neugeborenen mit perinataler Infektion in 90 % der Fälle einen chronischen Verlauf.

4. Epidemiologie und Übertragungswege

Das Hepatitis-B-Virus (HBV) ist ein **DNA-Virus,** das weltweit abhängig von der geografischen Lage unterschiedlich häufig vorkommt. So findet man in Zentralafrika und Südostasien bei mehr als 8 % eine chronische Infektion. In Deutschland sind 0,6 % HbsAg-Träger und damit chronisch infiziert. Die HBV-Übertragung erfolgt **parenteral, sexuell** oder **perinatal.** In **Risikogruppen** z. B. bei i. v. Drogenabhängigen und medizinischem Personal breitet sich das Virus bevorzugt parenteral aus, in Ländern mit hoher Prävalenz bevorzugt vertikal (perinatal) von der chronisch infizierten Mutter auf das Neugeborene. Manchmal lässt sich der Infektionsweg nicht klären.

MERKE

Etwa 60 % der Hepatitis-B-Infektionen werden in Deutschland sexuell übertragen.

5. Therapie

Die Therapie erfolgt abhängig davon, ob es sich um eine akute oder chronisch aktive Hepatitis-B-Infektion handelt.

Bei der **akuten Hepatitis** sind folgende Aspekte von Bedeutung:

- **Allgemeinmaßnahmen:** Meiden lebertoxischer Substanzen (z. B. hepatotoxische Medikamente, Alkohol), körperliche Schonung, Überwachung von Transaminasen und Syntheseparametern der Leber.
- **Keine antivirale Therapie:** aufgrund der hohen Spontanheilungsrate nicht sinnvoll.
- **Keine Gabe von Glukokortikoiden:** behindern Viruselimination, verschlechtern Prognose.
- **Fulminante Hepatitis** und **akutes Leberversagen:** bei frühen Anzeichen einer Leberinsuffizienz **Nukleosid- oder Nukleotid-Analoga** möglich (geringere Transplantationsrate), ggf. Indikation zur **Lebertransplantation** stellen und frühzeitige Verlegung in Transplantatzentrum organisieren.

Bei der **chronischen Hepatitis** sind neben Allgemeinmaßnahmen (s. o.) abhängig von der entzündlichen Aktivität (HBV-DNA, Transaminasen, Biopsiestatus) und der vorhandenen Komplikationen **antivirale Therapiemaßnahmen** sinnvoll. Das Ziel ist eine dauerhafte Suppression der HBV-DNA unter die Nachweisgrenze sowie eine Serokonversion von HBeAg zu Anti-HBe:

- **α-Interferone:** subkutane Applikation, häufig NW (z. B. Myalgien, grippeähnliche Symptome und Fieber), pegyliertes Interferon α bietet patientenfreundlichere Anwendung (nur 1-mal/Woche s. c.), KI: z. B. dekompensierte Leberzirrhose, Autoimmunerkrankungen, Schwangerschaft. Dauer 24–48 Wochen.
- **Antivirale Substanzen, Nukleosidanaloga** (z. B. **Entecavir, Telbivudin**) und **Nukleotidanaloga** (z. B. **Tenofovir**): bei geringer entzündlicher Aktivität sowie Versagen, NW oder KI einer Interferontherapie. Orale Therapie; Resistenzen sind teilweise möglich (z. B. gegen Lamivudin, welches daher nicht mehr häufig angewendet wird). NW: gastrointestinal und nephrotoxisch (insbesondere Nukleotidanaloga).

Die speziellen Maßnahmen erfordern bei der chronischen Hepatitis B eine **langfristige Medikation** über mindestens 1 Jahr bis teilweise lebenslang je nach Medikament und Ansprechen. Die HBV-DNA sollte im Verlauf regelmäßig kontrolliert werden. Nach einer Serokonversion von HBs-Ag zu positivem anti-HBs, einer Ausheilung entsprechend, kann die Therapie mit antiviralen Substanzen beendet werden.

Bei unserem Patienten besteht bei chronischer Hepatitis B mit positiven HBs-Ag und HBe-Ag sowie erhöhten Transaminasen die Indikation zur antiviralen Therapie. Entzündliche Aktivität und Fibroseausmaß lassen sich in vielen Fällen durch eine transiente Elastometrie bestimmen, seltener durch eine Leberbiopsie. Abhängig vom Genotyp und bei fehlenden KI kann in erster Linie pegyliertes Interferon gegeben werden.

6. Prophylaxe

Zunächst sind **Allgemeinmaßnahmen** wichtig, die die Hygiene verbessern und Schutz vor einer HBV-Übertragung durch infektiöse Gegenstände oder Flüssigkeiten bieten, z. B.:

- Sicherheitskanülen, Abwurfgefäße.
- Screening-Untersuchung bei Blutspendern.
- Verwendung von Kondomen, Vermeiden von Risikosituationen.
- Aufklärung bei Risikogruppen (z. B. über Infektionswege).

Darüber hinaus existieren eine aktive und passive Immunisierung, die vor einer HBV-Infektion schützen sollen:

- **Aktive Immunisierung** (präexpositionell) mit HBsAg, indiziert entsprechend der STIKO-Indikationsliste bei Säuglingen (im Alter von 2 Monaten), Kindern und Jugendlichen unter 18 Jahren, die noch nicht geimpft wurden, sowie Erwachsenen, die einer Risikogruppe angehören (z. B. medizinisches Personal, Dialysepatienten, bei chronischen Lebererkrankungen, i. v. Drogenkonsumenten, Kontakt mit HBs-Ag-Trägern), dreimalige Impfung und Kontrolle des Anti-HBs-Titers 4–8 Wochen nach 3. Impfung (erfolgreiche Immunisierung, wenn Anti-HBs-Titer > 100 IE/l), in Kombination mit Immunisierung gegen Hepatitis A möglich.
- **Passive Immunisierung** (postexpositionell) erfolgt als **aktiv-passive Impfung** mit HBV-Immunglobulin und aktiver Impfung (HBs-Ag), indiziert bei Neugeborenen HBs-Ag-positiver Mütter und nach Verletzung mit HBV-infektiösem Material innerhalb von 48 Stunden nach Exposition, wenn kein Impfschutz besteht.

ZUSAMMENFASSUNG

Die Infektion mit dem **Hepatitis-B-Virus** verläuft in etwa 70 % der Fälle klinisch inapparent. In etwa 30 % der Fälle entsteht eine akute Hepatitis, die selten (bis zu 1 %) fulminant verläuft und dann in der Hälfte der Fälle letal endet. Ein chronischer Verlauf ergibt sich bei 5–10 % aller Patienten und ist durch ein positives HBs-Ag nach 6 Monaten gekennzeichnet. Die **Diagnose** erfolgt durch spezifische serologische Tests und definierte Markerkonstellationen. Das **klinische Bild** hängt vom Infektionsverlauf ab und ist sehr variabel: Bei akuter Infektion können grippale Symptome, gastrointestinale Beschwerden und ein Ikterus auftreten. Bei chronischer Hepatitis reichen die Symptome abhängig von der entzündlichen Aktivität von Müdigkeit (häufig) bis zu Symptomen der Leberzirrhose (Aszites, Gerinnungsstörungen, Ikterus). Die akute Hepatitis B bedarf aufgrund der hohen Spontanheilungsrate lediglich einer symptomatischen **Therapie,** während bei der chronischen Hepatitis die antivirale Therapie im Vordergrund steht. **Komplikationen** der chronischen Hepatitis sind Leberzirrhose und primäres Leberzellkarzinom. Zur **Prophylaxe** ist eine aktive Immunisierung verfügbar, in aktiv-passiver Form für die Postexpositionsprophylaxe.

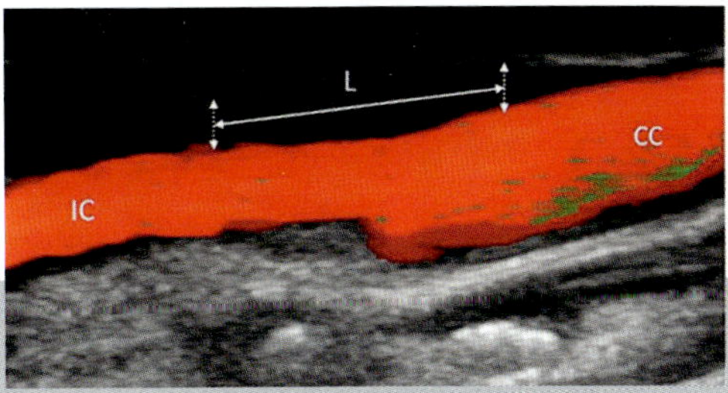

26 Gesundheitsuntersuchung

Anamnese

Eine 49-jährige Erzieherin und ihr 55-jähriger Ehemann stellen sich in Ihrer internistischen Praxis für einen Gesundheitscheck vor.

Die Ehefrau habe Heuschnupfen und nehme keine Medikamente. Seit 20 Jahren rauche sie nicht mehr, Alkohol trinke sie selten. Ihre Mutter habe „Altersdiabetes", ihr Vater verstarb bei einem Arbeitsunfall.

Der Ehemann hat eine arterielle Hypertonie, die medikamentös mit Ramipril behandelt wird. Er fühle sich nicht mehr so leistungsfähig wie früher und sei schneller aus der Puste, akute Beschwerden habe er aber nicht. Sport sei in den letzten Jahren zu kurz gekommen. Er rauche 15 Zigaretten täglich (40 py), Alkohol trinke er selten. Sein Vater ist nach einem Schlaganfall pflegebedürftig, die Mutter noch rüstig.

Untersuchungsbefunde

Frau: 49-jährige Patientin in gutem AZ und schlankem EZ (164 cm, 53 kg). HF 68/min, BD 105/70 mmHg. Abgesehen von symmetrischen, weichen, gelblichen Knötchen an beiden Oberlidern und inneren Lidwinkeln ist die körperliche Untersuchung unauffällig.

Mann: 55-jähriger Mann in gutem AZ- und adipösem EZ (179 cm, 97 kg, Bauchumfang 102 cm). HF 76/min, BD 140/90 mmHg. Strömungsgeräusch über der linken A. carotis interna, ansonsten unauffälliger körperlicher Untersuchungsbefund.

Labor

Frau, ausgewählte Werte: Gesamtcholesterin 225 mg/dl; HDL-Cholesterin 44 mg/dl; LDL-Cholesterin 173 mg/dl; Blutzucker 101 mg/dl. **Mann,** ausgewählte Werte: Gesamtcholesterin 304 mg/dl; HDL-Cholesterin 62 mg/dl; LDL-Cholesterin 222 mg/dl, Blutzucker 89 mg/dl.

Verlauf

Eine Urinstreifenuntersuchung ist bei beiden unauffällig. EKG und Belastungs-EKG zeigen keine pathologischen Veränderungen. Beim Mann führen Sie außerdem eine Duplexsonografie der extrakraniellen Halsgefäße durch (➤ Bild [H086-001]).

1. **Nehmen Sie Stellung zu den Blutwerten! Sind die Ergebnisse verwertbar obwohl beide Patienten nicht nüchtern waren?**
2. **Kennen Sie sekundäre Ursachen für eine Fettstoffwechselstörung?**
3. **Welche Diagnose stellen Sie bei dem Patienten anhand des Ultraschallbildes? Was leiten Sie daraus ab?**
4. **Was raten Sie dem Patienten bezüglich seiner Blutfettwerte? Verordnen Sie ein Medikament, wenn ja welches? Benennen Sie das Therapieziel!**
5. **Was tun Sie im Verlauf, falls die von Ihnen eingeleitete Therapie nicht den gewünschten Erfolg bringt?**
6. **Was raten Sie der Patientin hinsichtlich ihrer Blutwerte und ihrer Hautveränderungen? Verordnen Sie ihr ein Medikament?**

1. Interpretation Blutwerte

Bei beiden Patienten liegt eine **Fettstoffwechselstörung** vor. Grundsätzlich unterscheidet man zwischen der Hypercholesterinämie (> 200 mg/dl), der Hypertriglyzeridämie (> 150 mg/dl) und der kombinierten Hyperlipidämie (Hypercholesterinämie und Hypertriglyzeridämie). Bei beiden Patienten liegt eine Hypercholesterinämie vor.

Zum Screening auf eine Fettstoffwechselstörung sind **Nüchternblutproben nicht erforderlich,** da die Werte für Gesamt-, LDL- und HDL-Cholesterin sowie für Triglyzeride postprandial nur geringfügig von den Nüchternwerten abweichen. Lediglich zur genauen Differenzierung schwerer Fettstoffwechselstörungen, bei Nachkontrollen von Patienten mit Hypertriglyzeridämie sowie bei Diabetikern (möglicherweise wird bei ihnen das Risiko für eine Dyslipidämie postprandial unterschätzt) sollte eine Nüchternblutentnahme erfolgen.

2. Sekundäre Fettstoffwechselstörungen

Grundsätzlich wird zwischen primären, das heißt genetisch bedingten, und **sekundären Fettstoffwechselstörungen** unterschieden. Eine Übersicht über mögliche Ursachen sekundärer Formen zeigt ➤ Tab. 26.1. Die Einteilung ist wichtig, da die Grunderkrankung bei sekundären Lipidstoffwechselstörungen teilweise kausal behandelt werden kann (z. B. Hypothyreose als Ursache einer Hypercholesterinämie).

3. Befundung Ultraschallbild

Die farbcodierte Duplexsonografie zeigt einen Plaque als hämodynamisch nicht relevante Stenose im Übergang der **A. carotis communis in die A. carotis interna** (➤ Bild [H086-001]). Bei asymptomatischen Patienten mit einer extrakraniellen Karotisstenose hängt das therapeutische Vorgehen vom **Stenosegrad** ab. Bei Karotisstenosen **unter 60 %** wird eine **konservative Behandlung** empfohlen. Im Zentrum der Therapie steht dann die Optimierung der kardiovaskulären Risikofaktoren (s. u.). Sonografische Verlaufskontrollen sollten in 6- bis 12-monatigen Abständen erfolgen. Ab einem Stenosegrad **von 60 %** sollte eine **invasive Behandlung** erwogen werden (Thrombendarteriektomie, evtl. Stenting als Alternative).

4. Sekundärprävention

Bei Patienten mit einer Fettstoffwechselstörung ist die **Senkung des LDL-Cholesterinspiegels** das primäre Therapieziel zur Prävention kardiovaskulärer Ereignisse.

Tab. 26.1 Ursachen sekundärer Fettstoffwechselstörungen

	Hypercholesterinämie	Hypertriglyzeridämie	Kombinierte Hyperlipidämie
Erkrankung	Hypothyreose Nephrotisches Syndrom Cholestase Anorexia nervosa Systemischer Lupus erythematodes Lymphom	Hypothyreose Diabetes mellitus Typ 2 Adipositas Niereninsuffizienz Leberinsuffizienz Cushing-Syndrom	Diabetes mellitus Typ 2 Nephrotisches Syndrom
Medikament	Proteaseinhibitoren Gestagene Androgene	Glukokortikosteroide Östrogene Proteaseinhibitoren Thiazide Amiodaron Cyclosporin	Thiazide
Noxen		Alkohol	Alkohol
Sonstiges	Schwangerschaft	Schwangerschaft	

Tab. 26.2 Empfehlungen der European Society of Cardiology (ESC), modifiziert und gekürzt aus „Europäische Richtlinie 2016 zur Prävention kardiovaskulärer Erkrankungen in der klinischen Praxis", Piepoli MF et al., European Heart Journal, Volume 37, Issue 29, 1. August 2016

	Ziel-LDL-Cholesterin
Sehr hohes Risiko (bei „Score"* ≥ 10 %, manifester kardiovaskulärer Erkrankung, Diabetes mellitus mit Endorganschaden oder schwerer chronischer Nierenerkrankung mit GFR < 30 ml/min)	< 70 mg/dl oder Senkung um mind. 50 % bei Ausgangswert 70–135 mg/dl
Hohes Risiko (z. B. bei „Score"* ≥ 5 und < 10 %, Diabetes mellitus ohne Endorganschaden, schwerer chronischer Nierenerkrankung mit GFR < 60 ml/min oder familiärer Hypercholesterinämie)	< 100 mg/dl oder Senkung um mind. 50 % bei Ausgangswert 100–200 mg/dl
Moderates Risiko (bei „Score"* ≥ 1 und < 5 %)	< 115 mg/dl

* „Score" steht für Systemic Coronary Risk Evaluation und schätzt das 10-Jahres-Risiko für eine tödliche kardiovaskuläre Erkrankung in Abhängigkeit vom Risikoprofil.

Die angestrebten Zielwerte sind abhängig vom kardiovaskulären Gesamtrisiko: Je höher dieses eingeschätzt wird, desto strikter sollte das LDL-Cholesterin eingestellt werden (➤ Tab. 26.2). Maßnahmen zur Lebensstilmodifikation (z. B. ausgewogene Ernährung, regelmäßige körperliche Aktivität, Gewichtsnormalisierung) sind wichtig, die LDL-Cholesterinwerte können dadurch allerdings nur um ca. 10 % reduziert werden. Dies erklärt den hohen Stellenwert der medikamentösen lipidsenkenden Therapie, die in der Regel dauerhaft erfolgen sollte. Mittel der ersten Wahl sind **Statine** (z. B. Atorvastatin), deren Wirksamkeit sowohl in der Primär- als auch der Sekundärprävention belegt ist. Durch Hemmung eines Schlüsselenzyms der Cholesterolbiosynthese (HMG-CoA-Reduktase) führen sie zu einer Senkung von LDL- und Gesamtcholesterin.

Aufgrund der Karotisstenose hat dieser Patient ein **sehr hohes kardiovaskuläres Risiko,** sodass eine Statintherapie (z. B. mit Atorvastatin) indiziert ist. Ziel ist eine Senkung des LDL-Cholesterins auf < 70 mg/dl nach Empfehlungen der ESC. Darüber hinaus besprechen Sie mit ihm Maßnahmen zur Lebensstilmodifikation (z. B. ausgewogene Ernährung, Gewichtsreduktion, regelmäßige körperliche Aktivität, Nikotinstopp).

5. Therapiealgorithmus

Nach Beginn einer **Statintherapie** sollte eine erste Kontrolle der Lipidwerte nach 4–6 Wochen erfolgen. Wird das LDL-Ziel nicht erreicht, kann ggf. eine **Dosissteigerung des Statins** erwogen werden. Es ist allerdings zu beachten, dass die Dosis-Wirkungs-Beziehung bei Statinen nicht linear ist, d. h. der Effekt, der durch eine initiale Statindosis erzielt wird, kann durch eine Dosiserhöhung nur noch leicht gesteigert werden. Zudem treten die Nebenwirkungen (Myopathie, selten Transaminasenanstieg) dosisabhängig auf, sodass die Indikation für eine Maximaldosierung streng zu stellen ist. Ferner ist von Bedeutung, dass die Statine je nach Wirkstoff eine unterschiedliche Potenz im Hinblick auf die LDL-Cholesterin-Senkung haben (z. B. höherer Effekt durch Atorvastatin im Vergleich zu Simvastatin).

Wird das Therapieziel mit der individuell ausgereizten Statindosis nicht erreicht, kann eine Kombinationstherapie mit dem Cholesterinabsorptionshemmer **Ezetimib** erwogen werden. Falls das Therapieziel erneut verfehlt wird und verschiedene Statinwirkstoffe probiert wurden (z. B. auch bei Unverträglichkeit eines Wirkstoffs), kann bei Patienten mit sehr hohem kardiovaskulären Risiko zusätzlich ein **PCSK9-Hemmer** (z. B. Evolocumab, Alirocumab) verabreicht werden. Bei PCSK9-Hemmern handelt es sich um monoklonale humane Antikörper, die alle 2–4 Wochen subkutan verabreicht werden müssen. Diese führen zu einer vermehrten Verfügbarkeit von LDL-Rezeptoren an der Oberfläche von Leberzellen. Die LDL-Rezeptordichte beeinflusst die LDL-Cholesterinkonzentration wesentlich, sodass PCSK9-Hemmer zu einer potenten Senkung des LDL-Cholesterins um ca. 60 % führen, unabhängig von der Vorbehandlung.

Als Ultima Ratio besteht bei Patienten mit sehr hohem kardiovaskulären Risiko noch die Möglichkeit einer regelmäßigen **Lipidapherese.**

6. Primärprävention/Hautveränderungen

Bei Patienten ohne manifeste kardiovaskuläre Erkrankung, Diabetes mellitus oder chronische Niereninsuffizienz ist die Indikation für eine medikamentöse lipidsenkende Behandlung im Rahmen der Primärprävention streng zu stellen. Da aber auch bei diesen Patienten ein hohes kardiovaskuläres Risiko vorliegen kann, sofern mehrere Risikofaktoren kombiniert vorliegen, wird zur Klärung der Behandlungsindikation die Kalkulation des **individuellen kardiovaskulären Gesamtrisikos** empfohlen, wofür verschiedene Punktesysteme zur Verfügung stehen. Von den kardiologischen Fachgesellschaften wird der von der European Society of Cardiology (ESC) veröffentlichte „Score" empfohlen, der anhand von Blutdruck, Alter, Geschlecht, Gesamtcholesterin und Raucherstatus das absolute 10-Jahres-Risiko für eine tödliche kardiovaskuläre Erkrankung ermittelt. Kritisch kann angemerkt werden, dass andere Risikofaktoren wie das Körpergewicht, die körperliche Aktivität und das Ernährungsverhalten dabei unberücksichtigt bleiben.

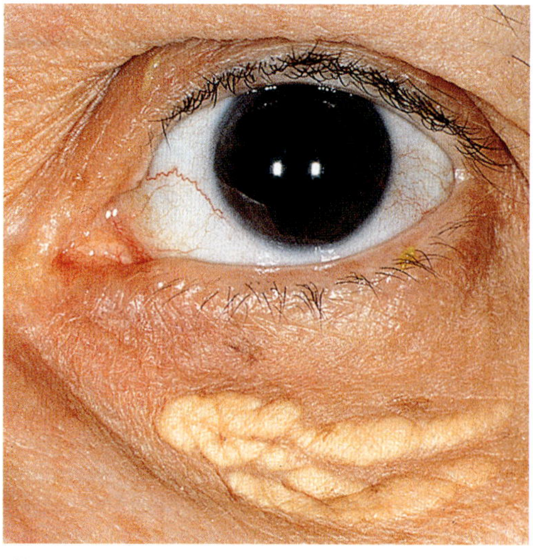

Abb. 26.1 Xanthelasmen [G754]

Die Patientin aus diesem Fall hat einen „Score" von < 1 % und damit ein niedriges kardiovaskuläres Risiko. Obwohl sie also ähnliche Laborwerte aufweist wie ihr Ehemann, ist eine medikamentöse Behandlung bei ihr aktuell nicht indiziert. Empfohlen wird lediglich eine Lebensstilberatung.

Die Hautveränderungen der Patientin sind am ehesten **Xanthelasmen** (➤ Abb. 26.1). Es handelt sich dabei um Fett- bzw. Cholesterineinlagerungen, die häufig symmetrisch am Oberlid oder inneren Lidwinkel auftreten und auf eine Fettstoffwechselstörung hindeuten können. Darüber hinaus haben diese keinen Krankheitswert. Betroffen sind vor allem Frauen mittleren Alters.

ZUSAMMENFASSUNG

Lipidstoffwechselstörungen sind sehr häufig und stellen einen wesentlichen Risikofaktor für die Entstehung von Atherosklerose dar. Grundsätzlich unterscheidet man zwischen der Hypercholesterinämie (> 200 mg/dl), der Hypertriglyzeridämie (> 150 mg/dl) und der kombinierten Hyperlipidämie (Hypercholesterinämie und Hypertriglyzeridämie). Außerdem werden primäre von sekundären Fettstoffwechselstörungen abgegrenzt. Die **Basisdiagnostik** besteht aus der Bestimmung von Gesamtcholesterin, LDL-Cholesterin, HDL-Cholesterin, Triglyzeriden und Blutzucker. Primäres **Therapieziel** zur Prävention kardiovaskulärer Ereignisse ist die Senkung des LDL-Cholesterins. Zur Klärung der **Therapieindikation** wird die Kalkulation des individuellen kardiovaskulären Gesamtrisikos empfohlen. Liegt ein Diabetes mellitus, eine chronische Niereninsuffizienz oder eine manifeste kardiovaskuläre Erkrankung vor, besteht per se ein hohes bzw. sehr hohes kardiovaskuläres Gesamtrisiko. Damit gelten strengere empfohlene Grenzwerte, die häufig eine Therapie erfordern. **Therapeutisch** hat neben der Lebensstilmodifikation (regelmäßige körperliche Aktivität, Gewichtsreduktion bei Übergewicht, Nikotinstopp, Meiden von gesättigten Fettsäuren) die medikamentöse Behandlung einen hohen Stellenwert. Mittel der Wahl sind Statine. Werden die angestrebten Zielwerte damit nicht erreicht, kann die Therapie durch Ezetimib und ggf. zusätzlich durch einen PCSK9-Hemmer erweitert werden.

27

Nächtliche Schmerzen der Unterschenkel

Anamnese

Ein 67-jähriger Landwirt stellt sich in Ihrer Praxis vor, weil er seit einigen Wochen nachts immer wieder mit quälenden Schmerzen in den Unterschenkeln aufwache. Die Beschwerden seien rechts schlimmer als links und manchmal so heftig, dass er es nicht mehr im Bett aushalte. Er stehe dann auf oder setze sich an die Bettkante, was eine gewisse Linderung herbeiführen würde. Des Weiteren berichtet der Patient, dass er seit ungefähr 2 Jahren im Alltag deutlich eingeschränkt sei. Beim Gehen verspüre er nach einer Strecke von 75 Metern einen brennenden Schmerz in der rechten Wade, der nach 150 Metern so stark werde, dass er stehen bleiben müsse. Die Beschwerden würden dann abklingen, aber beim Weitergehen nach kurzer Zeit erneut auftreten. Daher verlasse er seinen Hof kaum noch. Noxen: Nikotin etwa 60 py, gelegentlicher Alkoholkonsum. Vorerkrankungen: arterielle Hypertonie, Hypercholesterinämie. Familienanamnese: Vater an Herzinfarkt, Mutter an Schlaganfall verstorben.

Untersuchungsbefunde

67-jähriger Patient in adipösem EZ (172 cm, 90 kg, BMI 30,4 kg/m^2) und altersentsprechendem AZ. HF 87/min, BD 155/100 mmHg. Kopf/Hals: gerötete Gesichtsfarbe, maroder Zahnstatus. LK: unauffällig. Herz/Lunge: unauffällig. Abdomen: adipös, weich, kein Druckschmerz, positive Darmgeräusche, kleine Nabelhernie. Obere Extremitäten: unauffällig. Untere Extremitäten: Femoralispulse bds. gut tastbar. Poplitealpuls links schwach, rechts nicht tastbar. Pulse der A. dorsalis pedis und A. tibialis posterior bds. nicht palpabel. Beide Füße kalt und blass (rechts > links). Lautes systolisches Strömungsgeräusch über beiden Femoralarterien (rechts > links), Hyperkeratose beider Fußsohlen, Nagelmykose beider Großzehen, verminderte Behaarung an Unterschenkeln und Fußrücken. Neurologisch orientierend unauffällig.

1. **Wie lautet Ihre Verdachtsdiagnose? Nennen Sie Risikofaktoren für die Erkrankung!**
2. **Welche Lokalisationstypen werden unterschieden? Wo vermuten Sie das pathologische Korrelat bei diesem Patienten?**
3. **Beschreiben Sie die klinisch gebräuchliche Stadieneinteilung! In welche Kategorie fällt der Patient?**
4. **Welche Diagnostik führen Sie zur Sicherung der Verdachtsdiagnose durch? Gehen Sie dabei näher auf den ABI ein!**
5. **An welche weiteren Untersuchungen sollten Sie unbedingt denken?**
6. **Erläutern Sie die Prinzipien der stadienadaptierten Therapie!**

1. Verdachtsdiagnose/Risikofaktoren

Der Patient schildert das klassische Bild einer **peripheren arteriellen Verschlusskrankheit (pAVK).** Darunter versteht man eine in über 95 % der Fälle **atherosklerotisch bedingte, stenosierende Gefäßerkrankung,** die in aller Regel eine Minderperfusion der **unteren Extremität** verursacht.

Das Leitsymptom ist der belastungsabhängige ischämische Muskelschmerz, der die Betroffenen nach einer bestimmten Gehstrecke zum Anhalten zwingt und sich in Ruhe bessert **(Claudicatio intermittens = Schaufensterkrankheit).** Die neu hinzugekommenen, nächtlichen Ruheschmerzen, die durch eine Tieflagerung der Beine gelindert werden, kennzeichnen ein fortgeschrittenes Stadium der Erkrankung.

Die Verdachtsdiagnose pAVK wird durch die Untersuchungsbefunde erhärtet, die eine eingeschränkte, arterielle Durchblutung vor allem der rechten, in geringerer Ausprägung auch der linken unteren Extremität anzeigen. Klinisch äußert sich dies durch **abgeschwächte** bzw. **fehlende periphere Pulse,** ein **systolisches Strömungsgeräusch** (stenotisch bedingt) über den Femoralarterien sowie **Blässe** und **Kälte** der Füße. Als Ausdruck einer **trophischen Störung** liegen bei dem Patienten außerdem eine Hyperkeratose der Fußsohlen, eine Mykose beider Großzehennägel sowie eine Verminderung der Beinbehaarung vor.

Die **Risikofaktoren** der pAVK entsprechen denen der koronaren Herzerkrankung: u. a. Nikotinabusus, Alter, genetische Prädisposition, arterielle Hypertonie, Diabetes mellitus, Dyslipidämie und erhöhter Bauchumfang.

2. Lokalisationstypen

Abhängig von der Ausdehnung der Gefäßstenose unterscheidet man bei der pAVK die häufige **Ein-** von der selteneren **Mehretagenerkrankung.** Je nach Lokalisation der Engstelle werden Einetagenerkrankungen in folgende Subtypen unterteilt (➤ Tab. 27.1).

3. Stadieneinteilung der chronischen pAVK

Die gängige **Klassifizierung nach Fontaine-Ratschow** teilt die pAVK anhand des klinischen Schweregrads der Durchblutungsstörung in vier Stadien ein:

- **Stadium I:** asymptomatisch.
- **Stadium II:** belastungsabhängige Schmerzen in der Muskulatur (Claudicatio intermittens)
  - II a: schmerzfreie Gehstrecke > 200 m.
  - II b: schmerzfreie Gehstrecke < 200 m.

Tab. 27.1 Typen der Einetagenerkrankung mit jeweiligen Befunden und Symptomen

Typ	Häufigkeit	Verschluss-lokalisation	Fehlende Pulse	Schmerz-lokalisation	Anmerkung
Iliakal- oder Beckentyp	35 %	A. iliaca	Ab Leiste	Gluteal- und Oberschenkelmuskulatur	
Oberschenkeltyp	50 %	A. femoralis superficialis (Einbeziehung der A. poplitea möglich)	Ab A. poplitea	Wadenmuskulatur	Bei Kollateralisation über A. profunda femoris asymptomatischer Verlauf möglich
Unterschenkel- oder peripherer Typ	14 %	Unterschenkel- oder Fußarterien	Fußpulse	Fußsohle	V. a. bei Diabetikern
Aorta-abdominalis-Typ (Leriche-Syndrom)	1 %	Aorta abdominalis im Bereich der Bifurkation	An beiden Beinen	Glutealmuskulatur und innere Beckenmuskulatur bds.	Sonderform, bei Männern außerdem häufig Erektionsschwäche

- **Stadium III:** ischämische Ruheschmerzen in der Muskulatur.
- **Stadium IV:** ischämischer Gewebsuntergang mit Nekrose, Gangrän oder Ulkus.

Bei diesem Patienten liegt aufgrund der nächtlichen Ruheschmerzen ein Stadium III vor.

Da sich die ischämischen Beschwerden typischerweise auf Muskelgruppen distal der arteriellen Stenose projizieren, kann von der Schmerzlokalisation auf das betroffene Gefäß geschlossen werden. Folglich liegt bei diesem Patienten wahrscheinlich eine **beidseitige Eintagenerkrankung vom Oberschenkeltyp** vor. Die vaskulären Engstellen sind im Bereich der Femoral- bzw. Poplitealarterien zu vermuten. Dazu passen auch die Strömungsgeräusche über beiden Femoralarterien.

4. Diagnostik

Ziel ist die Lokalisation der Gefäßstenose und die Festlegung des Krankheitsstadiums. Sinnvoll ist eine **Stufendiagnostik,** bei der neben Anamnese und körperlicher Befunderhebung die nachfolgenden Untersuchungen durchgeführt werden:

Neben einer sorgfältigen Anamnese und körperlichen Untersuchung stehen **nichtapparative Funktionstests** am Beginn der diagnostischen Maßnahmen:

- **Ratschow-Lagerungsprobe:** Der liegende Patient führt mit senkrecht erhobenen Beinen für 2 Minuten kreisende Fußbewegungen aus. Dabei wird das Abblassen der Hautfarbe im Seitenvergleich beurteilt. Anschließend setzt er sich auf und es werden die Zeiten bis zur **reaktiven Hyperämie** (normal $\leq$ 10 s) und **Venenfüllung** (normal $\leq$ 20 s) gemessen. Sie sind bei Vorliegen einer pAVK deutlich verlängert.
- **Standardisierter Gehtest/Laufbandergometrie:** zur Erfassung der schmerzfreien und schmerzlimitierten Gehstrecke.

Apparative, nichtinvasive Diagnostik zur Sicherung der Diagnose, Erfassung des Schweregrads und Lokalisation der Gefäßengstelle:

- **Doppler-Druckmessung:** zur Ermittlung des **Ankle-Brachial-Index** (ABI). Die Erhebung des ABI ist eine einfache und zuverlässige Methode zur Diagnose einer pAVK. Er ist nicht verwertbar bei Inkompressibilität der Arterien (z. B. bei Möncke-berg-Mediasklerose oder bei Kalkablagerungen im Rahmen einer Niereninsuffizienz, ABI > 1,3). Da der Knöchelarteriendruck beim Gefäßgesunden 10 mmHg höher ist als der arterielle Oberarmdruck, liegt der Quotient (ABI) normalerweise über 1 (0,9–1,2). Ein ABI-Wert von < 0,9 gilt als beweisend für das Vorliegen einer pAVK. Ein pathologischer ABI ist ein unabhängiger Risikoindikator für eine erhöhte kardiovaskuläre Mortalität. Der Schweregrad der Durchblutungsstörung korreliert mit dem ABI:
  - Leichte pAVK: ABI-Werte zwischen 0,75 und 0,9.
  - Mittelschwere pAVK: ABI-Werte zwischen 0,5 und 0,75.
  - Schwere pAVK: ABI-Werte < 0,5 (kritische Ischämie).
- **Farbduplexsonografie:** Verfahren der Wahl zur Beurteilung von Aorta, deren Seitenästen sowie Becken- und Beinarterien, bedeutend für die Therapieplanung der pAVK vor einem invasiven Eingriff. Die Aussagekraft hängt von der Erfahrung des Untersuchers, dem Gerät sowie patientenabhängigen Faktoren ab.
- **CT- oder MR-Angiografie:** bei nicht eindeutigen Befunden der Farbduplexsonografie.
- **Oszillografie** und **Lichtreflexionsrheografie:** hilfreiche Zusatzuntersuchungen, vor allem bei Mediasklerose und akralen Durchblutungsstörungen.
- Transkutane **O_2-Partialdruck-Messung:** bei fortgeschrittener pAVK deutlich erniedrigt (zur Abschätzung des Amputationsrisikos bei kritischer Ischämie).

Apparative Diagnostik bei geplanter **invasiver** Therapie:

- **Digitale Subtraktionsangiografie (DSA):** Sie gilt weiterhin als der Goldstandard in Bezug auf Genauigkeit und Übersichtlichkeit der Gefäßdarstellung. Wegen der Invasivität wird sie normalerweise nur dann als diagnostisches Mittel eingesetzt, wenn in gleicher Sitzung eine Intervention geplant ist.

5. Weiterführende Untersuchungen

Die pAVK stellt eine der wichtigsten Markerkrankheiten für eine **generalisierte Atherosklerose** dar. Sie geht mit einer deutlich erhöhten kardiovaskulären Morbidität und Mortalität einher, da bei einem Großteil der Patienten neben den Extremitäten versorgenden Gefäßen auch die **Herzkranzgefäße** oder die **hirnversorgenden Arterien** pathologisch verändert sind. Je nach Studie und Stadium der pAVK wird eine Koinzidenz der KHK zwischen 60 und 90 % beschrieben. Da 70 % der pAVK-Patienten im Verlauf an einer kardialen oder zerebralen Ischämie versterben, ist eine **Untersuchung auf KHK** (EKG, Belastungstest, evtl. Koronarangiografie), **der Karotiden** (z. B. Duplexsonografie) und des weiteren **kardiovaskulären Risikoprofils** (z. B. Blutfettwerte, Nüchternglukosewert) obligat.

6. Stadienadaptierte Therapie

Unabhängig vom Stadium der pAVK sollte versucht werden, durch **Kontrolle von Risikofaktoren** (z. B. Rauchstopp, optimale Blutzucker- und Blutdruckeinstellung) einer Progression der Erkrankung vorzubeugen und andere atherosklerotische Manifestationen zu verhindern. Medikamente, welche die periphere Durchblutung verschlechtern (z. B. nichtkardioselektive Betablocker) sollten abgesetzt werden.

Die weitere **Therapie erfolgt stadienadaptiert** und besteht aus Gehtraining sowie pharmakologischen und revaskularisierenden Verfahren:

- **Stadium I:** Ziel ist die Hemmung der Krankheitsprogression mittels ASS (bei Unverträglichkeit Clopidogrel) und Gehtraining.
- **Stadium II:** In diesem Stadium wird eine Verbesserung der Gehstrecke angestrebt. Eine **konservative Behandlung** bestehend aus Gehtraining und medikamentöser Therapie (ASS oder Clopidogrel) wird im Allgemeinen favorisiert, abhängig vom Leidensdruck des Patienten kommen auch invasive Therapieverfahren (interventionell oder gefäßchirurgisch) infrage. Nur wenn die Lebensqualität erheblich eingeschränkt ist, die Gehstrecke < 200 m liegt und ein Gehtraining unzureichend durchgeführt werden kann, sollten vasoaktive Substanzen (Cilostazol, Naftidrofuryl) eingesetzt werden.
- **Stadium III und IV:** In diesen Stadien liegt eine **kritische Ischämie** der Extremitäten vor. Das therapeutische Ziel besteht aus dem Erhalt der Extremität sowie dem Erreichen der Schmerzfreiheit, sodass schnellstmöglich interdisziplinär das geeignete Therapieverfahren gewählt werden soll. **Invasive Revaskularisationsverfahren** wie die perkutane transluminale Angiografie (PTA und ggf. Stentimplantation, ASS und Clopidogrel im Anschluss für begrenzte Zeit kombiniert), die Bypassoperation und die Thrombendarteriektomie (TEA) haben Vorrang vor konservativen Maßnahmen. Bei Patienten, die nicht für eine Revaskularisation geeignet sind, können Prostanoide i. v. oder i. a. appliziert werden. Bei Vorliegen eines Ulkus oder einer Gangrän werden unterstützend Wunddébridement, Druckentlastung, ggf. Antibiose (bei klinischen Zeichen einer Infektion) und Analgesie durchgeführt. Ultima Ratio im Stadium IV ist die Amputation.

ZUSAMMENFASSUNG

Die **peripher arterielle Verschlusskrankheit (pAVK)** ist **definiert** als eine hauptsächlich atherosklerotisch bedingte Gefäßerkrankung, die eine Minderperfusion vorwiegend der unteren Extremitäten verursacht. Die wichtigsten **Risikofaktoren** sind Nikotinabusus, arterielle Hypertonie, Hyperlipidämie und Diabetes mellitus. Das **Leitsymptom** ist der belastungsabhängige Muskelschmerz (Claudicatio intermittens). In fortgeschrittenen Stadien kommen Ruheschmerzen und trophische Störungen hinzu. Im Rahmen der nichtinvasiven **Diagnostik** kommen dem Ankle-Brachial-Index (ABI) und der Farbduplexsonografie große Bedeutung zu. In den Stadien I und II erfolgt die **Therapie** der pAVK meist konservativ, in den Stadien III und IV werden vorrangig interventionelle und chirurgische Verfahren in interdisziplinärer Evaluation eingesetzt. Da die pAVK meist Ausdruck einer diffusen Atherosklerose ist, geht sie **prognostisch** mit einer erhöhten kardiovaskulären Morbidität und Mortalität einher.

28

Husten, Fieber und Gewichtsabnahme

Anamnese

Sie übernehmen einen 53-jährigen Sozialarbeiter von der HNO-Klinik auf Ihre internistische Station. Dem Verlegungsbericht der Kollegen entnehmen Sie, dass der Patient schon länger an Heiserkeit leidet. In den letzten 4 Wochen sei es zudem vermehrt zu Husten mit gelegentlichem Auswurf und zu erhöhten Körpertemperaturen bis 39 °C gekommen. Eine antibiotische Therapie habe keine Besserung gebracht. Außerdem verliere der Patient bereits seit 2 Monaten an Gewicht (–5 kg). Er sei bisher nie ernsthaft krank gewesen. Vor 15 Jahren habe er aufgehört zu rauchen (15 py), Alkohol trinke er selten. Auf die Frage nach der Reiseanamnese berichtet der Patient, dass er bereits seit 12 Jahren als freiwilliger Helfer für je 4 Wochen im Jahr nach Südafrika in die Townships Kapstadts reise. Alle empfohlenen Impfungen habe er erhalten.

Untersuchungsbefunde

53-jähriger Mann (178 cm, 69,5 kg, BMI 21,9 kg/m²), leicht reduzierter AZ, schlanker EZ, HF 84/min, BD 130/80 mmHg, Temperatur 38,8 °C. Haut/Schleimhäute: unauffällig. Kopf/Hals: Zunge leicht belegt, Rachen gerötet. LK: nicht tastbar. Herz: reine, regelmäßige HT, keine Herzgeräusche. Lunge: sonorer KS, links apikal leicht hypersonor, vesikuläres Atemgeräusch, rechts apikal abgeschwächt, Lungengrenzen atemverschieblich. Abdomen: weich, indolent, keine Resistenzen, positive Darmgeräusche. Leber und Milz unauffällig. Extremitäten: unauffällig. Neurologisch orientierend unauffällig.

Die Biopsie der Stimmlippen zeigt eine chronisch granulierende Entzündung mit epitheloid-riesenzelligen Granulomen. Die Kollegen der HNO forderten außerdem eine CT des Thorax an (➤ Bild [T547]). Die Laborbefunde (kleines Blutbild, Elektrolyte, Leber- und Nierenparameter) sind unauffällig.

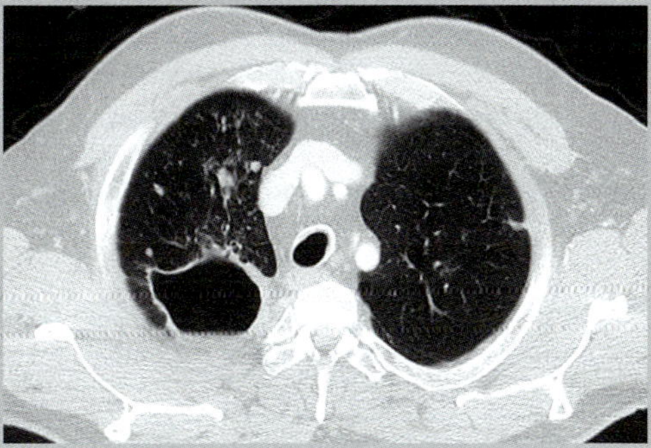

1. **Was ist Ihre Verdachtsdiagnose? Was erkennen Sie auf dem Bild des CT-Thorax? Wie lauten die Differenzialdiagnosen?**

2. **Wie sichern Sie die Diagnose?**

3. **Beschreiben Sie die Ätiologie und Pathogenese der Erkrankung!**

4. **Wie lautet die Standardtherapie? Welche Probleme spielen zunehmend eine Rolle? Was sind relevante Nebenwirkungen?**

5. **Was wissen Sie zur Prävention der Erkrankung? Wann kann der Patient entlassen werden?**

1. Verdachts-/Differenzialdiagnose und CT-Befund

Die Symptome Husten, Fieber, Heiserkeit und Gewichtsverlust sind unspezifisch. Aufgrund des längeren Bestehens und des fehlenden Ansprechens auf gängige Antibiotika sollten sie aber an eine **Tuberkulose** denken lassen, insbesondere vor dem Hintergrund der Reiseanamnese. Zu dieser Verdachtsdiagnose passt auch der Nachweis von epitheloid-riesenzelligen **Granulomen** auf den Stimmlippen, die dem Tuberkulosetyp entsprechen könnten.

Das **CT-Bild** zeigt eine **Kaverne** in der rechten Lungenhälfte mit einer Größe von 70 × 68 mm (➤ Abb. 28.1). Darüber hinaus wurden in der CT zahlreiche noduläre, rechts betonte Lungenläsionen und vergrößerte Lymphknoten (mediastinal, hilär) beschrieben. Diese Befunde sprechen ebenfalls für eine Tuberkulose. Die Infektionsquelle könnte in Südafrika liegen, wo die Prävalenz der Tuberkulose besonders in den ärmeren Bevölkerungsschichten hoch ist.

An folgende **Differenzialdiagnosen** sollte gedacht werden:

- **Pneumonie:** ähnliche pulmonale Symptome, aber häufig akuter Verlauf, Erregernachweis anstreben.
- **Bronchialkarzinom:** ähnliche Symptome (B-Symptomatik: Fieber, Gewichtsverlust, Nachtschweiß), Bildgebung und Bronchoskopie mit Biopsie können Aufschluss geben.

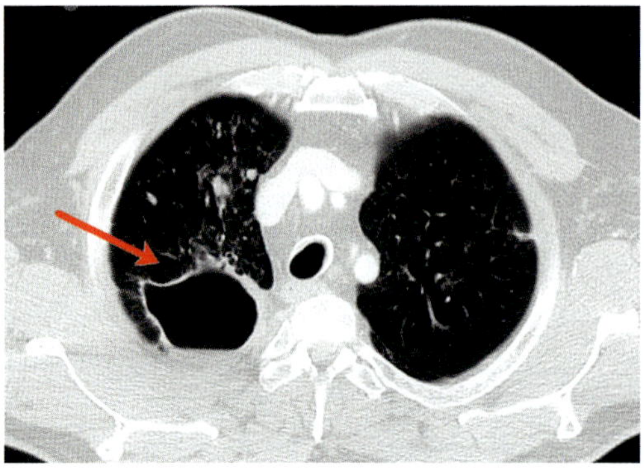

Abb. 28.1 CT-Thorax mit Lungenkaverne (Pfeil) [T547]

- **Sarkoidose:** Die nichtverkäsenden Granulome haben Ähnlichkeit mit solchen des Tuberkulosetyps (bei Tuberkulose mit käsiger, zentraler Nekrose), zusätzlich typische Veränderungen in Bildgebung (z. B. bihiläre Lymphadenopathie).
- **Lymphom:** z. B. als Differenzialdiagnose der Hiluslymphknotentuberkulose bei Primärtuberkulose.

MERKE

Bei unspezifischen Symptomen (Husten, Fieber, Gewichtsabnahme) immer auch an ein **Bronchialkarzinom** denken.

2. Diagnosesicherung

Die Diagnosesicherung erfolgt durch **Nachweis von Tuberkulosebakterien** mittels:

- **Mikroskopie:** Es handelt sich um ein kostengünstiges Verfahren, das hochinfektiöse Patienten schnell identifizieren kann. Für die Untersuchung werden Sputum oder andere Materialien (z. B. Punktate, Urin) eingesetzt. Da die Nachweisgrenze hoch ist, schließt ein negatives Ergebnis eine Tuberkulose nicht aus. Ein positives Ergebnis erlaubt aber auch nicht die Diagnose einer Tuberkulose, da nicht zwischen Tuberkulose- und anderen Mykobakterien differenziert werden kann.
- **Kultur:** Der kulturelle Nachweis gilt als **Goldstandard.** Er beweist eine aktive Tuberkulose, ein negatives Ergebnis schließt sie allerdings nicht sicher aus. Das langsame Wachstum lässt **keine schnelle Diagnostik** zu. Mit einem positiven Ergebnis ist in der Regel nach 1 bis 3 Wochen zu rechnen, unter Umständen muss aber eine Gesamtkulturzeit von 8–12 Wochen abgewartet werden. Falls Mykobakterien wachsen, muss eine Speziesdifferenzierung folgen.
- **Nukleinsäureamplifikationsverfahren (z. B. PCR):** Mit diesen Verfahren gelingt der Nachweis von Tuberkulosebakterien sehr schnell und mit hoher Sensitivität. Mittels PCR ist es außerdem möglich, innerhalb von Stunden Resistenzen gegen Rifampicin und Isoniazid aufzudecken. Diese Verfahren eignen

sich nicht als Screeningtests, sondern sollten vor allem bei Risikopatienten (z. B. bei HIV) mit klinischem Verdacht auf eine Tuberkulose eingesetzt werden. Da auch nicht vermehrungsfähige Tuberkulosebakterien einen positiven Befund verursachen, sind diese Verfahren zur Therapiekontrolle nicht geeignet.

Tests, die eine Immunantwort auf Tuberkulose anzeigen (**Tuberkulin-Hauttest, Interferon-γ-Test**), können weder zwischen alter und frischer Infektion noch zwischen latenter und aktiver Tuberkulose unterscheiden. Bei klinischem Verdacht auf eine aktive Tuberkulose (wie in diesem Fall) ist die Durchführung nicht zielführend. Wird eine latente Tuberkulose vermutet, können diese Tests indiziert sein.

Es sollte außerdem an die Möglichkeit einer Koinfektionen mit HIV gedacht werden. Sofern der Patient zustimmt, wird eine ergänzende **HIV-Testung** empfohlen.

MERKE

Eine **offene Tuberkulose mit Infektiosität** besteht, wenn Mykobakterien im Sputum mikroskopisch nachweisbar sind. Bei kulturell offener Tuberkulose kann der Erreger nur in der Kultur nachgewiesen werden und die Patienten sind in Bezug auf die Übertragung durch Aerosole nicht infektiös.

3. Ätiologie und Pathogenese

Die Tuberkulose wird durch Mykobakterien verursacht, die aufgrund ihrer charakteristischen Anfärbeeigenschaften als säurefest bezeichnet werden. Der bei Weitem häufigste Erreger beim Menschen ist *Mycobacterium tuberculosis.* Die Bakterien werden in der Regel durch **infektiöse Aerosole** (Tröpfcheninfektion) von Mensch zu Mensch übertragen. Andere Eintrittspforten sind selten (z. B. Verdauungstrakt bei *M. bovis*). Grundsätzlich kann jedes Organ befallen werden, wobei in 80 % der Fälle pulmonale Manifestationen beobachtet werden. Extrapulmonal ist die Lymphknotentuberkulose am häufigsten.

Die Inkubationszeit beträgt 6–8 Wochen. Im Anschluss kommt es entweder zu einer **latenten tuberkulösen Infektion** oder zum radiologisch nachweisbaren **Primärkomplex** (Lungeninfiltrat und Lymphknotenreaktion), der meist ohne klinische Symptome auftritt. Aus einem nicht abheilenden Frühinfiltrat der Lunge kann sich eine Kaverne ausbilden. Das Auftreten von Symptomen und weiteren Manifestationen ist sowohl von der Anzahl und der Virulenz der Erreger als auch von der Abwehrlage des Patienten abhängig. Im Anschluss an die Primärinfektion kann es durch **lymphogene, hämatogene** und **bronchogene Streuung** zur Absiedlung der Bakterien an anderen Orten kommen (z. B. Lymphknoten, andere Lungenareale, Organmanifestation). Obwohl hier die Infektion in den meisten Fällen zum andauernden Stillstand bzw. zur Ausheilung kommt, ist die mögliche Persistenz von Tuberkelbakterien entscheidend, da sie bei reduzierter Abwehrlage später zur **postprimären Tuberkulose** (endogene Reinfektion) führen können. Die dafür **prädisponierenden Faktoren** sind z. B. Alkohol- und/oder Drogenabhängigkeit, Diabetes mellitus, Immundefekte (z. B. HIV-Infektion), Immunsuppressiva oder Mangelernährung.

Eine **Generalisation** ist sowohl während der Primärinfektion als auch bei der postprimären Tuberkulose möglich und kann zur **Miliartuberkulose** (Streuung in zahlreiche Organe, z. B. Lunge, Meningen, Leber, Milz) oder zur **Landouzy-Sepsis** (v. a. bei Immunschwäche, hohe Letalität) führen.

MERKE

Die Tuberkulose kann sich als **pulmonale** oder **extrapulmonale Erkrankung** manifestieren. Bei einer extrapulmonalen Tuberkulose sind am häufigsten Lymphknoten betroffen, jedoch können zahlreiche Organmanifestationen (z. B. Urogenitaltuberkulose) vorkommen.

4. Therapie und Nebenwirkungen

Jede aktive Tuberkulose muss behandelt werden. Dabei sollten die Tuberkulostatika **kombiniert, konsequent** und **langfristig (mindestens 6 Monate)** gegeben werden. Bei komplizierten Tuberkulosen sollte die Therapie für 9–12 Monate erfolgen. Die verfügbaren Substanzen unterscheiden sich in ihrem Angriffspunkt und

Tab. 28.1 Standardtherapie der Tuberkulose

Anfangsphase 2 Monate	Stabilisierungsphase 4 Monate
Rifampicin + Isoniazid + Pyrazinamid + Ethambutol	Rifampicin + Isoniazid

den Nebenwirkungen. Klassischerweise wird für 2 Monate eine Vierfachkombination und für weitere 4 Monate eine Zweifachkombination durchgeführt (➤ Tab. 28.1). Die bei der Therapie wichtige Einnahmetreue kann durch die Gabe von oralen Kombinationspräparaten verbessert werden.

Durch inadäquate Therapien besteht zunehmend das **Problem der Resistenzentwicklung** gegenüber den Tuberkulostatika. Dabei werden wie folgt unterschieden:

- **SDR** (Single Drug Resistance): Monoresistenz.
- **MDR** (Multi Drug Resistance): mindestens gegen Rifampicin und Isoniazid.
- **XDR** (Extensive Drug Resistance): Resistenzen auch gegen Reservemittel.

Aufgrund der **Nebenwirkungen** der Substanzen sollte regelmäßig eine Kontrolle der Organfunktionen stattfinden:

- **Rifampicin** und **Pyrazinamid:** hepatotoxisch.
- **Ethambutol:** Retrobulbärneuritis und Schädigung des N. opticus (ophthalmologische Kontrolle) sowie nephrotoxisch.
- **Isoniazid:** hepatotoxisch und neurotoxisch.

Bei ausgedehnten Narben oder bei erfolgloser medikamentöser Therapie sind selten **chirurgische Maßnahmen** indiziert.

5. Prävention

Bei der behandlungsbedürftigen Tuberkulose besteht eine namentliche Meldepflicht, die auch für Therapieverweigerer und bei Therapieabbruch gilt. **Patienten mit offener Tuberkulose müssen isoliert werden.** Dabei gelten für das medizinische Personal und Besucher besondere Vorgaben wie die sorgfältige Händedesinfektion und das Tragen von Schutzkitteln, eines Mundschutzes (Maske Typ FFP2) sowie Handschuhen. Außerdem sollte der Kontakt durch Besucher und Personal auf das Nötigste reduziert werden und der Patient im Hinblick auf seine Infektiosität geschult werden.

Die Isolierung des Patienten muss bis zu der **Negativierung des Sputums** an mindestens 3 aufeinanderfolgenden Tagen aufrechterhalten bleiben. Dann kann der Patient unter einer adäquaten und konsequenten antibiotischen Therapie entlassen werden.

Bei bestimmten Indikationen (positiver Tuberkulin- oder Interferon-γ-Test) ist bei Risikogruppen (z. B. bei Immunsuppression oder bei HIV-Infizierten) eine **Chemoprävention** mit Isoniazid für 9 Monate durchzuführen. Bei Personen mit negativem Tuberkulintest, die Kontakt mit Erkrankten mit offener Tuberkulose hatten, ist nur in besonderen Fällen (HIV-Infizierte, unter Immunsuppression, Kinder) eine **Chemoprophylaxe** mit Isoniazid indiziert.

MERKE

Die aktive Impfung mit M.-bovis-BCG wird von der STIKO seit 1998 in Deutschland nicht mehr empfohlen.

ZUSAMMENFASSUNG

Die **Tuberkulose** ist eine durch Mykobakterien ausgelöste Infektionskrankheit. Mit der latenten Infektion, der Primärtuberkulose und der postprimären Tuberkulose lassen sich drei Stadien abgrenzen. Abhängig von der Abwehrlage des Patienten sind organbezogene oder generalisierte Manifestationen (z. B. Miliartuberkulose) möglich. Die **Symptome** sind unspezifisch. **Diagnostisch** beweisend für eine aktive Tuberkulose ist die kulturelle Sicherung der Erreger im Sputum. Bildgebende Maßnahmen erlauben eine Beurteilung der Aktivität der Erkrankung. Die **Therapie** erfolgt durch die konsequente Kombinationstherapie mit verschiedenen Tuberkulostatika über mindestens 6 Monate.

29

Thorakales Druckgefühl und Schmerz

Anamnese

Ihr Nachbar, ein 69-jähriger Rechtsanwalt, stellt sich in Ihrer kardiologischen Praxis vor. Er berichtet, dass er vor etwa 3 Wochen bei einer kleinen Wanderung erstmalig Schmerzen und ein Druckgefühl in der Brust hatte. Diesen Beschwerden habe er aber nach dem Abklingen keine große Bedeutung zugemessen. Nach einem ruhigen Urlaub sei es beim Tennisspielen vor 2 Tagen erneut zu hinter dem Brustbein beginnenden und in den linken Arm ausstrahlenden Schmerzen gekommen. Diese hätten nach der Belastung spontan sistiert. Bekannt sind eine arterielle Hypertonie, die mit Enalapril gut behandelt sei, sowie eine Hypercholesterinämie, die bisher diätetisch kontrolliert werde. Der Zigarettenkonsum wurde vor 15 Jahren eingestellt, davor habe er viel geraucht (etwa 40 py).

Untersuchungsbefunde

Das von Ihnen durchgeführte Ruhe-EKG ist unauffällig. Bei der körperlichen Untersuchung finden Sie eine basaliomverdächtige Hautläsion oberhalb der rechten Augenbraue, ansonsten gibt es keinen pathologischen Befund.

Laborbefunde

Leukozyten 6,7 Tsd/µl; Erythrozyten 4,72 Mio/µl; Hb 14,1 g/dl; Hkt 42,2 %; MCV 89,4 fl; MCH 29,9 pg; MCHC 33,4 g/dl; Thrombozyten 254 Tsd/µl; Quick 116 %; INR 0,90; PTT 30 sec; Natrium 138 mmol/l; Kalium 4,4 mmol/l; Serumkreatinin 0,93 mg/dl; Harnstoff 46 mg/dl; GOT (AST) 23 U/l; Gesamtcholesterin 271 mg/dl; LDL 176 mg/dl; HDL 65 mg/dl; Gesamttriglyzeride 108 mg/dl.

1. **Äußern Sie eine Verdachtsdiagnose und begründen Sie diese! Definieren Sie kurz die Erkrankung!**
2. **Welche kardiovaskulären Risikofaktoren sind Ihnen bekannt?**
3. **Grenzen Sie unterschiedliche Verlaufsformen der Grunderkrankung ab!**
4. **Welche Diagnostik sollten Sie bei dieser Verdachtsdiagnose generell durchführen? Wie verfahren Sie bei dem Patienten?**
5. **Nennen Sie die wichtigsten Kontraindikationen des Belastungs-EKGs!**
6. **Beschreiben Sie kurz die therapeutischen Möglichkeiten!**

1. Verdachtsdiagnose

Die Beschwerden sind typisch für eine **belastungsabhängige Angina pectoris** (AP) bei **koronarer Herzkrankheit** (KHK). Klassisch ist das retrosternale Druck- oder Engegefühl mit ausstrahlendem Charakter (z. B. Arm, Hals) bei emotionaler oder körperlicher Belastung (hier Wanderung und Tennisspielen). Die Beschwerden sistieren normalerweise in Ruhe und/oder durch die Gabe von Nitraten. Sind diese Bedingungen erfüllt, spricht man von **typischer AP.** Der Schmerz oder das Druckgefühl werden oft retrosternal oder linksthorakal lokalisiert und als dumpf und diffus beschrieben.

Zur Diagnose passen als Risikofaktoren zudem die Nebendiagnosen arterielle Hypertonie, Hypercholesterinämie (Erhöhung von Gesamtcholesterin und LDL-Cholesterin) und der sistierte Nikotinabusus (40 py).

Die **KHK** ist eine **Atherosklerose der Koronargefäße,** die bei höhergradigen Stenosen zu einer **Koronarinsuffizienz** mit **Myokardischämie** führt und sich häufig mit der oben beschriebenen, belastungsabhängigen Angina pectoris präsentiert.

2. Risikofaktoren

Aufgrund von epidemiologischen Studien unterscheidet man verschiedene **kardiovaskuläre Risikofaktoren,** von denen manche beeinflussbar sind.

Die **Hauptrisikofaktoren** umfassen:

- **Hypercholesterinämie:** Gesamtcholesterin ↑, LDL-Cholesterin ↑.
- **Arterielle Hypertonie:** Selbst hochnormale (130–140/85–90 mmHg) Werte erhöhen das kardiovaskuläre Risiko.
- **Nikotinkonsum:** auch nach Beendigung eines Nikotinkonsums erhöhtes Risiko im Vergleich zu Nichtrauchern.
- **Diabetes mellitus:** Schon die Glukosetoleranzstörung gilt als Risikofaktor.
- **Positive Familienanamnese:** KHK bei erstgradigen Familienangehörigen vor dem 55. Lebensjahr (männlich) und 65. Lebensjahr (weiblich).
- **Lebensalter:** männlich > 45 Jahre, weiblich > 55 Jahre.

Weitere Risikofaktoren sind körperliche Inaktivität, Zustände chronischer Entzündung (Nachweis ggf. durch hsCRP), Adipositas, Hypertriglyzeridämie und Lipoproteinerhöhung.

3. Verlaufsformen

Bei der KHK werden je nach klinischer Symptomatik unterschiedliche Verlaufsformen abgegrenzt:

- **Stabile Angina pectoris:** Der auslösende Mechanismus (z. B. körperliche Belastung) ist reproduzierbar und führt regelmäßig zu typischen pektanginösen Beschwerden, die in Ruhe oder auf die Gabe von Nitraten sistieren.
- **Instabile Angina pectoris:** jede **Erstangina** bei zuvor asymptomatischen Patienten (primär instabile AP). Davon unterschieden wird die sekundär instabile AP, die sich durch rasche Zunahme der Häufigkeit, Schwere und Dauer **(Crescendo-Angina)** der Beschwerden oder nachlassendes bzw. fehlendes Ansprechen auf Nitrate oder eine **Ruhe-Angina** auszeichnet. Die Gefahr eines akuten Myokardinfarkts ist erhöht, da der instabilen AP eine dynamische Koronarstenosierung zugrunde liegt. Das Troponin ist typischerweise nicht erhöht.

Der Begriff **akutes Koronarsyndrom** fasst drei akute Verlaufsformen der KHK zusammen: instabile AP, Nicht-ST-Strecken-Hebungsinfarkt (NSTEMI) und ST-Strecken-Hebungsinfarkt (STEMI). Sonderformen sind u. a.:

- **Walk-Through-Angina** mit Sistieren der AP bei weiterer Belastung (durch vasodilatierende Metaboliten).
- **Prinzmetal-Angina:** durch vorübergehende Koronarspasmen. Sie führt typischerweise in Ruhe zu Symptomen, die mit reversiblen ST-Hebungen einhergehen können.

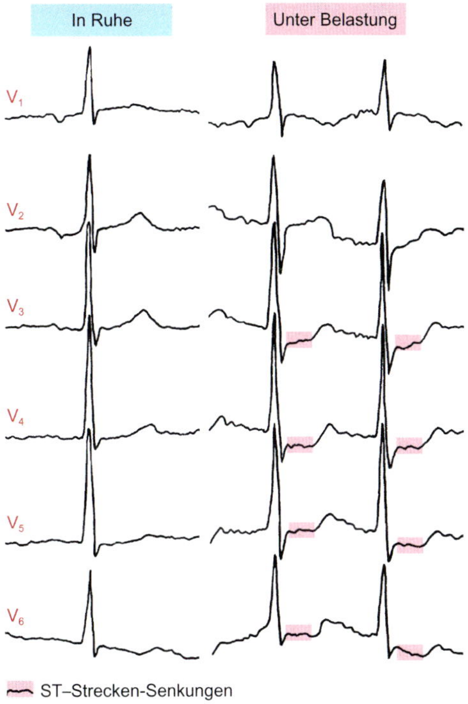

Abb. 29.1 Belastungs-EKG mit ST-Senkungen in V_3–V_6 bei Belastung [M183]

4. Diagnostik

Trotz der häufig typischen Symptomatik kommt der differenzierten **Diagnostik** bei der KHK eine besondere Bedeutung zu:

- **Labor:** Bestimmung von Blutbild (Ausschluss Anämie, die AP auslösen kann), laborchemischen Markern der Risikofaktoren (z. B. Cholesterinwerte, HbA_{1c}, Nüchternplasmaglukose), Kreatinin, Bestimmung herzspezifischer Biomarker zum Ausschluss eines akuten Myokardinfarkts (vor allem Troponin).
- **Ruhe-EKG:** hinsichtlich chronischer KHK eingeschränkte Aussagekraft, da selbst bei schwerer KHK in Ruhe unauffällige Befunde möglich sind, ansonsten können sich unspezifische Veränderungen (T-Negativierungen, ST-Streckenveränderungen) zeigen. Zum Ausschluss eines Hebungsinfarkts bei typischen Beschwerden.
- **Echokardiografie:** insbesondere zur Beurteilung von linksventrikulärer Funktion und Wandbewegungsstörungen (z. B. bei abgelaufenem Myokardinfarkt) sowie der Klappenfunktion.
- **Belastungsuntersuchungen:** Folgende Belastungsformen sind möglich:
  - **Belastungs-EKG:** dient der Objektivierung einer Myokardischämie mittels zunehmender körperlicher Belastung z. B. bei halb liegender Fahrradergometrie. Typisch für eine induzierbare Myokardischämie sind horizontale oder deszendierende ST-Streckensenkungen (≥ 0,1 mV in Extremitätenableitungen und ≥ 0,2 mV in Brustwandableitungen, ➤ Abb. 29.1). Die Methode ist auf die Mitarbeit des Patienten angewiesen. Es sollte mindestens eine submaximale Abbruchsherzfrequenz (Näherung: 200 – Lebensalter) erreicht werden.
  - **Stress-Echokardiografie:** Induktion von kardialem Stress entweder durch körperliche Belastung (Ergometrie) oder Pharmaka (z. B. Dobutamin) mit der Frage nach regionalen Wandbewegungsstörungen infolge einer Myokardischämie, sensitivere Lokalisation der Ischämie im Vergleich zum Belastungs-EKG.
  - **Myokardszintigrafie:** bei unklaren Befunden. Es erfolgt eine körperliche oder pharmakologische Belastung unter Gabe eines radioaktiven Markers (z. B. ^{201}Thallium i. v.) zur Darstellung einer Myokardperfusionsstörung.
  - **PET:** Verfahren zur Darstellung der Myokardvitalität, sodass avitales, narbiges Gewebe von vitalem Gewebe (Hibernating myokardium) unterschieden werden kann. Teure Untersuchung, die nicht überall verfügbar ist.
  - **Stress-MRT:** unter Verwendung von Dobutamin mit sehr guter Darstellbarkeit regionaler Wandbewegungsstörungen, aufwendig, teurer als z. B. die Stressechokardiografie und nicht überall verfügbar.

- **Kardio-CT:** dient dem Nachweis von Koronarstenosen (z. B. Verkalkungen der Koronarien im CT) bei einer Vortestwahrscheinlichkeit von 15–50 %, bietet aber nicht die Möglichkeit einer Intervention und führt bei ausgeprägten Verkalkungen nicht selten zu einer Überschätzung des Stenosegrads.
- **Koronarangiografie:** invasives, röntgenologisches Verfahren, das bei V. a. KHK aufgrund pathologischer Belastungstests, hoher Vortestwahrscheinlichkeit (> 85 %) sowie bei akutem Koronarsyndrom angewendet wird. Das Verfahren dient der objektiven Lokalisation der Koronarstenosen durch Kontrastmittelapplikation sowie Darstellung in digitaler Bildtechnik und erlaubt außerdem eine direkte perkutane koronare Intervention (PCI).

Inzwischen werden die bildgebenden Belastungstests (z. B. Stressechokardiografie, Myokardszintigrafie) in Abhängigkeit der Vortestwahrscheinlichkeit (66–85 %) empfohlen, da sie eine höhere Sensitivität als das Belastungs-EKG aufweisen. Wenn möglich, sollte die körperliche Belastung einer pharmakologischen Belastung vorgezogen werden.

Bei diesem Patienten sollten zunächst ein Ruhe-EKG und nach Möglichkeit eine Echokardiografie erfolgen. Aufgrund der instabilen AP ist die Belastungsuntersuchung kontraindiziert. Daher sollte eine Koronarangiografie angestrebt werden, um die Diagnose zu sichern und ggf. relevante Stenosen zu behandeln.

5. Kontraindikationen Belastungs-EKG

Das Belastungs-EKG ist ein einfaches und günstiges Verfahren, sollte aber bei folgenden Kontraindikationen nicht durchgeführt werden:

- Instabile AP.
- Akuter Myokardinfarkt (innerhalb der ersten 2 Wochen).
- Hochgradige Hauptstammstenose.
- Klinisch manifeste Herzinsuffizienz (Stadium NYHA III und IV).
- Unkontrollierte Herzrhythmusstörungen.
- Hochgradige, symptomatische Aortenklappenstenose.
- Schwere Kardiomyopathie (z. B. HCM mit Obstruktion des Ausflusstrakts).
- Akute Aortendissektion.
- Schwere pulmonale Hypertonie.
- Schlechter Allgemeinzustand.

6. Therapie

Man unterscheidet zwischen der **Akuttherapie der Angina pectoris** und der **Intervalltherapie der KHK.** Ziele dabei sind die Reduktion der Risikofaktoren, eine Anfallsprophylaxe und die Verbesserung von Symptomatik und Prognose.

Bei der **Akuttherapie** des AP-Anfalls können vasodilatierende **Nitrate** (z. B. Glyzeroltrinitrat) als Zerbeißkapsel und Spray gegeben werden, die schnell, aber nur symptomatisch wirken und die Prognose nicht verbessern. Je nach Ausprägung des akuten Koronarsyndroms muss die Akuttherapie intensiviert werden (➤ Fall 65) und eine notarztbegleitete Einweisung idealerweise in eine Klinik mit Herzkathetermöglichkeit erfolgen.

Im beschwerdefreien Intervall sollten die Risikofaktoren optimiert werden (z. B. **Lebensstilintervention** durch Umstellung der Ernährung, Gewichtskontrolle, Aufgabe des Nikotinkonsums und regelmäßiges körperliches Training).

Die **medikamentöse Therapie** als Sekundärprävention bei KHK umfasst:

- **ASS:** senkt das Koronarthromboserisiko und die Letalität.
- **Betablocker:** senken den myokardialen Sauerstoffbedarf und verbessern die Prognose nach Infarkt und bei reduzierter linksventrikulärer Funktion.
- **Statine:** mit einem LDL-Ziel von < 70 mg/dl bzw. 50 % des Ausgangswerts.
- **ACE-Hemmer:** bei zusätzlichen Indikationen, z. B. arterieller Hypertonus, Diabetes mellitus, Herzinsuffizienz.
- Kalziumantagonisten als Alternative bei Intoleranz gegenüber Betablockern.

Interventionell sollte koronarangiografisch bei höhergradigen Stenosen eine **Revaskularisation** mittels perkutaner koronarer Intervention (PCI) erreicht werden. Dabei kommen am häufigsten Ballondilatation (perkutane transluminale koronare Angioplastie [PTCA]) und Stentimplantation zum Einsatz. Anschließend erfolgt eine duale Thrombozytenaggregationshemmung mit ASS und Clopidogrel für 6 Monate (meist Implantation von Drug Eluting Stents, DES), danach eine Dauertherapie mit ASS. Bei einem akuten Myokardinfarkt wird die duale Thrombozytenaggregationshemmung in der Regel auf 12 Monate ausgedehnt und Prasugrel oder Ticagrelor anstelle von Clopidogrel verwendet.

Je nach Lage und Ausprägung der Koronarstenosen kann stattdessen auch eine **operative Revaskularisation** mittels Bypass-Operation indiziert sein.

ZUSAMMENFASSUNG

Die **koronare Herzkrankheit** ist eine atherosklerotisch bedingte Koronararterienstenose, die durch eine oder mehrere relevante Stenosen zu einer Myokardischämie mit belastungsabhängiger Angina pectoris führt. **Ätiologisch** ist vor allem die individuelle Ausprägung der kardiovaskulären Risikofaktoren von Bedeutung. Die Angina pectoris präsentiert sich **klinisch** typischerweise durch ein retrosternales Druckgefühl und ausstrahlende Schmerzen, hervorgerufen durch körperliche oder emotionale Belastung mit Reversibilität in Ruhe und/oder auf Nitrogabe. Die wichtigsten **diagnostischen Maßnahmen** sind Laboruntersuchungen zum Ausschluss eines akuten Myokardinfarkts sowie ggf. eine Belastungsuntersuchung bei gezieltem Verdacht. Die multimodale **Therapie** umfasst bei hämodynamisch relevanten Stenosen der Koronarien meist eine interventionelle (PCI) und je nach Befund auch operative Verfahren (Bypass-Chirurgie) zur Revaskularisation. Außerdem sind die Sekundärprävention mit verschiedenen Medikamenten und eine Änderung des Lebensstils von Bedeutung.

30

Dyspnoe und Leistungsknick

Anamnese

Eine 66-jährige ehemalige Lehrerin wird aufgrund von Belastungsdyspnoe und Beinödemen in Ihre Facharztpraxis überwiesen. Die Patientin berichtet auf Nachfrage, dass ihre körperliche Leistungsfähigkeit seit Beginn ihres Ruhestands vor wenigen Monaten deutlich nachgelassen habe. Bei der Gartenarbeit bekomme sie nun rasch Atemnot und könne diese nicht mehr ausführen. Zudem leide sie seit einigen Tagen nachts unter Husten, insbesondere wenn sie flach liegen würde. Daher nutze sie nun ein dickes Kissen, um schlafen zu können. Immer mal wieder würde ihr Herz „stolpern", vor ca. einer Woche habe sie über einen halben Tag einen raschen, unregelmäßigen Puls verspürt. In der Vorgeschichte seien keine relevanten Erkrankungen bekannt, seit ca. 10 Jahren nehme sie Ramipril bei arterieller Hypertonie, die damit immer ordentlich eingestellt sei. Als 32-Jährige habe man ihr bei Schwangerschaftsuntersuchungen etwas über ein Herzgeräusch gesagt, was sie bei Wohlbefinden über die Jahre aber nicht weiter beachtet habe.

Untersuchungsbefunde

66-jährige Patientin in leicht reduzierten AZ und schlankem EZ. HF 96/min, BD 125/81 mmHg. Haut und Schleimhäute: unauffällig, keine Zyanose. Kopf und Hals: im Sitzen diskret gestaute Halsvenen. Keine vergrößerten Lymphknoten palpabel. Herz: rhythmisch mit Extrasystolen, Klickgeräusch an der Herzspitze und bandförmiges systolisches Herzgeräusch mit Punctum maximum über der Herzspitze und Fortleitung in die Axilla. Lunge: sonorer KS bds., feinblasige RG basal bds. Abdomen: weich, leichter Druckschmerz unter dem rechten Rippenbogen. Nierenlager: unauffällig. Extremitäten: diskrete Unterschenkel- und Knöchelödeme bds., Varikosis bds. Neurologisch: orientierend unauffällig.

1. **Wie lautet Ihre Verdachtsdiagnose? Begründen Sie diese!**
2. **Beschreiben Sie die Ätiologie und die Pathogenese der typischen Symptome!**
3. **Welche unmittelbaren diagnostischen Maßnahmen führen Sie in der Praxis durch? Bewerten Sie diese!**
4. **Welche weiteren Schritte und welche Therapiestrategie sollten folgen? Erläutern Sie diese!**
5. **Was sagen Sie der Patientin?**

1. Verdachtsdiagnose

Die Patientin zeigt typische Zeichen einer **beginnend dekompensierten Herzinsuffizienz.** Es bestehen sowohl Symptome einer Rechtsherzinsuffizienz (periphere Ödeme, Druckschmerz unter dem Rippenbogen als mögliches Zeichen einer Hepatomegalie, gestaute Halsvenen) als auch die einer Linksherzinsuffizienz (Leistungsknick, Dyspnoe, nächtlicher Husten = Asthma cardiale, feinblasige Rasselgeräusche bei möglicher Lungenstauung, Abgeschlagenheit). Ursächlich ist am ehesten eine **Mitralklappeninsuffizienz.** Für diesen Auslöser der beginnenden kardialen Dekompensation sprechen:

- Kardialer **Auskultationsbefund:** Typisch ist das bandförmige systolische Herzgeräusch mit Fortleitung in die Axilla. Das auffällige Klickgeräusch könnte für einen Mitralklappenprolaps sprechen.
- **Palpitationen und Arrhythmie:** am ehesten verursacht durch Extrasystolen und eine Episode von Vorhofflimmern, das aufgrund des Rückwärtsversagens mit Vergrößerung insbesondere des linken Vorhofs erklärbar ist.
- **Zeitlicher Verlauf:** Das lange Kompensationsstadium ist typisch für eine chronische Mitralklappeninsuffizienz, die wahrscheinlich schon sehr lange besteht (Herzgeräusch vor über 30 Jahren) und erst seit einigen Monaten zu zunehmenden Symptomen führt.

MERKE
Eine primäre Mitralklappeninsuffizienz kann bei chronischem Verlauf lange kompensiert werden. Auch bei höhergradiger Mitralklappeninsuffizienz können Symptome fehlen oder sehr diskret sein.

2. Ätiologie/Pathogenese

Ätiologisch lassen sich primäre (strukturelle) von sekundären (funktionellen) Ursachen einer Mitralklappeninsuffizienz unterscheiden.

Primäre Ursachen sind zum einen durch degenerative Veränderungen der Mitralsegel bedingt wie bei einem **Mitralklappenprolaps,** bei dem sich ein oder beide Segel systolisch in den linken Vorhof vorwölben und so zu einer Mitralklappeninsuffizienz führen können. Zum anderen kann es durch eine Ruptur eines Papillarmuskels (akut bei Myokardinfarkt), einen Sehnenfadenausriss oder bei Endokarditis zu einer erworbenen primären Mitralklappeninsuffizienz kommen. Ferner spielen altersabhängige Sklerosierungen des Mitralklappenrings eine Rolle, die teilweise auf die Segel übergreifen und so den Klappenschluss behindern.

Bei der **sekundären Mitralklappeninsuffizienz** kommt es aufgrund einer Dilatation des linken Ventrikels zu einer Erweiterung des Mitralklappenrings, die in einer kommissural durchtretenden Insuffizienz mündet.

Pathogenetisch verursacht die Schlussunfähigkeit der Klappe einen je nach Schweregrad relevanten systolischen Rückfluss vom linken Ventrikel in den linken Vorhof. Daraus resultieren ein vermindertes Schlagvolumen des linken Ventrikels und eine linksatriale Druckerhöhung. Zunächst verhindert eine reaktive Dilatation des linken Vorhofs die Übertragung der Drucksteigerung in die Lungenvenen. Sind die Kompensationsmechanismen des linken Vorhofs erschöpft, setzt sich der linksatriale Druckanstieg passiv in die Lungenvenen fort. Es resultiert eine **Lungenstauung,** die sich klinisch mit Dyspnoe, Orthopnoe und nächtlichem Husten manifestiert. Im weiteren Verlauf kommt es zu einer sekundären pulmonalarteriellen Hypertonie, welche zu einer Druckbelastung des rechten Ventrikels und einer **Rechtsherzinsuffizienz** mit entsprechenden klinischen Zeichen führt. Zur Aufrechterhaltung eines ausreichend hohen Schlagvolumens kommt es zu einer **Volumenbelastung des linken Ventrikels** mit Dilatation (exzentrische Hypertrophie).

3. Diagnostik in der Praxis

In der kardiologischen Fachpraxis sind folgende diagnostische Maßnahmen rasch verfügbar:

- **EKG:** Mögliche Korrelate der Linksherzbelastung sind ein P-mitrale (doppelgipflige P-Welle in Abl. II > 0,11 s), Vorhofflimmern und ein Linkstyp, ggf. positiver Sokolow-Lyon-Index für Linksherzhypertrophie (S in V1 oder V2 + R in V5 oder V6 > 3,5 mV). Mögliche Korrelate der Rechtsherzbelastung im weiteren Verlauf bei relevanter sekundärer pulmonaler Hypertonie sind ein Steil- bzw. Rechtslagetyp, ein P-pulmonale (P-Welle ≥ 0,2 mV) sowie ein positiver Sokolow-Lyon-Index für Rechtsherzhypertrophie (R in V1 oder V2 + S in V5 oder V6 > 1,05 mV). Außerdem lassen sich ggf. Hinweise auf ein ischämisches Geschehen des Myokards finden.

- **Echokardiografie:** Zentrale diagnostische Maßnahme ist die transthorakale Echokardiografie (TTE), geeignet zur Beurteilung der Ätiologie, der Klappenanatomie und -funktion mit (semi-)quantitativer Einschätzung des Insuffizienzgrads sowie Bestimmung der Vorhof- und Ventrikelgröße. Die exakte morphologische Beschreibung ist von entscheidender Bedeutung für die Therapieplanung in Abhängigkeit des Schweregrads und der pathophysiologischen Veränderungen. Bei unzureichender Schallqualität oder zur genauen Planung der Reparaturstrategie ist eine transösophageale Echokardiografie (TEE) indiziert.

4. Weitere Schritte

In diesem Fall besteht bereits aufgrund der anamnestischen Angaben und der Untersuchungsbefunde der Verdacht auf eine relevante Mitralklappeninsuffizienz als Auslöser der symptomatischen kardialen Dekompensation. In der TTE bestätigt sich der Verdacht einer **hochgradigen Mitralklappeninsuffizienz** primärer Ursache bei Prolaps des posterioren Mitralklappensegels (➤ Abb. 30.1). Die linksventrikuläre systolische Funktion zeigt sich leichtgradig reduziert bei globaler Hypokinesie (EF 45 %) mit mäßig dilatiertem linken Ventrikel. Bei hochgradiger, symptomatischer Mitralklappeninsuffizienz besteht die **Indikation zur operativen Therapie.** Sofern technisch möglich ist die Methode der Wahl die Mitralklappenrekonstruktion, andernfalls sollte ein operativer Klappenersatz erfolgen. Als **weiterer Schritt** sollte sich daher eine **Klinikeinweisung** bei beginnender kardialer Dekompensation zur weiteren präoperativen Diagnostik und Therapieeinleitung anschließen mit dortiger:

- **Blutuntersuchung:** Blutbild, Elektrolyte, pro-BNP, kardiale Nekroseparameter (CK, hochsensitives Troponin I/T, ggf. Myoglobin), CRP, Retentionswerte, Leberwerte, Gerinnung.
- **Etablierung einer Herzinsuffizienzmedikation:** ggf. Dosiserhöhung des ACE-Hemmers, Beginn Betablocker und diuretische Therapie (Schleifendiuretika) bei peripheren Ödemen und gestauten Halsvenen.
- **Transösophageale Echokardiografie:** genaue morphologische Beschreibung des Prolaps zur Planung der operativen Therapie.
- **Röntgen-Thorax:** Frage nach Stauung, Erguss und Infiltraten sowie Beurteilung der kardialen Dimensionen.
- **Katheterdiagnostik:** Linksherzkatheter zur Untersuchung auf koronare Herzerkrankung (Klärung Bypassindikation vor kardiochirurgischer Therapie) und ggf. Messung der linksseitigen Drücke, ggf. Rechtsherzkatheter zur zusätzlichen Beurteilung der Druckkurven (ggf. hohe v-Welle), des Wedge-Drucks und einer pulmonalen Hypertonie.
- **Langzeit-EKG:** mit der Frage nach Vorhofflimmern, worauf hier anamnestisch Hinweise bestehen, welches sich bisher aber noch nicht bestätigt hat (Untersuchung ggf. mehrfach wiederholen und telemetrische Überwachung). Aufgrund der beginnenden Herzinsuffizienz, der arteriellen Hypertonie, des Alters der Patientin und des weiblichen Geschlechts besteht ein CHA_2DS_2-VASc-Score von mind. 4 Punkten, der bei Nachweis von Vorhofflimmern eine therapeutische Antikoagulation erfordert.
- **Kardiochirurgisches Konsil:** zur Planung der operativen Therapie in Abhängigkeit der Befunde der oben genannten Untersuchungen.

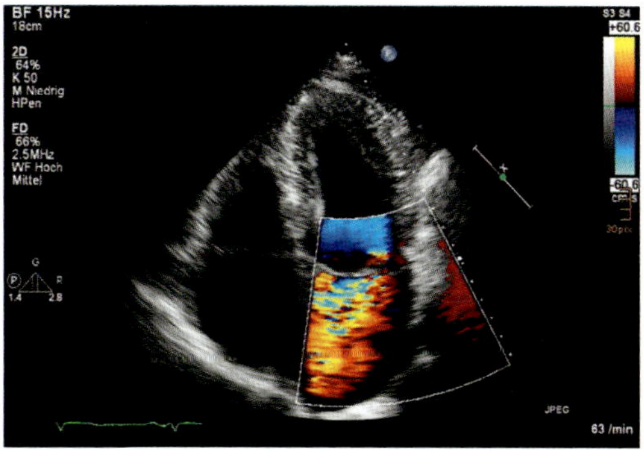

Abb. 30.1 Hochgradige Mitralklappeninsuffizienz bei führendem Prolaps des posterioren Segels [T578]

5. Gespräch Patientin

Eine kurze **laienverständliche Erklärung** der Erkrankung und des weiteren Vorgehens könnte so lauten:

„Als Ursache für Ihre Beschwerden zeigt sich in der Ultraschalluntersuchung eine hochgradige, relevante Undichtigkeit der Mitralklappe. Dadurch kommt es zu einem Rückstau von Blut in Richtung Lunge und weniger sauerstoffreichem Blut im Körperkreislauf. Dies erklärt Ihre Atemnot, die nachlassende Leistungsfähigkeit und die anderen Beschwerden. So wie es aussieht, ist die Klappenundichtigkeit nicht neu und durch eine Vorwölbung von Klappenanteilen bedingt. Ihr Körper konnte dies bei vielleicht zu Beginn geringer Undichtigkeit lange tolerieren, aber bei im Verlauf hochgradiger Undichtigkeit schafft er es jetzt nicht mehr.

In vielen Fällen gelingt eine operative Reparatur der Klappe mit sehr guten Ergebnissen. Sollte dies technisch nicht gehen, kann Ihre Klappe durch eine neue Klappe ersetzt werden. Da Ihr Herz zunehmend unter Stress gerät, schlage ich vor, dass ich gleich bei den kardiologischen Kollegen anrufe, um eine stationäre Aufnahme zu organisieren. Man wird dort eine medikamentöse Therapie beginnen und Sie nach weiteren Voruntersuchungen den Herzchirurgen zur Operation vorzustellen. An zusätzlichen Untersuchungen wird man in der Klinik unter anderem eine Herzkatheteruntersuchung und sehr wahrscheinlich einen Schluckultraschall vornehmen. Im Krankenhaus werden Sie über die genauen operativen Therapiemöglichkeiten auch in Abhängigkeit der weiteren Befunde noch einmal detailliert aufgeklärt. Sie werden ausreichend Zeit haben, alles in Ruhe mit Ihrer Familie zu besprechen."

ZUSAMMENFASSUNG

Bei der **Mitralklappeninsuffizienz** werden primäre strukturelle von sekundären funktionellen **Ursachen** unterschieden. Aufgrund der Schlussunfähigkeit kommt es zu einem reduzierten Herzminutenvolumen im Körperkreislauf und Rückstau in den Lungenkreislauf. **Symptome** können bei chronischem Verlauf lange fehlen. Bei Dekompensation des linken Ventrikels kommt es klinisch zu Zeichen der Links- und Rechtsherzinsuffizienz mit Dyspnoe, Leistungsknick und Lungenstauung sowie Ödemen. Vorhofflimmern kann ebenfalls auftreten. Bei der **Auskultation** imponiert je nach Schweregrad ein bandförmiges Systolikum mit Punctum maximum über der Herzspitze. Das wichtigste **diagnostische Verfahren** ist die Echokardiografie. Eine **Therapieindikation** besteht bei der chronischen primären hochgradigen Mitralklappeninsuffizienz bei Auftreten von Symptomen oder Veränderungen des linken Ventrikels. Eine operative Rekonstruktion der Klappe sollte angestrebt werden, ansonsten ein Klappenersatz. Bei der sekundären Mitralklappeninsuffizienz steht eine optimale Herzinsuffizienztherapie im Vordergrund und ggf. ein katheterbasiertes Clipverfahren der Segel bei persistierenden Symptomen trotz optimaler Therapie. Eine Operation der sekundären Insuffizienz ist nur bei gleichzeitig indizierter Bypassoperation angezeigt, wenn die EF > 30 % ist.

WAS WÄRE WENN ...

... sich eine sekundäre Mitralklappeninsuffizienz gezeigt hätte?

Im Gegensatz zur primären Mitralklappeninsuffizienz besteht bei der sekundären Form aktuell kein Hinweis darauf, dass durch eine Verringerung der Insuffizienz das Überleben verbessert werden kann. Daher besteht eine klare Indikation zur operativen Therapie nur bei hochgradiger sekundärer Insuffizienz und gleichzeitig notwendiger koronarer Bypassoperation, wenn die EF > 30 % liegt. Der Koronarangiografie kommt zur weiteren Evaluation somit eine besondere Rolle zu.

Im Vordergrund der Therapie einer sekundären Mitralklappeninsuffizienz steht eine optimale Herzinsuffizienztherapie (Medikamente und ggf. Implantation eines Systems zur kardialen Resynchronisation [CRT-System] bei entsprechender Indikation). Wenn trotz der Optimierung der Therapie noch Symptome bestehen, kann eine katheterbasierte Mitralklappenreparatur (sog. MitraClip-System) mit geringem Risiko erfolgen. Auch wenn dadurch bisher kein Überlebensvorteil gezeigt werden konnte, verbessern sich Symptome, die Leistungsfähigkeit und die Lebensqualität. Weitere katheterbasierte Therapieverfahren sind in klinischer Erprobung.

Therapieentscheidungen für solche Patienten sollten in sog. interdisziplinären Herzteams getroffen werden.

31

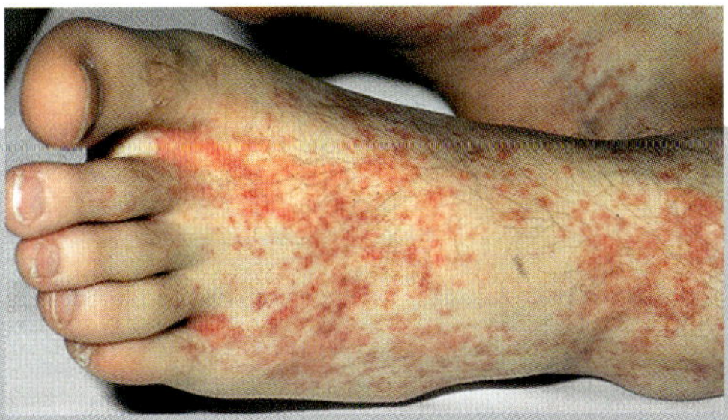

Thrombozytopenie

Anamnese

Sie werden als internistischer Konsiliarius in die chirurgische Notaufnahme zu einem 39-jährigen Metzger gerufen, der sich eine tiefe Schnittwunde des linken Zeigefingers zugezogen hat und dabei auffallend viel geblutet habe. Die chirurgischen Kollegen haben Sie nun gerufen, da die Thrombozytenzahl im ansonsten unauffälligen Blutbild bei 28 Tsd/µl liegt. Unabhängig von der akuten Verletzung berichtet der Patient, dass er schon bei leichtem Anstoßen einer Körperpartie zu „blauen Flecken" neige und ihm häufiger „kleine rote Punkte" beider Füße und der Unterschenkel aufgefallen seien, so wie sie aktuell auch bestehen (➤ Bild [T127]). Die Frage nach vorausgegangenen Infekten oder anderen Grundkrankheiten werden von dem Patienten verneint, Medikamente würden regelmäßig nicht eingenommen.

Untersuchungsbefunde

39-jähriger Mann in gutem AZ und normalem EZ. BD 125/80 mmHg, Puls 66/min. Kopf/Hals: Schleimhäute feucht, enoral wenige punktförmige Einblutungen. LK: zervikal und supraklavikulär unauffällig. Herz: HT rhythmisch, keine Herzgeräusche. Lunge: sonorer KS, vesikuläres Atemgeräusch bds., keine RG. Abdomen: weich, kein Druckschmerz, keine Resistenzen, keine Hepatosplenomegalie, Darmgeräusche positiv. Extremitäten: Z. n. Wundversorgung Dig II Hand links mit vier Einzelknopfnähten, bds. kleinfleckige Einblutungen der Haut im Sinne von Petechien, Hämatom Ellenbeuge rechts nach Blutentnahme, keine Ödeme, periphere Pulse gut tastbar. Neurologisch orientierend unauffällig.

1. **Welche Ursachen für Thrombozytopenien kennen Sie?**
2. **Beschreiben Sie die Heparin-induzierten Thrombozytopenien näher! Gehen Sie dabei auf die Therapie ein!**
3. **Was verstehen Sie unter einer Pseudothrombozytopenie? Wie können Sie diese ausschließen?**
4. **Äußern Sie eine Verdachtsdiagnose und beschreiben Sie die Pathogenese der vermuteten Erkrankung!**
5. **Welche weiteren diagnostischen Maßnahmen leiten Sie ein?**
6. **Besteht hier eine Therapieindikation? Wie behandeln Sie die vermutete Grunderkrankung?**

1. Übersicht Thrombozytopenien

Eine Thrombozytopenie besteht bei Absinken der Thrombozytenzahl auf ≤ 150 Tsd/µl. Das Blutungsrisiko steigt mit abnehmender Thrombozytenzahl, wobei schwere Blutungen und Spontanblutungen in der Regel erst ab einer Thrombozytenzahl von < 30 Tsd/µl auftreten. Die Ursachen sind sehr verschieden, generell lassen sich **Bildungsstörungen** (pathologische Thrombozytopoese), **Umsatzstörungen** (beschleunigter Verbrauch) und eine vermehrte **Thrombozytensequestration** in der Milz unterscheiden:

Bildungsstörungen:

- Angeboren: z. B. Fanconi-Anämie.
- Verdrängung der Megakaryopoese durch Malignome: Leukämie, maligne Lymphome, Multiples Myelom, Metastasen.
- Knochenmarkschädigung z. B. durch Zytostatika, Strahlentherapie oder Chemikalien.
- Ineffektive Thrombozytopoese z. B. bei Vitamin-B_{12}- oder Folsäuremangel.
- Infektionen, z. B. Parvovirus B19, CMV.

Periphere Umsatzstörungen:

- Immunologische Mechanismen durch Antikörper gegen Thrombozyten:
  - Primäre Immunthrombozytopenie (ITP, früher idiopathische thombozytopenische Purpura).
  - Sekundäre Immunthrombozytopenie z. B. bei SLE, malignen Lymphomen, HIV-Infektion, medikamenteninduziert.
  - Heparin-induzierte Thrombozytopenie (HIT).
- Nichtimmunologische Mechanismen:
  - Hämolytisch-urämisches Syndrom (HUS, Gasser-Syndrom): ANV und mikroangiopathische hämolytische Anämie infolge vorausgegangener Infekte, Medikamenteneinnahme, Schwangerschaft.
  - Thrombotisch-thrombozytopenische Purpura (TTP, Moschcowitz-Syndrom): wie HUS, zusätzlich zerebrale Symptome (z. B. Krampfanfall).
  - Disseminierte intravasale Gerinnung (Verbrauchskoagulopathie, DIC).
  - Thrombozytenzerstörung z. B. mechanisch an künstlichen Herzklappen.
- **Thrombozytensequestration:** Hypersplenismus bei Splenomegalie.

2. Heparininduzierte Thrombozytopenien

Die heparininduzierten Thrombozytopenien (HIT) sind Nebenwirkungen einer Therapie meist mit unfraktioniertem, seltener mit niedermolekularem Heparin. Man unterscheidet die **nichtimmunologische (Typ I)** und die **immunologische Form (Typ II),** die zeitlich unterschiedlich auftreten und aufgrund ungleicher Symptome und Komplikationen jeweils eigener Maßnahmen bedürfen:

- **HIT I (nichtimmunologische Frühform):** dosisabhängiges Auftreten sofort bis 5 Tage nach Beginn einer Heparintherapie durch direkte Interaktion mit Thrombozyten (Hemmung der Adenylatzyklase). Absinken der Thrombozytenzahl um max. 30 % des Ausgangswerts (Thrombozyten meist > 100 Tsd/µl), Heparingabe kann fortgesetzt werden, spontane Erholung der Thrombozytenzahl innerhalb einer Woche.
- **HIT II (immunologische Spätform):** dosisunabhängiges Auftreten meist 5–14 Tage nach Beginn einer Heparintherapie (bei sensibilisierten Personen auch deutlich schneller) durch Bildung von Antikörpern gegen Plättchenfaktor 4/Heparinkomplex. Absinken der Thrombozytenzahl um > 50 % des Ausgangswerts (Thrombozyten meist < 100 Tsd/µl), Diagnose durch Nachweis von Antikörpern gegen Plättchenfaktor 4/Heparinkomplex (Heparin-PF4-ELISA) oder Heparin-induzierter Plättchenantikörper (HIPA-Test). Sofortiges Umstellen der Heparintherapie auf ein Ersatzantithrombotikum (z. B. Argatroban, Lepirudin) aufgrund des Risikos venöser und arterieller Thrombosen. Wegen der Gefahr des White-Clot-Syndroms (lebensbedrohliche Thrombose in etwa 50 % der Fälle, z. B. Lungenembolie) keine Thrombozytengabe.

MERKE

Um unter einer Heparintherapie eine HIT zu erkennen, sollte vor Beginn der Therapie ein **Ausgangswert der Thrombozyten** bekannt sein.

3. Pseudothrombozytopenie

Eine **Pseudothrombozytopenie** ist eine Thrombozytopenie durch **Agglutination der Thrombozyten im EDTA-Blut.** Im **Blutausstrich** besteht eine Verklumpung der Thrombozyten, die bei automatisierter Bestimmung entsprechend zu einer falsch niedrigen Thrombozytenzahl führt. Die Abgrenzung gegenüber einer tatsächlichen Thrombozytopenie gelingt über die Thrombozytenzahl in **Zitrat-** oder **Heparinblut.**

MERKE

Bei fehlender hämorrhagischer Diathese sollte bei niedrigen Thrombozytenzahlen im EDTA-Blut eine Messung im Zitrat- oder Heparinblut zum Ausschluss einer Pseudothrombozytopenie erfolgen.

4. Verdachtsdiagnose

Unabhängig von der akuten Verletzung liegt bei diesem Patienten eine **Thrombozytopenie** vor. Bei fehlenden Grund- und Vorerkrankungen (keine Infekte erinnerlich) und leerer Medikamentenanamnese sprechen die Symptome (Petechien der Mundschleimhaut und Extremitäten, Hämatomneigung, keine palpable Organomegalie) am ehesten für eine **primäre Immunthrombozytopenie (ITP).** Da die Blutungssymptome bereits länger zu bestehen scheinen, ist von einer **chronischen ITP (Werlhof-Krankheit)** auszugehen. Korrelat dieser Erkrankung ist meistens ein **Autoimmungeschehen** mit freien und plättchenassoziierten IgG-Antikörpern (PA-IgG) gegen Adhäsionsmoleküle der Thrombozytenmembran (z. B. GP IIb/IIIa).

5. Diagnostik

Die ITP ist eine Ausschlussdiagnose bei isolierter Thrombozytopenie ohne erkennbare Ursache, die neben Anamnese und körperlicher Untersuchung durch folgende **diagnostische Maßnahmen** gesichert wird:

- **Laboruntersuchungen:** Blutbild (Bi-/Panzytopenie? Hinweis auf Vitamin-B_{12}-/Folsäuremangel?), Nierenretentionswerte, Hämolyse- (Haptoglobin, LDH, Bilirubin) und Gerinnungsparameter, Transaminasen, mikroskopische Durchsicht des Blutausstrichs (z. B. Fragmentozyten als Hinweis auf HUS oder TTP, große Thrombozyten als Hinweis für gesteigerte Neubildung), Virusserologie (u. a. HIV).
- **Urinuntersuchung:** U-Stix (Harnwegsinfekt? Proteinurie? Mikrohämaturie?), Urinmikroskopie.
- **Immunologie:** z. B. Bestimmung von ANA (SLE?). Der Nachweis von Glykoprotein-spezifischen Antikörpern (z. B. GP-IIb/IIIa-Ak) ist nur im Einzelfall sinnvoll, da diese auch bei sekundärer ITP vorkommen.
- **Knochenmarkpunktion:** Beurteilung der Thrombozytopoese (erhöhte Megakaryozytenzahl bei primärer ITP und anderen Umsatzstörungen, verminderte Megakaryozytenzahl bei Bildungsstörung), wird bei Verdacht auf ITP nur bei atypischen Befunden und bei älteren Patienten (> 60 Jahre) durchgeführt.
- **Abdomensonografie:** Größenbestimmung der Milz (Thrombozytensequestration bei Splenomegalie). Lymphadenopathie?
- **Röntgen-Thorax:** pulmonaler Infekt? Hinweise auf Lymphom?
- **CT:** kann erwogen werden zum Ausschluss eines soliden Tumors oder Lymphoms.

6. Therapie

Die **Indikation zur Therapie** bei primärer ITP ist in erster Linie abhängig von der Blutungsneigung. Die Thrombozytenzahl wird in therapeutische Überlegungen einbezogen, stellt allein aber keine Therapieindikation dar.

Bei Patienten mit mittelschweren bis schweren Blutungen wird eine Therapie empfohlen. Bei geringer oder fehlender Blutungsneigung besteht keine gesicherte Therapienotwendigkeit, sodass ein abwartendes Vorgehen mit regelmäßigen Kontrollen mit dem Patienten diskutiert werden sollte. Nutzen und Risiken (z. B. berufliches Verletzungsrisiko, Komorbiditäten) müssen individuell abgewogen werden. Vor invasiven Eingriffen sollte die Thrombozytenzahl prozedurspezifische Anforderungen nicht unterschreiten (z. B. für Bronchoskopie Thrombozyten > 20.000/µl), sodass sich daraus auch bei bislang fehlenden Blutungszeichen eine Therapieindikation ergeben kann.

Folgende **Therapieoptionen** stehen zur Behandlung der primären ITP zur Verfügung:

- **Glukokortikoide:** Erstlinientherapie (z. B. Dexamethason). Initial Beginn mit hoher Steroiddosis, Dosisreduktion nach 1–2 Wochen, dann ausschleichen.
- **Immunglobuline:** zusätzlich bei schweren Blutungen oder zur Operationsvorbereitung, schnellerer Wirkungseintritt als Glukokortikoide. Verminderung des Abbaus antikörperbeladener Thrombozyten durch Hemmung des Monozyten-Makrophagen-Systems.
- **Thrombopoetin-Rezeptor-Agonisten:** Stimulation der Thrombozytenneubildung; bei ITP besteht ein relativer Thrombopoetinmangel (Spiegel im Vergleich zu anderen Erkrankungen mit vergleichbarem Thrombozytenmangel inadäquat niedrig).
- **Splenektomie:** bei therapierefraktären Verläufen. Zweitlinientherapie mit höchster Rate an dauerhaften Remissionen, heute aber selten wegen damit verbundener Risiken. Präoperative Impfung gegen Pneumokokken, Meningokokken und *Haemophilus influenzae B* erforderlich.
- **Immunsuppressiva:** als Drittlinientherapie, z. B. Rituximab, Azathioprin.

Die Gabe von **Thrombozytenkonzentraten** ist nur bei schweren Blutungen oder unmittelbar vor Splenektomie und in Kombination mit Glukokortikoiden und Immunglobulinen indiziert, da aufgrund des schnellen Abbaus lediglich eine kurzfristige Anhebung der Thrombozytenzahl erreicht wird und oft Iso-Antikörper gegen Thrombozyten gebildet werden.

Bei Nachweis von *H. pylori* wird eine Eradikationstherapie empfohlen, da eine ITP begünstigt werden kann.

Bei diesem Patienten mit Erstdiagnose einer ITP sollte eine Therapie mit Steroiden diskutiert werden, abhängig vom Patientenwunsch kann auch ein abwartendes Vorgehen mit regelmäßigen Kontrollen gerechtfertigt sein.

ZUSAMMENFASSUNG

Unter einer **Thrombozytopenie** versteht man einen Abfall der Thrombozytenzahl auf < 150 Tsd/µl. Die **Ursachen** sind vielfältig und lassen sich in Bildungsstörungen (z. B. bei Knochenmarkschädigung), Umsatzstörungen (z. B. Immunthrombozytopenie oder HUS) und Thrombozytensequestration (Hypersplenismus) einteilen. Das spontane Blutungsrisiko (Hautblutungen bei Mikrotraumata, Petechien) ist in der Regel erst ab einer Thrombozytenzahl < 50 Tsd/µl gegeben, stärkere Blutungen entstehen meist erst ab einer Zahl < 30 Tsd/µl. Bei Thrombozytopenie und fehlenden Blutungssymptomen sollte eine durch EDTA-Agglutination bedingte Pseudothrombozytopenie im Zitratblut ausgeschlossen werden.

Die **primäre Immunthrombozytopenie (ITP)** hat eine autoimmunbedingte Pathogenese ohne nachweisbare Grunderkrankungen (z. B. SLE, HIV-Infektion). Die **Symptome** treten abhängig von der Thrombozytenzahl im Sinne einer gesteigerten Blutungsneigung auf (z. B. Petechien, Nasenbluten, Hämatome nach Bagatellverletzungen). Die **primäre ITP** ist eine **Ausschlussdiagnose,** die durch eine isolierte Thrombozytopenie ohne erkennbare Ursache gekennzeichnet ist. Die **Therapie** richtet sich nach der Blutungsneigung. In der Erstlinientherapie werden Glukokortikoide verabreicht. Bei lebensbedrohlichen Blutungen können sie mit Immunglobulinen und ggf. Thrombozytenkonzentraten kombiniert werden. Bei therapierefraktären Verläufen kann eine Splenektomie zu einer Remission führen.

32

Der immunsupprimierte Patient

Anamnese

Sie sind als Stationsarzt auf einer internistischen Station tätig und sollen einen neuen PJ-Studenten einarbeiten, der bald sein Staatsexamen absolvieren wird. Bevor Sie die morgendliche Visite starten, erläutern Sie Besonderheiten, die im Umgang mit immunsupprimierten Patienten zu beachten sind. Sie erklären dies anhand des Patienten in Zimmer 1, der in der Nacht über die Notaufnahme aufgenommen wurde. Aufgrund eines nicht kleinzelligen Bronchialkarzinoms wurde zuletzt vor 2 Wochen eine Chemotherapie mit Carboplatin und Gemcitabin verabreicht.

Untersuchungsbefunde

75-jähriger Patient in reduziertem AZ und schlankem EZ. HF 70/min, BD 125/80 mmHg, Temperatur 39,0 °C, wach und zu Person, Ort und Zeit orientiert. Haut: einliegender Portkatheter reizlos. Enoral: Schleimhäute feucht, keine Einblutungen. LK: keine Lymphadenopathie tastbar. Lunge: über allen Lungenabschnitten vesikuläres Atemgeräusch, keine RG. Herz: HT rein und regelmäßig, keine Herzgeräusche. Abdomen: Bauchdecke weich, kein Druckschmerz, Darmgeräusche vorhanden. Extremitäten: periphere Pulse seitengleich tastbar, keine Unterschenkelödeme. Neurologie: orientierend unauffällig.

Laborbefunde

Leukozyten 0,25 Tsd/µl; Neutrophile 0,1 Tsd/µl, Erythrozyten 3,13 Mio/µl; Hb 8,9 g/dl; Hkt 24,0 %; MCV 76,7 fl; MCH 28,4 pg; MCHC 37,1 g/dl; Thrombozyten 79 Tsd/µl; Natrium 141 mmol/l; Kalium 4,1 mmol/l; Serumkreatinin 0,64 mg/dl; LDH 195 U/l; GOT (AST) 14 U/l; γ-GT 33 U/l; Bilirubin gesamt 0,4 mg/dl; CRP 83 mg/l.

1. **Wie interpretieren Sie das Blutbild? Welche Besonderheiten sind für immunsupprimierte Patienten von Bedeutung?**

2. **Nennen Sie weitere mögliche Ursachen für eine Neutropenie!**

3. **Welche weiteren diagnostischen Schritte mussten bereits in der Notaufnahme eingeleitet werden?**

4. **Wie therapieren Sie den Patienten?**

5. **Welche supportive Therapiemaßnahme ist in diesem Fall außerdem sinnvoll?**

1. Besonderheiten bei immunsupprimierten Patienten

Neben einer mikrozytären Anämie und Thrombozytopenie fallen deutlich erniedrigte Leukozytenzahlen auf. Im vorliegenden Fall spricht man von einer **Neutropenie,** die über eine Anzahl von neutrophilen Granulozyten im peripheren Blut < 1,5 Tsd/µl definiert ist. Die Neutropenie wird in verschiedene Schweregrade eingeteilt, die mit dem Risiko korrelieren, an einer Infektion zu erkranken:

- **Milde Neutropenie:** Neutrophile 1,0–1,5 Tsd/µl.
- **Moderate Neutropenie:** Neutrophile 0,5–1,0 Tsd/µl.
- **Schwere Neutropenie/Agranulozytose:** Neutrophile 0,1–0,5 Tsd/µl.

Die Neutropenie ist neben der Anämie und Thrombozytopenie eine häufige Nebenwirkung nach Chemo- und/oder Strahlentherapie. Ursächlich ist eine verminderte Produktion neutrophiler Granulozyten im Knochenmark.

Der Patient leidet unter einem deutlich erhöhten Infektionsrisiko, weshalb die Einhaltung strikter **Hygienemaßnahmen** durch Personal, Patienten und Angehörige wichtig ist. Der Kontakt des Patienten mit Menschen, die an einer kontagiösen Infektionskrankheit leiden, muss vermieden werden. Personal und Besucher sollten vor Betreten des Patientenzimmers eine hygienische **Händedesinfektion** durchführen. Die Patientenzimmer sollten möglichst keimarm sein, daher sind Raumbefeuchter sowie Topf- und Schnittblumen zu vermeiden. Insbesondere erklären Sie Ihrem Kollegen auch, dass sämtliche invasive Maßnahmen unter **streng sterilen Bedingungen** durchgeführt werden müssen. Der Patient muss ausgiebig darüber informiert werden, dass Haut- und Zahnpflege, Mukositisprophylaxe sowie die Meidung keimbelasteter Lebensmittel (z. B. Schimmelkäse) zur Reduktion des Infektionsrisikos sehr wichtig sind. Therapeutische Maßnahmen, die mit einem erhöhten Infektionsrisiko einhergehen, z. B. rektale Temperaturmessung oder die Verabreichung von Suppositorien, sollten ebenfalls streng vermieden werden. Außerdem sollten die Patienten im ambulanten Bereich keinesfalls Baustaub ausgesetzt sein, da hier eine erhöhte Gefahr einer **Aspergillusinfektion** besteht.

2. Differenzialdiagnose Neutropenie

Weitere mögliche Ursachen für eine **Neutropenie** sind:

- **Medikamentös toxische Schädigungen:** Neben Chemotherapie und Strahlentherapie können auch weitere Medikamente, z. B. Metamizol, Clozapin oder Phenylbutazon eine Neutropenie auslösen.
- **Knochenmarkinfiltration:** durch hämatologische oder onkologische Neoplasien, z. B. Leukämien, Lymphome oder seltener Knochenmarkinfiltration durch solide Tumoren.
- **Myelodysplastisches Syndrom:** Bei dieser Erkrankung früher hämatopoetischer Vorläuferzellen kommt es zu Störungen von Proliferation und Differenzierung meist mehrerer Zellreihen. In ca. 20–30 % zeigt sich eine Neutropenie im peripheren Blut.
- **Osteomyelofibrose:** Auch dies ist eine Erkrankung der hämatopoetischen Vorläuferzellen. Die Osteomyelofibrose geht mit einer Störung der Blutbildung sowie Fibrosierung des Knochenmarks einher. Initial besteht meist eine Leukozytose, die bei zunehmender Fibrosierung des Knochenmarks im Verlauf häufig in eine Leuko- bzw. Neutropenie übergeht.
- **Aplastische Anämie:** Bei dieser Erkrankung kommt es durch Destruktion bzw. Suppression von hämatopoetischen Vorläuferzellen zur Zytopenie des peripheren Blutes. Neben Thrombopenie und Anämie kann auch eine Neutropenie auftreten.
- **Autoimmunphänomene:** Eine antikörpervermittelte Zerstörung von Neutrophilen kann z. B. als Begleitphänomen rheumatischer Erkrankungen oder bei Lymphomen auftreten.
- **Pseudoneutropenie:** Diese kann bei Infekten durch Umverteilung der Neutrophilen aus dem Blut in das Gewebe vorkommen.

3. Diagnostik bei Fieber in der Neutropenie

Immunsupprimierte Patienten müssen beim Auftreten von klinischen oder laborchemischen Infektzeichen unmittelbar ärztlich untersucht und eine weitere Diagnostik und Therapie eingeleitet werden. Nachfolgende Aspekte sind in der Anamnese und körperlichen Untersuchung von besonderer Bedeutung:

- **Ausführliche Anamnese:** bzgl. Infektzeichen wie Fieber, Husten, Dysurie, Diarrhö.
- **Körperliche Untersuchung:** Hier liegt neben der allgemeinen körperlichen Untersuchung spezielles Augenmerk auf Katheterpforten (im vorliegenden Fall einliegendes Portkathetersystem), Haut, Mundschleimhaut, pulmonaler Auskultation, abdomineller Palpation, Klopfdolenz der Nasennebenhöhlen, Lymphadenopathie, Meningismus sowie Kontrolle von Puls und Blutdruck zur Erkennung einer Sepsis.
- **Gewinnung von Blutkulturen:** Je 2 Blutkulturen (aerob und anaerob) peripher sowie aus jedem Schenkel eines zentralvenösen Zugangs (hier aus einliegendem Portsystem). Die Zeit bis zum Erregernachweis in den unterschiedlichen Kulturen erlaubt Rückschlüsse auf eine mögliche Kathetersepsis.
- Je nach Symptomatik **Urinkultur, Sputumkultur sowie Abstriche** möglicher Läsionen.
- Bei klinischem Verdacht **Lumbal-, Pleura- und/oder Aszitespunktion** mit Kultur.
- Bei Diarrhö: **C.-difficile-Diagnostik, Stuhlkulturen sowie ggf. Virusdiagnostik.**
- Bei pulmonalen Infiltraten: ggf. im Verlauf **bronchoalveoläre Lavage.**
- **Thorakale Bildgebung:** Aufgrund der höheren Sensitivität im Vergleich zur konventionellen Röntgendiagnostik wird meist eine Computertomografie durchgeführt.
- Je nach klinischem Verdacht ggf. **CT der Nasennebenhöhlen, Sonografie des Abdomens** oder weitere Bildgebung.

4. Therapie bei Fieber in der Neutropenie

Aufgrund des hohen Mortalitätsrisikos und der schweren Neutropenie muss die rasche Einleitung einer **intravenösen empirischen Antibiotikatherapie** erfolgen. Die Art der Therapie hängt dabei von mehreren Faktoren ab wie z. B. im Vorfeld durchgeführte Antibiotikaprophylaxen, Wirksamkeit gegen Pseudomonas aeruginosa sowie dem lokalen Erreger- und Resistenzspektrum. Häufig eingesetzte Wirkstoffe sind **Piperacillin/Tazobactam, Imipenem, Meropenem, Ceftazidim oder Cefepim.** Bei dem Patienten sollte die antibiotische Therapie mindestens so lange fortgeführt werden, bis die Leukozyten > 1 Tsd/µl angestiegen sind.

5. Einsatz von granulopoetischen Wachstumsfaktoren

Bei dem Patienten liegt aufgrund des fortgeschrittenen Alters sowie des einliegenden Portsystems ein erhöhtes Risiko für infektassoziierte Komplikationen vor, weshalb die Verabreichung von granulopoetischen Wachstumsfaktoren **(G-CSF)** sinnvoll ist. Diese werden subkutan verabreicht, entweder 1 × täglich bis zur Erholung der Leukozyten > 1 Tsd/µl oder einmalig in Form eines Depotpräparats.

MERKE

Bei Fieber in der Neutropenie ist eine sehr **rasche empirische Therapieeinleitung** entscheidend. Vor Initiierung einer Breitbandantibiotikatherapie sollten **Blutkulturen** und evtl. **Abstriche** erfolgen. Um zeitliche Verzögerungen zu vermeiden, sollte die weiterführende Diagnostik erst nach der Antibiotikagabe erfolgen.

ZUSAMMENFASSUNG

Eine **Neutropenie** ist eine häufige Nebenwirkung nach Chemo- und/oder Strahlentherapie, kann aber auch zahlreiche weitere Ursachen wie z. B. hämatologische Erkrankungen, Infektionen oder Medikamente haben. Die Einteilung erfolgt in verschiedene Schweregrade, die mit dem Infektionsrisiko korrelieren. Bei Neutrophilen < 0,5 Tsd/µl spricht man auch von einer **Agranulozytose** (schwere Neutropenie). Neutropene Patienten leiden unter einer erhöhten Infektanfälligkeit, weshalb die Einhaltung strikter **Hygienemaßnahmen** wichtig ist. Aufgrund des hohen Mortalitätsrisikos sollte beim Auftreten von klinischen oder laborchemischen Infektzeichen unmittelbar eine **empirische antibiotische Therapie** eingeleitet werden. Häufig eingesetzte Wirkstoffe sind die intravenös verabreichten Antibiotika **Piperacillin/Tazobactam, Imipenem, Meropenem, Ceftazidim oder Cefepim.** Bei niedrigem Risiko kann ggf. auch eine orale Antibiotikatherapie (z. B. mit **Ciprofloxacin oder Levofloxacin**) ausreichend sein. Bei erhöhtem

Risiko für infektassoziierte Komplikationen (z. B. vorherige Infektkomplikationen, fortgeschrittenes Patientenalter oder einliegende Portkatheter) ist die Verabreichung **granulopoetischer Wachstumsfaktoren** (G-CSF) indiziert.

WAS WÄRE WENN ...

... der Patient nach 72-stündiger antibiotischer Therapie anhaltend fiebert?

In diesem Fall muss neben einer erneuten Erregerdiagnostik inkl. Blutkulturen, Abstrichen sowie radiologischer Diagnostik eine Eskalation der antibiotischen Therapie erfolgen. Bei Vorliegen oder Verdacht auf eine Katheterinfektion oder Mukositis wird in der Regel ein **Glykopeptid** (z. B. Vancomycin) ergänzt, bei abdominellem Fokus kommt ein **Aminoglykosid** (z. B. Gentamicin) zum Einsatz. Bei Detektion eines neuen Lungeninfiltrats wird zusätzlich ein **Antimykotikum** (z. B. liposomales Amphotericin B) verabreicht. Gelingt im Verlauf der Erregernachweis, sollte die Therapie angepasst, das **Breitspektrumantibiotikum** aber unbedingt beibehalten werden, um das Wirkspektrum nicht einzuengen.

33

Aszites und Sklerenikterus

Anamnese

Nachdem ein 58-jähriger Patient vor 4 Tagen ein anderes Krankenhaus gegen ärztlichen Rat verlassen hat, stellt er sich erneut mit zunehmender Abgeschlagenheit und Sklerenikterus in der Notaufnahme vor. Außerdem habe der Bauchumfang seit einem halben Jahr deutlich zugenommen. Die hinzugeeilte Frau berichtet, dass ihr Mann in letzter Zeit manchmal verwirrt und schläfrig gewesen sei. Medikamente würden nicht eingenommen, geraucht habe er nie und seit einem Ehestreit vor 3 Monaten trinke er keinen Alkohol mehr, davor allerdings 0,5–0,75 l Wein/Tag. Den Hausarzt habe er lange nicht besucht.

Untersuchungsbefunde

58-jähriger Mann (184 cm, 72,3 kg) in herabgesetztem AZ und schlankem EZ, Sklerenikterus beidseits, brauner Teint mit multiplen Spider naevi, Palmarerythem, kein Flapping-Tremor. Kopf: Schleimhäute blass, LK unauffällig. Herz: reine, regelmäßige HT, keine pathologischen Geräusche. Lunge: sonorer Klopfschall, vesikuläres Atemgeräusch, keine RG. Abdomen: Aszites, weich, indolent, kein DS, keine Resistenzen, positive Darmgeräusche, keine Hepatosplenomegalie palpabel, Bauchglatze, geringe Venenzeichnung periumbilikal. Extremitäten: leichte periphere Ödeme, Pulse allseits tastbar. Neurologisch orientierend unauffällig.

Laborbefunde

Leukozyten 8,4 Tsd/µl; Erythrozyten 2,86 Mio/µl; Hb 11,5 g/dl; Hkt 32,5 %; MCV 108,4 fl; MCH 37,1 pg; MCHC 34,2 g/dl; Thrombozyten 125 Tsd/µl; Quick 49 %; INR 1,41; PTT 48 sec; Natrium 135 mmol/l, Kalium 3,8 mmol/l, Harnstoff 16 mg/dl; Serumkreatinin 0,77 mg/dl; GOT 70 U/l; GPT 28 U/l; γ-GT 77 U/l; Bilirubin gesamt 2,7 mg/dl; Albumin 2,18 g/dl; Cholinesterase 1.022 U/l.

1. **Welche Verdachtsdiagnose stellen Sie? Welche Differenzialdiagnosen kommen in Betracht?**

2. **Welche weiteren Untersuchungen führen Sie durch? Begründen Sie diese!**

3. **Welche Stadien der Erkrankung lassen sich abgrenzen?**

4. **Welche Therapiemaßnahmen leiten Sie bei diesem Patienten ein?**

5. **Nennen Sie die wichtigsten Komplikationen, die bei der Verdachtsdiagnose auftreten können!**

6. **Erläutern Sie TIPS(S) genauer. Was sind die Kontraindikationen?**

Fall 33 Aszites und Sklerenikterus

1. Verdachtsdiagnose/Differenzialdiagnosen

Anamnese und aktuelle Befunde sprechen am ehesten für eine **alkoholtoxische Leberzirrhose** mit **portaler Hypertension** (Pfortaderhochdruck) und **Aszites.** Dazu passen die unspezifischen Symptome **(Abgeschlagenheit und Müdigkeit),** die klinischen Zeichen der Leberzirrhose **(Spider naevi, Palmarerythem, Bauchglatze, periumbilikale Venenzeichnung)** und der **Sklerenikterus** (durch eine intrahepatische Cholestase mit erhöhtem Gesamtbilirubin). Außerdem fallen die laborchemischen Zeichen einer **reduzierten Leberfunktion** (↓ Albumin, Quick-Wert, Cholinesterase) und das **erhöhte MCV** (ggf. alimentär bedingt bei Vitamin-B_{12}- oder Folsäuremangel) auf.

Weitere mögliche Symptome bei Leberzirrhose sind: Lackzunge, Mundwinkelrhagaden, Weißnägel, Dupuytren-Kontraktur, Blutungsneigung, Potenzstörungen, Hodenatrophie, evtl. Gynäkomastie und bei Frauen Zyklusstörungen.

Trotz der eindeutigen Hinweise auf eine Zirrhose durch Alkoholabusus kommen ätiologisch **weitere Erkrankungen** in Betracht:

- Leberzirrhose durch **Virushepatitis** B, C, D.
- Andere Ursachen einer Leberzirrhose: primärbiliäre Zirrhose (PBC), primär sklerosierende Cholangitis (PSC), Autoimmunhepatitis, toxische Leberschäden (Medikamente, Chemikalien), Stoffwechselkrankheiten (Wilson-Krankheit, Hämochromatose u. a.), Cirrhose cardiaque bei chronischer Rechtsherzinsuffizienz mit venösem Rückstau.
- Hepatomegalie durch **neoplastische Erkrankungen** (Metastasen, primäres Leberzellkarzinom).
- **Portale Hypertension anderer Genese:** prähepatischer Block (Pfortaderthrombose), intrahepatischer Block (Lebermetastasen, Bilharziose), posthepatischer Block (Budd-Chiari-Syndrom = Lebervenenverschluss durch Thrombose).

2. Weitere Untersuchungen

Zur erweiterten Diagnostik können in Abhängigkeit der Verdachtsdiagnose folgende **Laborwerte** bestimmt werden:

- **De-Ritis-Quotient** (Quotient aus GOT und GPT) zur Abschätzung der Leberzellschädigung:
  - Leichte Leberzellschäden: Quotient ≤ 1 (häufiger bei Virushepatitis).
  - Schwere Leberzellschäden: Quotient ≥ 1 (eher bei Alkoholhepatitis; mitochondriale Enzyme [GOT] steigen zusätzlich an).
- **Lipase:** Ausschluss einer alkoholtoxischen Pankreatitis.
- **Hepatitisserologie.**
- **Kupfer im Urin und Coeruloplasmin im Serum:** Differenzialdiagnose Wilson-Krankheit.
- **Ferritin:** Differenzialdiagnose Hämochromatose.

Die **Abdomensonografie** mit Duplexuntersuchung dient zur Beurteilung der Leber, der anderen Bauchorgane, des Aszites und des portalen Drucks. Die **transiente Elastometrie** mit Messung der Lebersteifigkeit erlaubt eine Abschätzung des Fibrosegrads und eignet sich insbesondere für Verlaufsmessungen. Bei konkretem Verdacht auf eine Raumforderung oder schwierigen Schallbedingungen kann die Diagnostik um eine **Computertomografie** (ggf. mit Kontrastmittel) ergänzt werden.

Die Indikation zur **Leberbiopsie** sollte streng gestellt werden und hängt von anderen wegweisenden Befunden ab. Diese ist nur dann indiziert, wenn die Diagnose einer Zirrhose anhand klinischer Zeichen und bildgebender Verfahren nicht gestellt werden kann. Sie erfolgt sonografiegesteuert perkutan oder transjugulär (Indikation z. B. bei Thrombozytopenie und Gerinnungsstörungen). Letztlich kann die Diagnose einer Leberzirrhose nur histologisch gestellt werden. Auch PBC und PSC können histologisch ausgeschlossen werden.

Eine **Ösophagogastroduodenoskopie** (ÖGD) sollte zur Beurteilung von möglichen Varizen des Ösophagus, des Magenkorpus oder -fundus herangezogen werden.

Bei einer **diagnostischen Aszitespunktion** unter sonografischer Kontrolle sollten Zellzahl und -differenzierung, Gesamteiweiß und mikrobiologische Erreger (Beimpfen von Blutkulturflaschen mit Aszites) untersucht werden. Dadurch gelingt die Differenzierung von Transsudat und Exsudat, die Hinweise auf die Ätiologie gibt:

- Transsudat (Gesamteiweiß < 2,5 g/dl): eher bei Leberzirrhose, Rechtsherzinsuffizienz und Budd-Chiari-Syndrom.
- Exsudat (Gesamteiweiß > 2,5 g/dl): eher bei malignem Aszites (oft hämorrhagisch), bakterieller Peritonitis (Gesamtzellzahl > 500/µl bzw. segmentkernige Granulozyten > 250/µl) oder Pankreatitis.

Bei Verdacht auf malignen Aszites sollte zusätzlich eine zytologische Untersuchung erfolgen und ggf. mehrfach wiederholt werden, um Tumorzellen mit einer größeren Wahrscheinlichkeit zu isolieren.

3. Stadien

Die Einteilung der Leberzirrhose erfolgt unabhängig von der Ätiologie anhand der **Child-Pugh-Klassifikation,** bei der die Syntheseleistung und das Auftreten möglicher Komplikationen anhand eines Punktesystems bewertet werden (➤ Tab. 33.1). Man unterscheidet dabei **drei Schweregrade** A–C. Bei dem 58-jährigen Patienten besteht aktuell ein Stadium C (11 Punkte).

In den meisten Zentren wird der sog. **MELD-Score** (Model of End Stage Liver Disease) zur Abschätzung der Mortalität im Endstadium einer Leberzirrhose bzw. bei einem akuten Leberversagen verwendet. Dazu werden die Parameter Serumkreatinin, Serumbilirubin und der INR herangezogen. Der dabei anhand einer Formel berechnete Wert liegt bei maximal 40. Besonders bei zur Lebertransplantation gelisteten Patienten besitzt dieser Score als Maß für die Dringlichkeit eine besondere Bedeutung.

Tab. 33.1 Child-Pugh-Klassifikation der Leberzirrhose.

	1 Punkt	2 Punkte	3 Punkte
Albumin im Serum (g/dl)	> 3,5	2,8–3,5	< 2,8
Bilirubin im Serum (mg/dl)	< 2,0	2,0–3,0	> 3,0
Quick (%)	> 70	40–70	< 40
Aszites	Kein	Leicht (Sono)	Mittel (klinisch)
Enzephalopathie	Keine	I–II	III–IV
Einteilung durch Addition: Child A (5–6 Punkte), Child B (7–9 Punkte), Child C (10–15 Punkte)			

4. Therapiemaßnahmen

Eine spezielle Therapie steht bei der Leberzirrhose nicht zur Verfügung. Sofern möglich sollte die **Behandlung der Grunderkrankung** erfolgen. Bei der alkoholbedingten Leberzirrhose steht die dauerhafte Alkoholabstinenz im Vordergrund, wobei das Rückfallrisiko durch eine **psychotherapeutische Behandlung** (Motivationsphase) sowie bei manchen Patienten durch die unterstützende Gabe von Acamprosat oder Naltrexon in der Entwöhnungsphase vermindert werden kann. Weitere **Allgemeinmaßnahmen** sind das Meiden aller potenziell lebertoxischen Medikamente sowie eine **ausreichende Kalorienzufuhr.**

Zur Prophylaxe einer **hepatischen Enzephalopathie** (die bei dem Patienten anamnestisch bestanden haben kann) wird **Laktulose** gegeben. Bei vermuteter alkoholtoxischer Genese werden außerdem **Vitamin B_1** sowie **Folsäure** substituiert. Die Gabe von Vitamin K zur Anhebung des Quickwerts ist für gewöhnlich nicht wirksam. Die Eiweißzufuhr sollte auf etwa 1,2–1,5 g/kg KG/d reduziert werden.

Bei **Aszites** ist eine eiweißhaltige Ernährung mit ausreichendem Energiegehalt wichtig. Medikament der Wahl ist Spironolacton, das je nach Ansprechen mit einem Schleifendiuretikum kombiniert wird. Der **Therapieerfolg** wird durch tägliche Gewichtskontrollen überwacht (Gewichtsreduktion um < 500 g/d ohne periphere Ödeme bzw. < 1.000 g/d mit peripheren Ödemen). Wenn Diuretika nicht ausreichend wirken und ein refraktärer oder schwierig therapierbarer Aszites besteht, wird eine diätetische Kochsalzrestriktion empfohlen (max. 5 g/d) und bei ausgeprägter Hyponatriämie (< 125 mmol/l) eine Flüssigkeitsrestriktion auf 1,5 l/d. Außerdem werden regelmäßig die Elektrolyte und das Kalium im Serum kontrolliert. Bei Versagen der diuretischen Therapie ist eine therapeutische Aszitespunktion (großvolumige Parazentese) möglich.

Eine **Lebertransplantation** kommt bei Versagen aller konservativen Therapiemaßnahmen und einer dauerhaften Alkoholkarenz (für mindestens 6 Monate vor Transplantation) als kurative Option infrage.

5. Wichtigste Komplikationen

Folgen und Komplikationen der Leberzirrhose sind:

- **Hepatische Enzephalopathie (HE):** prinzipiell reversibel und durch Retention neurotoxischer Substanzen im Blut bedingt. Einteilung in vier Schweregrade. Aufgrund der Angaben der Ehefrau kann hier zeitweise Stadium I bestanden haben, welches v. a. durch beginnende Schläfrigkeit, Verwirrtheit und Stimmungsschwankungen imponiert.
- Leberausfallkoma.
- Hämorrhagische Diathese.
- Primäres Leberzellkarzinom als Spätfolge.

Folgen und Komplikationen der portalen Hypertension sind:

- Blutung aus Ösophagus- und Korpus-/Fundusvarizen.
- Spontan bakterielle Peritonitis (SBP) als relevante Komplikation des Aszites.
- Hepatorenales Syndrom (Typ 1 und 2): Einschränkung der Nierenfunktion ohne Nachweis einer parenchymatösen Nierenerkrankung.
- Hepatopulmonales Syndrom: Lungenfunktionsstörung.
- Splenomegalie mit übermäßigem Abbau von Thrombozyten und Leukozyten.
- Ödeme.

6. TIPS(S)

Unter TIPS(S) versteht man die Anlage eines **t**ransjugulären **i**ntrahepatischen **p**ortosystemischen **S**tent-**S**hunts, also eine Stentanlage zwischen Pfortader und Lebervene, um den Pfortaderdruck zu senken. Das angiografische Verfahren ist die **Ultima Ratio** bei der Behandlung von Komplikationen bei zirrhosebedingter portaler Hypertension. Eine TIPS(S)-Anlage kann bei **unstillbarer Varizenblutung** (Versagen der konservativen Therapie) indiziert sein, ebenso bei Patienten mit einem hepatorenalen Syndrom. Zum anderen, und häufiger, kann ein TIPS(S) **therapierefraktären Aszites** in etwa 70 % der Fälle beseitigen oder entscheidend vermindern. Kontraindikationen sind eine chronische hepatische Enzephalopathie > Grad I, ein Serumbilirubin > 5 mg/dl, Lebermalignome sowie eine länger bestehende Pfortaderthrombose.

ZUSAMMENFASSUNG

Die **Leberzirrhose** ist die Spätfolge verschiedener Erkrankungen. Die häufigste **Ursache** ist der Alkoholabusus, gefolgt von der Virushepatitis (B, C, D) sowie anderen Erkrankungen (z. B. Autoimmunhepatitis, primäre biliäre Zirrhose, primär sklerosierende Cholangitis, Hämochromatose). Neben unspezifischen Allgemeinsymptomen sind **klinisch** vor allem Lebersynthesestörungen und Symptome einer sekundären portalen Hypertension (Aszites, Ösophagusvarizen, Nierenfunktionseinschränkungen) relevant. Die Einteilung des Schweregrads erfolgt anhand der Child-Pugh-Klassifikation (Schweregrade A–C). Neben Allgemeinmaßnahmen und der **Therapie** von Komplikationen steht die Behandlung der Grunderkrankung im Vordergrund. **Aszites** wird durch eine nichtmedikamentöse Basistherapie und Diuretika behandelt, therapierefraktärer Aszites durch großvolumige Parazentesen und ggf. eine TIPS(S)-Anlage. Die einzige potenziell kurative Therapieoption einer Leberzirrhose besteht mit der Lebertransplantation. Die **Prognose** hängt vom Schweregrad, der Ätiologie der Zirrhose und dem Auftreten von Komplikationen ab.

Verwirrte Patientin im Nachtdienst

Anamnese

In der internistischen Notaufnahme stellt sich eine 85-jährige Patientin vor. Sie fühle sich seit 2 Tagen nicht wohl, habe Gliederschmerzen, Husten mit gelblichem Auswurf und seit heute auch Fieber. An Vorerkrankungen sind eine arterielle Hypertonie, ein Diabetes mellitus Typ 2 und eine Depression bekannt. Sie nehme ASS, Ramipril, Amlodipin, Metformin, Simvastatin, Amitriptylin und Insulin. Die Patientin lebt allein und versorgt sich selbst. Bis vor 5 Jahren habe sie viel geraucht (ca. 30 py). Abends trinke sie gelegentlich ein Glas Wein.

Untersuchungsbefunde

85-jährige Patientin in reduziertem AZ, wach, bewusstseinsklar, zu allen Qualitäten vollständig orientiert. HF 89/min, BD 140/85 mmHg, SpO_2 92 %, AF 26/min, Temperatur 38,8 °C. Herz: rein, kein Herzgeräusch. Lunge: basal bds. abgeschwächtes Atemgeräusch, feinblasige RG und abgeschwächter Klopfschall. Abdomen: unauffällig. Nierenlager: frei. Extremitäten: Hallux valgus bds., ansonsten unauffällig. Neurologische Untersuchung orientierend unauffällig.

Laborbefunde

Leukoz. 16,4 Tsd/µl; E'zyten 4,17 Mio/µl; Hb 12,6 g/dl; Hkt 36,2 %; MCV 86,8 fl; MCH 30,2 pg; MCHC 34,8 g/dl; Thromboz. 213 Tsd/µl; Na 140 mmol/l; K 4,1 mmol/l; Serumkrea. 0,97 mg/dl; Harnstoff 49 mg/dl; GOT (AST) 38 U/l; GPT (ALT) 27U/l; CRP 43,8 mg/l.

Verlauf

Ihre Verdachtsdiagnose: ambulant-erworbene Pneumonie. Sie organisieren die stationäre Aufnahme, nehmen Blutkulturen ab, starten unverzüglich eine antibiotische Therapie mit Amoxicillin/Clavulansäure und melden eine Röntgen-Thorax-Untersuchung in 2 Ebenen an.

In der folgenden Nacht haben Sie Dienst und werden um 23 Uhr erneut wegen der Patientin kontaktiert. Sie wurde aufgebracht, verwirrt und desorientiert auf dem Gang vorgefunden und sagte, dass sie jetzt nach Hause gehe. Beim Versuch sich anzuziehen hatte sie sich den venösen Zugang gezogen. Bemühungen die Patientin zu beruhigen schlagen fehl. Bei dem Versuch sie in ihr Zimmer zurückzubringen, reagiert sie aggressiv.

1. **Was hat die Patientin im Nachtdienst? Nennen Sie Risikofaktoren und Auslöser der Erkrankung!**
2. **An welche Differenzialdiagnosen denken Sie und welche Diagnostik führen Sie zur Klärung durch?**
3. **Wie behandeln Sie die Erkrankung?**
4. **Die Patientin stürzt in Ihrem Nachtdienst und zieht sich eine pertrochantäre Femurfraktur zu, die zeitnah operativ versorgt werden muss. Was muss vor der OP juristisch geklärt werden?**
5. **Worauf ist am nächsten Morgen bei der Übergabe (prinzipiell) zu achten?**

1. Verdachtsdiagnose/Risikofaktoren/auslösende Faktoren

Wahrscheinlich liegt bei der Patientin ein **Delir** vor. Hierunter versteht man eine insbesondere bei älteren Patienten auftretende psychische Störung, die charakterisiert ist durch **Beeinträchtigungen von Bewusstsein, Denken, Wahrnehmung und Orientierung.** Typisch sind ein **akuter, häufig nächtlicher Beginn,** eine Umkehr des Tag-Nacht-Rhythmus und eine im Tagesverlauf fluktuierende Symptomatik. Die Dauer ist meist auf Stunden, Tage oder wenige Wochen begrenzt. Zerebral spielt eine Verminderung des Neurotransmitters Acetylcholin bzw. ein Überschuss an Dopamin eine entscheidende Rolle. Klinisch kann sich ein Delir unterschiedlich manifestieren. Man unterscheidet das **hypoaktive Delir,** das durch Mutismus, Bewegungsarmut und Somnolenz gekennzeichnet ist, vom selteneren **hyperaktiven Delir,** das mit Agitiertheit und Unruhe einhergeht. Meist liegen Mischformen vor.

Zahlreiche **Risikofaktoren** begünstigen das Auftreten eines Delirs, unter anderem höheres Alter (> 70 J.), vorbestehende Demenz, Multimorbidität, Polypharmazie, bestimmte Medikamente (insbesondere anticholinerg wirksame, z. B. Amitriptylin), Substanzabusus (vor allem Alkohol und Benzodiazepine), Immobilität sowie Seh- und Höreinschränkungen.

Zu den möglichen **akuten Auslösern** zählen unter anderem Stress durch eine ungewohnte Umgebung oder nach einer Operation, fieberhafte Infekte (z. B. Harnwegsinfekte, Pneumonie), Elektrolytentgleisungen, Exsikkose, Anämien, Schilddrüsenfunktionsstörungen, metabolische Störungen (z. B. Hypoglykämie), Hypoxie, Medikamente (z. B. Antibiotika) und Stürze.

Diese Patientin leidet aktuell unter einem **hyperaktiven Delir.** Sie weist viele der genannten Risikofaktoren und akuten Ursachen auf.

2. Differenzialdiagnosen/weitere Diagnostik

Folgende Differenzialdiagnosen sollten bei einem Delir in Betracht gezogen werden:

- **Demenz:** im Gegensatz zum Delir schleichender Beginn.
- **Hypertensive Enzephalopathie.**
- **Zerebrale Minderperfusion bzw. Hypoxie:** z. B. bei Hypotonie, Anämie, Herzinsuffizienz, Hypoxämie.
- **Hypoglykämie.**
- **Meningitis/Enzephalitis:** bei fieberhaften Infekten daran denken.
- **Intrazerebrale Blutung:** insbes. bei hypoaktivem Delir daran denken.
- **Intoxikation:** bei Verdacht ggf. Blutentnahme und gezielte Spiegelbestimmung.
- **Alkoholentzugsdelir/Wernicke-Enzephalopathie:** Eigen-/Fremdanamnese.
- **Psychiatrische Störung:** z. B. Depression beim hypoaktiven Delir, manische Episode beim hyperaktiven Delir, Schizophrenie.
- **Neurologische Erkrankungen:** z. B. nichtkonvulsiver Status epilepticus oder Morbus Parkinson beim hypoaktiven Delir.

Zur **Basisdiagnostik** eines Delirs gehören neben einer körperlichen Untersuchung, einer Eigen- und ggf. Fremdanamnese sowie einer Laboruntersuchung eine Blutzuckerbestimmung, eine Bestimmung von Sauerstoffsättgung (ggf. auch mittels arterieller Blutgasuntersuchung) und Blutdruck, eine Urinuntersuchung (Harnwegsinfekt?) und ein EKG. Bei Vorliegen eines begründeten Verdachts können im Einzelfall weitere Untersuchungen indiziert sein, z. B. eine Lumbalpunktion (Meningitis?), eine Bestimmung der kardialen Ischämieparameter (myokardiale Ischämie?), eine zerebrale Bildgebung (intrakranielle Blutung?) und ein EEG (Epilepsie?).

3. Therapie

Das Delir stellt eine **Notfallsituation** mit deutlich erhöhter Mortalität dar und muss umgehend therapiert werden. An erster Stelle steht die **kausale Behandlung** der auslösenden Faktoren, unter anderem:

- Überprüfung der **Medikation:** Kommt ein Medikament als Auslöser infrage? Könnten Wechselwirkungen zwischen Medikamenten verantwortlich sein?
- Sicherstellen der **Ausscheidung:** Harnverhalt und Koprostase sind häufige Auslöser.

- Sicherstellen eines ausgeglichenen **Flüssigkeits- und Elektrolythaushalts:** Dehydratation ist eine häufige Ursache bei älteren Patienten.
- Sicherstellen einer suffizienten **Analgesie** bei Schmerzen.
- Behandlung von **Infekten.**
- Gewährleisten einer ausreichenden **Oxygenierung.**

Darüber hinaus sollten folgende Grundsätze sowohl für die Therapie als auch im Rahmen der **Prävention** beachtet werden:

- Orientierungshilfen bereitstellen (z. B. Kalender, Uhren, Namensschilder des Personals).
- Sensorische Hilfsmittel verwenden (z. B. Brille, Hörgerät).
- Bezugspersonen mit einbeziehen.
- Tag-Nacht-Rhythmus einhalten.
- Förderung der Mobilität.
- So viel „Normalität" wie möglich (Radio/Fernseher wie zu Hause, Fixierung vermeiden, Zahnprothese einsetzen).

Ein Drittel aller Delire gelten als vermeidbar, sodass diesen Empfehlungen eine große Bedeutung zukommt. **Medikamente** stellen lediglich eine symptomatische Therapieoption dar, wenn andere Maßnahmen nicht ausreichen. Sie sollten zurückhaltend eingesetzt werden, beispielsweise wenn eine Eigen- oder Fremdgefährdung vorliegt. Zur Verfügung stehen:

- **Haloperidol:** typisches Neuroleptikum, Mittel der Wahl. NW: extrapyramidale Symptome und nach intravenöser Gabe QT_c-Verlängerung.
- **Atypische Neuroleptika:** z. B. Melperon, Risperdon. Bei beiden können als NW extrapyramidale Symptome auftreten, bei diesbezüglichen Kontraindikationen ist alternativ Quetiapin möglich.
- **Benzodiazepine:** Mittel der 2. Wahl, da ihrerseits delirogen; ggf. kurzwirksame Benzodiazepine verabreichen, z. B. Lorazepam. Ausnahme: Entzugsdelir, ggf. langwirksame Benzodiazepine einsetzen.
- **Dexmedetomidin:** neuerer zentral wirksamer Alpha-2-Agonist, kontinuierliche intravenöse Gabe auf der Intensivstation, teuer.

Insbesondere bei älteren Patienten sowie bei vorbestehender Demenz wird empfohlen mit niedrigen Dosierungen zu beginnen und diese im Verlauf langsam zu steigern.

4. Der nicht einwilligungsfähige Patient

Im Rahmen des aktuellen Delirs ist die Patientin nicht in der Lage, Vorteile und Risiken der Operation sowie Alternativen richtig einzuschätzen. Sie ist vorübergehend **nicht einwilligungsfähig,** sodass sie der Operation momentan nicht rechtswirksam zustimmen kann. Es muss daher geklärt werden:

- Vorliegen einer **Vorsorgevollmacht,** in der die Patientin im Vorfeld eine Person als Bevollmächtigte(n) bestimmt hat? Ist dies nicht der Fall, muss eine **einstweilige Betreuung** beim Amtsgericht beantragt werden.
- Dringlichkeit der Operation: In Notfallsituationen ist keine Zeit für dieses Vorgehen, sodass nach dem **mutmaßlichen Willen** des Patienten gehandelt werden muss.

Nach Abklingen des Delirs kann es sein, dass die Patientin im Verlauf ihre Einwilligungsfähigkeit wiedererlangt.

MERKE

Stürze können ein Delir auslösen, stellen aber auch eine typische Komplikation des Delirs dar. Die **Sturzprophylaxe** spielt bei deliranten Patienten eine zentrale Rolle.

5. Patientenübergabe

Patientenübergaben erfolgen im klinischen Alltag häufig in Stresssituationen, unter Zeitdruck und mit zahlreichen Unterbrechungen, insbesondere bei Notfällen und auf der Intensivstation. Mangelhafte Patientenübergaben stellen einen **Hauptfaktor für Informationsverluste und Behandlungsfehler** dar. Übergaben sollten daher nach einem **festen, standardisierten und strukturierten Schema** erfolgen. Folgende Rahmenbedingungen sind für die Qualität entscheidend:

- **Ruhige Atmosphäre** ohne Ablenkung schaffen (z. B. keine Privatgespräche, Piepser nach Möglichkeit

weitergeben, keine zeitgleichen Handlungen am Patienten).
- **Ausreichend Zeit** einplanen.
- **Unterbrechungen minimieren** (nur Notfälle).
- Anwesenheit aller Personen, für die die Übergabe bestimmt ist, um unnötige Wiederholungen zu vermeiden.
- Fachtermini und Abkürzungen nur dann verwenden, wenn sichergestellt ist, dass sie allen Beteiligten geläufig sind.
- **Regelmäßigen Blickkontakt** sicherstellen.

Ein Beispiel für ein strukturiertes Übergabemodell stellt das **„SBAR"-Konzept** dar (➤ Fall 4, Antwort 4).

ZUSAMMENFASSUNG

Das **Delir** ist eine insbesondere bei älteren Menschen häufig auftretende Notfallsituation, die sich klinisch unterschiedlich manifestiert (hypoaktives/hyperaktives Delir/Mischformen). **Typische Merkmale** sind ein akuter Beginn, eine Umkehr des Tag-Nacht-Rhythmus, Störungen von Bewusstsein, Denken, Wahrnehmung und Orientierung sowie eine Dauer von Stunden bis wenigen Wochen. **Pathophysiologisch** spielt auf zerebraler Ebene eine Verminderung des Neurotransmitters Acetylcholin eine bedeutende Rolle. Zu den typischen **Komplikationen** zählen Stürze. **Differenzialdiagnostisch** ist die Abgrenzung zur Demenz wichtig. Zu den **Risikofaktoren** zählen hohes Alter, eine vorbestehende Demenz, Multimorbidität und Polypharmazie. **Akute Auslöser** sind unter anderem Medikamente (z. B. Amitriptylin), fieberhafte Infekte und Elektrolytentgleisungen. Die **Diagnostik** dient der ursächlichen Klärung. Die Basismaßnahmen umfassen neben Anamnese und körperlicher Untersuchung die Bestimmung diverser Laborwerte (z. B. Nieren- und Leberwerte, Elektrolyte, Blutzucker), EKG sowie eine Messung von Blutdruck und Sauerstoffsättigung. **Therapeutisch** stehen die kausale Behandlung der auslösenden Faktoren sowie Maßnahmen zur Reorientierung im Vordergrund. Medikamente werden zurückhaltend eingesetzt, Haloperidol ist die Substanz erster Wahl. Da ein Drittel der Delire vermeidbar ist, kommt der **Prävention** große Bedeutung zu.

Mangelhafte **Patientenübergaben** stellen einen Hauptfaktor für Informationsverluste und Behandlungsfehler dar und sollten daher nach einem **festen, standardisierten und strukturierten Schema** erfolgen.

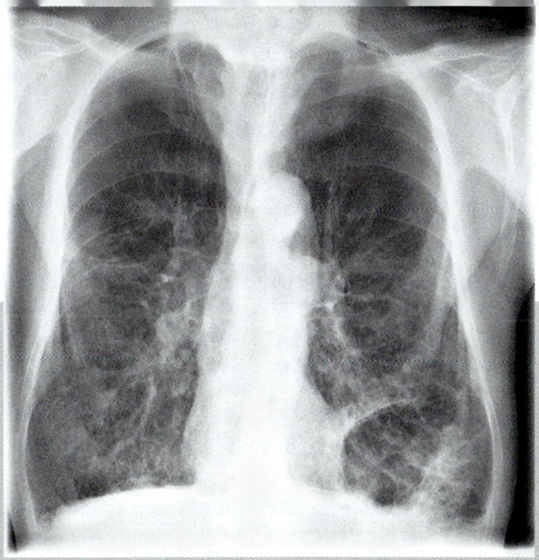

35

Husten und Dyspnoe

Anamnese

Ein 68-jähriger Patient stellt sich Anfang November in der Notaufnahme vor. Bis vor 5 Tagen sei er in seinem Haus in Kroatien gewesen, wo er mehrere Monate des Jahres verbringe. Seine übliche Medikation habe er seit einigen Wochen nicht weiter eingenommen, da sie ihm ausgegangen war und er im Ausland weder Arzt noch Apotheke aufsuchen wollte. Seitdem fühle er sich schwächer und habe zunehmend Atemnot, inzwischen bereits in Ruhe. Der Patient berichtet über seinen ihm bekannten, chronischen Husten und morgendliche Luftnot, die mit weißlichem Auswurf einherginge. Das Sputum habe sich zuletzt allerdings gelblich-grün verfärbt. Er raucht seit etwa 50 Jahren, In den letzten 2 Jahren habe er seinen Tabakkonsum deutlich auf etwa 10 Zigaretten pro Tag reduziert. In der Vorgeschichte ist eine benigne Prostatahyperplasie bekannt.

Untersuchungsbefunde

68-jähriger Mann in reduziertem AZ und adipösem EZ (176 cm, 95 kg, BMI 30,7 kg/m^2). BD 140/80 mmHg, HF 96/min, AF 24/min. Inspektion: Trommelschlägelfinger, Fassthorax, Zyanose. Kopf und Hals: enoral trocken, Karotiden ohne Strömungsgeräusch. Herz: HT leise, rhythmisch, rein. Lunge: Bronchialatmen, spastisch, exspiratorisches Giemen. Abdomen: weich, indolent, keine Resistenzen, normale DG. Extremitäten: Pulse peripher schwach tastbar, diskrete periphere Ödeme. Neurologisch orientierend unauffällig.

1. **Wie lautet Ihre Verdachtsdiagnose? Beschreiben Sie das Röntgenbild!**
2. **Wie sichern Sie die Diagnose? In welche Schweregrade wird die Krankheit eingeteilt?**
3. **Erläutern Sie die Therapie der stabilen Erkrankung.**
4. **Erläutern Sie die akute Verschlechterung der Erkrankung und deren Therapie!**
5. **Was verstehen Sie unter einem Cor pulmonale und der pulmonalen Hypertonie? Erläutern Sie die Pathogenese!**

1. Verdachtsdiagnose

Die Anamnese und der klinische Untersuchungsbefund lassen am ehesten an eine **akute Exazerbation einer chronisch-obstruktiven Lungenerkrankung (AECOPD)** denken. Hinweise auf die Grunderkrankung COPD ergeben sich durch den chronischen Husten mit Auswurf und die Dyspnoe sowie die anscheinend notwendige Dauermedikation. Typisch sind außerdem die Raucheranamnese, der Fassthorax, die Trommelschlägelfinger sowie die Jahreszeit, da die Beschwerden im Herbst und Winter in der Regel verstärkt auftreten. Die diskreten Unterschenkelödeme könnten durch eine Rechtsherzinsuffizienz bedingt sein. Außerdem liefert das **Röntgenbild des Thorax** (➤ Abb. 35.1) eindeutige Hinweise. Die akute Exazerbation ist an der Zunahme der Symptomatik (Dyspnoe tritt schon in Ruhe auf) und der gelblich-grünen Verfärbung des Sputums erkennbar.

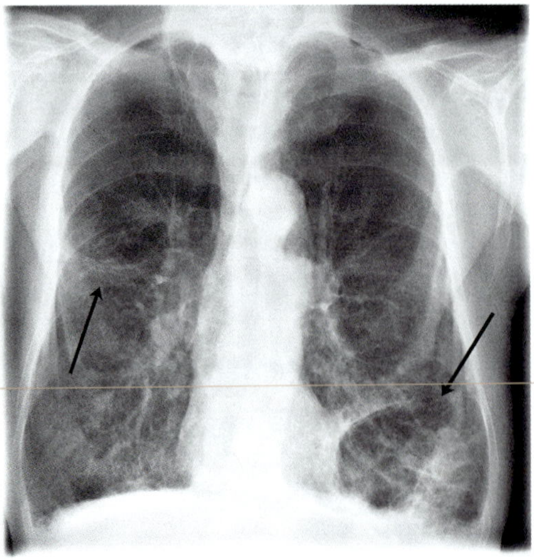

Abb. 35.1 Röntgenthoraxbild bei COPD: Fassthorax mit abgeflachten Zwerchfellen, deutliche fibrotische Umbauprozesse sowie Bullae (Pfeile) im linken Unterlappen und rechten Oberlappen. Pleuraergüsse zeigen sich nicht, die Randwinkel sind frei und das Herz ist schlank konfiguriert. Der ebenfalls erfasste knöcherne Thorax erscheint unauffällig. [T547]

MERKE

Von einer **chronischen Bronchitis** spricht man laut WHO, wenn in 2 aufeinanderfolgenden Jahren in wenigstens 3 konsekutiven Monaten pro Jahr produktiver Husten auftritt. Als **COPD** wird die chronische Bronchitis bezeichnet, wenn chronische respiratorische Symptome und eine Atemflusslimitierung vorliegen, die mit pathologischen Veränderungen der Atemwege und Alveolen einhergehen und in der Regel auf inhalative Noxen zurückzuführen sind.

2. Diagnose/Schweregrade

An eine **COPD** sollte bei allen Patienten mit Dyspnoe, chronischem Husten, Auswurf und/oder den typischen Risikofaktoren (insbesondere langjähriger Tabakkonsum) gedacht werden. Für die Diagnose einer COPD ist eine **Spirometrie** erforderlich. Beträgt der Quotient aus der Einsekundenkapazität **(FEV_1)** und der forcierten Vitalkapazität **(FVC)** nach Gabe eines Bronchodilatators < 0,7, liegt eine persistierende Atemwegsobstruktion vor. Bei gleichzeitigem Vorliegen typischer Symptome und/oder Risikofaktoren gilt die Diagnose einer COPD als gesichert.

Folgende **zusätzliche Untersuchungen** sind bei Erstdiagnose sinnvoll:

- **Röntgen-Thorax** in 2 Ebenen: zum Ausschluss von Differenzialdiagnosen und zur Suche nach Komorbiditäten (z. B. Lungenfibrose, Kyphoskoliose).
- **Alpha-1-Antitrypsin-Bestimmung:** Alle Patientin mit Erstdiagnose einer COPD sollten einmalig auf das Vorliegen eines Mangels untersucht werden, insbesondere Patienten < 45 Jahren.
- **Ganzkörperplethysmografie:** Im Vergleich zur Spirometrie liefert sie zusätzliche Informationen, z. B. über das Vorliegen einer Lungenüberblähung durch Messung des intrathorakalen Gasvolumens. Sie ist für die Diagnostik und Therapie der COPD nicht zwingend erforderlich, bietet aber von der Patientenmitarbeit unabhängige Messgrößen.
- **CO-Diffusionskapazität:** Sie ist optional und liefert zusätzliche Informationen, z. B. hinsichtlich der pulmonalen Funktionseinschränkung beim Lungenemphysem.

Tab. 35.1 Schweregrade der COPD, modifiziert nach „Pocket Guide to COPD Diagnosis, Management, and Prevention, Report 2018"

FEV_1/ FVC	Einteilung nach GOLD	Schweregrad der Atemwegsobstruktion	FEV_1 % vom Soll (nach Bronchodilatation)
< 0,7	I	Leicht	≥ 80
	II	Mittel	≥ 50 und < 80
	III	Schwer	≥ 30 und < 50
	IV	Sehr schwer	< 30

- **Pulsoxymetrie:** Die Sättigung sollte bei allen Patienten mit Verdacht auf eine respiratorische Insuffizienz oder eine Rechtsherzinsuffizienz gemessen werden. Bei peripheren Sättigungswerten < 92 % empfiehlt sich eine **ergänzende kapilläre Blutgasanalyse.**

Die **Schweregradeinteilung der COPD** orientiert sich nach den Empfehlungen der „Global Initiative For Chronic Obstructive Lung Disease" **(GOLD)** an der postbronchodilatatorischen FEV_1 in Prozent des Sollwertes (➤ Tab. 35.1).

Darüber hinaus können Patienten nach der **ABCD-Klassifikation** anhand des Risikos für zukünftige Ereignisse (z. B. Exazerbationen, Krankenhausaufenthalte) in 4 Gruppen eingeteilt werden. Hierfür wird eine 4-Felder-Tafel genutzt, die die Symptomatik (anhand von Dyspnoe-Scores) und die bisherigen Exazerbationen bzw. Krankenhausaufenthalte berücksichtigt. Patienten der Gruppe A sind wenig symptomatisch und haben ein geringes Exazerbationsrisiko, Patienten der Gruppe D sind hochsymptomatisch bei hohem Exazerbationsrisiko.

3. Therapie der stabilen COPD

Im Zentrum der **nichtmedikamentösen Therapie** steht die **Rauchentwöhnung** (➤ Fall 38, Anwort 5). Daneben sind Patientenschulungen, Impfungen (gegen Pneumokokken und Influenza), rehabilitative Maßnahmen und körperliche Aktivität (ggf. unter Anleitung in Lungensportgruppen) von Bedeutung.

Die **medikamentöse Dauertherapie** orientiert sich an der ABCD-Klassifikation, wobei die Inhalationstechnik des Patienten regelmäßig überprüft werden sollte:

- **Gruppe A:** Therapie mit einem **Bronchodilatator,** z. B. $ß_2$-Agonist oder Anticholinergikum. Es können kurz- oder langwirksame Substanzen eingesetzt werden. Anpassung im Verlauf abhängig vom Therapieerfolg.
- **Gruppe B:** Therapie mit einem langwirksamen $ß_2$-Agonist (long acting $ß_2$ agonist = **LABA**) **oder** Anticholinergikum (long acting muscarinic antagonist = **LAMA**), bei persistierender Symptomatik ggf. auch in Kombination.
- **Gruppe C:** Beginn mit LAMA, bei weiteren Exazerbationen ggf. Kombination mit LABA. Therapie der zweiten Wahl ist eine Kombination aus einem LABA und einem inhalativen Kortikosteroid (ICS).
- **Gruppe D:** Beginn mit der **Kombination LAMA/ LABA.** Bei weiteren Exazerbationen ggf. zusätzlich **ICS.** Falls der Patient auch unter der Triple-Therapie weiter exazerbiert, kann zusätzlich der orale Phosphodiesterase-4-Hemmer **Roflumilast** diskutiert werden sowie die Gabe von **Makroliden** bei ehemaligen Rauchern.

Patienten mit einer schweren chronischen Hypoxämie können von einer **Langzeitsauerstofftherapie** profitieren. Eine **nichtinvasive Beatmung** stellt eine Therapieoption bei Patienten mit schwerer chronischer Hyperkapnie dar. Bei ausgewählten Patienten, z. B. mit fortgeschrittenem Emphysem kommen **chirurgische** oder **bronchoskopische Eingriffe** infrage (z. B. Bullektomie).

4. Akute Exazerbation

Unter einer **akuten Exazerbation** versteht man eine akute Verschlechterung des Befindens eines COPD-Kranken mit Zunahme von Husten, Atemnot oder Auswurf, verbunden mit der Notwendigkeit einer zusätzlichen Therapie. Auslöser sind meist **virale respiratorische Infekte,** aber auch bakterielle Infektionen und Umweltfaktoren (z. B. Luftverschmutzung) können ursächlich sein. Ziel der Therapie ist es, die negativen Folgen auf den Krankheitsverlauf zu minimieren und weiteren Exazerbationen vorzubeugen.

Von einer **schweren Exazerbation** spricht man, wenn eine stationäre Aufnahme erforderlich ist (z. B. bei schwerer Symptomatik, fehlendem Therapieansprechen oder gravierenden Komorbiditäten) oder eine Vorstellung in der Notaufnahme erfolgt, wie bei diesem Patienten. Folgendes therapeutisches **Vorgehen** wird bei einer schweren, nicht lebensbedrohlichen Exazerbation empfohlen:

- **Sauerstoffgabe erwägen:** Ziel ist eine Sättigung von 88–92 %. Unter Sauerstoffgabe sind serielle arterielle Blutgasanalysen erforderlich (CO_2-Retention? Azidose?).
- **Vorübergehende Intensivierung der bronchodilatatorischen Therapie:** z. B. Erhöhung der Dosis/Einnahmefrequenz kurzwirksamer Bronchodilatatoren oder Kombination von kurzwirksamem $ß_2$-Agonist (short acting $ß_2$ agonist = SABA) mit Anticholinergikum (short acting muscarinic antagonist = SAMA).
- **Orale Kortikosteroide erwägen:** maximale Therapiedauer 5–7 Tage.
- **Antibiose erwägen:** z. B. mit Aminopenicillin + Betalaktamaseinhibitor für 5–7 Tage. Empfohlen, wenn Anzeichen für einen bakteriellen Infekt vorliegen (z. B. vermehrter und eitriger Auswurf) oder eine Beatmung (nichtinvasiv oder invasiv) erforderlich ist.
- **Mikrobiologische Sputumdiagnostik:** bei ausgewählten Patienten, z. B. bei häufigen Exazerbationen, schwerer Atemflusslimitation oder Risikofaktoren für resistente Erreger.
- **Nichtinvasive Beatmung (NIV) erwägen:** z. B. bei drohender muskulärer Erschöpfung. Die NIV ist der invasiven Beatmung bei der COPD nach Möglichkeit vorzuziehen.
- **Supportive Maßnahmen:** z. B. Thromboseprophylaxe, Förderung der Expektoration durch Klopfmassage, ausreichende Trinkmenge bei zähem Schleim.

5. Cor pulmonale/pulmonale Hypertonie

Unter einem **Cor pulmonale** versteht man eine Dilatation und Hypertrophie des rechten Ventrikels infolge einer Lungenstruktur- oder Funktionsveränderung. Als **pulmonale Hypertonie** wird die chronische Druckerhöhung des pulmonal-arteriellen Mitteldrucks > 25 mmHg in Ruhe (normal 12–16 mmHg) bezeichnet. In Zusammenhang mit der COPD kommt es zu diesen Veränderungen bei zunehmender Vasokonstriktion in unzureichend oder nicht belüfteten Lungenarealen (Euler-Liljestrand-Effekt). Dies hat eine chronische Druckerhöhung im kleinen Kreislauf zur Folge und führt zu einer Dilatation des rechten Ventrikels mit Hypertrophie. In fortgeschrittenen Stadien können klinisch die Zeichen einer Rechtsherzinsuffizienz imponieren (z. B. Halsvenenstauung, periphere Ödeme).

ZUSAMMENFASSUNG

Die **chronisch-obstruktive Lungenerkrankung (COPD)** ist charakterisiert durch chronische respiratorische Symptome und eine Atemflusslimitierung infolge pathologischer Veränderungen der Atemwege und Alveolen, die in der Regel auf inhalative Noxen zurückzuführen sind. Die mit Abstand häufigste **Ursache** ist Rauchen. Die klinischen **Symptome** sind chronischer Husten und Auswurf. Der Schweregrad wird nach der GOLD-Klassifikation anhand der FEV_1 nach Bronchodilatation festgelegt. Darüber hinaus können Patienten nach GOLD anhand des Risikos für zukünftige Ereignisse in 4 Gruppen (A–D) eingeteilt werden. Im Zentrum der **Therapie** steht die Raucherentwöhnung. Die medikamentöse Dauerbehandlung erfolgt anhand der ABCD-Klassifikation in erster Linie mit inhalativen $β_2$-Sympathomimetika, Anticholinergika und Glukokortikoiden. Typisch sind **rezidivierende Exazerbationen,** die abhängig vom Schweregrad behandelt werden. Weitere **Komplikationen** sind z. B. ein Cor pulmonale und eine pulmonale Hypertonie. Der **Verlauf** ist chronisch und kann je nach Schweregrad eine Langzeitsauerstofftherapie notwendig machen. Bei häufigen Exazerbationen und in höheren Stadien ist die Lebenserwartung deutlich eingeschränkt.

36

Belastungsdyspnoe

Anamnese

Ein 55-jähriger Lkw-Fahrer stellt sich erstmals in Ihrer Hausarztpraxis vor. Seit sein Bruder vor einem Monat einen Herzinfarkt erlitten habe, sorge er sich nun vermehrt auch um seine eigene Gesundheit. Vorerkrankungen sind nicht bekannt, jedoch habe er seit Jahren keinen Arzt mehr aufgesucht. Auf Nachfrage berichtet er, dass er bei körperlicher Anstrengung in letzter Zeit stark schwitze und schnell außer Atem sei. Beim Treppensteigen müsse er spätestens nach zwei Etagen kurz stehen bleiben. Seit der Scheidung von seiner Frau vor 4 Jahren habe er 18 kg zugenommen. Früher habe er regelmäßig Fußball gespielt, für Sport sei in den vergangenen Jahren jedoch keine Zeit geblieben. Er rauche seit seinem 16. Lebensjahr ein Päckchen Zigaretten pro Tag. Alkohol trinke er gelegentlich an den Wochenenden.

Untersuchungsbefunde

55-jähriger Mann (183 cm, 121 kg), Taillenumfang 105 cm, HF 73/min, BD links 170/100 mmHg, rechts 160/95 mmHg. Kopf: Facies rubra, sanierungsbedürftiger Zahnstatus. Herz: HT rhythmisch, keine Herzgeräusche. Lunge: sonorer KS, basales Giemen bds., normale Atemverschieblichkeit bds. Abdomen: adipös, weich, kein DS, DG positiv. Nierenlager: frei. Extremitäten: periphere Pulse seitengleich tastbar, diskrete Varikosis bds., keine Ödeme. Neurologie: orientierend unauffällig.

Laborbefunde

Kleines Blutbild, Elektrolyte und Nierenretentionswerte unauffällig. BZ nüchtern 139 mg/dl; GOT 36 U/l; GPT 50 U/l; γ-GT 71 U/l; Gesamtcholesterin 309 mg/dl; HDL-Cholesterin 39 mg/dl; LDL-Cholesterin 218 mg/dl; Triglyzeride 259 mg/dl.

1. **Welche Diagnose stellen Sie?**
2. **Was wissen Sie über die Pathogenese der Erkrankung?**
3. **Welche weiteren diagnostischen Maßnahmen veranlassen Sie bei diesem Patienten und welche Therapie leiten Sie ein?**
4. **Was wissen Sie zum BMI? Berechnen Sie den BMI des Patienten! Ist er übergewichtig oder adipös?**
5. **Der Patient möchte wissen, wie er abnehmen kann und ob für ihn eine OP infrage kommt. Was sagen Sie ihm?**
6. **Sie fragen den Patienten, ob er schnarcht oder tagsüber häufig müde ist. Warum?**

1. Diagnose

Der Patient hat zahlreiche kardiovaskuläre Risikofaktoren, von denen sich einige unter dem Begriff **„metabolisches Syndrom"** zusammenfassen lassen. Dieses auch als Wohlstandssyndrom bezeichnete Krankheitsbild betrifft ein Viertel der westlichen Bevölkerung und geht mit einer deutlich erhöhten kardiovaskulären Mortalität einher. Es ist gekennzeichnet durch das Vorliegen einer **stammbetonten Adipositas** mit einem **Taillenumfang** von ≥ 94 cm bei Männern bzw. ≥ 80 cm bei Frauen oder einem BMI ≥ 30 kg/m^2, kombiniert mit mindestens 2 der folgenden Kriterien:

- **Hypertriglyzeridämie:** > 150 mg/dl.
- Erniedrigtes **HDL-Cholesterin:** < 50 mg/dl bei Männern bzw. < 40 mg/dl bei Frauen.
- **Blutdruck** > 130/85 mmHg.
- **Kohlenhydratstoffwechselstörung:** Diabetes mellitus Typ 2 oder Nüchternplasmaglukose > 100 mg/dl (abnorme Nüchternglukose).

Alle aufgeführten Kriterien treffen auf den Patienten zu. Mit einer Nüchternplasmaglukose von 139 mg/dl erfüllt er die Diagnosekriterien für einen **Diabetes mellitus** (➤ Fall 75, Antwort 1). Wahrscheinlich liegt außerdem eine **arterielle Hypertonie** vor, die Diagnose darf allerdings erst gestellt werden, wenn die Blutdruckmessung wenigstens 3-mal an verschiedenen Tagen erhöhte Werte liefert (➤ Fall 24, Antwort 1).

Die Symptomatik es Patienten ist vermutlich auf das in den letzten Jahren zunehmende Körpergewicht und das fehlende körperliche Training zurückzuführen, welche eine vermehrte **kardiopulmonale Belastung** verursachen. Die Folge ist eine verminderte körperliche Leistungsfähigkeit, die sich klinisch durch eine belastungsabhängige Dyspnoe manifestiert. Die Dyspnoe kann bei dieser Risikokonstellation auch Ausdruck einer koronaren Herzerkrankung sein, typische Hinweise wie Angina pectoris finden sich jedoch nicht.

2. Pathogenese

Bei der **Pathogenese** des metabolischen Syndroms stehen **Insulinresistenz** und **stammbetonte Adipositas** im Vordergrund, deren Auftreten auf Fehlernährung, Bewegungsmangel, Altern, hormonelle und proinflammatorische Veränderungen sowie genetische Prädispositionen zurückgeführt wird. Die Insulinresistenz verursacht einen gesteigerten Insulinbedarf, der durch die vermehrte Ausschüttung des Hormons aus den Betazellen des Pankreas vorübergehend gedeckt werden kann.

Die anabole Insulinwirkung bewirkt jedoch eine weitere **Gewichtszunahme,** außerdem wird die Hyperinsulinämie für eine **gesteigerte Natriumresorption** und damit auch für die Entstehung einer **arteriellen Hypertonie** verantwortlich gemacht. Über die **Erhöhung des Proinsulinspiegels** verursacht die Insulinresistenz eine **gesteigerte Entzündungsbereitschaft** sowie eine **Hyperkoagulabilität,** die auch durch die sekretorische Aktivität des Fettgewebes unterhalten werden. Langfristig führt die vermehrte Insulinfreisetzung durch die allmähliche Erschöpfung der pankreatischen Inselzellen zu einem **Diabetes mellitus Typ 2.**

3. Diagnostik

Für die weitere Abklärung der **belastungsabhängigen Dyspnoe** sollten folgende Untersuchungen durchgeführt werden:

- **Ruhe- und Belastungs-EKG:** mit der Frage nach Hinweisen auf eine Myokardischämie.
- **Echokardiografie:** Beurteilung der systolischen und diastolischen Funktion, der Wandbewegungen sowie der Herzklappen, ggf. Stressechokardiografie zur Abklärung einer belastungsinduzierbaren Myokardischämie.
- **Optional:** Röntgen-Thorax in 2 Ebenen zum Ausschluss einer primär pulmonalen Ursache der Dyspnoe.

Zur weiteren Abklärung der **metabolischen Störungen** sollten folgende diagnostische Maßnahmen erfolgen:

- Bestimmung weiterer **Laborwerte:** HbA_{1c}, Harnsäure, TSH.
- **Urinstatus:** Glukosurie? Proteinurie/Albuminurie?
- **Blutdruckmessungen** an weiteren Tagen, ggf. ergänzt durch eine ambulante Langzeitblutdruckmessung zur Diagnose einer arteriellen Hypertonie.
- **Abdomensonografie:** Status? Fettleber?

Die zentralen **Therapieziele** beim metabolischen Syndrom sind **Gewichtsreduktion, Ernährungsumstellung** und **Steigerung der körperlichen Aktivität.** Trotz intensiver Aufklärung werden sie allerdings nur von wenigen Betroffenen erreicht, da die Bereitschaft zu einer Lebensstiländerung häufig gering ist. Dabei lässt sich selbst durch eine geringe Gewichtsreduktion und moderate Erhöhung der körperlichen Aktivität eine Konversion von gestörter Glukosetoleranz zum Diabetes mellitus Typ 2 verhindern oder zumindest um einige Jahre verzögern.

Da die zugrunde liegenden pathophysiologischen Mechanismen des metabolischen Syndroms derzeit nicht im Ganzen behandelt werden können, müssen die einzelnen Störungen gezielt therapiert werden: **Diabetes mellitus Typ 2, Dyslipidämie, arterielle Hypertonie, Hyperurikämie** und **Adipositas** (siehe unten).

4. Klassifikation der Adipositas

Die Einteilung der **Adipositas** erfolgt anhand des **Body Mass Index (BMI).** Dieser errechnet sich aus dem Quotienten aus Körpergewicht (in kg) und Körpergröße (in m) im Quadrat. Bei einem BMI von 25–29,9 kg/m² spricht man von Übergewicht, ab einem BMI von 30 kg/m² liegt eine Adipositas vor (➤ Tab. 36.1).

Der BMI kann als **Orientierungshilfe** zur Abschätzung des Körperfettanteils dienen. Seine Aussagekraft ist allerdings dadurch limitiert, dass er wesentliche Faktoren wie Geschlecht, Fettverteilungsmuster und Muskelmasse nicht berücksichtigt. Tatsächlich bedingt insbesondere die Zunahme der **viszeralen Fettmasse** eine deutliche Erhöhung des kardiovaskulären Risikos. Diese kann einfach durch die Messung des **Taillenumfangs** abgeschätzt werden. Bei Frauen spricht man bei einem Taillenumfang von 80–87,9 cm von Übergewicht und ab 88 cm von Adipositas, Männern gelten bei 94–101,9 cm als übergewichtig und ab 102 cm als adipös. Der hier vorgestellte Patient ist mit einem BMI von 36,1 kg/m² und einem Taillenumfang von 105 cm adipös (Adipositas Grad II).

Tab. 36.1 Klassifikation der Adipositas in Abhängigkeit vom BMI (nach WHO 2000)

BMI (kg/m²)	Einteilung
< 18,5	Untergewicht
18,5–24,9	Normalgewicht
25–29,9	Übergewicht
30–34,9	Adipositas Grad I
35–39,9	Adipositas Grad II
≥ 40	Adipositas Grad III

5. Therapie von Übergewicht und Adipositas

Eine **Indikation** zur Behandlung von Übergewicht und Adipositas besteht bei:

- BMI > 30 kg/m², wie bei diesem Patienten.
- BMI von 25–30 kg/m² und:
  - Adipositasassoziierten Erkrankungen (z. B. Diabetes mellitus Typ 2, Hypertonie).
  - Hohem psychosozialen Leidensdruck.
  - Abdomineller Adipositas.

Erreicht werden soll eine **langfristige Gewichtsreduktion,** wobei sich das Therapieziel nach dem anfänglichen BMI richtet. Innerhalb von 6–12 Monaten wird eine Gewichtseduktion um 5 % bei einem Ausgangs-BMI von 25–35 kg/m² bzw. um 10 % bei einem Ausgangs-BMI von > 35 kg/m² angestrebt. Grundlage der Therapie sind:

- **Ernährungsumstellung** mithilfe einer individuellen Ernährungsberatung: Reduktion der täglichen Kalorienzufuhr durch eine kohlenhydrat- und/oder fettarme Ernährung, als Richtwert ist ein tägliches Defizit von 500 kcal sinnvoll.
- **Steigerung der körperlichen Aktivität:** empfohlen wird Ausdauertraining im Rahmen von gelenkschonenden Sportarten, z. B. Schwimmen.
- **Verhaltenstherapie:** einzeln oder in der Gruppe. Ziel ist das Erlernen von Strategien zur langfristigen Gewichtsreduktion (z. B. Selbstbeobachtung, Wiedererlernen eines Sättigungsgefühls).

Medikamente zur Gewichtsreduktion, z. B. der Lipasehemmstoff Orlistat, haben einen untergeordneten Stellenwert, da ihr Effekt limitiert und kurzfristig ist.

Wenn konservative Therapieansätze erfolglos bleiben, kann bei bestimmten Patienten eine **bariatrische Ope-**

ration (z. B. Anlage eines Schlauchmagens) sinnvoll sein, beispielsweise bei einem BMI > 40 kg/m² oder einem BMI > 35 kg/m² und adipositasassoziierten Komorbiditäten (wie bei diesem Patienten).
Sie sollten mit diesem Patienten ausführlich die konservativen Therapieoptionen und -chancen erläutern, das weitere Vorgehen konkret planen und realistische Therapieziele festlegen. Eine OP kommt nur infrage, wenn ein mindestens 6-monatiger konservativer Therapieversuch scheitert.

6. Obstruktives Schlafapnoe-Syndrom (OSAS)
Sie denken an ein **obstruktives Schlafapnoe-Syndrom,** das neben kardiovaskulären Erkrankungen, Diabetes mellitus Typ 2 und Karzinomen (z. B. Kolon- und Endometriumkarzinom) zu den typischen internistischen Komplikationen der Adipositas gehört. **Schnarchen** ist ein klassisches Symptom, das 95 % der OSAS-Patienten betrifft. Darüber hinaus sind **Tagesmüdigkeit** mit der Neigung zum „Einnicken" und häufiges **nächtliches Erwachen mit Atemnot** typisch für ein OSAS. Da das Unfallrisiko bei OSAS-Patienten mit Tagesmüdigkeit deutlich erhöht ist, sollten Sie gerade bei diesem Patienten (Lkw-Fahrer) an die Erkrankung denken. Halten Sie die Diagnose für wahrscheinlich, veranlassen Sie eine Schlafuntersuchung (Polygrafie/Polysomnografie) zur Abklärung. In diesem Zusammenhang ist auch an ein **Adipositas-Hypoventilationssyndrom** zu denken, definiert als chronische Hyperkapnie mit einem $PaCO_2$ > 45 mmHg im Wachzustand. Therapeutisch stehen die nichtinvasive Beatmung und Gewichtsreduktion im Vordergrund.

ZUSAMMENFASSUNG

Das **metabolische Syndrom** ist eine Stoffwechselstörung, die durch das gleichzeitige Auftreten der kardiovaskulären Risikofaktoren stammbetonte Adipositas, Dyslipidämie, primäre Hypertonie und Insulinresistenz gekennzeichnet ist. Das auch als Wohlstandssyndrom bezeichnete Krankheitsbild betrifft in den westlichen Industrienationen etwa 30 % der Bevölkerung und stellt aufgrund der Folgeerkrankungen ein wachsendes ökonomisches Problem dar. **Pathogenetisch** sind die Insulinresistenz und die Adipositas hauptverantwortlich. Die **Therapie** setzt sich aus einer Lebensstilintervention (Gewichtsreduktion, Ernährungsumstellung und Steigerung der körperlichen Aktivität) und der gezielten Behandlung der einzelnen Stoffwechselstörungen zusammen.
Unter einer **Adipositas** versteht man eine Vermehrung des Körperfetts mit einem BMI von > 30 kg/m². Die **Ursachen** sind vielfältig und schließen unter anderem genetische Faktoren, Fehlernährung, Bewegungsmangel, Essstörungen sowie Medikamentennebenwirkungen mit ein. Die **Prävalenz** steigt mit dem Alter. In Deutschland sind über die Hälfte der Erwachsenen übergewichtig, jeder fünfte ist adipös. Im Rahmen der **Diagnostik** kommt neben der Bestimmung des BMI und des Taillenumfangs der Erfassung zusätzlicher kardiovaskulärer Risikofaktoren (z. B. arterielle Hypertonie, Dyslipidämie, Diabetes mellitus Typ 2) große Bedeutung zu. Typische **Komplikationen** sind degenerative Erkrankungen des Bewegungsapparats, Diabetes mellitus Typ 2, kardiovaskuläre Erkrankungen (z. B. KHK) und das obstruktive Schlafapnoe-Syndrom. Die **Therapie** besteht in erster Linie aus Ernährungsumstellung, Steigerung der körperlichen Aktivität und Verhaltensmodifikation. Bei Erfolglosigkeit konservativer Ansätze und ausgeprägter Adipositas kommt eine bariatrische Operation infrage.

37

Unterbauchschmerzen

Anamnese

Eine 69-jährige Italienerin, die seit 9 Jahren in Deutschland lebt, kommt nach Zuweisung durch den Hausarzt in Begleitung ihrer Tochter in die Notaufnahme. Seit wenigen Tagen verspüre sie krampfartige Schmerzen im linken Unterbauch und fühle sich körperlich schwach und müde. Der Hausarzt habe eine Temperatur von 38,5 °C gemessen. Bei den letzten Toilettengängen seien ihr dunkelrote Blutspuren im Stuhl aufgefallen, die sie sehr beunruhigen würden. Zudem habe sie seit etwa 2 Monaten Stuhlunregelmäßigkeiten im Sinne von Durchfällen und Obstipation bemerkt. Sie erfahren, dass in Italien einmal eine Darmspiegelung durchgeführt wurde. Die Patientin erinnert sich nicht genau an den Befund, aber eine damals festgestellte Auffälligkeit sei nicht weiter behandlungsbedürftig gewesen. Zur Therapie eines Diabetes mellitus nehme sie Metformin ein.

Untersuchungsbefunde

Adipöser EZ, Abdomen: deutlich druckdolenter linker Unterbauch mit vage zu tastender walzenförmiger Resistenz. Spärliche Darmgeräusche. Haut/Schleimhäute: blasser Teint. Sonst unauffällig.

Laborbefunde

Leukozyten 14,1 Tsd/μl; Erythrozyten 3,53 Mio/μl; Hb 11,1 g/dl; Hkt 33,0 %; MCV 93,5 fl; MCH 31,4 pg; MCHC 33,6 g/dl; Thrombozyten 99 Tsd/μl; Quick 83 %; INR 1,10; PTT 36 sec; CRP 36 mg/l; Natrium 138 mmol/l; Kalium 4,5 mmol/l; Harnstoff 29 mg/dl; Serumkreatinin 0,80 mg/dl; GPT 20 U/l; GOT 27 U/l; γ-GT 60 U/l.

1. **Wie lautet Ihre Verdachtsdiagnose? Bewerten Sie mögliche Differenzialdiagnosen!**
2. **Welchen Befund hat man am ehesten in der zurückliegenden Darmspiegelung gesehen? Was wissen Sie darüber?**
3. **Wie verfahren Sie zur weiteren Abklärung der Beschwerden? Erläutern Sie jeweils die Wertigkeit der Untersuchungen!**
4. **Nennen Sie die wichtigsten Komplikationen der Erkrankung! Welche Stadien der Erkrankung kennen Sie?**
5. **Welche therapeutischen Möglichkeiten haben Sie?**
6. **Was wissen Sie über untere gastrointestinale Blutungen? Welche Ursachen kennen Sie?**

1. Verdachtsdiagnose/Differenzialdiagnosen

Die Entzündungskonstellation der Blutwerte (Leukozytose, CRP ↑), die subfebrilen Temperaturen zusammen mit der typischen Schmerzsymptomatik („Linksappendizitis") im linken Unterbauch und den Stuhlunregelmäßigkeiten lassen am ehesten an eine **Kolondivertikulitis** denken. Die Blutspuren im Stuhl und die leicht erniedrigte Hb-Konzentration deuten auf eine begleitende **untere gastrointestinale Blutung** hin. Auch die Vorgeschichte passt zur Divertikulitis (➤ Frage 2).

Folgende **Differenzialdiagnosen** kommen in Betracht:

- **Kolonkarzinom:** Stuhlunregelmäßigkeiten und blutiger Stuhl sind ebenfalls möglich, dagegen spricht die Entzündungskonstellation mit Fieber.
- **Angiodysplasien:** besonders aufgrund der unteren gastrointestinalen Blutung möglich, aufgrund der zusätzlichen Entzündungskonstellation eher unwahrscheinlich.
- **Reizdarmsyndrom:** häufiges Krankheitsbild mit ähnlichem klinischen Bild, aber in der Regel kein Blutverlust. Ausschlussdiagnose. Häufig längere Beschwerdeanamnese über Jahre und ohne Entzündungskonstellation.
- **Chronisch-entzündliche Darmerkrankung:** eher unwahrscheinlich, da das Alter der Patientin nicht typisch für eine Erstmanifestation ist.
- **Gynäkologische Ursachen,** z. B. eine Adnexitis, sollten bei klinischem Verdacht abgeklärt werden.

2. Befund auswärtige Koloskopie

Bei der im Ausland festgestellten Auffälligkeit hat es sich unter Berücksichtigung der aktuellen Symptome am ehesten um den Zufallsbefund einer **Divertikulose** gehandelt. Darunter versteht man das gleichzeitige Bestehen mehrerer Darmdivertikel, die meist als **Pseudodivertikel** auftreten, also als Ausstülpung der Darmschleimhaut durch Muskellücken an Gefäßdurchtrittsstellen. Abgegrenzt werden **echte Divertikel,** bei denen es aufgrund von angeborenen Wandfehlbildungen zu Ausstülpungen der gesamten Darmwand kommt.

Die Divertikulose tritt im zunehmenden Alter häufiger auf und wird in Zusammenhang mit ballaststoffarmer Ernährung und Obstipation gesehen. In den meisten Fällen bleibt sie asymptomatisch und besitzt keinen Krankheitswert. Die Divertikel sind mehrheitlich im Sigma des Kolons lokalisiert. Kommt es zur Entzündung eines oder mehrerer Divertikel, spricht man von einer **Divertikulitis,** die sich klinisch wie in diesem Fallbeispiel präsentieren kann.

3. Diagnostik

Neben der Anamnese sowie körperlicher und laborchemischer Untersuchung stehen für die weitere Abklärung folgende diagnostische Maßnahmen zur Verfügung:

- **Abdomensonografie:** Methode der ersten Wahl zur Darstellung von Divertikeln und Divertikulitis (Darmwandverdickung), bei adipösen Patienten häufig eingeschränkte Beurteilbarkeit.
- **CT- oder MRT-Abdomen:** Neben der eindeutigen Diagnose einer Divertikulitis sind Komplikationen (Nachweis von Abszessen und Perforationen ggf. besser als durch Sonografie) und Differenzialdiagnosen darstellbar (➤ Abb. 37.1). Die Durchführung erfolgt ggf. mit wasserlöslicher Kontrastmittelfül-

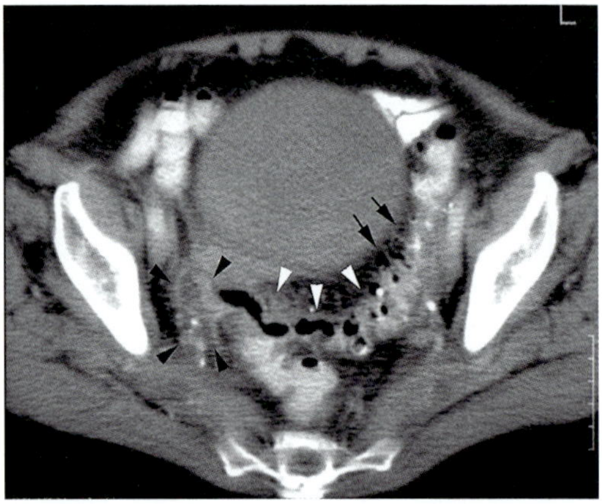

Abb. 37.1 CT-Abdomen: langstreckig und zirkumferenziell verdickte Sigmawand (weiße Pfeile) und multiple Divertikel (→); zudem lokale Abszessbildung (schwarze Pfeilspitzen) in unmittelbarer Nachbarschaft zum wandveränderten Sigma [M500]

lung von oral und rektal und ist insbesondere bei unklarem akuten Abdomen gerechtfertigt.

- Gegebenenfalls **Röntgen-Abdomenübersicht** im Stehen oder Linksseitenlage: dient zum Ausschluss freier Luft (Perforation) und Spiegelbildungen (Kolonobstruktion).

MERKE

Eine **Koloskopie** sollte bei akuter Divertikulitis aufgrund der Perforationsgefahr durch Luftinsufflation unterbleiben und erst im entzündungsfreien Intervall erfolgen, besonders zum definitiven Ausschluss eines Kolonkarzinoms.

4. Komplikationen

Die Divertikulitis kann sich durch verschiedene Komplikationen zu einem ernsthaften Krankheitsbild entwickeln:

- **Untere gastrointestinale Blutung:** durch Arrosion eines benachbarten Gefäßes in der Darmwand, mit zunehmendem Lebensalter eine der häufigsten Ursachen einer unteren gastrointestinalen Blutung.
- **Perforation:** gedeckt mit nachfolgendem perikolischen **Abszess** oder als freie Perforation mit **Peritonitis.**
- **Entzündliche Stenosen** und möglicher **(Sub-)Ileus.**
- **Fistelbildung** zu benachbarten Darmabschnitten, in die Blase (kolovesikal) oder Vagina (kolovaginal). Bei jungen Patienten differenzialdiagnostisch Morbus Crohn erwägen.

Anhand klinischer Befunde und der Bildgebung (Sonografie, CT, ggf. Koloskopie) kann die Divertikulitis in verschiedene **Stadien** eingeteilt werden (Leitlinien 2014 Classification of diverticular disease, CDD-Klassifikation):

- Stadium 0: asymptomatische Divertikulose.
- Stadium 1: akute unkomplizierte Divertikelkrankheit
  - 1 a: ohne Umgebungsreaktion.
  - 1 b: mit phlegmonöser Umgebungsreaktion.
- Stadium 2: akute komplizierte Divertikulitis:
  - 2 a: Mikroabszess (gedeckte Perforation, kleiner Abszess ≤ 1 cm).
  - 2 b: Makroabszess (> 1 cm, para- oder mesokolisch).
  - 2 c: freie Perforation, davon 2 c1 (eitrige Peritonitis) und 2 c2 (fäkale Peritonitis).
- Stadium 3: chronische Divertikelkrankheit.
  - 3 a: symptomatische unkomplizierte Divertikelkrankheit (SUDD).
  - 3 b: rezidivierende Divertikulitis ohne Komplikationen (vorhandene Entzündungszeichen, typische Bildgebung).
  - 3 c: rezidivierende Divertikulitis mit Komplikationen (z. B. Nachweis von Stenosen, Fisteln).
- Stadium 4: Divertikelblutung.

5. Therapie

Grundsätzlich wird bei der Divertikulitis zwischen konservativer und operativer Therapie unterschieden. Bei der **akuten Divertikulitis** sind zunächst folgende **konservative Maßnahmen** indiziert; diese richten sich nach dem Stadium der Divertikulitis:

- **Eine unkomplizierte, linksseitige Divertikulitis** ohne Risikoindikatoren für einen komplizierten Verlauf (z. B. arterielle Hypertonie, chronische Nierenerkrankung, u. a.) kann ambulant ohne antibiotische Therapie unter engmaschiger ärztlicher Kontrolle behandelt werden.
- **Diätmaßnahmen:** je nach Schweregrad und Möglichkeit der oralen Aufnahme flüssige Kost bis Nahrungskarenz und zeitweise parenterale Ernährung.
- **Antibiotische Therapie:** bei der **komplizierten Divertikulitis** Breitbandantibiotika i. v. (z. B. Ciprofloxacin und Metronidazol) oder Piperacillin/Tazobactam über 7–10 Tage im stationären Rahmen.
- **Analgesie:** je nach Schmerzintensität.

Operative Interventionen können bei Komplikationen notfallmäßig (z. B. gedeckte/freie Perforation) oder bei rezidivierender Divertikulitis elektiv indiziert sein.

- **Bildgesteuerte Punktion** (Sonografie, CT) zur Drainage von Abszessen bei gedeckter Perforation: bei fehlendem Therapieerfolg innerhalb von 72 Stunden unter perkutaner Ableitung Operation indiziert.
- Bei freier Perforation und/oder massiver Blutung sofortige OP-Indikation, dann entweder **einzeitiges**

Vorgehen mit Resektion des betroffenen Darmabschnitts (wenn möglich) oder **zweizeitiges Vorgehen** mit temporärem Anus praeter (z. B. Hartmann-OP).

Bei symptomatischer, unkomplizierter **Divertikelkrankheit** kann Mesasalazin (oral) eingesetzt werden. Generell gilt für den Zeitraum nach der akuten Entzündung (Abklingen der Beschwerden, Rückgang der Entzündungsparameter), dass zur **Rezidivprophylaxe** folgende **Allgemeinmaßnahmen** durchgeführt werden sollten:
- Ballaststoffreiche, vegetarische Kost.
- Gewichtsreduktion/Erhalt von Normalgewicht.
- Regelmäßige körperliche Aktivität.

MERKE

Eine **komplizierte Divertikulitis** erfordert stets eine interdisziplinäre Evaluation, da eine Notoperation aufgrund der hohen Letalität (> 10 %) unbedingt vermieden werden sollte.

6. Untere gastrointestinale Blutung

Als untere gastrointestinale Blutung bezeichnet man Blutungen im Bereich von **Kolon** und **Rektum.** Sie imponieren klinisch durch eine rote Darmblutung **(Hämatochezie),** je nach Passagezeit unter Umständen auch schwärzlich. In Abhängigkeit von der Lokalisation zeigen sich Blutungen des Rektums sowie des Analkanals eher als hellrote Stuhlauflagerung, während solche des Kolons eher einen dunkelroten Charakter haben. Die Menge des Blutverlusts spiegelt sich in der allgemeinen Symptomatik (hämodynamische Stabilität) wider. Bei massiven Verlusten kann sich ein **hypovolämischer Schock** entwickeln.

Die **häufigsten Ursachen** der unteren gastrointestinalen Blutung in Rektum und Kolon sind:
- Hämorrhoiden: häufigste rektale Blutungsursache.
- Angiodysplasien im Kolon, insbesondere bei Personen > 60. Lebensjahr.
- Divertikulitis.
- Chronisch-entzündliche Darmerkrankung (eher Colitis ulcerosa).
- Polypen.
- Rektum- und Kolonkarzinom.
- Infektiöse Kolitis.
- Ischämische Kolitis.

ZUSAMMENFASSUNG

Bei der **Divertikulitis** handelt es sich um eine Komplikation der häufig asymptomatischen Divertikulose bei Entzündung eines oder mehrerer Divertikel. Das **klinische Bild** geht typischerweise mit einem (krampfartigen) linksseitigen Unterbauchschmerz („Linksappendizitis") und einer laborchemischen Entzündungskonstellation einher. Die **Diagnostik** gelingt durch eine Schnittbildgebung z. B. Sonografie oder CT-Abdomen (sensitiv), die auch Komplikationen und Differenzialdiagnosen gut erfassen kann und in Kombination mit dem klinischen Bild eine Stadieneinteilung erlaubt. In den meisten Fällen genügt eine konservative **Therapie,** v. a. mit adäquater Antibiose. Komplikationen, wie die freie Perforation, Stenosen oder massive Blutungen, können eine Operation notwendig machen. Zur **Rezidivprophylaxe** einer Divertikulose stehen eine ballaststoffreiche und vegetarische Ernährung, der Erhalt des Normalgewichts und vermehrte körperliche Aktivität im Vordergrund.

38

Belastungsdyspnoe und produktiver Husten

Anamnese

Ein 56-jähriger Busfahrer stellt sich zum ersten Mal in Ihrer hausärztlich internistischen Praxis vor. Seit einigen Monaten habe er Husten, der morgens am schlimmsten sei. Teilweise komme dabei auch klarer bis weißlicher Schleim hoch, Blutbeimengungen habe er nicht bemerkt. Die körperliche Belastbarkeit sei in der letzten Zeit schlechter geworden, insbesondere sei er schnell außer Atem. Früher habe er problemlos zwei Kisten Wasser in die Wohnung im 3. Obergeschoss getragen, aktuell müsse er mindestens einmal pausieren.

Der Patient raucht seit seinem 14. Lebensjahr ca. 1–2 Päckchen Zigaretten am Tag (60 py). Er hat bereits mehrere erfolglose Versuche der Tabakentwöhnung hinter sich.

Sie untersuchen den Patienten, nehmen ihm Blut ab und führen eine Spirometrie (➤ Bild [G755]) durch. Nach Sichtung der Befunde entschließen Sie sich, den Patienten an einen pneumologischen Kollegen zu überweisen.

Untersuchungsbefunde

56-jähriger Patient, 184 cm, 79 kg. HF 76/min, BD 125/80 mmHg, Temperatur 36,8 °C, SpO_2 94 %. Kopf/Hals: Lippenzyanose, sanierungsbedürftiger Zahnstatus. Herz: HT leise, rhythmisch, keine Herzgeräusche. Lunge: leises vesikuläres Atemgeräusch bds. mit verlängertem Exspirium. Hypersonorer Klopfschall bds. Abdomen: Bauchdecke weich, kein Druckschmerz, keine Resistenzen, Darmgeräusche positiv in allen Quadranten, Leber unauffällig, Milz nicht tastbar. Extremitäten: unauffällig, periphere Pulse allseits tastbar. Neurologische Untersuchung orientierend unauffällig.

Labor

Leukozyten 9,37 Tsd/µl; Erythrozyten 5,05 Mio/µl; Hb 15,6 g/dl; Hkt 42,9 %; MCV 85,0 fl; MCH 30,9 pg; MCHC 36,4 g/dl; Thrombozyten 219 Tsd/µl; Natrium 140 mmol/l; Kalium 4,3 mmol/l; Serumkreatinin 0,83 mg/dl; Harnstoff 31 mg/dl.

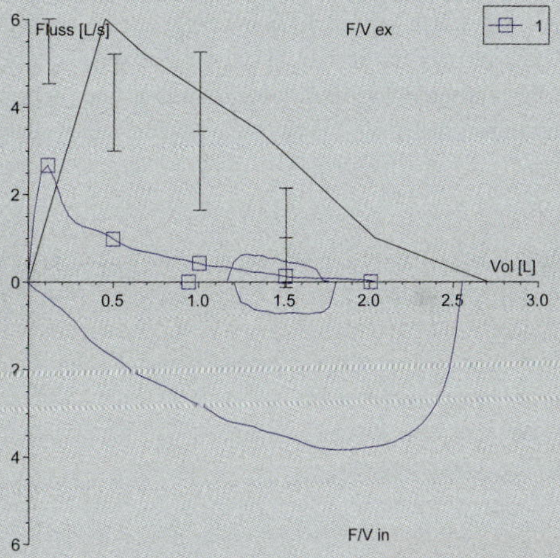

1. **Was hat der Patient?**

2. **Welche weiteren Untersuchungen wird der Pneumologe durchführen und welche Befunde erwarten Sie?**

3. **Wie wird die Erkrankung therapiert?**

4. **Einige Wochen später kommt der Patient erneut in Ihre Praxis mit akut aufgetretener Atemnot, rechtsthorakalen stechenden Schmerzen und Reizhusten. Woran denken Sie und was tun Sie?**

5. **Der Patient beschließt, jetzt endlich mit dem Rauchen aufzuhören, möchte diesmal aber professionelle Hilfe in Anspruch nehmen. Was sagen Sie ihm?**

1. Verdachtsdiagnose

Der Patient hat am ehesten ein **Lungemphysem.** Für diese Verdachtsdiagnose sprechen:

- **Anamnese:** Husten mit Auswurf, Belastungsdyspnoe und langjähriger Nikotinabusus.
- **Untersuchungsbefund:** Lippenzyanose, leises Atemgeräusch mit verlängertem Exspirium und hypersonorer Klopfschall über beiden Lungen.
- **Unauffälliges Labor:** Erst im Krankheitsverlauf tritt beim Lungenemphysem eine Polyglobulie als Folge einer chronischen Hypoxämie auf.
- **Spirometrie:** Es zeigt sich eine obstruktive Ventilationsstörung mit Abnahme der Einsekundenkapazität. Die Fluss-Volumen-Kurve zeigt eine Formänderung mit vermindertem Spitzenfluss und raschem Abfall des frühexspiratorischen Flusses (sog. Emphysemknick).

MERKE

Zeigt sich in einem Lungenfunktionstest eine obstruktive Ventilationsstörung, ist es für die weitere Differenzierung der Grunderkrankung sinnvoll, die **Reversibilität** durch **Gabe eines Bronchodilatators** zu überprüfen. Beim **Lungenemphysem** ist die Obstruktion typischerweise nicht oder nur teilweise reversibel im Gegensatz zu COPD oder Asthma.

2. Weiterführende Diagnostik

Bei Erstdiagnose eines Lungenemphysems können ergänzend zur Anamnese, der körperlichen Untersuchung, dem Labor und der Spirometrie folgende **Untersuchungen** sinnvoll sein:

- **Ganzkörperplethysmografie:** Sie ermöglicht die Bestimmung weiterer Parameter, unter anderem des Residualvolumens, das beim Lungenemphysem als Korrelat der Lungenüberblähung stark erhöht ist. Da die Messung in Ruheatmung erfolgt, ist sie im Gegensatz zur Spirometrie unabhängig von der Patientenmitarbeit.
- **Transferfaktor (= CO-Diffusionskapazität):** Die Testperson atmet ein Gasgemisch mit einem definierten CO-Anteil ein, hält die Luft für 10 Sekunden an und atmet anschließend wieder aus. Je mehr CO in der Ausatemluft nachweisbar ist, desto größer ist die Diffusionsstörung und desto niedriger der Transferfaktor. Die Bestimmung ist sinnvoll für die Diagnosestellung und Verlaufsbeurteilung des Lungenemphysems. Der Transferfaktor ist beim Lungenemphysem typischerweise erniedrigt.
- **Röntgen-Thorax in 2 Ebenen:** sollte bei Erstdiagnose eines Lungenemphysem immer durchgeführt werden. Typisch für die Erkrankung sind:
  - Tief stehendes, abgeflachtes Zwerchfell.
  - Weite Interkostalräume und horizontal verlaufende Rippen (Fassthorax).
  - Vermehrte Transparenz der Lungen (in fortgeschrittenen Erkrankungsstadien), eventuell mit Nachweis von Bullae.
- **Hochauflösende Computertomografie (HR-CT):** Es handelt sich um das sensitivste Verfahren zur Diagnose eines Lungenemphysems, das auch den Nachweis früher Erkrankungsstadien erlaubt. Darüber hinaus können mithilfe der CT unterschiedliche Emphysemtypen differenziert werden. Die CT ermöglicht außerdem die Erfassung anderer Erkrankungen.
- **Arterielle Blutgasanalyse:** meist durch kapilläre Blutabnahme. Die Durchführung ist bei Patienten mit ausgeprägter Dyspnoe, einer $FEV_1 < 50\,\%$ oder bei klinischem Anhalt für eine Rechtsherzbelastung zwingend erforderlich, bei diesem Patienten optional zur Dokumentation der Ausgangswerte. In Anfangsstadien der Erkrankung zeigen sich meist noch unauffällige Werte, später dann eine Hypoxämie ohne oder mit begleitender Hyperkapnie.
- **Test auf α1-Antitrypsin-Mangel:** α1-Antitrypsin ist ein im Serum vorkommender **Proteaseinhibitor,** der hauptsächlich in der Leber synthetisiert wird. Physiologischerweise hemmt das Protein zahlreiche Enzyme, unter anderem die Elastase. Bei einem Mangel an α1-Antitrypsin wird das Elastin der Lungenalveolen vermehrt abgebaut, was zu einem Lungenemphysem führt. Der α1-Antitrypsin-Mangel kann entweder **angeboren** sein oder **als Folge von inhalativem Zigarettenrauchen** auftreten (Schadstoffe im

Zigarettenrauch inaktivieren α1-Antitrypsin). Ein angeborener Mangel des Proteins sollte unter anderem bei allen Patienten mit Lungenemphysem, Bronchiektasien, COPD (insbesondere < 50. Lebensjahr), unklaren Lebererkrankungen und positiver Familienanamnese ausgeschlossen werden.

3. Therapie

Die Therapie des Lungenemphysems basiert auf einem multimodalen Behandlungskonzept, das sich folgendermaßen zusammensetzt:

- **Tabakentwöhnung:** wichtigste Maßnahme, um die Progression der Erkrankung aufzuhalten.
- **Schutzimpfungen:** gegen Influenzaviren und Pneumokokken.
- **Medikamentöse Therapie:** entsprechend dem Stufentherapieplan bei COPD (➤ Tab. 35.1).
- **Behandlung akuter Exazerbationen:** wie bei COPD (➤ Fall 35, Antwort 4).
- **Körperliche Aktivität:** steigert die Lebensqualität und vermindert das Risiko für Infektexazerbationen.
- **Patientenschulung:** im Rahmen strukturierter Schulungsprogramme.
- **Atemtherapie:** zur Erleichterung der Atemarbeit und Verbesserung der Sekretelimination.
- **Langzeitsauerstofftherapie:** bei Patienten mit chronischer schwerer respiratorischer Insuffizienz (z. B. $PaO_2 < 55$ mmHg unter optimaler medikamentöser Therapie).
- **Heimbeatmungstherapie:** bei chronischer Überlastung der Atemmuskulatur und Erfolglosigkeit konservativer Therapieversuche.
- **Operative Verfahren:** möglich sind die Bullektomie, die Lungenvolumenreduktion (operativ oder endoskopisch) und als Ultima Ratio die Lungentransplantation.
- **Substitutionstherapie:** bei schwerem homozygotem α1-Antitrypsin-Mangel (intravenös).

4. Komplikationen

Sie sollten bei diesem Patienten mit bekanntem Lungenemphysem und passender Symptomatik an einen **sekundären Spontanpneumothorax** denken. Eine Sonderform des Lungenemphysems ist das **bullöse Emphysem,** welches durch das Auftreten größerer luftgefüllter Blasen mit einem Durchmesser von > 1 cm („Bullae") gekennzeichnet ist. Bei Ruptur einer solchen Bulla kann als Komplikation ein Spontanpneumothorax auftreten.

Nach der körperlichen Untersuchung könnten Sie in Ihrer Praxis eine **Sonografie der Pleura** vornehmen, sofern Ihnen ein Ultraschallgerät zur Verfügung steht. Geübte können mithilfe der Pleurasonografie zuverlässig und schnell einen Pneumothrorax nachweisen. Typisch sind das Fehlen des Lungengleitens und die Verbreiterung des pleuralen Reflexbandes durch die Luft im Pleuraspalt. Wichtig ist immer der Vergleich mit der Gegenseite.

Im Zweifel empfiehlt sich eine sofortige **Klinikeinweisung.** Da die Symptomatik bei diesem Patienten akut auftrat, ist eine **notärztliche Begleitung** indiziert. In der Klinik kann dann ergänzend ein **Röntgen-Thorax in 2 Ebenen** (in Exspiration) und eventuell zusätzlich eine CT durchgeführt werden. Sollte sich ein Spontanpneumothorax bestätigen, kann dort ggf. zeitnah eine Thoraxdrainage angelegt werden. Zeigen sich Hinweise auf eine Spannungskomponente (z. B. Blutdruckabfall, Hypoxie, Schock), ist je nach klinischem Verlauf eine notfallmäßige Entlastung indiziert (z. B. mit großlumiger Venenverweilkanüle).

MERKE

Eine weitere typische Komplikation des Lungenemphysems ist das **Cor pulmonale,** das in fortgeschrittenen Erkrankungsstadien auftritt. Die chronische alveoläre Hypoxie führt zu einer **hypoxischen Vasokonstriktion (sog. Euler-Liljestrand-Effekt)** der Lungengefäße und im Verlauf zu einer pulmonalen Hypertonie. Die Folge ist eine **Hypertrophie und Dilatation des rechten Ventrikels.**

5. Tabakentwöhnung

Eine erfolgreiche Tabakentwöhnung hat physische und psychische Aspekte der Abhängigkeit zu überwinden. Auf physischer Ebene treten Entzugssymptome auf, zu denen Unruhe, Schlafstörungen und Hungergefühl zählen. Von psychischer Seite steht das Verlangen nach einer Zigarette im Vordergrund (sog. Craving).

Zur **Unterstützung einer Tabakentwöhnung** sollte Patienten folgendes angeboten werden:

- **Verhaltenstherapie:** Die Wirksamkeit ist gut belegt. Infrage kommen Gruppen- oder Einzelinterventionen sowie Anleitungen zur Selbsthilfe (z. B. Broschüren, Bücher).
- **Medikamente:**
  - **Nikotinersatzpräparate:** zur Dämpfung von Entzugserscheinungen, als Pflaster oder Kaugummi nicht verschreibungspflichtig. Von ihnen profitieren vor allem ehemals starke Raucher (> ½ Päckchen pro Tag). Beginn mit hoher Dosierung, die stufenweise reduziert wird. Insgesamt wird eine Anwendungsdauer von 12 Wochen empfohlen.
  - **Bupropion:** Antidepressivum, hemmt Craving.
  - **Vareniclin:** partieller Agonist nikotinerger Acetylcholinrezeptoren, hemmt das Nikotinverlangen und dämpft die Entzugssymptomatik sowie das Belohnungsgefühl durch Nikotin.

Sie sollten diesen Patienten in seinem Vorhaben bestärken und ihm eine **verhaltenstherapeutische und medikamentöse Unterstützung** anbieten. Sie könnten ihm z. B. ein Gruppentherapieprogramm zur Raucherentwöhnung empfehlen sowie ein Nikotinpflaster, ggf. auch in Kombination mit Bupropion oder Vareniclin.

MERKE

Mit einer **Kombinationsbehandlung aus Verhaltenstherapie und Medikamenten** bestehen die besten Erfolgsaussichten für eine erfolgreiche Tabakentwöhnung. Nach einem Jahr sind ca. **ein Drittel** der Personen weiterhin abstinent.

ZUSAMMENFASSUNG

Das **Lungenemphysem** ist gekennzeichnet durch eine irreversible Destruktion der Alveolarsepten distal der Bronchioli terminales. Neben einer Verminderung der pulmonalen Gasaustauschfläche kommt es zu einem Elastizitätsverlust der Lunge. Das Resultat ist eine Instabilität der distalen Atemwege, was mit einem erhöhtem Atemwegswiderstand bzw. Kollaps der distalen Atemwege („air-trapping") in der Exspiration einhergeht. Im Gegensatz zum Asthma bronchiale ist die Obstruktion nicht oder nur teilweise durch Bronchodilatatoren reversibel. **Hauptursache** für das Lungenemphysem ist das inhalative Zigarettenrauchen, seltener sind chronische bronchiale Infekte oder ein angeborener α1-Antitrypsin-Mangel ursächlich. Die **Symptome** sind Husten mit Auswurf und Dyspnoe. Neben Anamnese und körperlicher Untersuchung spielen Lungenfunktionstests und bildgebende Verfahren (Röntgen-Thorax, hochauflösende CT) **diagnostisch** eine entscheidende Rolle. Die wichtigste **Differenzialdiagnose** ist Asthma bronchiale. Zu den möglichen **Komplikationen** zählen das Cor pulmonale sowie der sekundäre Spontanpneumothorax. Die **Therapie** ist multimodal, die effektivste Maßnahme ist der Rauchstopp. Um die Erfolgsaussichten für eine Raucherentwöhnung zu erhöhen, sollten verhaltenstherapeutische Maßnahmen und Nikotinersatzpräparate angeboten werden.

39

Bauchschmerzen, Erbrechen und Somnolenz

Anamnese

Eine 18-jährige Schülerin wird von ihren Eltern somnolent in die Notaufnahme gebracht. Den Angaben der Eltern zufolge habe sie am Vorabend über starke Bauchschmerzen geklagt und mehrfach erbrochen. An diesem Morgen hätte sie kaum auf Ansprache reagiert. Des Weiteren berichten die Eltern, dass ihre Tochter seit 4 Tagen wegen einer Mittelohrentzündung antibiotisch behandelt werde. Außerdem habe sie seit einigen Wochen über allgemeine Schwäche geklagt, trinke auffällig viel, werde immer dünner und würde ständig die Toilette benutzen. Die Eltern befürchten, ihre Tochter könnte an einer Essstörung leiden.

Untersuchungsbefunde

Deutlich reduzierter AZ und EZ (166 cm, 46 kg). HF 112/min, BD 90/60 mmHg, AF 29/min, SpO_2 95 %, Temperatur 37,6 °C. Haut/Schleimhäute: trocken, Hautturgor reduziert. Kopf/Hals: süßlicher, obstartiger Atemgeruch. LK: unauffällig. Herz: HT rein, rhythmisch, keine Herzgeräusche. Lunge: sonorer KS, vesikuläres Atemgeräusch, vertiefte Atmung. Abdomen: weich, positive Darmgeräusche, diffuser DS, keine Abwehrspannung. Leberrand 2 cm unter Rippenbogen, Milz nicht palpabel. Nierenlager frei. Extremitäten: unauffällig. Neurologisch: somnolent, Glasgow Coma Scale (GCS) 11 Punkte, Pupillen isokor, eng, lichtreagibel, Reflexe unauffällig.

Laborbefunde

Leukozyten 14,5 Tsd/µl; Erythrozyten 4,96 Mio/µl; Hb 16,1 g/dl; Hkt 52,4 %; Thrombozyten 289 Tsd/µl; Natrium 137 mmol/l; Kalium 4,7 mmol/l; Chlorid 92 mmol/l; Serumkreatinin 1,4 mg/dl; Serumharnstoff 53 mg/dl; GOT 18 U/l; GPT 22 U/l; BZ 591 mg/dl; CRP 10 mg/l. **Arterielle BGA:** pH 7,11; PaO_2 119 mmHg; $PaCO_2$ 19 mmHg; BE –15 mmol/l; Bikarbonat 10 mmol/l.

1. **Wie lautet Ihre Verdachtsdiagnose? Was ist der Auslöser für die akute Stoffwechselentgleisung?**
2. **Erklären Sie, wie es zu den auffälligen Laborbefunden kommt und wie diese die Symptome hervorrufen!**
3. **Welche therapeutischen Maßnahmen leiten Sie ein? Welchen Wert müssen Sie engmaschig kontrollieren?**
4. **Beschreiben Sie die Ätiologie und Pathogenese der Grunderkrankung!**
5. **Welche akuten und längerfristigen Komplikationen der Grunderkrankung kennen Sie?**
6. **Beschreiben Sie die Therapieprinzipien der Grunderkrankung!**

1. Verdachtsdiagnose und Ursache der akuten Entgleisung

Die Patientin leidet am ehesten unter einer **diabetischen Ketoazidose.** Charakteristisch sind die klinischen Symptome (Erbrechen, Bauchschmerzen, Bewusstseinstrübung), die Befunde der körperlichen Untersuchung (Tachykardie, Tachypnoe, vertiefte Atmung [**Kußmaul-Atmung**], druckschmerzhaftes Abdomen [**Pseudoperitonitis diabetica**], verminderter Hautturgor, **Azetongeruch** des Atems) sowie die Laborergebnisse (➤ Frage 2). Diese Stoffwechselentgleisung tritt vor allem beim **Diabetes mellitus Typ 1** auf und ist in etwa 25 % der Fälle die Primärmanifestation der Erkrankung.

Die seit einigen Wochen bestehende Schwäche, Polydipsie und Gewichtsabnahme sind Hinweise auf einen schon länger bestehenden Insulinmangel. Die **akute ketoazidotische Stoffwechselentgleisung** ist höchstwahrscheinlich auf die **Mittelohrentzündung** zurückzuführen. Infektionen sind als häufigste Auslöser in 40 % der Fälle Ursache einer ketoazidotischen Entgleisung.

2. Interpretation der Laborergebnisse/Pathophysiologie

Laborchemische Auffälligkeiten sind:

- **Hyperglykämie:** Insulin hemmt die Glukoneogenese und die Glykogenolyse in der Leber. Umgekehrt führen Insulinmangelzustände zu einer Steigerung der hepatischen Glukosebereitstellung. Da gleichzeitig die Glukoseutilisation durch insulinsensitive Gewebe herabgesetzt ist (die Glukoseaufnahme der meisten Gewebe erfolgt insulinabhängig), kommt es bei **Insulinmagel** zu Hyperglykämien. Die im Rahmen der Mittelohrentzündung ausgeschütteten **Stresshormone** verstärken die hepatische Glukoneogenese und Glykogenolyse durch ihre diabetogene Wirkung weiter und damit auch die Hyperglykämie. Diese geht mit einem Anstieg der Serumosmolarität einher, was eine osmotische Diurese mit Wasser- und Elektrolytverlusten sowie eine intrazelluläre Dehydratation verursacht. Die Folge sind **Polydipsie, Polyurie** und **Bewusstseinsstörungen.**
- **Metabolische Azidose** (pH ↓, Bikarbonat ↓; BE ↓): Insulin hemmt die Lipolyse. Umgekehrt führt ein **Insulinmangel** zu einer **Steigerung der Lipolyse** mit **Gewichtsabnahme.** Die Mittelohrentzündung verstärkt die Lipolyse zusätzlich durch Freisetzung von Stresshormonen. Ohne Insulin kann das aus den freigesetzten Fettsäuren entstehende Acetyl-CoA nur unzureichend durch den Citratzyklus verstoffwechselt werden. Stattdessen wird es in der Leber zu „sauren" Ketonkörpern oxidiert, sodass eine metabolische Azidose entsteht, die zu **Erbrechen** führt. Typisch für die ketonkörperbedingte metabolische Azidose ist die mit 40 mmol/l deutlich erhöhte Anionenlücke (= Natrium + Kalium – Chlorid – Bikarbonat, Normbereich 10–18 mmol/l).
- **Hyperventilation** ($PaCO_2$ ↓): Versuch einer respiratorischen Kompensation der metabolischen Azidose, verantwortlich für **Tachypnoe** und **Kußmaul-Atmung.**
- **Hämokonzentration** (Hb ↑, Hkt ↑): Zeichen der Dehydratation.
- **Erhöhung der renalen Retentionswerte** (Kreatinin ↑, Harnstoff ↑): am ehesten Ausdruck eines akuten prärenalen Nierenversagens bei Dehydratation.
- **Leukozytose:** infektbedingt oder unspezifisch im Rahmen der Ketoazidose.

3. Therapeutische Maßnahmen

Die Therapie der diabetischen Ketoazidose sollte unter intensivmedizinischer Überwachung erfolgen und beinhaltet:

- **Flüssigkeitssubstitution:** intravenöse Rehydrierung über peripheren Zugang oder ZVK. Bei ausreichender Nieren- und Herzfunktion 1–2 Liter in der ersten Stunde, dann 100–500 ml pro Stunde (je nach Klinik und Diurese).
- **Normalinsulin:** niedrig dosiert als Dauerinfusion über Perfusor. Ziel ist eine langsame Blutzuckersenkung. Bei BZ-Werten < 300 mg/dl sollte die Insulintherapie unter gleichzeitiger Glukosesubstitution fortgeführt werden. **Cave:** BZ-Senkung um max. 50 mg/dl pro Stunde wegen der Gefahr von Hirnödem und Retinaschäden.

- **Kaliumsubstitution:** Durch die Azidose steigt das Serumkalium, da intrazelluläre Kaliumionen im Austausch mit Protonen freigesetzt werden. Bei der Azidosekorrektur sinkt das Serumkalium, daher ist im Verlauf selbst bei initial hohen Kaliumspiegeln häufig eine kontinuierliche intravenöse Kaliumsubstitution über einen zentralen Venenzugang erforderlich.
- **Azidosekorrektur:** Erst bei einem pH-Wert < 7,0 ist eine vorsichtige Korrektur mittels Bikarbonat zu erwägen (nur bis zu einem pH von 7,0).

Um Komplikationen zu vermeiden, sollte der Ausgleich der Stoffwechselentgleisung generell **langsam** unter engmaschiger Kontrolle der Blutgase, des Serumkaliums und des Blutzuckers erfolgen. Zur Bilanzierung sollte ein Blasenkatheter und bei rezidivierendem Erbrechen zusätzlich eine Magensonde gelegt werden.

MERKE

Das **Flüssigkeitsdefizit** im Rahmen einer diabetischen Ketoazidose wird meist unterschätzt, da der Extrazellulärraum von den Flüssigkeitsverlusten erheblich weniger betroffen ist als der Intrazellulärraum (der hohe osmotische Druck im EZR führt zu einer Flüssigkeitsverschiebung vom IZR in den EZR). Dies ist der Grund, warum Hypovolämie und Schock seltene, aber ernste Komplikationen darstellen.

4. Ätiologie/Pathogenese des Diabetes mellitus Typ 1

Der Diabetes mellitus Typ 1 beruht auf einer meist **autoimmun vermittelten** (selten idiopathischen) **Destruktion der insulinproduzierenden β-Zellen** des Pankreas mit der Folge eines **absoluten Insulinmangels.** Die Ursachen sind nicht restlos geklärt, jedoch scheinen genetische Faktoren eine Rolle zu spielen, da mehr als 90 % der Betroffenen die HLA-Merkmale DR3 und/oder DR4 besitzen.

Bei der Erstmanifestation sind bei 90 % der Patienten diabetesassoziierte **Autoantikörper** nachweisbar (z. B. Anti-GAD-AK = Auto-AK gegen Glutamatdecarboxylase, Anti-IA2-AK = Auto-AK gegen Tyrosinphosphatase 2). Sie spielen diagnostisch eine wichtige Rolle, sind aber im weiteren Krankheitsverlauf meist nicht mehr nachweisbar.

Differenzialdiagnostisch kommen bei jungen Patienten auch seltene genetische Defekte der β-Zellfunktion infrage, welche die Insulinsekretion reduzieren (sog. MODY: „Maturity Onset Diabetes of The Young").

5. Komplikationen des Diabetes mellitus Typ 1

Man unterscheidet Akut- von Spätkomplikationen. Zu den **Akutkomplikationen** gehören:

- **Hypoglykämie:** per definitionem BZ < 40 mg/dl, häufige Komplikation unter Insulintherapie. Typische Symptome sind Tachykardie, Unruhe, Tremor, Schwitzen, Heißhunger, Bewusstseinstrübungen und zerebrale Krampfanfälle.
- **Diabetische Ketoazidose/ketoazidotisches Koma** (➤ Frage 1).

Diabetische **Spätkomplikationen** sind beim Typ-1-Diabetiker meist erst 5–8 Jahre nach Krankheitsbeginn zu beobachten:

- **Mikroangiopathische Veränderungen:** diabetische Nephropathie, diabetische Retinopathie, mikroangiopathische KHK (betrifft die kleinen intramuralen Koronararterien = Small Vessel Disease).
- **Makroangiopathische Veränderungen:** KHK (betrifft die großen epikardialen Koronararterien), zerebrale Durchblutungsstörung, pAVK.
- **Diabetische Neuropathie:** Am häufigsten ist die periphere sensomotorische Polyneuropathie, gefolgt von der autonomen diabetischen Neuropathie (ADN), die z. B. dazu führen kann, dass kardiale Ischämien nicht wahrgenommen werden.
- **Diabetisches Fußsyndrom:** neuropathischer diabetischer Fuß (Komplikation schmerzloses neuropathisches Ulkus = Malum perforans) oder ischämischer diabetischer Fuß (Gangrän) oder Mischformen.
- **Weitere Folgeerkrankungen:** z. B. diabetische Kardiomyopathie, diabetische Fettleber.

Die Prognose des Diabetes mellitus Typ 1 wird heutzutage in den westlichen Ländern vor allem durch **kardiovaskuläre Folgeerkrankungen** bestimmt.

MERKE

Während beim Typ-1-Diabetes typischerweise ein **ketoazidotisches Koma** mit BZ-Werten ≤ 700 mg/dl auftritt, beobachtet man beim Typ-2-Diabetes (relativer Insulinmangel) eher ein **hyperosmolares Koma** mit BZ-Werten von > 700 mg/dl.

6. Therapie des Typ-1-Diabetes

Eine BZ-Einstellung auf fast normale Werte verhindert diabetische Folgeerkrankungen bzw. verlangsamt ihre Progression. Angestrebt wird eine möglichst **normoglykämische Stoffwechsellage** durch **Simulation der physiologischen Insulinsekretion** unter **Vermeidung schwerwiegender Hypoglykämien.** Als Ziel-Parameter dient der **HbA_{1c}-Wert,** der in der Regel **< 7,5 %** betragen sollte und individuell unter Berücksichtigung von Komorbiditäten, Lebenserwartung und Patienten-compliance festgelegt wird.

Als Standardbehandlung des Diabetes mellitus Typ 1 gilt die **intensivierte Insulintherapie:**

- **Intensivierte konventionelle Therapie (ICT)** nach dem **Basis-Bolus-Konzept:** Standardtherapie beim Typ-1-Diabetiker. Ermöglicht die individuelle Festlegung der Mahlzeitenmenge sowie den Zeitpunkt der Einnahme. Aufteilung des Insulins in:
  - **Basales Insulin:** 40–50 % des Tagesbedarfs. Wird in Form eines Verzögerungsinsulins in 1–3 Dosen verabreicht. Geeignet sind z. B. Insulin Glargin oder Detemir.
  - **Prandiales Insulin:** 50–60 % des Tagesbedarfs in Form von Normalinsulin oder kurz wirksamen Insulinanaloga in mehreren Dosen zu den Mahlzeiten.
- **Insulinpumpentherapie:** kontinuierliche subkutane Zufuhr von Normalinsulin oder schnell wirksamen Insulinanaloga mit variabler Basalrate, Patient gibt zu den Mahlzeiten per Knopfdruck zusätzliche Boli. Bessere Nachahmung der natürlichen Insulinsekretion als durch ICT. Indikationen sind z. B. ein unregelmäßiger Tagesablauf oder eine geplante Schwangerschaft.

Die konventionelle Insulintherapie (CT, Injektion eines Verzögerungs- oder Mischinsulins mindestens zweimal täglich nach einem starren Schema) kann die natürliche Insulinsekretion nur unzureichend imitieren und sollte beim Typ-1-Diabetiker nur in begründeten Fällen (z. B. bei mangelnder Compliance) eingesetzt werden.

ZUSAMMENFASSUNG

Der **Diabetes mellitus Typ 1** ist **definiert** als eine meist autoimmune Zerstörung pankreatischer Betazellen mit der Folge eines absoluten Insulinmangels, der für die primäre Insulinabhängigkeit und die Ketoseneigung der Betroffenen verantwortlich ist. Die wichtigsten **Symptome** bei Manifestation sind Polydipsie, Polyurie und Gewichtsabnahme. **Diagnostisch** spielt neben Blutzuckermessungen der Nachweis diabetesassoziierter Antikörper eine wichtige Rolle. Für die **Behandlung** steht entweder die intensivierte konventionelle Therapie oder die Insulinpumpentherapie zur Verfügung. Ziel beider Verfahren ist die Gewährleistung einer möglichst normoglykämen Stoffwechsellage zur Prävention von **Spätkomplikationen.** Die **Prognose** wird vor allem durch das Auftreten kardiovaskulärer Folgeerkrankungen bestimmt.

40

Diarrhö

Anamnese

Sie werden am Wochenende zu einer 63-jährigen Patientin gerufen, die 5 Tage zuvor wegen eines diabetischen Fußsyndroms stationär aufgenommen wurde. Bei laborchemisch hohen Infektwerten hatten Ihre Kollegen – nach Entnahme von Abstrichen – am Aufnahmetag eine antibiotische Therapie mit Clindamycin und Moxifloxacin begonnen. Die Patientin berichtet, dass sie sich seither von Tag zu Tag besser gefühlt habe. Seit dem Vorabend bestünden nun allerdings wässrige, übelriechende Durchfälle mit krampfartigen Bauchschmerzen. Ihr sei die Situation sehr unangenehm, zumal sie sich das Badezimmer mit der Zimmernachbarin teile. Sie bittet daher um die Verordnung von Loperamid. Die Frage nach Stuhlunregelmäßigkeiten in der Vorgeschichte wird verneint. Der Kurve entnehmen Sie, dass die Patientin am Vorabend erhöhte Temperaturen bis 38,4 °C hatte. Laut Krankenakte ist seit 14 Jahren ein Diabetes mellitus Typ 2 bekannt, seit 5 Jahren besteht eine Insulinpflichtigkeit. Bei peripher arterieller Verschlusskrankheit vom Unterschenkeltyp war vor einem Monat eine beidseitige Becken-Bein-Angiografie durchgeführt worden mit Rekanalisation der A. tibialis anterior rechts.

Untersuchungsbefunde

63-jährige Frau in leicht reduziertem AZ und schlankem EZ (167 cm, 56 kg). Herz: HT rein, rhythmisch, keine Herzgeräusche, HF 104/min, BD 105/65 mmHg, Temperatur 37,1 °C. Lunge: sonorer KS, vesikuläres Atemgeräusch bds., keine RG. Abdomen: lebhafte Darmgeräusche über allen vier Quadranten, Druckschmerz im linken Unterbauch. Nierenlager frei. Trockene, borkige Zunge. Stehende Hautfalten. Feuchte Gangrän Digitus I und II rechts. Neurologische Untersuchung: symmetrische sensible Polyneuropathie beider Füße und Unterschenkel, ansonsten orientierend unauffällig.

1. **Wie lautet Ihre Verdachtsdiagnose? Beschreiben Sie die Erkrankung und die Pathophysiologie!**
2. **Wie therapieren Sie? Welche weiteren Maßnahmen ergreifen Sie? Verordnen Sie der Patientin Loperamid?**
3. **Nennen Sie weitere typische Erreger einer infektiösen Enteritis!**
4. **Welche Ursachen der chronischen Diarrhö kennen Sie, abgesehen von den infektiösen?**
5. **Wann spricht man definitionsgemäß von Diarrhö? Wie können Diarrhöen anhand der Pathophysiologie eingeteilt werden?**

1. Verdachtsdiagnose

Die Patientin leidet am ehesten unter einer **Antibiotika-assoziierten Diarrhö.** Diese wird nosokomial in den meisten Fällen durch das grampositive, obligat anaerobe und sporenbildende Bakterium *Clostridium difficile* verursacht. Dazu passt die bereits 5 Tage bestehende Antibiotikatherapie mit Clindamycin und Moxifloxacin sowie die am Vorabend aufgetretene erhöhte Körpertemperatur.

C. difficile ist für ein Fünftel der **Antibiotika-assoziierten Diarrhöen** verantwortlich, wobei die Häufigkeit weltweit zunimmt. Die Infektion erfolgt fäkal-oral durch Aufnahme von Sporen, die von symptomatischen Patienten in großen Mengen mit dem Stuhl ausgeschieden werden.

Die Symptome der *C.-difficile*-assoziierten Diarrhö reichen von leichter Diarrhö bis zu einer schweren **pseudomembranösen Kolitis** mit Fieber und krampfartigen Bauchschmerzen. Kolonperforation mit Sepsis, toxisches Megakolon und Ileus sind mögliche Komplikationen. Laborchemisch bestehen bei einer Infektion mit *C. difficile* typischerweise eine Leukozytose sowie ein hohes CRP. In der Koloskopie imponieren je nach Ausprägung eine ödematöse, leicht vulnerable Schleimhaut, gelbliche Plaques oder Pseudomembranen (aus Fibrin, Granulozyten und avitaler Darmmukosa).

Etwa 5 % der erwachsenen Normalbevölkerung sind asymptomatische Träger von *C. difficile.* Einer invasiven Infektion geht in der Regel eine antibiotische Therapie voran, insbesondere mit **Clindamycin, Fluorchinolonen (z. B. Moxifloxacin) oder Cephalosporinen der 3. Generation.** Weitere prädisponierende Faktoren sind große abdominalchirurgische Eingriffe, immunsuppressive Therapie, lange Krankenhausaufenthalte, hohes Patientenalter sowie die Einnahme von Protonenpumpeninhibitoren. Durch die genannten Auslöser kommt es zu einer Veränderung der physiologischen Darmflora mit einer starken Vermehrung von *C. difficile.*

Die einzelnen Stämme unterscheiden sich erheblich hinsichtlich ihrer Virulenz, was die Variabilität der klinischen Symptomatik erklärt. Die beiden wichtigsten Virulenzfaktoren sind das **enterotoxische Toxin A** (vermehrte Sekretion von Elektrolyten und Flüssigkeit) und das **zytotoxische Toxin B** (Schädigung der Kolonmukosa). Stämme, die nicht in der Lage sind, diese Toxine zu bilden, gelten als apathogen und bedürfen keiner Therapie. Durch den Nachweis der Toxine im Stuhl mittels ELISA kann eine invasive Infektion von einer asymptomatischen Besiedlung abgegrenzt werden. Auch die Anzucht von *C. difficile* aus dem Stuhl ist möglich (nur unter anaeroben Bedingungen auf speziellen Nährböden, daher die Bezeichnung „difficile").

2. Therapie

In erster Linie müssen die **auslösenden Antibiotika abgesetzt** werden (sofern klinisch vertretbar) sowie eine **Flüssigkeits- und Elektrolytsubstitution** erfolgen. Zur Senkung der Rezidivrate wird die Einnahme von Probiotika (z. B. *Saccharomyces boulardii*) empfohlen. Bei einem Fünftel der Patienten führen bereits diese Maßnahmen zu einem Verschwinden der Durchfälle.

Die **medikamentöse Therapie** der *C.-difficile*-assoziierten Diarrhö richtet sich nach dem Schweregrad der Symptomatik:

- Bei **leichten bis mittelschweren Verläufen** wird die Gabe von **Metronidazol** empfohlen. Die Applikation erfolgt oral für 10 Tage (selten i. v.).
- Bei **schweren Krankheitsbildern oder Rezidiven** sollte **Vancomycin** per os bevorzugt werden (i. v. Gabe ist unwirksam, da nur sehr geringe Konzentrationen im Kolon erreicht werden). Seit einigen Jahren ist außerdem das neuartige Schmalspektrum-makrolid **Fidaxomicin** für diese Indikation zugelassen. Es wird oral verabreicht und stellt eine Alternative zu Vancomycin dar. In Studien konnte Fidaxomicin die Rezidivrate im Vergleich zu Vancomycin senken, allerdings sind die Therapiekosten (noch) sehr hoch.
- Bei **lebensbedrohlichen Erkrankungen** wird die kombinierte Gabe von **Metronidazol i. v. und Vancomycin oral** empfohlen.

Obwohl in den letzten Jahren vermehrt Therapieversager unter Metronidazol beobachtet wurden, bleibt Metronidazol das Mittel der ersten Wahl bei nicht schweren Verläufen, da es bei diesen Patienten vergleichbar gut wirkt wie Vancomycin und die Selektion Vancomycin-resistenter Enterokokken vermieden wird.

Zur Verhinderung einer Erregerausbreitung sollte bei jeder *C.-difficile*-assoziierten Diarrhö eine geeignete Unterbringung **(Einzelzimmer mit eigener Toilette)**, Anwendung von **Barrieremaßnahmen** (Handschuhe, Schutzkittel usw.) sowie **Desinfektionsmaßnahmen** (Händedesinfektion usw.) gewährleistet werden. Da übliche alkoholische Händedesinfektionsmittel nicht gegen Sporen von *C. difficile* wirksam sind, ist nach jeder Händedesinfektion ein gründliches Händewaschen erforderlich. Die Isolierung des Patienten kann 3 Tage nach Ende der klinischen Symptomatik aufgehoben werden, unabhängig vom Ergebnis weiterer Stuhlproben. Eine **Meldepflicht** besteht u. a. für schwer verlaufende *C.-difficile*-Infektionen und bei Keimen mit erhöhter Virulenz.

Tab. 40.1 Pathophysiologische Einteilung der Diarrhö

Diarrhö	Pathophysiologie	Charakteristika	Beispiele
Osmotisch	Flüssigkeitsübertritt ins Darmlumen aufgrund nicht resorbierbarer, osmotisch wirksamer Bestandteile des Darminhalts	▪ Sistieren der Diarrhö bei Nahrungskarenz (keine Durchfälle nachts) ▪ Osmotische Lücke	▪ Laktoseintoleranz ▪ Glutensensitive Enteropathie ▪ Einnahme osmotischer Laxanzien (u. a. Natriumsulfat, Laktulose) ▪ Verzehr von Sorbitol-haltigen Produkten
Sekretorisch	Gestörter Ionentransport der Enterozyten (bei intakter Darmmukosa) mit aktiver Sekretion von Flüssigkeiten und Elektrolyten	▪ Persistenz der Diarrhö bei Nahrungskarenz (auch nächtliche Durchfälle) ▪ Keine osmotische Lücke ▪ Wässrige Stuhlkonsistenz ▪ Große Stuhlvolumina	▪ Infektion mit Enterotoxin-bildenden Bakterien (u. a. Vibrio cholerae) ▪ Einnahme sekretorischer Laxanzien (u. a. Rizinusöl) ▪ Gallensäureverlustsyndrom ▪ Pankreasinsuffizienz
Entzündlich (synonym: exsudativ)	Schädigung der Darmmukosa im Rahmen entzündlicher Prozesse mit Barrierestörung (Flüssigkeitsverlust und gestörte Absorption von Flüssigkeiten und Elektrolyten)	▪ Häufig Blut-, Eiter- und Schleimbeimengungen ▪ Häufig abdominale Schmerzsymptomatik ▪ Häufig Fieber	▪ Chronisch-entzündliche Darmerkrankungen ▪ Infektionen, die zu einer Schädigung der Enterozyten führen (u. a. Shigellen, Salmonellen, Campylobacter jejuni, EHEC) ▪ Enterale Schädigung durch u. a. Radiatio und Chemotherapie
Motilitätsbedingt	Gestörte Dünn- und/oder Dickdarmmotilität	▪ Vorausgegangene abdominalchirurgische Eingriffe bzw. systemische Grunderkrankung (z. B. Diabetes mellitus)	▪ Colon irritabile ▪ Autonome diabetische Neuropathie ▪ Nach Gastrektomie oder Vagotomie ▪ Bei endokrinen Ursachen (Hyperthyreose, Karzinoidsyndrom, Phäochromozytom)

MERKE

Eine symptomatische Behandlung mit motilitätshemmenden Medikamenten (z. B. Loperamid) sollte unterbleiben, da sie das Risiko für eine Perforation oder ein toxisches Megakolon erhöhen.

3. Erreger der infektiösen Enteritis

Die Erreger infektiöser Enteritiden können unterteilt werden in folgende Gruppen:

- **Bakterien:** neben *C. difficile* z. B. *Campylobacter jejuni*, Salmonellen, Shigellen, Staphylokokken, *Yersinia enterocolitica* und *Vibrio cholerae*.
- **Viren:** z. B. Norovirus, Rotavirus, Norwalk-Virus, Adenoviren.
- **Protozoen:** z. B. Lamblien, Amöben.
- **Würmer:** z. B. Spulwürmer.

4. Ursachen der chronischen Diarrhö

Eine weniger als 2 Wochen (je nach Literatur auch 3–4 Wochen) andauernde Diarrhö wird als akute Diarrhö bezeichnet, danach spricht man von einer chronischen Diarrhö. Neben infektiösen **Ursachen** kommen als Auslöser einer **chronischen Diarrhö** infrage:

- Chronisch-entzündliche Darmerkrankungen: Morbus Crohn und Colitis ulcerosa.
- Endokrinologische Störungen: z. B. Hyperthyreose.
- Exokrine Pankreasinsuffizienz.
- Laktasemangel.
- Gallensäureverlustsyndrom.
- Glutensensitive Enteropathie (einheimische Sprue, bei Kindern Zöliakie).
- Maligne Erkrankungen: z. B. Kolonkarzinom.
- Strahlenkolitis.
- Laxanzienabusus.
- Funktionelle Störungen: Reizdarmsyndrom (irritables Kolon).

5. Definition und Einteilung Diarrhö

Von Diarrhö spricht man definitionsgemäß bei einem Stuhlgewicht von > 200 g/d sowie einer erhöhten Stuhlfrequenz (> 3 ×/Tag) bei gleichzeitig verminderter Konsistenz (breiig bis flüssig). ➤ Tab. 40.1 zeigt eine Einteilung der Diarrhö nach der Pathophysiologie.

ZUSAMMENFASSUNG

Clostridium difficile ist der häufigste Erreger nosokomialer Diarrhöen. **Ursache** für eine invasive Infektion ist eine Störung der physiologischen Darmflora ausgelöst durch eine antibiotische Therapie. Die **klinische Symptomatik** ist abhängig von der Virulenz des Erregerstamms (wichtigste Virulenzfaktoren: Toxin A und B) und reicht von einer leichten Diarrhö bis zu einer schweren pseudomembranösen Kolitis mit Allgemeinsymptomen.

Anamnese, der Toxin- und Erregernachweis im Stuhl sowie eine Koloskopie stellen die wichtigsten **diagnostischen Maßnahmen** dar. Neben einer Isolierung und der Einhaltung von Hygienemaßnahmen besteht die **Therapie** aus dem Absetzen des auslösenden Antibiotikums sowie aus einer 10- bis 14-tägigen antibiotischen Therapie mit Metronidazol oder Vancomycin bei schweren Verläufen. Seit einigen Jahren ist Fidaxomicin als Alternative zu Vancomycin zugelassen, allerdings sind die Therapiekosten aktuell (noch) sehr hoch.

Gemäß **Definition** spricht man von einer **Diarrhö** bei einem Stuhlgewicht > 200 g/d, mehr als 3 Stuhlentleerungen pro Tag sowie einer verminderten Konsistenz. Nach der Symptomdauer unterscheidet man **akute** (< 3 Wochen) von **chronischen Diarrhöen** (> 3 Wochen). Anhand der **Pathogenese** können Diarrhöen in vier große Gruppen eingeteilt werden (osmotisch, sekretorisch, entzündlich, motilitätsbedingt).

41

Sodbrennen

Anamnese

Eine 45-jährige Journalistin stellt sich in Ihrer internistischen Praxis vor und berichtet über Sodbrennen, das bereits seit einigen Monaten bestehe. Die Symptomatik trete vermehrt nachts auf, weshalb die Patientin zunehmend unter Schlafstörungen leide. Eine Abklärung sei bislang nicht erfolgt.

Untersuchungsbefunde

45-jährige Patientin in gutem AZ und adipösem EZ. HF 85/min, BD 124/71 mmHg, wach, zu Person, Ort und Zeit orientiert. Haut: unauffällig. Enoral: Schleimhäute unauffällig. Lunge: über allen Lungenabschnitten vesikuläres Atemgeräusch, keine RG. Herz: HT rein und regelmäßig, keine Herzgeräusche. Abdomen: Bauchdecke weich, Druckdolenz epigastrisch, Darmgeräusche vorhanden. Extremitäten: periphere Pulse seitengleich tastbar, keine Unterschenkelödeme. Neurologie: orientierend unauffällig.

1. **Welche Fragen sind bei der Anamneseerhebung besonders wichtig?**
2. **Wie lautet Ihre Verdachtsdiagnose? Erläutern Sie das Krankheitsbild zusammenfassend!**
3. **Ist eine weitere Diagnostik sinnvoll? Begründen Sie!**
4. **Wie therapieren Sie die Erkrankung?**
5. **Was verstehen Sie unter einem Barrett-Ösophagus? Erläutern Sie kurz Krankheitsbild und Therapie!**

1. Anamnese

Zur weiteren Einordnung ist eine ausführliche Anamnese hinsichtlich **Art, Häufigkeit, Intensität** und **zeitlicher Verteilung** der Symptomatik wichtig. Neben den **typischen Refluxbeschwerden** (wie das von der Patientin berichtete Sodbrennen sowie saures Aufstoßen und Säureregurgitation) sollten auch weitere assoziierte Symptome erfragt werden. Hierzu zählen beispielsweise Dysphagie (Schluckstörung), Odynophagie (Schmerzen beim Schlucken von Flüssigkeiten oder Speisen), Brennen im Bereich des Rachens, Räuspern, Gewichtsverlust sowie epigastrische oder thorakale Schmerzen. Darüber hinaus sollten weitere gastrointestinale Beschwerden z. B. Symptome des Reizdarms oder des Reizmagens sowie gastrointestinale Blutungen gezielt erfragt werden. Außerdem ist eine ausführliche **Medikamentenanamnese** wichtig, da verschiedene Präparate die von der Patientin beschriebenen Symptome verursachen oder verstärken können. Hier können unterschiedliche Mechanismen zugrunde liegen. Einige Medikamente beeinflussen die Ösophagusmotilität und können so die ösophageale Clearance stören. Hierzu gehören Nitropräparate, Kalziumantagonisten, Anticholinergika, ß-Agonisten, Benzodiazepine sowie Östrogen- und pfefferminzhaltige Präparate. Andere Medikamente können direkt eine toxische Ösophagitis verursachen, z. B. Aspirin, NSAR, Bisphosphonate, Ascorbinsäure, Doxycyclin, Eisensulfat oder Chemotherapeutika.

2. Verdachtsdiagnose

Da bei der Patientin typische Refluxsymptome vorliegen, ist mit hoher Wahrscheinlichkeit von einer **gastroösophagealen Refluxkrankheit (GERD)** auszugehen. Dies ist eines der häufigsten gastroenterologischen Krankheitsbilder mit einem breiten Spektrum klinischer Symptomatik von leichten Schmerzen bis hin zu schwerwiegenden Komplikationen. Eine GERD gilt dann als wahrscheinlich, wenn die typischen Symptome mindestens 1–2 × wöchentlich auftreten. Die Unterteilung erfolgt nach der **Montreal-Klassifikation.** Die GERD ist hier definiert als Erkrankung, bei der der Reflux von Mageninhalt entweder störende Symptome und/oder Komplikationen verursacht. Man unterscheidet unterschiedliche Formen der Erkrankung, welche sowohl für die Therapie als auch für die Prognose von Bedeutung sind:

- Die **nichterosive Refluxkrankheit (NERD)** ist die häufigste Form. Hierbei finden sich keine endoskopischen Auffälligkeiten, der Patient ist durch die Symptome aber in seiner Lebensqualität beeinträchtigt.
- Bei der **erosiven Refluxkrankheit (ERD)** bestehen hingegen endoskopisch sichtbare Läsionen, z. B. Erosionen, Strikturen oder ein Barrett-Ösophagus.
- Vom **hypersensitiven Ösophagus** spricht man, wenn der mittels pH-Metrie und/oder Impedanzmessung ermittelte Refluxanteil zwar quantitativ normal ist, aber mit den beschriebenen Symptomen korreliert. Ursächlich scheint eine erniedrigte Schmerzschwelle im Ösophagus gegen physikalische Reize zu sein.
- Bei **funktionellen Refluxbeschwerden** leiden Patienten unter Sodbrennen, es besteht aber weder eine positive Symptomkorrelation noch eine pathologische Refluxdiagnostik.
- Unter **extraösophagealen Manifestationen** versteht man assoziierte Symptome, z. B. chronischer Husten, Asthma oder dentale Erosionen.
- Komplikationen der GERD.
- Barrett-Ösophagus.

3. Weitere Diagnostik

Im Falle der Patientin muss zunächst keine weitere Diagnostik erfolgen. Die Indikation zur endoskopischen Abklärung mittels **Ösophagogastroduodenoskopie (ÖGD)** besteht nur bei unzureichendem Ansprechen auf eine empirische Standardtherapie, bei Verdacht auf morphologische Refluxfolgen, ggf. auf Wunsch des Patienten und bei Vorliegen sogenannter **Alarmsymptome** als Hinweis auf andere zugrunde liegenden Erkrankungen:

- Dysphagie.
- Odynophagie.
- Gewichtsverlust > 5 %.

- Anämie/klinische Hinweise auf Blutverluste im Bereich des GI-Trakts.
- Hinweise auf eine ösophageale oder epigastrische Raumforderung, Striktur oder Ulkus.

Die ÖGD ist darüber hinaus auch bei mehrjährigen Refluxbeschwerden empfohlen, um einen **Barrett-Ösophagus** auszuschließen. Bei Patienten mit klinischem Verdacht auf eine Refluxerkrankung ohne das Vorliegen typischer Symptome, bei Nichtansprechen auf eine empirische Therapie und bei Patienten mit Verdacht auf extraösophageale Manifestationen sollte eine **24 h-pH-Metrie** (nach Möglichkeit inklusive Impedanzmessung) durchgeführt werden. Dieses Verfahren besitzt die höchste **Sensitivität** und **Spezifität** zur Diagnose der Refluxkrankheit. Im Unterschied zur ÖGD können auch NERD-Patienten erfasst werden und die Abgrenzung zum hypersensitiven Ösophagus oder funktionellen Refluxbeschwerden erfolgen. Die **Ösophagus-Manometrie** kommt in der Regel nur zur Differenzierung rein motilitätsbedingter thorakaler Symptome oder präoperativ zum Einsatz. Mit Ausnahme der prä- und postoperativen Diagnostik der chirurgischen Therapie sollten **Röntgenuntersuchungen** in der Abklärung von Refluxbeschwerden **nicht zum Einsatz kommen.**

MERKE

Eine unauffällige ÖGD schließt die Diagnose einer GERD nicht aus. Da die Diagnose einer Refluxkrankheit auch ohne das Vorliegen erosiver Veränderungen der Ösophagusschleimhaut gestellt werden kann, sollte eine Biopsie des makroskopisch unauffälligen Ösophagus nicht allein zur Evaluation einer Refluxerkrankung durchgeführt werden. Besteht allerdings der klinische oder endoskopische Verdacht auf das Vorliegen einer **eosinophilen Ösophagitis,** sollten mindestens 4–6 Biopsien aus unterschiedlichen Bereichen des Ösophagus entnommen werden.

4. Therapie

Liegt wie im vorliegenden Fall eine typische Refluxsymptomatik ohne Alarmsymptome vor, kann eine **empirische Therapie** ohne weitere Diagnostik erfolgen. Zunächst sollten die Patientin über **Allgemeinmaßnahmen** aufgeklärt werden. Aufgrund des Übergewichts sollte die Patientin eine Gewichtsnormalisierung anstreben und bestimmte Nahrungsmittel und Getränke im Falle einer individuellen Unverträglichkeit meiden. Patienten mit nächtlichen Refluxbeschwerden profitieren außerdem häufig von der Hochlagerung des Kopfteils sowie dem Verzicht auf Spätmahlzeiten.

Die **medikamentöse Therapie** stellt sowohl in der Akuttherapie als auch in der Langzeitbehandlung die wichtigste Therapieform dar. **Protonenpumpeninhibitoren (PPI)** sind die wirksamsten Medikamente und Mittel der Wahl. Antazida und H_2-Rezeptorantagonisten sind weniger wirksam und sollten daher nur im Einzelfall eingesetzt werden. Bei typsicher Refluxsymptomatik und unbekanntem Endoskopiebefund sollte eine empirische Behandlung mit einem PPI in Standarddosierung zunächst über **4 Wochen** erfolgen. Sollten sich die Symptome hierunter bessern, kann im Anschluss eine **Bedarfstherapie** in halber Dosierung des PPI erfolgen. Patienten mit typischer Refluxsymptomatik und unauffälligem Endoskopiebefund (NERD) sollten mit einem PPI in **halber Standarddosierung** behandelt werden. Bei unzureichendem Ansprechen nach 2–4 Wochen kann die Therapiedauer verlängert, die Dosis des PPI erhöht (bis max. 2 × Standarddosis) oder das Präparat gewechselt werden. Im Falle eines Ansprechens auf die PPI-Therapie sollte ebenfalls eine Bedarfsmedikation empfohlen werden. Bei endoskopisch nachgewiesener Refluxösophagitis ist die Abheilung der endoskopisch sichtbaren Läsionen das Ziel. Die Therapiedauer hängt vom Schweregrad der Erosionen ab. Eine **leichte Refluxösophagitis** wird in der Regel über **4 Wochen** mit PPI in **Standarddosis** therapiert, eine **schwere Refluxösophagitis** über **8 Wochen** ebenfalls mit PPI in Standarddosis. Häufig kommt es in diesen Fällen aber nach Absetzen der Medikation zu Erkrankungsrezidiven. Bei schwerer Refluxösophagitis sollte sich der Akuttherapie daher eine **Dauertherapie** anschließen, die je nach klinischem Bild im Verlauf ausgeschlichen werden kann. Nur bei einer Minderheit der Patienten ist eine **chirurgische Therapie** sinnvoll, die einer strengen Indikationsstellung unterliegen sollte. Mögliche Indikationen sind z. B. das Vorliegen einer Hiatushernie, eine jahrelange Refluxanamnese, eine unzureichende Anti-Reflux-Barriere, eine notwendige Dosissteigerung der PPIs sowie eine reduzierte Lebensqualität.

5. Barrett-Ösophagus

Die Entwicklung eines **Barrett-Ösophagus** kann die Folge einer chronischen Refluxkrankheit sein. Hier werden geschädigte Plattenepithelzellen durch das schneller proliferierende Zylinderepithel des Magens ersetzt. In mehr als 50 % der Fälle leiden Patienten mit dieser Komplikation unter **Dysphagie.** Der Barrett-Ösophagus stellt eine **Präkanzerose** für das Adenokarzinom des distalen Ösophagus dar. Die Abklärung erfolgt mittels **ÖGD inklusive gezielter Biopsie aller suspekten Areale.** Die Therapie der Wahl ist die **endoskopische Resektion,** alternativ kann auch die **Radiofrequenzablation** zum Einsatz kommen. Bei Vorliegen von Risikofaktoren wie z. B. Infiltration von Lymph- oder Blutgefäßen oder tiefer Infiltration der Submuskosa besteht die Indikation zur **Operation.**

ZUSAMMENFASSUNG

GERD ist eines der häufigsten gastroenterologischen Krankheitsbilder mit einem breiten Spektrum klinischer Symptomatik. Die Unterteilung erfolgt nach der **Montreal-Klassifikation,** wonach nichterosive Refluxkrankheit (NERD), erosive Refluxkrankheit (ERD), hypersensitiver Ösophagus, funktionelle Refluxbeschwerden, **extraösophageale Manifestationen,** Barrett-Ösophagus und Komplikationen der GERD unterschieden werden. Liegen typische Refluxsymptome in Abwesenheit von Alarmsymptomen vor, kann direkt eine **empirische Therapie** ohne zusätzliche Diagnostik erfolgen. Die Indikation zur weiteren Abklärung mittels **ÖGD** oder **pH-Metrie** besteht bei untypischer Symptomatik, dem Vorliegen von Alarmsymptomen, extraösophagealen Manifestationen, unzureichendem Ansprechen auf eine empirische Standardtherapie, Verdacht auf morphologische Refluxfolgen oder auf Wunsch des Patienten. Die medikamentöse Therapie stellt sowohl in der Akuttherapie als auch in der Langzeitbehandlung die wichtigste Therapieform dar. **PPIs** sind die wirksamsten Medikamente und Mittel der Wahl. Dauer und Dosierung richten sich nach der klinischen Symptomatik sowie ggf. dem endoskopischem Befund.

WAS WÄRE WENN ...

... die Patientin vier Wochen nach der eingeleiteten Therapie über persistierende Symptome berichten würde?

In diesem Fall sollte das Vorliegen einer GERD mittels **Endoskopie** sowie **Funktionsdiagnostik** (24 h-pH-Metrie nach Möglichkeit inklusive Impedanzmessung) gesichert werden. Ergibt sich kein Hinweis auf das Vorliegen einer GERD, sollte eine weitere Abklärung der Beschwerden erfolgen. Hier ist insbesondere auch an **psychische Erkrankungen** zu denken. Sollte hingegen die Diagnose der GERD gesichert werden, müssen die **Compliance** der Patientin bezüglich der Allgemeinmaßnahmen sowie die korrekte PPI-Einnahme überprüft werden.

42

Kopfschmerzen und Abgeschlagenheit

Anamnese

Ein 76-jähriger Rentner stellt sich in Ihrer hausärztlich-internistischen Praxis mit Kopfschmerzen, Abgeschlagenheit und Schwindel vor. Er führt die Beschwerden auf die aktuelle Hitzewelle zurück, seine Tochter habe jedoch auf eine ärztliche Vorstellung bestanden. An Vorerkrankungen sind ein oral eingestellter Diabetes mellitus Typ 2, eine arterielle Hypertonie und eine Arthrose beider Hüftgelenke bekannt. Eine Dauermedikation erfolgt mit ASS, Metamizol, Oxycodon, Ramipril, Simvastatin und Metformin. Zuletzt habe er wegen der Hüftschmerzen zusätzlich fast täglich Ibuprofen eingenommen.

Der Patient nimmt bereits seit einigen Jahren an einem strukturierten Behandlungsprogramm für Diabetes mellitus Typ 2 teil und kommt in diesem Rahmen einmal vierteljährlich in Ihre Praxis. Bei der letzten Vorstellung vor 5 Wochen lag der HbA_{1c}-Wert bei 7,1 %, der Nüchternblutzucker bei 138 mg/dl und das Serumkreatinin bei 1,1 mg/dl. Das kleine Blutbild war unauffällig.

Untersuchungsbefunde

76-jähriger Patient in akut reduziertem AZ und adipösem EZ (174 cm, 92 kg, BMI 30,4 kg/m^2). HF 104/min, BD 100/70 mmHg, Temperatur 37,1 °C. Haut/Schleimhäute: trocken, borkige Zunge, verminderter Hautturgor. Kopf/Hals: urämischer Foetor ex ore, sonst unauffällig. LK: unauffällig. Herz: HT rein, rhythmisch, keine Herzgeräusche. Lunge: sonorer KS, vesikuläres Atemgeräusch, keine RG. Abdomen: unauffällig. Nierenlager: nicht klopfdolent. Extremitäten: unauffällig. Neurologisch: orientierend unauffällig.

Laborbefunde

Leukozyten 7,5 Tsd/µl; Erythrozyten 5,36 Mio/µl; Hb 16,5 g/dl; Hkt 51,1 %; Thrombozyten 208 Tsd/µl; Natrium 141 mmol/l; Kalium 6,3 mmol/l; Chlorid 107 mmol/l; Kalzium 2,3 mmol/l; Serumkreatinin 2,5 mg/dl; Serumharnstoff 143 mg/dl; GOT 14 U/l; GPT 12 U/l; Gesamtbilirubin 0,2 mg/dl; BZ 98 mg/dl.

1. **Wie lautet Ihre Verdachtsdiagnose? Benennen Sie die wahrscheinlichste Ursache!**
2. **Definieren Sie die Erkrankung und erläutern Sie die Stadieneinteilung!**
3. **Welche drei Formen der Erkrankung werden anhand der Ätiologie unterschieden? Nennen Sie jeweils mögliche Auslöser!**
4. **Sie wollen herausfinden, um welche Form es sich handelt. Wie gehen Sie vor?**
5. **Beschreiben Sie die Therapie der Erkrankung!**

1. Verdachtsdiagnose/Ursache

Die deutlich erhöhten Kreatinin- und Harnstoffwerte (die noch einige Wochen zuvor im Normbereich lagen), die Hyperkaliämie und der urinartige Foetor ex ore sprechen für ein **akutes Nierenversagen (ANV).** Der hier wahrscheinlichste Auslöser ist eine **Dehydrierung** durch verminderte Flüssigkeitszufuhr bei gleichzeitig erhöhten Verlusten (hohe Außentemperaturen). Die entscheidenden Hinweise liefert die körperliche Untersuchung (trockene Haut und Schleimhäute, verminderter Hautturgor, borkige Zunge). Auch die leicht erhöhten Hämoglobin- und Hämatokritwerte weisen auf ein Flüssigkeitsdefizit hin (dehydratationsbedingte **Hämokonzentration**). Neben der Dehydratation könnte die Medikation das ANV mitverursacht haben, da **NSAID** und **ACE-Hemmer** renale Autoregulationsmechanismen inhibieren, zu einer renalen Minderperfusion führen und insbesondere bei Volumenmangel zum ANV beitragen können. Außerdem sind die arterielle Hypertonie und der Diabetes mellitus chronische Risikofaktoren für ein ANV.

2. Definition

Das **ANV** ist **definiert** als eine rasche Verschlechterung der Nierenfunktion mit:

- Kreatininanstieg ≥ 0,3 mg/dl in 48 Stunden oder
- relativem Kreatininanstieg > 50 % des Ausgangswerts innerhalb der letzten 7 Tage oder
- Urinausscheidung < 0,5 ml/kg/h für mindestens 6 Stunden.

Tab. 42.1 Stadieneinteilung des ANV modifiziert nach KDIGO

Stadium	Serumkreatinin	Urinausscheidung
1	1,5- bis 1,9-facher Anstieg oder ≥ 0,3 mg/dl	< 0,5 ml/kg/h für mehr als 6 h
2	2,0- bis 2,9-facher Anstieg	< 0,5 ml/kg/h für mehr als 12 h
3	≥ 3-facher Anstieg oder Serumkreatinin ≥ 4 mg/dl mit Anstieg ≥ 0,5 mg/dl oder Beginn Nierenersatztherapie	< 0,3 ml/kg/h für mehr als 24 h oder Anurie ≥ 12 h

Es ist potenziell reversibel, bei etwa der Hälfte der Patienten resultiert allerdings eine chronische Nierenschädigung. Für die **Stadieneinteilung** (1–3) werden als Kriterien der Kreatininanstieg und die Urinmenge herangezogen (➤ Tab. 42.1).

3. Formen des akuten Nierenversagens

Bei einem ANV ist eine rasche Ursachenklärung anzustreben, um zeitnah entsprechende therapeutische Maßnahmen einleiten zu können. Abhängig von der Ätiologie unterscheidet man zwischen prärenalem, renalem und postrenalem ANV.

Das **prärenale ANV** ist am häufigsten (55–60 % der Fälle) und entsteht durch eine **renale Minderperfusion** bei primär unbeeinträchtigter tubulärer und glomerulärer Funktion. Es ist, sofern diese beseitigt wird, vollständig und rasch reversibel. Bei anhaltender renaler Hypoperfusion kann es in ein renales ANV übergehen. Das prärenale ANV hat folgende **Ursachen:**

- **Hypovolämie:** z. B. durch Blutungen, gastrointestinale Flüssigkeitsverluste (Diarrhö, Erbrechen), Schleimhautverluste (Verbrennungen, Hyperthermie), renale Volumenverluste (Diabetes insipidus).
- **Systemische Vasodilatation:** z. B. bei Sepsis, Anaphylaxie, medikamentös.
- **Erniedrigung des Herzzeitvolumens** mit **Abfall des arteriellen Mitteldrucks:** durch kardiale (z. B. Myokardinfarkt, Rhythmusstörungen, Vitien) und pulmonale Erkrankungen (z. B. Lungenembolie).
- **Renale Hypoperfusion:** z. B. durch Katecholamine, Hemmung der Autoregulation (NSAID, ACE-Hemmer), beim hepatorenalen Syndrom.

Das **renale ANV** (35–40 % der Fälle) entsteht durch toxische, ischämische oder entzündliche Schäden des Nierenparenchyms und geht in der Regel mit einer **akuten Tubulusnekrose (ATN)** einher. Die geschädigten Tubulusepithelzellen lösen sich von der Basalmembran und bilden im Tubuluslumen sog. **Muddy Brown Casts** (Pigmentzylinder). Diese sind im Urin mikroskopisch nachweisbar und verursachen eine Tubulusobstruktion. Die Schädigung der Tubulusepithelzellen beeinträchtigt die tubuläre Natriumrückresorption und führt zur Vasokonstriktion der afferenten Arteriole. Die Folge ist eine **verminderte GFR.** Aufgrund der strukturellen Schäden kann das renale ANV nicht durch Volumengabe beseitigt werden. Stattdessen bedarf es der Regeneration der Nierentubuli, was einige Wochen in Anspruch nehmen kann. Typische **Auslöser** sind:

- **Medikamente und Toxine:** z. B. Antibiotika, Zytostatika, Immunsuppressiva, Kontrastmittel.
- **Makrovaskuläre Erkrankungen:** z. B. Verschluss der Nierenarterie oder -vene beidseits (einseitiger Verschluss führt nur bei Einzelniere oder Transplantat zu relevantem Kreatininanstieg).
- **Mikrovaskuläre Erkrankungen:** z. B. bei rapid-progressiver Glomerulonephritis (RPGN), Vaskulitis, hämolytisch-urämischem Syndrom (HUS).
- **Intratubuläre Präzipitate:** z. B. Myoglobin (infolge Rhabdomyolyse), Hämoglobin (infolge Hämolyse), Harnsäure (bei Hyperurikämie), Leichtketten (bei multiplem Myelom).
- **Akute interstitielle Nephritis:** z. B. parainfektiös (bei EBV, CMV, Leptospiren, Scharlach).

Das **postrenale ANV** (5 % der Fälle) entsteht durch die Obstruktion der ableitenden Harnwege mit konsekutivem Harnaufstau. Typische **Auslöser** sind:

- **Erworbene Abflusshindernisse:** z. B. Prostatahyperplasie, Urinsteine.
- **Maligne Tumoren:** z. B. Prostatakarzinom, gynäkologische Tumoren.
- **Kongenitale Fehlbildungen:** z. B. Ureterabgangsstenose, Urethralklappen.

4. Differenzierung der verschiedenen Formen des akuten Nierenversagens

Im Anschluss an die Diagnose eines ANV erfolgt die Differenzierung zwischen den verschiedenen Formen (prärenal, renal, postrenal). Zunächst sollte eine **Sonografie der Nieren und ableitenden Harnwege** durchgeführt werden. Zeigt diese einen Harnaufstau, kann die Diagnose eines postrenalen ANV gestellt werden. Um zwischen den beiden verbleibenden Formen unterscheiden zu können, schließen sich im Falle eines unauffälligen sonografischen Befunds weitere **Laboruntersuchungen** an:

- **Prärenales ANV:** konzentrierter Urin mit niedrigem Natriumgehalt (funktionstüchtige Tubuli).
- **Renales ANV:** verdünnter Urin mit hohem Natriumgehalt wegen Tubulusnekrose mit eingeschränkter Wasser- und Natriumrückresorption.

➤ Tab. 42.2 zeigt Parameter, die typischerweise für die Unterscheidung herangezogen werden können.

Tab. 42.2 Parameter zur Differenzierung zwischen prärenalem und renalem ANV. Unter Diuretikatherapie sind die Ergebnisse nicht verwertbar.

	Prärenales ANV	Renales ANV
Fraktionelle Natriumausscheidung (%)	< 1	> 2
Kreatinin Urin/ Kreatinin Plasma	> 15	< 15
Urinosmolarität (mosmol/kg)	> 500	< 250
Natrium im Urin (mmol/l)	< 10	> 20
Harnsediment	Hyaline Zylinder	Muddy Brown Casts

5. Therapie ANV

Das Ziel der Therapie ist die rasche Wiederherstellung der Nierenfunktion sowie die Behandlung von Komplikationen. Im Zentrum steht die **Beseitigung der Ursache** (z. B. Ausgleich des Flüssigkeitsdefizits beim prärenalen ANV, Behandlung der Obstruktion beim postrenalen ANV, antibiotische Therapie bei Sepsis, Volumenersatztherapie bei Schock). Zusätzlich ist zu beachten:

- Alle **nephrotoxischen Medikamente** sollten abgesetzt werden, sofern die Begleiterkrankungen dies zulassen. Die **Dosis renal eliminierter Pharmaka** muss an die eingeschränkte Nierenfunktion angepasst werden. Bei diesem Patienten sollte Ibuprofen abgesetzt werden. Ramipril und Metformin (**cave:**

Metformin-assoziierte Laktatazidose) sollten pausiert werden, im Falle einer Erholung der Nierenfunktion kann ein erneuter Beginn diskutiert werden.

- Der **Volumenstatus** und der **Perfusionsdruck** sollten optimiert sowie die Indikation für ein **hämodynamisches Monitoring** geprüft werden. Eine Bilanzierung von Ein- und Ausfuhr ist durchzuführen.
- Wegen potenziell nephrotoxischer Nebenwirkungen darf die Gabe von **Kontrastmittel** nur unter strenger Indikationsstellung erfolgen. Nach Möglichkeit müssen alternative bildgebende Verfahren bevorzugt werden.
- **Hyperglykämien** müssen vermieden werden.
- Ab Stadium 2 eines ANV sind eine **intensivmedizinische Übernahme** und eine **Nierenersatztherapie** zu prüfen. Falls erforderlich sollten Dialysekatheter nach Möglichkeit in die rechte Jugularvene gelegt werden, die V. subclavia sollte gemieden werden (höhere Thrombosegefahr). Indikationen für ein Nierenersatzverfahren sind z. B. lebensbedrohliche Flüssigkeitsüberladungen, schwere Elektrolytstörungen (z. B. Hyperkaliämie mit EKG-Veränderungen), eine schwere metabolische Azidose und ein urämisches Syndrom (z. B. Perikarditis, Enzephalopathie).
- Auf den Einsatz von Diuretika sollte verzichtet werden, außer bei lebensbedrohlichen Flüssigkeitsüberladungen bis zum Beginn eines Nierenersatzverfahrens.

ZUSAMMENFASSUNG

Das **akute Nierenversagen (ANV)** ist durch eine rasche Abnahme der GFR gekennzeichnet und geht **definitionsgemäß** mit einem Anstieg der renalen Retentionsparameter (Kreatininanstieg um ≥ 0,3 mg/dl in 48 Stunden oder um > 50 % des Ausgangswerts in 7 Tagen) einher. Die Folge sind Störungen des Flüssigkeits- und Säure-Basen-Haushalts sowie der Elektrolythomöostase. Abhängig von der **Ätiologie** unterscheidet man zwischen der prärenalen, der renalen und der postrenalen Form des ANV. Das typische **Symptom** ist die Oligurie, die bei 50 % der Erkrankten auftritt. Für die **Diagnostik** sind neben Anamnese und Klinik vor allem laborchemische Untersuchungen von Blut und Urin sowie die Sonografie der Nieren und ableitenden Harnwege von Bedeutung. Die **Therapie** besteht vor allem aus der Behandlung der Grunderkrankung, der Wiederherstellung eines ausgeglichenen Flüssigkeitshaushalts und dem Absetzen nephrotoxischer Substanzen. Bei Erfolglosigkeit konservativer Maßnahmen wird ein Nierenersatzverfahren eingeleitet. Das ANV ist in vielen Fällen reversibel, geht jedoch aufgrund der häufig hohen Mortalität der Begleiterkrankung (z. B. Sepsis) mit einer schlechten **Prognose** einher.

43

Dysarthrie, Somnolenz und Hemiparese

Anamnese

Eine 77-jährige Patientin wird in Begleitung von Angehörigen in somnolentem Zustand in die Notaufnahme eingeliefert. Die Tochter berichtet, dass die Patientin am Morgen am Telefon wie immer gewesen sei und keinerlei Beschwerden geäußert habe. Die Mutter lebe allein, versorge sich selbst und sei nie ernsthaft krank gewesen (es sei einzig ein arterieller Hypertonus bekannt). Als die Tochter am Nachmittag Kuchen vorbeibringen wollte, habe sie ihre Mutter kaum ansprechbar in einem Sessel sitzend vorgefunden.

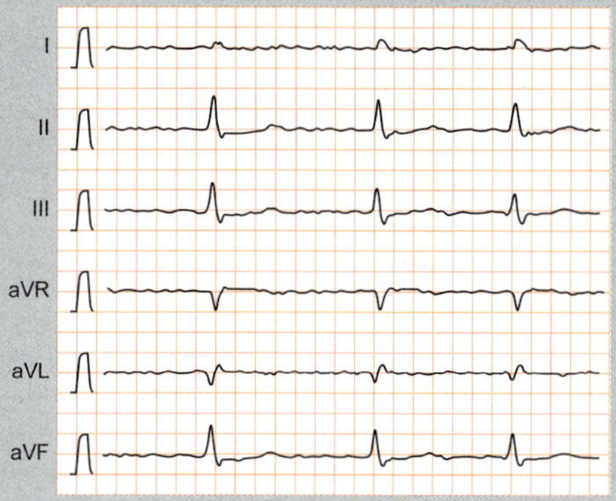

Untersuchungsbefunde

77-jährige Patientin in stark reduziertem AZ und schlankem EZ. HF 70/min, BD 155/90 mmHg, Temperatur 36,8 °C. Herz: HT arrhythmisch, peripheres Pulsdefizit, keine pathologischen Geräusche, EKG ➤ Bild [T578]. Lunge: sonorer KS, vesikuläres Atemgeräusch, keine RG. Abdomen: unauffällig. Extremitäten: periphere Pulse allseits tastbar, Varikosis beider Beine. Neurologisch: somnolent, stark dysarthrisch, Pupillen isokor, seitengleich lichtreagibel, keine Nackensteifheit, Hemiparese rechts, Babinski rechts pathologisch, links unauffällig, Reflexe rechts > links auslösbar.

1. **Stellen Sie die Diagnose! Was ist die wahrscheinlichste Ursache für die neurologische Symptomatik? Was sind die EKG-Zeichen?**

2. **Was wissen Sie über die Prävalenz und die Ätiologie der kardialen Grunderkrankung?**

3. **Wie wird die kardiale Erkrankung eingeteilt?**

4. **Stellen Sie die Therapie der Rhythmusstörung dar!**

5. **Was wissen Sie über neue orale Antikoagulanzien und deren Wirkungsweise?**

6. **Nennen Sie Nebenwirkungen von Amiodaron!**

1. Diagnose

Die Patientin leidet unter einer **absoluten Arrhythmie** bei **Vorhofflimmern (VHF).** Die neurologischen Untersuchungsbefunde sprechen für einen **linkszerebralen Insult.** Da arterielle Embolien die häufigste Komplikation des VHFs sind (jährliche Inzidenz unbehandelt bis zu 8 %) und sich zu 80 % zerebral manifestieren, ist ein **thromboembolischer Schlaganfall** die wahrscheinlichste Ursache der neurologischen Symptomatik. Durch Vorhofflimmern sind ca. 20–30 % der Schlaganfälle bedingt.

Im Einklang mit der Diagnose steht der Untersuchungsbefund, der eine **arrhythmische Herzaktivität mit peripherem Pulsdefizit** ergab (Differenz zwischen der auskultatorisch bestimmten und der anhand des Radialispuls bestimmten Herzfrequenz).

Bei dieser Patientin bestimmt die neurologische Komplikation das klinische Bild. Typische Symptome des VHF sind ansonsten Herzklopfen, Herzrasen, Schwäche, Schwindel, Synkope, Polyurie und Dyspnoe. In 80 % der Fälle verläuft VHF jedoch asymptomatisch.

Bei Vorhofflimmern kommt es zu einer unkoordinierten Erregung der Vorhöfe infolge Mikro-Reentry-Mechanismen. Die Folge sind **hämodynamisch unwirksame Vorhofkontraktionen,** was bei manchen Patienten mit einer linksventrikulären Dysfunktion einhergeht. Im EKG (➤ Bild [T578]) erkennt man die typischen Zeichen dieser Rhythmusstörung:

- Schmale QRS-Komplexe (QRS < 100 ms), unregelmäßige R-R-Abstände sowie fehlende P-Wellen; auch tachy- oder bradykardes VHF (Letzteres insbesondere unter frequenzsenkender Medikation) möglich.
- Flimmerförmige Schwankungen der isoelektrischen Linie (Flimmerwelle), welche das elektrophysiologische Korrelat der chaotischen Vorhofaktionen darstellen.

2. Prävalenz/Ätiologie

Vorhofflimmern ist die **häufigste Rhythmusstörung im Erwachsenenalter.** In Deutschland sind über eine Million Menschen betroffen. Die Prävalenz steigt mit dem Lebensalter: bei < 60-Jährigen liegt sie bei < 1 %, bei > 60-Jährigen bei ca. 11 %, bei über 80-Jährigen steigt sie auf bis zu 15 %. Aufgrund der zunehmenden Alterung der Bevölkerung ist in Deutschland in den nächsten Jahrzehnten mit einer weiteren Zunahme der Prävalenz zu rechnen. Es gibt zahlreiche prädisponierende Faktoren, die ein VHF verursachen oder aufrechterhalten können:

- **Kardial:** u. a. Vitien (z. B. Mitralklappeninsuffizienz), KHK, Kardiomyopathie, Herzinsuffizienz, Peri- und Myokarditis, vorausgegangene Herz-OP (z. B. nach Bypass-OP).
- **Extrakardial:** u. a. arterielle Hypertonie, Hyperthyreose, Alkoholmissbrauch, Medikamente, hohes Alter, Adipositas, COPD und Schlafapnoe-Syndrom, langjähriger Ausdauerleistungssport.

Bei etwa 15 % der Patienten tritt VHF idiopathisch auf. Man spricht dann von **Lone Atrial Fibrillation.** Da die Familienanamnese dieser Patienten häufig positiv ist, wird von einer genetischen Veranlagung ausgegangen.

3. Einteilung

Das Vorhofflimmern lässt sich einteilen in:

- **Paroxysmales VHF:** selbstlimitierende Episoden von VHF mit Spontankonversion innerhalb von maximal 7 Tagen, üblicherweise innerhalb von 48 Stunden.
- **Persistierendes VHF:** keine Spontankonversion innerhalb von 7 Tagen, medikamentöse oder elektrische Kardioversion erfolgreich.
- **Lang anhaltendes persistierendes VHF:** dauerhaftes Vorhofflimmern über 1 Jahr bis die Entscheidung zu einer rhythmuserhaltenden Therapie getroffen wird.
- **Permanentes VHF:** von Patient und Arzt akzeptiertes VHF. Definitionsgemäß wird keine rhythmuserhaltende Therapie durchgeführt .

VHF ist eine chronische Erkrankung, die meistens von seltenen, kurzen Episoden zu länger anhaltenden Episoden bis hin zu persistierendem VHF übergeht. Aufgrund dieser **Chronifizierungsneigung** wird eine Konversion in den Sinusrhythmus bei anhaltender Rhythmusstörung zunehmend schwieriger. Verantwortlich dafür sind strukturelle Umbauprozesse („Remodeling") im Vorhofmyokard, die durch das VHF ausgelöst werden. Es entsteht ein Circulus vitiosus, der die Rhythmusstörung unterhält.

4. Therapie

Neben der kausalen Therapie (z. B. Behandlung Hyperthyreose) werden zwei grundsätzliche Behandlungsstrategien unterschieden: **Frequenzkontrolle** und **Rhythmuskontrolle,** die vorwiegend einen symptomatischen Nutzen haben. Dagegen haben die **Antikoagulation** und die Behandlung kardiovaskulärer Grunderkrankungen einen prognostischen Wert:

- **Frequenzkontrolle:** Angestrebt wird eine moderate Senkung der Ruheherzfrequenz auf < 110/min, sofern sich die Symptomatik dadurch kontrollieren lässt. Man unterscheidet:
  - **Medikamentös:** Betablocker sind Medikamente der ersten Wahl oder Kalziumantagonisten vom Verapamil-Typ (wenn die EF > 40 % liegt). Die Evidenz von Herzglykosiden ist begrenzt, ggf. als Kombinationstherapie sinnvoll oder bei Kontraindikationen der erstgenannten Medikamente.
  - **Nichtmedikamentös:** Bei medikamentös therapierefraktärem tachykardem VHF besteht als Ultima Ratio die Möglichkeit einer AV-Knoten-Ablation. Es resultiert ein kompletter AV-Block, der vor dem Eingriff deshalb die dauerhafte Implantation eines Schrittmachers erfordert.
- **Rhythmuskontrolle:** Wegen der **Thrombemboliegefahr** muss bei länger als 48 Stunden bestehendem VHF vor einer Kardioversion eine suffiziente Antikoagulation für mindestens 3 Wochen durchgeführt oder kardiale Thromben mittels transösophagealer Echokardiografie ausgeschlossen werden, wenn die Kardioversion frühzeitig geplant ist. Eine Ausnahme besteht bei hämodynamischer Instabilität, dann kann eine sofortige Kardioversion indiziert sein. Aufgrund eines weiterhin erhöhten Thrombembolierisikos sollte nach erfolgreicher Rhythmisierung für mindestens 4 Wochen oder dauerhaft je nach Risiko eine Antikoagulation erfolgen.
  - **Medikamentöse Kardioversion:** führend bei kurz bestehendem VHF. Bei Patienten ohne kardiale Grunderkrankung sind Antiarrhythmika der Klasse Ic (Flecainid, Propafenon) Mittel der Wahl (bei paroxysmalem VHF Einsatz auch als ambulante Bedarfsmedikation möglich, „pill-in-the-pocket"). Bei kardialer Grunderkrankung wird in der Regel Amiodaron eingesetzt, das seit 2011 verfügbare Vernakalant spielt im klinischen Alltag bisher keine wesentliche Rolle.
  - **Elektrische Kardioversion:** hohe Erfolgsquote auch bei Patienten mit länger bestehendem VHF. Außerdem notfallmäßiger Einsatz bei hämodynamisch instabilen Patienten.
- **Rezidivprophylaxe:**
  - **Medikamentös:** Bei Patienten ohne kardiale Grunderkrankung eignen sich Antiarrhythmika der Gruppe Ic, bei kardialer Vorerkrankung (insbesondere Herzinsuffizienz) Amiodaron.
  - **Pulmonalvenenisolation:** Die Trigger für die Entstehung und Aufrechterhaltung von VHF sind im Bereich der Pulmonalvenen lokalisiert, es erfolgt eine **Katheterablation** bei symptomatischem, paroxysmalem VHF. Initial werden in Zentren hohe Erfolgsraten bis 80 % erreicht, im Verlauf sind jedoch häufig Wiederholungseingriffe notwendig. Bei entsprechender Risikokonstellation (s. u.) ist weiterhin eine Antikoagulation notwendig.
  - **Chirurgische Therapie:** nur im Rahmen anderer geplanter Herzoperationen. Es kommt z. B. eine MAZE-OP (intraoperative Ablation mit elektrischer Isolierung atrialer Kompartimente) infrage.
- **Antikoagulation:** Zur Vermeidung thromboembolischer Komplikationen erfolgt eine **risikoadaptierte Antikoagulation.** Der CHA_2DS_2-VASc-Score sollte zur Abschätzung des Thromboembolierisikos verwendet werden. Zur Verfügung stehen neben Heparin in der Akut- und Vitamin-K-Antagonisten in der Langzeittherapie auch sog. **neue Antikoagulanzien** (➤ Frage 5). Eine Indikation zur oralen Antikoagulation besteht vereinfacht bei einem CHA_2DS_2-VASc-Score von ≥ 2. Gleichzeitig sollten Blutungsrisikofaktoren erkannt (z. B. Hypertonie, prädisponierende Medikamente wie NSAR) und nach Möglichkeit korrigiert werden.

- **Vorhofohrverschluss:** ein interventioneller Verschluss des linken Vorhofohrs kann bei klarer Kontraindikation gegen eine orale Antikoagulation erwogen werden.

5. Neue Antikoagulanzien

In der Vergangenheit wurde die Langzeittherapie zur Thromboembolieprophylaxe fast ausschließlich mit Vitamin-K-Antagonisten durchgeführt. In den letzten Jahren wurden mehrere neue gerinnungshemmende Medikamente zur oralen Einnahme entwickelt (= NOAK, neue orale Antikoagulanzien, Dazu gehören der **direkte Thrombininhibitor Dabigatran** sowie die **Hemmer des aktivierten Faktors X Rivaroxaban, Apixaban und Edoxaban.** Da Thrombin (= Faktor II) und der Gerinnungsfaktor X am Ende der Gerinnungskaskade stehen, führt die Hemmung der aktivierten Faktoren zu einer effektiven Blockade der Fibrinbildung.

NOAK setzen eine hohe Compliance voraus, da die Medikamente kurze Halbwertszeiten haben und Patienten bei Auslassen von mehr als einer Dosis ohne suffiziente Antikoagulation sind. Alle NOAK werden zumindest teilweise renal ausgeschieden und sind daher bei hochgradiger Niereninsuffizienz kontraindiziert. Eine Dosisanpassung anhand eines spezifischen Labortests (in Analogie zum INR bei Vitamin-K-Antagonisten) ist bei den NOAK nicht erforderlich.

Bei Patienten mit neu zu beginnender Antikoagulation wird aktuell ein NOAK gegenüber einem Vitamin-K-Antagonist bevorzugt empfohlen, wenn die Patienten für ein NOAK geeignet sind. Bei Patienten mit mechanischen Herzklappen oder mit mittel- bis hochgradiger Mitralklappenstenose sollten NOAK nicht eingesetzt werden.

6. Nebenwirkungen von Amiodaron

Amiodaron ist ein sehr wirksames Antiarrhythmikum, welches jedoch besonders bei längerfristiger Anwendung häufig Nebenwirkungen verursacht. Typischerweise sind folgende Organsysteme betroffen:

- **Schilddrüse:** Amiodaron enthält größere Mengen an Jod, sowohl Hyper- als auch Hypothyreose sind möglich.
- **Lunge:** Lungenfibrose (seltene, aber schwerwiegende Nebenwirkung).
- **Leber:** Hepatitis, Leberfibrose.
- **Nervensystem:** periphere Neuropathie.
- **Haut:** Fotosensibilisierung, Pigmentablagerungen (blau-graue Verfärbungen der Haut).
- **Auge:** Amiodaron lagert sich in der Kornea ab und kann zu reversiblen Visusbeeinträchtigungen führen.
- **Herz:** proarrhythmische Nebenwirkungen, z. B. Torsade-de-pointes-Tachykardie.

Wegen der langen Halbwertszeit von 50–100 Tagen besteht bei Amiodaron die **Gefahr der Kumulation.**

ZUSAMMENFASSUNG

Bei **Vorhofflimmern** kommt es zu einer unkoordinierten Erregung der Vorhöfe infolge Mikro-Reentry-Mechanismen. Die Folge ist eine hämodynamisch unwirksame Vorhofkontraktion, die das Herzzeitvolumen senken und die Bildung von atrialen Thromben verursachen kann. **Epidemiologisch** handelt es sich um die häufigste Rhythmusstörung bei Erwachsenen. Die wichtigsten **Risikofaktoren** sind zunehmendes Alter, Herzinsuffizienz und arterieller Hypertonus. Typische **Symptome** sind Herzrasen, Schwindel, ggf. Synkopen und Dyspnoe. Die häufigste **Komplikation** ist die Thromboembolie (in 80 % zerebral). Die **Diagnose** erfolgt mittels EKG, charakteristisch dabei sind schmale QRS-Komplexe, unregelmäßige RR-Abstände, Fehlen von P-Wellen und flimmerförmige Schwankungen der isoelektrischen Linie. Die **Therapie** besteht aus Frequenz- oder Rhythmuskontrolle (medikamentös oder elektrisch) sowie je nach Risikokonstellation einer Thromboembolieprophylaxe mit NOAK (nicht bei mechanischem Klappenersatz oder Mitralklappenstenose) oder Vitamin-K-Antagonisten. Die Abschätzung des Thromboembolierisikos sollte anhand des CHA_2DS_2-VASc-Scores erfolgen. Durch eine Katheterablation kann bei paroxysmalem Vorhofflimmern in vielen Fällen eine Rhythmuskontrolle erreicht werden.

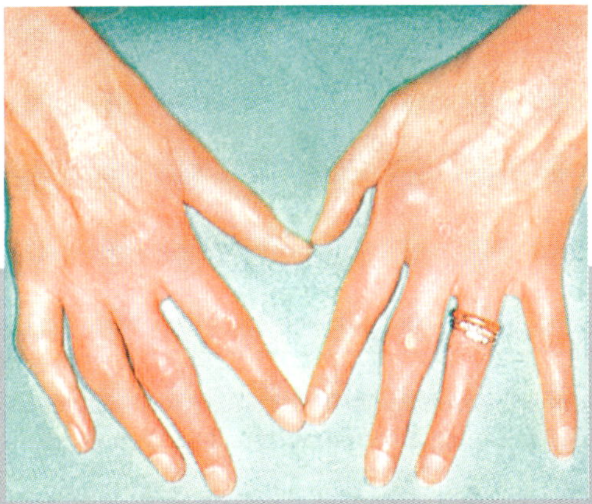

44

Gelenkschmerzen

Anamnese

Eine 32-jährige Lehrerin berichtet über Schmerzen in Ellbogen, Handgelenken und Fingern seit 3 Monaten. Anfangs seien die Beschwerden sporadisch aufgetreten, in den letzten Wochen allerdings ständig vorhanden. Die Einnahme von Paracetamol und Ibuprofen würde eine vorübergehende Linderung herbeiführen. Die Finger seien zeitweise geschwollen und überwärmt. Außerdem würden das morgendliche Ankleiden und das Frühstück viel Zeit in Anspruch nehmen, da sich ihre Finger nach dem Aufstehen für bis zu 2 Stunden steif anfühlten. Auf Ihre Nachfrage hin verneint die Patientin Hautausschläge, gastrointestinale und urogenitale Beschwerden sowie Vorerkrankungen.

Untersuchungsbefunde

32-jährige Patientin in leicht reduziertem AZ und schlankem EZ. HF 74/min, BD 120/75 mmHg, Temperatur 37,0 °C. Haut: warm, trocken. Schleimhäute: blass. Kopf und Hals: unauffällig. Herz: HT rein, rhythmisch, keine Herzgeräusche. Lunge: sonorer KS, vesikuläres Atemgeräusch, keine RG. Abdomen: unauffällig. Extremitäten: symmetrische, teigige Schwellung der Hand-, Metakarpophalangeal- (MCP) und proximalen Interphalangealgelenke (PIP, ➤ Bild [E441]), Gaenslen-Zeichen (schmerzhafter Händedruck) bds. pos., eingeschränkter Faustschluss, periphere Pulse allseits tastbar. Neurologisch: orientierend unauffällig.

1. **Wie lautet Ihre Verdachtsdiagnose? Welche Differenzialdiagnosen kommen in Betracht?**
2. **Nennen Sie weitere klinische Symptome abhängig vom Erkrankungsstadium!**
3. **Was sind Rheumafaktoren? Sind sie pathognomonisch für diese Erkrankung?**
4. **Welche Diagnostik führen Sie durch?**
5. **Wie wird die Erkrankung behandelt?**

1. Verdachtsdiagnose/Differenzialdiagnosen

Die anamnestischen Angaben (symmetrische Schmerzen und Schwellung der kleinen und mittelgroßen Gelenke sowie Morgensteifigkeit) und die Untersuchungsbefunde (symmetrisch geschwollene, druckschmerzhafte Hand- und Fingergelenke) sprechen für eine **rheumatoide Arthritis** (RA; Synonym: chronische Polyarthritis). Die distalen Interphalangealgelenke (DIP) sind typischerweise nicht betroffen.

Differenzialdiagnostisch kommen folgende Erkrankungen infrage:

- **Fingergelenkspolyarthrose:** meist bei älteren Patienten. Die MCP-Gelenke sind in der Regel nicht betroffen.
- **Kollagenose:** Bei Kollagenosen sind Arthralgien häufig, Arthritiden aber eher selten. Wenn Arthritiden auftreten, verlaufen sie typischerweise nicht erosiv.
- **Vaskulitis:** z. B. Polymyalgia rheumatica (PMR). Bei der PMR betreffen die Gelenkschmerzen allerdings eher die großen Gelenke, symmetrische Schwellungen kleiner Gelenke sind sehr selten. Typisch für die PMR die ist außerdem die Allgemeinsymptomatik mit Gewichtsverlust und Abgeschlagenheit sowie zusätzlich Muskelschmerzen im Schulter- und Hüftbereich. Die PMR tritt fast ausschließlich bei Patienten > 50 Jahre auf (➤ Fall 19).
- **HLA-B27-assoziierte Spondylarthropathien:**
  - Psoriasisarthritis: typisch sind Hauteffloreszenzen und ein strahlförmiger Gelenkbefall. Es können also alle kleinen Fingergelenke einschließlich der DIP betroffen sein.
  - Reaktive Arthritis/Reiter-Syndrom: mit Enteritis/Urethritis und asymmetrischer Oligoarthritis.
  - Ankylosierende Spondylitis: mit Wirbelsäulenbeschwerden.
  - Enteropathische Arthritis: mit gastrointestinalen Symptomen.
- **Virale Polyarthritis:** z. B. bei Infektion mit Parvovirus B19 oder Hepatitis B. Meist sind die Gelenkbeschwerden selbstlimitiert und nur selten länger als 6 Wochen vorhanden.
- **Infektiöse, eitrige Arthritis:** Monarthritis mit deutlicher Rötung, Überwärmung und Berührungsempfindlichkeit.
- **Rheumatisches Fieber:** springende Gelenkbeschwerden, Fieber und vorausgegangener Streptokokkeninfekt.
- **Chronische Gichtarthropathie:** Mon-/Oligoarthritis, die meist an den Großzehengrundgelenken auftritt. Typisch sind Rötung, Überwärmung und Berührungsempfindlichkeit. Auftreten gehäuft bei bestimmten Komorbiditäten (z. B. Hyperurikämie, Niereninsuffizienz). Selten bei Frauen vor der Menopause.
- **Lyme-Arthritis:** Zeckenstich und Erythema migrans sowie Mon-/Oligoarthritis.

2. Weitere klinische Symptome

In fortgeschrittenen Stadien der RA kann es durch die chronisch persistierende Entzündung zu Gelenkdestruktionen mit Funktionseinbußen und Fehlstellungen kommen. Typische Spätzeichen sind:

- **Ulnardeviation.**
- **Schwanenhals**- (überstreckte PIP und gebeugte DIP) und **Knopflochdeformität** (gebeugte PIP und überstreckte DIP) der Finger.
- **Atrophie der Daumenballen.**
- **Sensibilitätsstörungen** der Finger I–III infolge einer Medianuskompression bei Karpaltunnelsyndrom.
- Atrophie der Mm. Interossei.
- **Krallen- und Hammerzehen .**
- **Halsmarkkompressionssyndrom:** bei Zervikalarthritis mit atlantoaxialer Subluxation.
- **Ankylosen** (Gelenkversteifungen).

In allen Erkrankungsstadien sind extraartikuläre Manifestationen möglich (z. B. Perikarditis, Pleuritis, Keratoconjunctivitis sicca, Rheumaknoten).

3. Rheumafaktoren

Rheumafaktoren (RF) sind **Autoantikörper** verschiedener Ig-Klassen gegen das **Fc-Fragment von IgG.** Routinemäßig wird im Labor der IgM-Rheumafaktor nachgewiesen. Dieser tritt in frühen Erkrankungsstadien bei 40 % der Patienten mit RA und im Krankheits-

verlauf bei 80 % (seropositive RA) auf. Hohe Titer sind häufig mit einem aggressiven Verlauf vergesellschaftet (rasch fortschreitende Gelenkdestruktionen, extraartikuläre Manifestationen).
Rheumafaktoren sind **nicht spezifisch** für die RA. Sie treten auch bei anderen Erkrankungen aus dem rheumatischen Formenkreis (z. B. Vaskulitiden, Kollagenosen), bei bestimmten Infektionen (z. B. Hepatitis C) und selten auch bei Gesunden (meist niedrige Titer) auf.

4. Diagnostik

Neben Anamnese und körperlicher Untersuchung können folgende diagnostische Maßnahmen sinnvoll sein:

- **Laboruntersuchungen:**
  - Blutbild: bei länger dauernder aktiver RA Entzündungsanämie (normo- bis hypochrom), evtl. leichte Leuko- und Thrombozytose.
  - **BSG und CRP:** typischerweise ↑, aber unspezifisch.
  - **Rheumafaktor (RF):** ➤ Frage 3.
  - **Anti-CCP-AK (AK gegen zyklische citrullinierte Peptide):** ähnliche Sensitivität wie RF, aber wesentlich höhere Spezifität (> 95 %). Oft schon Jahre vor Erkrankungsbeginn nachweisbar, hoher Vorhersagewert für die RA und einen chronisch-aggressiven Verlauf.
  - ANA (antinukleäre AK): möglicher Hinweis auf Kollagenose (z. B. SLE), bei etwa 30 % der RA-Patienten ebenfalls positiv.
  - ANCA (antineutrophile zytoplasmatische AK): differenzialdiagnostischer Hinweis auf Vaskulitis (z. B. Granulomatose mit Polyangiitis).
  - HLA-B27: Hinweis auf HLA-B27-assoziierte Spondylarthropathie.
- **Röntgen:** essenzieller Bestandteil der Primärdiagnostik. Aufnahmen von Handskelett, Vorfuß, HWS (mit der Frage nach atlantoaxialer Instabilität) und weiterer betroffener Gelenkregionen, im Initialstadium häufig unauffällig.
  - Frühzeichen: gelenknahe Osteoporose, periartikuläre Weichteilschwellung.
  - Spätzeichen: Gelenkspaltverschmälerung, Erosionen, Fehlstellung und Ankylose.
- **Gelenksonografie:** Beurteilung von Gelenkergüssen, Kapselabhebungen sowie Nachweis von entzündlicher Aktivität im Power-Doppler; evtl. Nachweis einer Baker-Zyste (Aussackung der Kniegelenkkapsel).
- **MRT:** Beurteilung von Inflammation, Gelenk- und Knochenschäden, im Frühstadium der RA sensitiver als die konventionelle Röntgendiagnostik.
- **Synoviaanalyse:** Das Gelenkpunktat ist bei der RA typischerweise steril mit erhöhter Zellzahl und Nachweis von Rhagozyten (Granulozyten mit Zytoplasmaeinschlüssen).

5. Therapie

Die RA ist durch eine chronische Synovialitis der betroffenen Gelenke gekennzeichnet. Ziel der Therapie ist neben der Linderung der akuten Symptomatik die Eindämmung der inflammatorischen Prozesse, um irreversible Gelenkdestruktionen zu verhindern. Bei jedem Patienten mit RA sollte ein Rheumatologe als Spezialist in die Behandlung involviert sein. Entscheidend für die Prognose ist ein **frühzeitiger medikamentöser Therapiebeginn** („hit hard and early“). Bei unzureichendem Ansprechen ist eine Anpassung der Therapie erforderlich. Folgende Medikamente stehen zur Verfügung:

- **DMARDs (Disease Modifying Antirheumatic Drugs):** Unter diesem Begriff werden Medikamente zusammengefasst, die die Krankheitsaktivität reduzieren und das Fortschreiten der Gelenkzerstörung längerfristig aufhalten. Ein DMARD sollte umgehend nach der Diagnosestellung verordnet werden. Die Wirkung tritt bei den meisten Substanzen erst nach 2–3 Monaten ein. Kommt es nach 3 Monaten nicht zu einer Remission, wird die Therapie intensiviert (z. B. Umstellung von Mono- auf Kombinationstherapie). DMARDs können weiter unterteilt werden in:
  - **Konventionelle synthetische DMARDs:** Ein Vertreter ist der Folsäureantagonist **Methotrexat.** Er stellt das Mittel der Wahl zur Therapie der aktiven RA dar und wird bei fehlenden Kontraindikationen (z. B. Niereninsuffizienz) standardmäßig als Erstlinienmedikament verordnet. Die bei

der RA verabreichten Dosierungen werden meist gut vertragen. Zur Reduktion von Nebenwirkungen (z. B. Knochenmarkdepression, Schleimhautulzera, Nephrotoxizität) wird die zeitversetzte Einnahme von Folsäure empfohlen. Unter der Therapie sollten regelmäßige Laborkontrollen (u. a. Blutbild, Leberwerte) erfolgen. Weitere Vertreter dieser Gruppe sind Leflunomid, Sulfasalazin und Hydroxychloroquin.
- **Biologische DMARDs,** sog. Biologicals. Es handelt sich um rekombinant hergestellte Medikamente, die bei therapieresistenten Fällen oder bei hoher Krankheitsaktivität in Kombination mit konventionellen DMARDs eingesetzt werden. Zur Verfügung stehen Hemmstoffe proinflammatorischer Zytokine (TNF-α-Inhibitoren Infliximab, Etanercept und Adalimumab und der Interleukin-6-Rezeptorantagonist Tozilizumab) sowie Pharmaka, die eine B-Zelldepletion verursachen (monoklonaler Anti-CD20-Antikörper Rituximab) oder die Interaktion von T- und B-Zellen stören (Abatacept). Zu berücksichtigen sind die hohen Therapiekosten.
- **Zielgerichtete DMARDs,** sog. targeted synthetic DMARDs: Als erster Vertreter wurde 2017 der Januskinase-Inhibitor Baricitinib zugelassen. Es handelt sich um einen Tyrosinkinaseinhibitor, der die Signaltransduktion zahlreicher Zytokine beeinflusst. Baricitinib kann als Zweitlinienmedikament zur Behandlung der mittelschweren und schweren rheumatoiden Arthritis eingesetzt werden.

- **Nichtsteroidale Antiphlogistika (NSAR):** Bei der RA können unselektive Zyklooxygenasehemmer (z. B. Ibuprofen, Naproxen) und selektive Zyklooxygenase-2-Inhibitoren (z. B. Etoricoxib) eingesetzt werden. Sie lindern schnell die Symptome, haben aber keinen Einfluss auf die Prognose. Sie sollten wegen möglicher Nebenwirkungen (z. B. gastrointestinal, kardiovaskulär, renal) nach Diagnosestellung kurzfristig eingesetzt werden bis zum Wirkungseintritt von DMARDs.
- **Glukokortikoide:** z. B. Prednisolon. Auch sie sollten nach Möglichkeit zeitlich begrenzt eingesetzt werden, bis DMARDs wirken. Wegen der Nebenwirkungen muss insbesondere die längerfristige Gabe von Dosen oberhalb der Cushing-Schwelle vermieden und eine Osteoporoseprophylaxe mit Vitamin D durchgeführt werden. Bei schwerer RA kann die längerfristige Einnahme niedriger Dosierungen ergänzend zur Basistherapie gerechtfertigt sein. Bei Monarthritis und nach Ausschluss infektiologischer Ursachen wird häufig auch eine intraartikuläre Steroidinjektion durchgeführt.

MERKE

Bei gleichzeitiger Gabe von NSAR und Glukokortikoiden besteht ein hohes Risiko für ein Duodenal- oder Magenulkus. Ist die Kombination erforderlich, sollte ein selektiver COX-2-Inhibitor bevorzugt und an ein Medikament zur Ulkusprophylaxe gedacht werden.

ZUSAMMENFASSUNG

Die **rheumatoide Arthritis** ist eine meist schubweise verlaufende, chronisch-entzündliche Systemerkrankung, die mit einer Synovialitis und einer konsekutiven Gelenkdestruktion einhergeht. Es besteht eine Assoziation mit dem HLA-Antigen DR4. **Epidemiologisch** tritt die Erkrankung bei 1 % der Bevölkerung auf. Frauen sind mehr als doppelt so häufig betroffen wie Männer. Die **Ätiologie** ist unbekannt. Die wichtigsten **Symptome** sind Schmerzen und Schwellungen in den Hand-, Finger- und Fußgelenken sowie Morgensteifigkeit, fakultativ treten auch extraartikuläre Manifestationen auf. **Differenzialdiagnostisch** kommt in erster Linie die Fingergelenkspolyarthrose in Betracht, aber auch andere Erkrankungen aus dem rheumatologischen Formenkreis. Die wichtigsten **diagnostischen Maßnahmen** stellen Labor- (u. a. Rheumafaktor und Anti-CCP-AK) sowie konventionelle Röntgendiagnostik und die Arthrosonografie dar. DMARDs (z. B. Methotrexat) sowie initial eingesetzte Glukokortikoide sind die Basis der medikamentösen **Therapie.** Kommt es nach 3 Monaten nicht zu einer Remission, sollte die Behandlung erweitert werden. Zu Beginn der Therapie können zusätzlich Glukokortikoide und NSAR verordnet werden. Die **Prognose** ist abhängig von der Krankheitsaktivität und wird durch eine frühzeitige konsequente Therapie günstig beeinflusst.

45

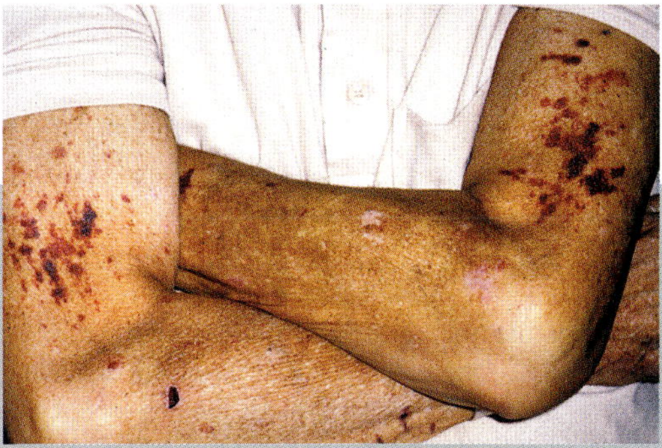

aPTT-Verlängerung

Anamnese

In Ihrer internistischen Praxis stellt sich ein Sportlehrer vor, der vom Kieferorthopäden zugewiesen wird. Im Rahmen einer Routinediagnostik vor geplanter Zahnextraktion war in der Vorwoche erstmalig eine verlängerte aPTT von 42 Sekunden aufgefallen. Der Patient berichtet, dass es vor einigen Monaten nach einer ersten Zahnextraktion zu starken Nachblutungen gekommen sei. Laut mitgebrachter Dokumentation hatten sich zu diesem Zeitpunkt unauffällige Gerinnungswerte (aPTT, Quick) gezeigt. Im weiteren Gesprächsverlauf berichtet der Patient, dass bei der Mutter in der Vergangenheit ebenfalls der Verdacht auf eine Gerinnungsstörung geäußert wurde, was aber bislang noch nicht weiter abgeklärt wurde. Zudem würden ihn die Hautveränderungen beunruhigen.

Untersuchungsbefunde

47-jähriger Patient in gutem AZ und normalem EZ. HF 80/min, BD 118/72 mmHg, wach, zu Person, Ort und Zeit orientiert. Haut: ubiquitär kleine Hämatome unterschiedlichen Alters (> Bild [G756]), ansonsten unauffällig. Enoral: Schleimhäute feucht, keine Einblutungen. LK unauffällig. Lunge: über allen Lungenabschnitten vesikuläres Atemgeräusch, keine RG. Herz: HT rein und regelmäßig, keine Herzgeräusche. Abdomen: Bauchdecke weich, kein Druckschmerz, Darmgeräusche vorhanden. Extremitäten: periphere Pulse seitengleich tastbar, keine Unterschenkelödeme. Neurologie: orientierend unauffällig.

Laborbefunde

Leukozyten 6,11 Tsd/µl; Erythrozyten 4,85 Mio/µl; Hb 14,3 g/dl; Hkt 40,4 %; MCV 83,3 fl; MCH 29,5 pg; MCHC 35,4 g/dl; Thrombozyten 282 Tsd/µl; Quick 104 %; INR 0,99; aPTT 42 s; Natrium 141 mmol/l; Kalium 4,4 mmol/l; Serumkreatinin 0,78 mg/dl; Harnstoff 23 mg/dl; GOT (AST) 16 U/l; GPT (ALT) 20 U/l; γ-GT 21 U/l; Bilirubin gesamt 0,7 mg/dl.

1. **Welche Ursachen für eine aPTT-Verlängerung kennen Sie?**
2. **Welche Fragen sind in der Anamnese besonders wichtig?**
3. **Welche weitere Diagnostik leiten Sie ein?**
4. **Äußern Sie eine Verdachtsdiagnose und beschreiben Sie die Pathogenese und Behandlung der vermuteten Erkrankung!**
5. **Welche prophylaktischen und therapeutischen Maßnahmen kennen Sie?**

1. Differenzialdiagnose aPTT-Verlängerung

Die aktivierte partielle Thromboplastinzeit (**aPTT**) wird neben dem Quick-Wert häufig als sogenannter Globaltest der Gerinnung eingesetzt. Von klinischer Bedeutung ist, ob die laborchemische Veränderung mit einer erhöhten Blutungsneigung einhergeht.
Mögliche Ursachen der **aPTT-Verlängerung** sind:

- **Präanalytische Fehlerquellen:** Diese sind meist durch Abnahme- oder Verarbeitungsfehler bedingt. Häufigste Ursache ist eine unzureichende Füllung des Citratröhrchens.
- **Angeborener Faktor-VIII-Mangel (Hämophilie A):** Diese Erkrankung tritt aufgrund des X-chromosomalen Erbgangs in der Regel bei Männern auf und geht meist mit einer ausgeprägten Blutungsneigung einher. Frauen können aber als Konduktorinnen auch in geringerem Ausmaß betroffen sein. Die Prävalenz liegt bei ca. 5 : 100.000 Einwohnern.
- **Angeborener Faktor-IX-Mangel (Hämophilie B):** Symptomatik und Erbgang dieser Erkrankung entsprechen der Hämophilie A. Die Hämophilie B kommt aber mit einer Prävalenz von 1 : 100.000 deutlich seltener vor.
- **Erworbener Hemmkörper (Hemmkörper-Hämophilie):** Diese Erkrankung kommt meist beim älteren Menschen vor. Die Ursache ist die Bildung von Auto-Antikörpern, die sich gegen körpereigene Gerinnungsfaktoren richten (meist Faktor VIII). In der Regel kommt es zu einer rasch einsetzenden, ausgeprägten Blutungsneigung. Diese kann in bis zu 20 % der Fälle tödlich verlaufen. Es handelt sich hierbei um einen hämatologischen Notfall, der unmittelbar und in Zusammenarbeit mit einem erfahrenen Hämophilie-Zentrum therapiert werden muss.
- **Von-Willebrand-Syndrom:** Dies ist die häufigste Form der angeborenen Blutungsneigung, kann aber auch erworben vorkommen. Da der Von-Willebrand-Faktor den Faktor VIII im Blut stabilisiert, kann ein schwerer Mangel an Von-Willebrand-Faktoren zusätzlich auch einen Mangel an Faktor VIII und somit eine Verlängerung der aPTT bedingen.
- **Faktor-XI-Mangel:** Diese seltene Erkrankung wird autosomal und unregelmäßig rezessiv vererbt. Im Unterschied zu Hämophilie A und B korreliert die Faktor-XI-Aktivität aber nur teilweise mit dem Blutungsrisiko, das insgesamt nicht deutlich erhöht ist.
- **Faktor-XII-Mangel:** Dies ist die häufigste Ursache der aPTT-Verlängerung und geht in der Regel nicht mit einer Blutungsneigung einher. Die körperliche Untersuchung der Patientin spricht aufgrund der multiplen Hämatome somit eher gegen diese Diagnose.
- **Mangel an Vorphase-Faktoren (Präkallikrein oder hochmolekulares Kininogen):** Dies ist eine wichtige Differenzialdiagnose bei ansonsten unauffälliger Abklärung. Auch diese Veränderung geht nicht mit einer Blutungsneigung einher und ist daher ohne klinische Relevanz.
- **Lupusantikoagulans:** Das Vorliegen eines Lupusantikoagulans führt in vitro ebenfalls zu einer aPTT-Verlängerung. Die klinische Symptomatik des Antiphospholipid-Syndroms ist i. d. R. aber durch thrombembolische Ereignisse geprägt, nur selten kommt es zu Blutungen.
- **Medikamentenwirkung:** Die aPTT dient im klinischen Alltag häufig der Therapieüberwachung mit unfraktionierten Heparinen. Aber auch Marcumar und die direkten oralen Antikoagulanzien können eine PTT-Verlängerung verursachen.

MERKE

Die Ursache einer aPTT-Verlängerung ist häufig harmlos und nicht mit einer klinischen Blutungsneigung vergesellschaftet. Ursächlich können aber auch schwerste Gerinnungsstörungen sein, die einer unmittelbaren Therapieeinleitung oder einer prophylaktischen Medikamentengabe vor operativem Eingriff bedürfen. Daher muss die Ursache einer aPTT-Verlängerung immer abgeklärt werden.

2. Anamnese

In diesem Fall kommt einer gezielten Anamneseerhebung eine große Bedeutung zu, da so die möglichen Ursachen deutlich eingegrenzt werden können. Bei der **Eigenanamnese** sollten Blutungszeichen im Alltag

(z. B. Neigung zu Hämatomen, Epistaxis oder Zahnfleischblutungen, Hypermenorrhö bei Frauen, verlängertes Nachbluten nach kleinen Verletzungen) sowie Blutungen im Rahmen stattgehabter Interventionen sowie deren Ausmaß (z. B. Indikation zu Transfusion oder Revision) gezielt abgefragt werden. Als möglicher Hinweis auf ein Antiphospholipid-Syndrom sollte ebenso nach thromboembolischen Ereignissen und Abortneigung gefragt werden. Eine gezielte Erhebung der **Familienanamnese** kann auf eine zugrunde liegende hereditäre Erkrankung hinweisen. Darüber hinaus können durch eine detaillierte **Medikamentenanamnese** medikamentös bedingte Veränderungen erfasst werden.

3. Weitere Untersuchungen

Nach Ausschluss möglicher **präanalytischer Fehlerquellen** (Wiederholung der Bestimmung mit korrekter Befüllung der Citratröhrchen) sollte in Abhängigkeit von Anamnese und klinischem Bild folgende **Labordiagnostik** durchgeführt werden:

- **Faktor XII:** in Abwesenheit von Blutungszeichen.
- **Faktor VIII:** bei positiver Familienanamnese und/oder klinischen Blutungszeichen.
- **Faktor IX:** bei positiver Familienanamnese und/oder klinischen Blutungszeichen.
- **Faktor XI:** bei positiver Familienanamnese und/oder klinischen Blutungszeichen.
- **Von-Willebrand-Faktoren (u. a. VWF-Antigen, VWF-Aktivität):** bei positiver Familienanamnese und/oder klinischen Blutungszeichen.
- **Lupus-Antikoagulanzien und Antiphospholipid-Antikörper:** bei positiver Thromboembolie- oder Abortanamnese.
- **CRP und Ferritin:** als möglicher Hinweis auf eine Akut-Phase Reaktion.

MERKE

Die **gezielte Diagnostik** sollte nach Möglichkeit im entzündungsfreien Intervall erfolgen, da viele Faktoren im Rahmen einer Akut-Phase Reaktion erhöht sein können und in diesem Fall die Diagnostik verfälscht wird.

4. Verdachtsdiagnose

Neben der zufällig detektierten aPTT-Verlängerung zeigen sich im Rahmen der körperlichen Untersuchung multiple Hämatome unterschiedlichen Alters (➤ Abb. 45.1). Aufgrund der positiven Familienanamnese handelt es sich am ehesten um ein **Von-Willebrand-Syndrom,** das mit einer Prävalenz von ca. 1 : 100 in der Gesamtbevölkerung vorkommt. Mit einer klinisch relevanten Blutungsneigung gehen hingegen nur ca. 1 : 10.000 Fälle einher. In der Regel handelt es sich um eine **hereditäre Erkrankung,** die autosomal-dominant oder -rezessiv vererbt wird. Ein Von-Willebrand-Syndrom kann aber im Laufe des Lebens auch **erworben** werden (v. a. bei Vorliegen hämatologischer oder kardiovaskulärer Erkrankungen). Ursächlich sind **Defekte des Von-Willebrand-Faktors.** Unterschieden werden verschiedene Erkrankungstypen (Typ 1, 2A, 2B, 2M, 2N sowie 3), denen jeweils eine unterschiedliche Pathophysiologie zugrunde liegt. Beim Von-Willebrand-Syndrom Typ 1 (häufigste Form) handelt es sich um einen relativen Mangel an Von-Willebrand-Faktoren. Beim Typ 3 besteht ein absoluter Mangel, die Symptome sind vergleichbar mit denen der Hämophilie A. Beim Typ 2 liegen unterschiedliche strukturelle bzw. funktionelle Defekte zugrunde. Veränderungen der aPTT ergeben sich nicht zwingend, sondern treten in der Regel erst auf, wenn der Faktor VIII $\leq$ 35 % liegt.

5. Prophylaxe/Therapie von Blutungen

Eine häufig eingesetzte symptomatische Therapieoption ist die Gabe eines **Antifibrinolytikums (Tranexamsäure)** mit guter Wirksamkeit z. B. perimenstruell oder bei kleineren Eingriffen wie der geplanten Weisheitszahnextraktion. Bei größeren Interventionen ist bei den meisten Formen eine prophylaktische bzw. therapeutische Gabe von **Desmopressin** indiziert. Aufgrund des Nebenwirkungsprofils darf dieses Medikament bei bekannter Epilepsie und kleinen Kindern nicht verabreicht werden. Der Einsatz bei älteren Menschen sollte nur sehr vorsichtig erfolgen. Ebenso ist Desmopressin beim Von-Willebrand-Syndrom Typ 2B aufgrund einer möglichen Thrombopenie nur in Ausnahmesituationen indiziert.

Um die Blutungsneigung nicht zusätzlich zu erhöhen, sollte die Einnahme oder Verabreichung von Medikamenten vermieden werden, die die Thrombozytenfunktion beeinträchtigen (z. B. nichtsteroidale Antiphlogistika). Zur Analgesie können alternativ z. B. Metamizol und Paracetamol eingesetzt werden.

ZUSAMMENFASSUNG

Eine **aPTT-Verlängerung** kann vielfältige **Ursachen** haben, von denen viele nicht mit einer klinischen Blutungsneigung einhergehen. Dazu zählen präanalytische Fehler oder ein Mangel an Faktor XII, Präkallikrein oder hochmolekularem Kininogen. Des Weiteren können die Veränderungen auf Begleiterkrankungen (z. B. positives Lupusantikoagulans) oder Medikamenteneinnahme (Heparine, Marcumar, direkte orale Antikoagulanzien) beruhen. Eine Blutungsneigung ist beim Mangel an Faktor VIII, IX oder XI sowie beim Von-Willebrand-Syndrom zu erwarten. Bei noch unerklärter aPTT-Verlängerung sollte in jedem Fall eine weitere **Abklärung** veranlasst werden, deren Art und Reihenfolge sich an der klinischen Symptomatik sowie der Eigen- und Familienanamnese orientiert. Bei der sogenannten Hemmkörper-Hämophilie handelt es sich um einen hämatologischen Notfall, der einer unmittelbaren Behandlung bedarf. Das **Von-Willebrand-Syndrom** ist die häufigste Form einer hereditären Blutungsneigung und kann vor allem bei hämatologischen und kardiovaskulären Erkrankungen auch erworben vorkommen. Es werden verschiedene Typen unterschieden. Beim häufigsten Von-Willebrand-Syndrom Typ 1 handelt es sich um einen relativen, beim Typ 3 um einen absoluten Mangel an Von-Willebrand-Faktor, beim Typ 2 bestehen strukturelle oder funktionelle Defekte. Zur **Prophylaxe und Behandlung** leichter Blutungen kommen Antifibrinolytika wie Tranexamsäure zum Einsatz. Vor größeren Eingriffen oder im Falle starker Blutungen ist Desmopressin meist gut wirksam. In besonders schweren Fällen bzw. bei Vorliegen des Typs 3 erfolgt eine Substitution des Von-Willebrand Faktors.

46

Muskelschmerzen und allgemeine Schwäche

Anamnese

Ein 51-jähriger Elektroinstallateur stellt sich mit Muskelschmerzen, Antriebslosigkeit und allgemeiner Schwäche in Ihrer Praxis vor. Die Beschwerden bestünden seit etwa 2 Jahren und hätten kontinuierlich zugenommen. Seit einigen Wochen leide er zusätzlich unter Schmerzen in den Fingern. Erkrankungen seien nicht bekannt, Medikamente nehme er keine. Ein regelmäßiger Alkoholkonsum wird verneint. Seit seinem 15. Lebensjahr rauche er täglich ein Päckchen Zigaretten.

Untersuchungsbefund

51-jähriger Patient in leicht reduziertem AZ und schlankem EZ. HF 70/min, BD 130/85 mmHg, Temperatur 36,9 °C. Haut: warm, trocken, grau-bräunlich. Schleimhäute: feucht. Kopf und Hals: unauffällig. Herz: HT rein, rhythmisch, keine Herzgeräusche. Lunge: sonorer KS, vesikuläres Atemgeräusch, keine RG. Abdomen: Bauchdecken weich, indolent, keine Resistenzen, lebhafte Darmgeräusche, Leber in der Medioklavikularlinie 3 cm unter dem Rippenbogen tastbar, Milz in Rechtsseitenlage 2 cm unter dem Rippenbogen tastbar. Nierenlager: frei. Extremitäten: periphere Pulse allseits tastbar, Schwellung im Bereich der Metakarpophalangealgelenke II und III bds. Neurologisch: orientierend unauffällig.

Labor

Leukozyten 8,3 Tsd/μl; Erythrozyten 4,93 Mio/μl; Hb 14,4 g/dl; Hkt 43,8 %; Thrombozyten 188 Tsd/μl; Natrium 138 mmol/l; Kalium 4,1 mmol/l; Serumkreatinin 0,7 mg/dl; GOT 66 U/l; GPT 74 U/l; alkalische Phosphatase 146 U/l; Gesamtbilirubin 0,9 mg/dl; Serumglukose 146 mg/dl; Plasmaferritin 798 μg/l (Norm 10–280 μg/l); Serumeisen 241 μg/dl (Norm 50–160 μg/dl); Transferrinsättigung 87 % (Norm 15–40 %); Hepatitisserologie negativ.

1. **Stellen Sie eine Verdachtsdiagnose und erläutern Sie die Laborwerte! Welche Differenzialdiagnosen kommen infrage?**
2. **Was wissen Sie über die Epidemiologie und Pathogenese der Erkrankung? Warum erkranken Frauen seltener als Männer?**
3. **Welche Organe können von der Erkrankung betroffen sein?**
4. **Welche weiteren diagnostischen Maßnahmen leiten Sie in die Wege?**
5. **Wie wird die Erkrankung therapiert?**
6. **Kennen Sie eine weitere hereditäre Speichererkrankung, die eine Leberzirrhose verursachen kann?**

1. Verdachtsdiagnose

Wegweisend sind die Ergebnisse der laborchemischen Untersuchung, welche am ehesten für eine **hereditäre Hämochromatose** sprechen. Typisch für diese Erkrankung sind folgende Befunde:

- **Erhöhung der Transferrinsättigung:** Die Transferrinsättigung ist der **sensitivste laborchemische Parameter** zur Diagnose einer hereditären Hämochromatose. Bei Werten von > 45 % gilt die Erkrankung als gesichert (Sensitivität 98 %).
- **Erhöhung des Plasmaferritins:** Der Plasmaferritinspiegel steigt proportional mit den Eisenvorräten im Körper an, sodass der Wert bei Patienten mit hereditärer Hämochromatose häufig stark erhöht ist. Der Marker eignet sich zur **Verlaufsbeurteilung** der Erkrankung. **Cave:** Ferritin ist ein Akute-Phase-Protein, dessen Spiegel auch im Rahmen von Entzündungen, Neoplasien oder Traumata unspezifisch erhöht sein kann.
- **Erhöhung der Serumeisenkonzentration:** Dieser Parameter ist bei Patienten mit hereditärer Hämochromatose meist erhöht. Da er jedoch nicht mit den Eisenvorräten im Körper korreliert, besitzt er einen begrenzten Aussagewert.
- **Erhöhung der Leberenzyme GOT, GPT und alkalische Phosphatase:** Ein leichter Anstieg dieser Parameter ist für frühe Stadien der hereditären Hämochromatose typisch und spricht für eine Leberbeteiligung.
- **Erhöhung der Serumglukose:** Da nicht bekannt ist, ob es sich um einen Nüchternglukosewert handelt, dürfen aus dem Wert keine Rückschlüsse gezogen werden. Aufgrund der bei der hereditären Hämochromatose häufig auftretenden, pankreatischen Beeinträchtigung sollte jedoch eine weitere Abklärung folgen (s. u.).

Neben den laborchemischen Resultaten untermauern sowohl die **Befunde der körperlichen Untersuchung** (Hyperpigmentierung der Haut, Hepato- und Splenomegalie, Gelenkschwellungen) als auch das **Alter** des Patienten (s. u.) die Verdachtsdiagnose. Kennzeichnend für ein frühes Stadium der Erkrankung sind auch die eher **unspezifischen Symptome** (Muskelschmerzen, Antriebslosigkeit, Schwäche, Arthralgien).

Differenzialdiagnostisch sind vor allem sekundäre Hämochromatosen abzugrenzen, bei denen die pathologische Eisenspeicherung z. B. durch wiederholte Transfusionen, Alkoholabusus, eine chronisch-hämolytische Anämie oder eine Thalassämie auftritt. Bei sekundären Formen ist die Eisenspeicherung meist nicht in dem Ausmaß erhöht wie bei der primären (hereditären) Form der Erkrankung.

Die laborchemisch nachgewiesene, massive Eisenüberladung sowie das Fehlen einer möglichen Ursache für eine sekundäre Genese legen bei diesem Patienten eine hereditäre Ätiologie nahe.

MERKE

Die Trias aus Lebererkrankung, Diabetes mellitus und Hyperpigmentierung der Haut ist charakteristisch für die hereditäre Hämochromatose. Man spricht auch von „Bronzediabetes".

2. Epidemiologie/Pathogenese

Die hereditäre Hämochromatose ist mit einer Prävalenz von 1 : 1.000 eine der häufigsten genetisch bedingten Erkrankungen der hellhäutigen Bevölkerung. Der Erbgang ist in der Regel autosomal-rezessiv, die Manifestation erfolgt typischerweise ab dem 30. Lebensjahr. Die häufigste Form ist die **HFE-assoziierte** Hämochromatose. Das verantwortliche HFE-Gen auf Chromosom 6 codiert für ein MHC-ähnliches Protein, das die Eisenresorption im Dünndarm reguliert. Das fehlerhafte Genprodukt verursacht eine um etwa den Faktor 3 gesteigerte Eisenaufnahme, unabhängig vom Eisenbedarf des Körpers. Die Folge ist eine allmähliche Eisenüberladung mit der Schädigung verschiedener Organe, v. a. der Leber. Durch die vermehrte Eisenspeicherung entstehen Sauerstoffradikale, welche die Hepatozyten schädigen und die Kollagensynthese durch die Sternzellen stimulieren. Die Folge ist eine Leberfibrose, die ohne adäquate Therapie meist in eine Leberzirrhose übergeht.

Obwohl Frauen wegen des autosomalen Erbgangs genotypisch ähnlich häufig von der hereditären Hämochromatose betroffen sind wie Männer, erkranken sie 10-mal seltener. Verantwortlich hierfür sind die **menstruationsbedingten Eisenverluste,** die der Eisenüberladung des Körpers entgegenwirken. Dies erklärt auch, warum sich die Erkrankung bei Frauen klinisch durchschnittlich 10 Jahre später (in der Postmenopause) manifestiert.

3. Organmanifestationen

Folgende Organe können von einer hereditären Hämochromatose betroffen sein:

- **Leber:** Hepatomegalie (90 % der Fälle), Leberzirrhose (75 %) sowie hepatozelluläres Karzinom als Komplikation der Leberzirrhose.
- **Herz:** sekundäre Kardiomyopathie infolge Eisenüberladung (20 %).
- **Pankreas:** Diabetes mellitus (70 %).
- **Haut:** Hyperpigmentierung aufgrund einer vermehrten Melaninproduktion (90 %).
- **Endokrine Organe:** z. B. Hypogonadismus mit Impotenz, Hypophysen- und Nebennierenrindeninsuffizienz (70 %).
- **Gelenke:** schmerzhafte, degenerative Arthralgien (40 %), meist an den Händen beginnend, unspezifisches Frühzeichen der Erkrankung.
- **Milz:** Splenomegalie (30 %).

4. Diagnostik

Ziel ist die frühzeitige Erkennung einer behandlungsbedürftigen Eisenüberladung, um irreversible Organschäden zu verhindern. Zur Diagnosesicherung stehen neben Anamnese, körperlicher und laborchemischer Untersuchung (v. a. Transferrinsättigung ↑, Plasmaferritin ↑) folgende Maßnahmen zur Verfügung:

- **Genanalyse:** Da sich die hereditäre Erkrankung klinisch lediglich bei etwa 25 % der homozygoten Merkmalsträger manifestiert (verminderte Penetranz), bedeutet der Nachweis der Mutation nicht die Diagnose der Erkrankung; dazu müssen auch Symptome und Laborbefunde beurteilt werden.
- **Leberbiopsie** mit Histologie und Eisenkonzentrationsbestimmung. Sie ist inzwischen weitgehend von der Genanalyse abgelöst und heute wegen der assoziierten Risiken nur noch in Einzelfällen (z. B. bei unklarer Eisenüberladung) indiziert.
- **Biomagnetometrie:** Verfahren zur nichtinvasiven Eisenbestimmung im Leberparenchym (Problem: geringe Geräteverfügbarkeit).
- **MRT:** Verfahren zur semiquantitativen Abschätzung des Eisengehalts in der Leber, nicht für die Frühdiagnose geeignet. Prinzip: inverse Korrelation zwischen Eisengehalt der Leber und Signalintensität im MRT.

Nach der Diagnosestellung sind folgende Maßnahmen in die Wege zu leiten:

- **Regelmäßige Vorsorgeuntersuchungen** zur Früherkennung eines Leberzelltumors. Da das Risiko für ein hepatozelluläres Karzinom (HCC) bei Patienten mit Hämochromatose-assoziierter Leberzirrhose stark erhöht ist, sind regelmäßige Vorsorgeuntersuchungen mit Abdomensonografie und Bestimmung des Tumormarkers α-Fetoprotein (AFP) indiziert.
- **Familienuntersuchung:** Screening auf HFE-Mutation z. B. bei Verwandten 1. Grades von Personen mit bestätigter hereditärer Hämochromatose oder bei symptomatischen Patienten mit mindestens einem auffälligen Serummarker.
- **Glukosetoleranztest:** zur Feststellung einer endokrinen Pankreasinsuffizienz.
- **Kardiale Untersuchungen:** EKG und Echokardiografie zur Beurteilung der Herzbeteiligung (u. a. dilatative Kardiomyopathie und Herzinsuffizienz).
- **TSH- und LHRH-Bestimmung:** zur Abschätzung der endokrinen Organschädigung.
- **Röntgenuntersuchungen der Gelenke:** bei Arthralgien.

5. Therapie

Folgende Maßnahmen stehen zur Verfügung:

- **Diät:** Meidung von Nahrungsmitteln mit hohem Eisen- und Vitamin-C-Gehalt (Vitamin C fördert die intestinale Eisenresorption), stattdessen Schwarztee zu den Mahlzeiten (vermindert die intestinale

Eisenresorption). Meiden von exzessivem Alkoholkonsum.

- **Aderlass:** Wirksamste Maßnahme zur Eisenentfernung und damit **Therapie der 1. Wahl.** Initial werden 500 ml Blut/Woche entfernt bis die Eisenspeicher ausreichend entleert sind (Ziel: Plasmaferritin < 50 µg/L). Anschließend kann die Anzahl der Aderlässe auf etwa viermal pro Jahr reduziert werden, eine lebenslange Therapie ist erforderlich. Alternativ ist eine Erythrozytapherese möglich, jedoch teuer.
- **Chelatbildner:** Deferoxamin (parenteral) oder Deferasirox (oral): Pharmaka, die mit Eisen einen Chelatkomplex bilden. Indiziert, wenn Aderlässe nicht möglich sind (z. B. aufgrund einer Anämie). Sie werden vor allem für die Therapie sekundärer Siderosen (Eisenspeicherkrankheiten) verwendet.
- **Therapie von Komplikationen:** z. B. Diabetes mellitus, Leberzirrhose.
- **Impfung:** Die Schutzimpfung gegen Hepatitis A und B wird empfohlen.
- **Lebertransplantation:** Ultima Ratio bei fortgeschrittener Leberzirrhose. Die Grundkrankheit Hämochromatose bleibt dabei aber unbehandelt.

6. Wilson-Krankheit

Eine weitere hereditäre Stoffwechselerkrankung, die eine Leberzirrhose verursachen kann, ist die Wilson-Krankheit, eine seltene **autosomal-rezessiv vererbte Kupferstoffwechselerkrankung** durch eine Mutation in dem für die hepatische Kupfer-ATPase codierenden Gen. Die Folge ist eine **verminderte biliäre Kupferausscheidung** mit pathologisch erhöhter Kupferspeicherung. Von der Erkrankung betroffen sind vor allem **Leber** (z. B. chronische Hepatitis, Leberzirrhose), **ZNS** (z. B. Rigor, Tremor, Dysarthrie, psychische Störungen) und **Augen** (z. B. Kayser-Fleischer-Kornealring, Sonnenblumenkatarakt), außerdem kann eine Coombs-negative **hämolytische Anämie** auftreten. Die wichtigsten diagnostischen Maßnahmen sind die Spaltlampenuntersuchung der Augen, laborchemische Untersuchungen (typische Befunde: Coeruloplasmin im Serum ↓, Kupfer im Serum ↓, Kupfer im Urin ↑) sowie eine Leberbiopsie. Die Therapie besteht vor allem aus einer kupferarmen Diät und der Gabe des Kupfer-Chelatbildners **D-Penicillamin.**

ZUSAMMENFASSUNG

Die **hereditäre Hämochromatose** ist eine autosomal-rezessiv vererbte Eisenspeicherstörung mit gesteigerter intestinaler Eisenresorption und sukzessiver intrazellulärer Eisenakkumulation. **Epidemiologisch** handelt es sich um eine der häufigsten genetisch bedingten Erkrankungen der kaukasischen Bevölkerung. Die **Prävalenz** liegt bei 1 : 1.000, wobei Männer 10-mal häufiger erkranken als Frauen. **Ätiologisch** liegt meist eine Mutation im HFE-Gen zugrunde. Die typische **Trias** besteht aus Lebererkrankung, Diabetes mellitus und Hyperpigmentierung der Haut. Weitere **klinische Manifestationen** sind Kardiomyopathie, Hypogonadismus und Arthralgien. Die wichtigsten Maßnahmen zur Sicherung der **Diagnose** sind die Bestimmung von Transferrinsättigung und Plasmaferritin sowie die HFE-Mutationsanalyse. **Therapie** der 1. Wahl ist der Aderlass. Die **Prognose** hängt von der frühzeitigen und konsequenten Behandlung ab.

47

Ödeme und Müdigkeit

Anamnese

Ein 42-jähriger Polizist stellt sich in Ihrer internistischen Hausarztpraxis vor. Er berichtet, dass er in den letzten 2 Monaten trotz unveränderter Essgewohnheiten 7 kg zugenommen habe. Ihm sei aufgefallen, dass die Füße angeschwollen seien und er kaum noch in seine Schuhe passe. Auch die Augenlider seien besonders morgens nach dem Aufstehen deutlich geschwollen. Zusätzlich fühle er sich in letzter Zeit häufig müde, was mitunter durch die Schichtarbeit zu erklären sei. Er rauche nicht, trinke keinen Alkohol und ernähre sich gesund. Vorerkrankungen sind nicht bekannt.

Untersuchungsbefunde

42-jähriger Patient in gutem AZ und normalgewichtigem EZ. HF 62/min, BD 145/85 mmHg, Temperatur 36,6 °C. Haut/Schleimhäute: unauffällig. Kopf/Hals: deutliche Lidödeme. LK: unauffällig. Herz: HT rein, rhythmisch, keine Herzgeräusche. Lunge: sonorer KS, vesikuläres Atemgeräusch, keine RG. Abdomen: unauffällig. Nierenlager: frei. Rücken: leichte Ödeme präsakral. Extremitäten: ausgeprägte symmetrische, wegdrückbare Unterschenkel-, Knöchel- und Fußrückenödeme. Neurologie: orientierend unauffällig.

Laborbefunde

Leukozyten 6,3 Tsd/µl; Erythrozyten 4,33 Mio/µl; Hb 14,1 g/dl; Hkt 47,2 %; Thrombozyten 188 Tsd/µl; Natrium 138 mmol/l; Kalium 4,1 mmol/l; Kalzium 2,3 mmol/l; Kreatinin 1,5 mg/dl; Harnstoff 66 mg/dl; BZ 98 mg/dl; Gesamtcholesterin 356 mg/dl; Triglyzeride 206 mg/dl; Gesamteiweiß im Serum 5,1 g/dl; Serumalbumin 2,1 g/dl. Differenzialblutbild, Gerinnung, GOT, GPT, AP, Bilirubin, LDH, BSG und CRP unauffällig. Urin-Stix: Leukozyten +, Protein +++, Erythrozyten neg., Glukose neg., Nitrit neg.

1. **Wie entstehen Ödeme? Welche Ursachen kennen Sie?**
2. **Stellen Sie eine Verdachtsdiagnose! Wie gehen Sie weiter vor?**
3. **Was wissen Sie über die Ätiologie der vermuteten Erkrankung? Welche Komplikationen können auftreten?**
4. **Welche diagnostischen Maßnahmen sind indiziert?**
5. **Wie wird die Erkrankung behandelt?**
6. **Beschreiben Sie das nephritische Syndrom!**

1. Ödeme

Ödeme sind definiert als eine Vermehrung des interstitiellen Flüssigkeitsgehalts und können durch folgende **Ursachen** entstehen:

- **Zunahme des intravasalen hydrostatischen Drucks:** z. B. bei Herzinsuffizienz, venöser Thrombose.
- **Abnahme des kolloidosmotischen Drucks:** wenn Serumalbumin < 2,5 g/dl, z. B. bei nephrotischem Syndrom, Leberzirrhose oder Malnutrition.
- **Zunahme der Gefäßpermeabilität:** z. B. bei Allergien, Entzündungen und Ischämien.
- **Behinderung des Lymphabflusses:** z. B. nach Operationen.

Grundsätzlich unterscheidet man zwischen generalisierten und lokalisierten Ödemen. Bei **generalisierten Ödemen** sind folgende Differenzialdiagnosen in Betracht zu ziehen:

- **Kardiale Ödeme:** meist im Rahmen einer Rechtsherzinsuffizienz. Typisch sind symmetrische, lageabhängige Ödeme in den abhängigen Körperpartien (v. a. Unterschenkel, Knöchel und Fußrücken, bei bettlägrigen Patienten auch am Rücken).
- **Renale Ödeme:** z. B. im Rahmen des nephrotischen Syndroms (aufgrund einer Hypoproteinämie) oder einer akuten bzw. chronischen Niereninsuffizienz (aufgrund einer verminderten Wasserausscheidung). Typisch sind symmetrische, kaum lagerungsabhängige Ödeme.
- **Hepatische Ödeme:** meist im Rahmen einer Leberzirrhose mit hepatischer Synthesestörung (verminderte Albuminsynthese) und portaler Stauung. Typisch sind symmetrische, kaum lagerungsabhängige Ödeme, Aszites, Albuminverminderung im Serum sowie ein sekundärer Hyperaldosteronismus.
- **Nutritiv bedingte Ödeme:** z. B. bei Malabsorption oder Malnutrition. Typischerweise sind alle Proteinfraktionen erniedrigt.
- **Endokrin bedingte Ödeme:** z. B. prämenstruell oder bei Hypothyreose (sog. Myxödem, nicht wegdrückbar).
- **Medikamentös induzierte Ödeme:** z. B. nach Einnahme von Kalziumantagonisten oder Glukokortikoiden.

Bei **lokalisierten Ödemen** kommen folgende Differenzialdiagnosen infrage:

- **Phlebödem:** z. B. bei Phlebothrombose oder chronisch-venöser Insuffizienz.
- **Lymphödem:** z. B. nach rezidivierendem Erysipel, Operationen oder Radiotherapie. Meist entwickeln sich die Ödeme von distal nach proximal unter Beteiligung der Finger und Zehen. Das Stemmer-Zeichen (fehlende Abhebbarkeit der Haut im dorsalen Hand- bzw. Fußbereich) ist typischerweise positiv.
- **Lipödem:** Auftreibung der Beine durch Fettpolster mit sekundärem Lymphödem.
- **Entzündliches Ödem:** z. B. bei lokaler Infektion. Typisch sind Rötung, Überwärmung und Schmerz.
- **Allergisches Ödem:** z. B. bei Insektenstich oder hereditärem Angioödem.
- **Ödeme anderer Ätiologie:** z. B. beim CRPS (complex regional pain syndrome = komplexes regionales Schmerzsyndrom) oder ischämisch/postischämisch.

2. Verdachtsdiagnose

Der Patient hat am ehesten ein **nephrotisches Syndrom.** Dazu passen die anamnestischen Angaben (Gewichtszunahme, Schwellungen der unteren Extremitäten und Lider, Müdigkeit) und der Untersuchungsbefund (generalisierte Ödeme). Typisch sind auch die Hypoproteinämie mit deutlicher Verminderung des Albumins, die Hyperlipidämie und die Proteinurie. Die Nierenretentionswerte sind beim nephrotischen Syndrom häufig noch normal, in diesem Fall liegt bereits eine Erhöhung von Kreatinin und Harnstoff vor.

Bei Verdacht auf ein nephrotisches Syndrom sollte das weitere Vorgehen zeitnah mit einem Facharzt für Nephrologie abgestimmt werden. Sofern in der Praxis ein Ultraschallgerät zur Verfügung steht, könnte ergänzend noch eine Sonografie durchführt werden (mit Duplexsonografie der Nierengefäße und Pleurasonografie).

3. Ätiologie/Komplikationen

In 75 % der Fälle ist das nephrotische Syndrom Folge einer **primär glomerulären Erkrankung.** Hierzu zählen:

- **Minimal-Change-Glomerulonephritis:** häufigste Ursache im Kindesalter.
- **Membranöse Glomerulonephritis:** häufigste Ursache im Erwachsenenalter.
- **Fokal-segmentale Glomerulonephritis:** zweithäufigste Ursache im Erwachsenenalter.

Darüber hinaus gibt es zahlreiche **sekundär glomeruläre Erkrankungen,** die ein nephrotisches Syndrom auslösen können. Am häufigsten ist die **diabetische Nephropathie.** Weitere mögliche Ursachen sind ein systemischer Lupus erythematodes (SLE), eine Amyloidose, Medikamente (z. B. Rifampicin), Infektionen (z. B. HCV), Neoplasien (z. B. Multiples Myelom) sowie selten angeborene Erkrankungen (z. B. Alport-Syndrom).

Pathophysiologisch wird das nephrotische Syndrom durch eine **Schädigung der Podozyten** hervorgerufen. Es resultiert ein **glomeruläres Leck** mit **Proteinurie.** Neben Albumin gehen typischerweise auch andere Plasmaproteine renal verloren, z. B. Antithrombin III, IgG, Komplementfaktoren, Thyroxin-bindendes Globulin und Vitamin-D-bindendes Globulin.

Folgende **Komplikationen** werden beim nephrotischen Syndrom beobachtet:

- **Thrombembolien:** Die vermehrte Thromboseneigung ist durch eine Dysbalance zwischen antikoagulatorischen Faktoren (u. a. Verlust von Antithrombin III) und gerinnungsaktiven Substanzen (u. a. vermehrte Bildung von Fibrinogen) zu erklären. Es kommt gehäuft zu Bein- und Nierenvenenthrombosen sowie zu Lungenembolien.
- **Infekte:** vermehrte Infektanfälligkeit durch renalen Immunglobulin- und Komplementverlust.
- **Hypovolämie:** aufgrund der Flüssigkeitsverschiebungen (von intravasal nach interstitiell).
- **Dyslipidämie:** am ehesten reaktiv mit Zunahme von Gesamtcholesterin, LDL-Cholesterin und Lipoprotein A sowie Erniedrigung von HDL-Cholesterin.
- **Osteoporose:** durch sekundären Hyperparathyreodismus und Vitamin-D-Mangel.

4. Diagnostik

Neben Anamnese, körperlicher Untersuchung und der bereits durchgeführten Labordiagnostik sind folgende Maßnahmen sinnvoll:

- **Urinuntersuchung:** Das nephrotische Syndrom ist durch eine **Proteinurie > 3,5 g/d** gekennzeichnet. Die quantitative Bestimmung der renalen Eiweißausscheidung kann im **24-Stunden-Sammelurin** erfolgen, Schneller und einfacher ist die Abschätzung mittels **Spot-Urin.** Hierfür werden bei einer kleinen Urinmenge Kreatinin und Eiweißgehalt ermittelt. Da die Kreatininausscheidung normalerweise etwa 1 g/d beträgt, kann von der Kreatininkonzentration auf die Tagesurinmenge zurückgeschlossen und die Tagesproteinausscheidung abgeschätzt werden. Außerdem kann mittels **Urinelektrophorese** zwischen einer selektiven Proteinurie (niedermolekulare Proteinurie, fast ausschließlich Albuminausscheidung) und einer nichtselektiven Proteinurie (Ausscheidung auch von Proteinen mit hohem Molekulargewicht) differenziert werden. Darüber hinaus sollte eine mikroskopische Untersuchung des Urinsediments erfolgen.
- **Serumelektrophorese:** Typisch für das nephrotische Syndrom ist die Erniedrigung der Albumin- und γ-Fraktion (wegen der Proteinurie) bei gleichzeitiger Erhöhung der α_2- und β-Globulinzacken (wegen der gesteigerten hepatischen Lipoproteinsynthese).
- **Nierenbiopsie:** Das nephrotische Syndrom ist eine klassische Indikation zur Nierenbiopsie, da sich die Therapie nach dem histologischen Befund richtet. Bei Kindern wird häufig darauf verzichtet und empirisch therapiert, da meist eine Minimal-Change-Glomerulonephritis vorliegt.
- **Serumdiagnostik:** zusätzlich Bestimmung von HbA_{1c} und TSH. Abhängig von der vermuteten Ätiologie ggf. weiterführende Labordiagnostik, z. B. Bestimmung von ANA, Virusserologie und/oder Immunelektrophorese.
- **Sonografie:** abdominell, u. a. zur Beurteilung der Nieren und ableitenden Harnwege inkl. Duplexsonografie der Nierengefäße. Zusätzlich Pleurasonografie.

5. Therapie

Folgende **allgemeine Therapiemaßnahmen** werden beim nephrotischen Syndrom empfohlen:

- **Antiproteinurische Therapie:** ACE-Hemmer, alternativ bei Unverträglichkeit AT1-Blocker.
- **Ödeme:** Flüssigkeits- und Kochsalzrestriktion. Gabe von Schleifendiuretika (in der Regel i. v.), ggf. in Kombination mit Thiaziden. Engmaschige Elektrolytkontrollen. Maximale Gewichtsreduktion 0,5–1 kg/d.
- **Blutdruck:** zusätzliche antihypertensive Medikation, falls mit dem ACE-Hemmer der Zielblutdruck von < 130/80 mmHg nicht erreicht wird.
- **Antikoagulation:** Bei der Verordnung von Heparin (unfraktioniert oder niedermolekular) ist zu beachten, dass aufgrund des Antithrombin-III-Mangels höhere Dosierungen erforderlich sind. Eine prophylaktische orale Antikoagulation wird bei einem Serumalbumin < 2 g/l empfohlen.
- **Hyperlipidämie:** Statintherapie.
- **Osteoporose:** Vitamin-D-Gabe, ggf. zusätzlich Kalzium und/oder Bisphosphonate.
- **Schutzimpfungen:** gegen Influenza und Pneumokokken.
- **Nikotinkarenz.**

Bei den sekundären Formen spielt die **Therapie der jeweiligen Grunderkrankung** eine wesentliche Rolle, z. B. eine antivirale Therapie bei Hepatitis C. Die spezifische Behandlung primär glomerulärer Erkrankungen ist abhängig von klinischen und histologischen Kriterien. Sie erfolgt meist mit Steroiden, ggf. in Kombination mit Immunsuppressiva (z. B. Cyclophosphamid).

MERKE

Die intravenöse Gabe von Albumin ist wirkungslos, da das substituierte Albumin rasch renal ausgeschieden wird.

6. Nephritisches Syndrom

Das nephritische Syndromist gekennzeichnet durch:

- **Akut** oder **subakut auftretende Nierenfunktionseinschränkung** mit Anstieg von Kreatinin und Harnstoff.
- **Arterielle Hypertonie.**
- **Mikro-/Makrohämaturie** mit Akanthozyten (beim Durchtritt durch die Basalmembran deformierte Erythrozyten) und Erythrozytenzylindern.

Häufig tritt auch eine Proteinurie hinzu, welche selten das Niveau des nephrotischen Syndroms erreicht. Die wichtigsten glomerulären Erkrankungen, die mit einem nephritischen Syndrom einhergehen, sind die **postinfektiöse Glomerulonephritis,** die **membranoproliferative Glomerulonephritis** und die **rapid-progressive Glomerulonephritis.**

ZUSAMMENFASSUNG

Das **nephrotische Syndrom** ist **definiert** durch eine Proteinurie von > 3,5 g/d infolge eines renalen Verlusts von Albumin und anderer Plasmaproteine (z. B. Antithrombin III, IgG, Komplementfaktoren). Charakteristisch sind eine Hypoproteinämie mit Ödemen und eine Hyperlipidämie. In 75 % der Fälle ist eine primär glomeruläre Erkrankung (z. B. membranöse Glomerulonephritis) die **Ursache,** es kann aber auch sekundär z. B. bei Diabetes mellitus auftreten. **Klinisch** manifestiert sich das nephrotische Syndrom durch generalisierte Ödeme, Infektanfälligkeit und thromboembolische Ereignisse, in fortgeschrittenen Stadien treten die Symptome der chronischen Niereninsuffizienz hinzu. Die wichtigsten **diagnostischen Maßnahmen** sind Laboruntersuchungen von Serum und Urin, außerdem die Nierensonografie und -biopsie. Die **Therapie** setzt sich aus der Behandlung der Grunderkrankung und allgemeinen Maßnahmen zusammen. Die **Prognose** ist abhängig von der Grunderkrankung und dem Therapieansprechen.

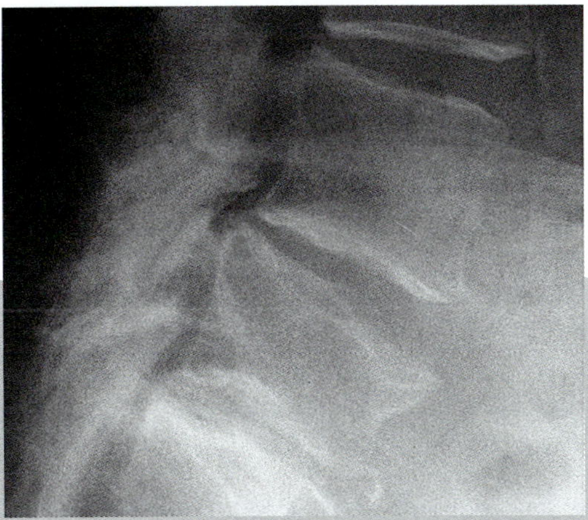

48

Fraktur ohne Trauma

Anamnese

Sie werden als internistischer Konsiliar von den Kollegen der Unfallchirurgie zu einer 69-jährigen Rentnerin gerufen, die aufgrund einer Oberschenkelhalsfraktur operiert wurde. Die Fragestellung der chirurgischen Kollegen ist die internistische Ursachenabklärung und Therapieempfehlung bei Fraktur ohne adäquates Trauma. Die Patientin berichtet, dass in den vergangenen Jahren wiederholt Frakturen unterschiedlicher Lokalisationen aufgetreten seien. An Vorerkrankungen sind ein insulinpflichtiger Diabetes mellitus Typ 2 sowie eine rheumatoide Arthritis bekannt.

Untersuchungsbefunde

69-jährige Patientin in postoperativ ordentlichem Allgemeinzustand und schlankem Ernährungszustand (BMI 19 kg/m^2). HF 78/min, BD 135/85 mmHg, wach, zu Person, Ort und Zeit orientiert. Haut: postoperative Wundverhältnisse unauffällig. Enoral: unauffällig. LK: keine Lymphadenopathie tastbar. Lunge: über allen Lungenabschnitten vesikuläres Atemgeräusch, keine RG. Herz: HT rein und regelmäßig, keine Herzgeräusche. Abdomen: Bauchdecke weich, kein Druckschmerz, Darmgeräusche vorhanden. Extremitäten: periphere Pulse seitengleich tastbar, keine Unterschenkelödeme. Wirbelsäule: diffuse Klopfschmerzhaftigkeit von BWS und LWS, Kyphosierung der Brustwirbelsäule. Neurologie: orientierend unauffällig.

Laborbefunde

Leukozyten 5,91 Tsd/µl; Erythrozyten 3,81 Mio/µl; Hb 12,7 g/dl; Hkt 35,6 %; MCV 93,4 fl; MCH 33,3 pg; MCHC 35,7 g/dl; Thrombozyten 235 Tsd/µl; Natrium 140 mmol/l; Kalium 4,3 mmol/l; Serumkreatinin 0,84 mg/dl; Harnsäure 7,8 mg/dl; GOT (AST) 72 U/l; CRP 11 mg/l.

Sie veranlassen die Durchführung einer Röntgenuntersuchung der Wirbelsäule mit diesem Bild (➤ Bild [E380]).

1. **Wie lautet Ihre Verdachtsdiagnose? Beschreiben Sie die Erkrankung!**
2. **Nennen Sie Ursachen für das sekundäre Auftreten der Erkrankung!**
3. **Nennen Sie Differenzialdiagnosen!**
4. **Welche weiteren diagnostischen Schritte leiten Sie ein?**
5. **Wie wird die Erkrankung behandelt?**

1. Verdachtsdiagnose

Die Fraktur ohne erkennbaren Auslöser sowie die Anamnese und der körperliche Untersuchungsbefund sprechen für das Vorliegen einer **Osteoporose.**

Ursache ist ein gestörter Knochenmetabolismus mit einem Ungleichgewicht zwischen Osteoblasten- und Klastenaktivität. Merkmale dieser systemischen Skeletterkrankung sind eine niedrige Knochenmasse und eine Verschlechterung der Mikroarchitektur des Knochengewebes. Daraus resultiert eine erhöhte Frakturgefahr.

Osteoporose tritt vorwiegend im höheren Lebensalter auf, wobei die Frakturrate mit dem Alter exponentiell ansteigt. Frauen sind häufiger betroffen als Männer. Wirbelkörperfrakturen bei älteren Patienten sind meist osteoporotisch bedingt, dagegen können periphere Frakturen osteoporotisch oder traumatisch verursacht sein. Das Vorliegen einer Osteoporose ist dann wahrscheinlich, wenn es sich wie hier um eine Fraktur ohne auslösendes oder nach inadäquatem Trauma (sog. **pathologische Fraktur**) handelt. Unter einer **asymptomatischen** Osteoporose versteht man eine erniedrigte Knochendichte ohne Frakturen. Bei erniedrigter Knochendichte mit Frakturen spricht man von einer **manifesten** Osteoporose. Die **Wirbelkörperfraktur** (➤ Bild) ist die häufigste durch Osteoporose bedingte Frakturform (hier des Wirbelkörpers L5), die **proximale Femurfraktur** die folgenschwerste aufgrund der Notwendigkeit einer operativen Versorgung. Patienten mit osteoporotischen Frakturen haben eine erhöhte Sterblichkeit, insbesondere im ersten Jahr nach dem Frakturereignis, sowie ein hohes Risiko für weitere Frakturen.

2. Sekundäre Osteoporose

Man unterscheidet zwischen der **primären** und der **sekundären Osteoporose.** Die primäre Form ist für > 90 % der Fälle verantwortlich. Zugrunde liegen genetische Faktoren, Umwelteinflüsse und Lebensstil (Rauchen, Fehlernährung, Bewegungsmangel). Die deutlich seltenere sekundäre Osteoporose ist auf andere Ursachen zurückzuführen. Hierzu zählen:

- **Medikamente:** z. B. Glukokortikosteroide, Immunsuppressiva, Aromatasehemmer, Antikonvulsiva und niedermolekulare Heparine.
- **Immobilisation:** Unzureichende körperliche Aktivität ist einer der wichtigsten Risikofaktoren für Osteoporose (sog. Immobilisationsosteoporose).
- **Hormonstörungen:** z. B. Hypogonadismus, primärer Hyperparathyreodismus und Cushing-Syndrom.
- **Niereninsuffizienz:** Bei Patienten mit mittel- bis hochgradig eingeschränkter Nierenfunktion kann es zu verschiedenen Störungen im Elektrolythaushalt (Hypokalzämie, Hyperphosphatämie, erhöhte Säurelast) und Hormonhaushalt (sekundärer Hyperparathyreodismus, verminderte Vitamin-D-Synthese) kommen, die zu einer Osteoporose führen.
- **Paraneoplastische Genese:** bei verschiedenen Tumorerkrankungen möglich.
- **Malabsorptionssyndrome:** z. B. chronisch entzündliche Darmerkrankungen oder glutensensitive Enteropathie.

3. Differenzialdiagnosen

Neben der primären oder sekundären Osteoporose können pathologische Frakturen durch folgende weitere Erkrankungen ausgelöst werden:

- **Osteomalazie:** Ursächlich ist meist ein schwerer Mangel an Vitamin D oder Störungen des Vitamin-D-Stoffwechsels. Durch eine unzureichende Mineralisierung der Knochengrundsubstanz kommt es zu dumpfen Schmerzen, teilweise auch zu pathologischen Frakturen. Typische Beschwerden sind Skelettschmerzen, Knochenverformungen, Muskelschwäche und Watschelgang. Von einer **Rachitis** spricht man bei Auftreten der Erkrankung im Kindesalter, von einer **Osteomalazie** bei Erwachsenen.
- **Knochenmetastasen** bei soliden Tumorerkrankungen: z. B. Nierenzellkarzinom, Mammakarzinom oder Prostatakarzinom.
- Diffuse **Knochendestruktion bei hämatologischen Erkrankungen:** z. B. multiples Myelom/Plasmozytom oder andere hämatologische Neoplasien.

4. Diagnostik

Durch eine gezielte **Anamnese** sollten mögliche Ursachen einer sekundären Osteoporose erfasst werden. In diesem Fall ist die Frage nach Medikamenten (Einnahme von Glukokortikosteroiden oder Immunsuppressiva bei rheumatoider Arthritis?) naheliegend. Darüber hinaus sollten Stürze/Traumata, Ernährungsgewohnheiten und Sonnenexposition erfragt sowie eine Schmerzanamnese erhoben werden.

Außerdem kommt der ausführlichen **körperlichen Untersuchung** eine besondere Bedeutung zu. Neben der beschriebenen diffusen Klopfschmerzhaftigkeit und Kyphosierung der Wirbelsäule sollte auf folgende Aspekte geachtet werden:

- **Körpergröße:** Häufig kommt es durch Wirbelkörperfrakturen zu einer Abnahme der Körpergröße > 4 cm.
- **„Osteoporose-Bäuchlein":** Bei einigen Patienten kann der untere Rippenbogen den Beckenkamm schmerzhaft berühren, der Bauch ist vorgewölbt.
- **„Tannenbaumphänomen":** Typische Hautfalten vom Rücken zu den Flanken.
- Verlagerung des Körperschwerpunkts nach vorn mit oft **kleinschrittigem und unsicherem Gangbild.**

Ergeben sich wie hier Hinweise auf mögliche Wirbelkörperfrakturen, sollte zunächst eine **Röntgenaufnahme der Wirbelsäule** in 2 Ebenen durchgeführt werden. Es zeigen sich häufig typische Wirbelkörperdeformierungen wie **Keil- oder Fischwirbel.** Zu beachten ist bei der konventionellen Röntgendiagnostik, dass frische Wirbelkörpereinbrüche häufig noch nicht nachweisbar sind. Gegebenenfalls kann ergänzend eine Schnittbilddiagnostik (CT/MRT) erforderlich sein. Zur weiteren Einordnung sowie zum Ausschluss einer sekundären Osteoporose sollte außerdem eine **Labordiagnostik** erfolgen mit Bestimmung folgender Werte:

- Serumkalzium, Serumphosphat.
- Kreatinin-Clearance.
- Alkalische Phosphatase, γ-GT.
- Blutbild, BSG/CRP, Serumeiweißelektrophorese.
- TSH.
- 25-Hydroxyvitamin D_3, Testosteron bei Männern.
- Die **Osteodensitometrie** wird zur spezifischen Diagnostik der Osteoporose und Prüfung der Indikation für die Einleitung einer medikamentösen Therapie durchgeführt. Empfohlenes Standardverfahren ist hier die sogenannte **DXA-Messung** (dual-X-ray-absorptiometry) von LWS (LWK 1–4), Gesamtfemur und Femurhals. Der sogenannte **T-Wert** gibt dabei die Standardabweichung vom Durchschnittswert der Knochendichte unserer Bevölkerung im Alter von 30 Jahren an. Ein **T-Wert** von −1 bedeutet, dass die Knochendichte eine Standardabweichung unter diesem Mittelwert liegt. Bei einem T-Wert ≤ −1 besteht definitionsgemäß eine **Osteopenie,** bei einem T-Wert ≤ −2,5 eine **Osteoporose.** In der Regel sind diese Werte bei > 60-Jährigen relativ stabil, sodass wiederholte Messungen in dieser Altersgruppe nicht sinnvoll sind.

5. Therapie

Es wird zwischen konservativen Basismaßnahmen zur Frakturprophylaxe und einer medikamentösen Therapie unterschieden. Zu den **Basismaßnahmen** zur Frakturprophylaxe gehören:

- **Vermeidung von Untergewicht** (BMI > 20 kg/m^2).
- **Nikotinkarenz.**
- **Aufnahme von 1,2–1,5 g Kalzium täglich.**
- **Regelmäßige körperliche Aktivität** mit ausreichender Belastung des Bewegungsapparats, Förderung von Kraft und Koordination.
- Nach Möglichkeit **Absetzen** oder **Dosisreduktion** von **Osteoporose-** oder **sturzfördernden Medikamenten** (z. B. Glukokortikosteroide, Sedativa). Die langfristige Einnahme von Protonenpumpeninhibitoren sollte vermieden werden.

Da die Sonnenlichtexposition in Mitteleuropa bei den meisten Menschen insbesondere in den Wintermonaten nicht für eine suffiziente körpereigene Vitamin-D-Produktion ausreicht und das Vorkommen in der Nahrung begrenzt ist, wird zur Therapie der Osteoporose die Einnahme von **Vitamin D** empfohlen. **Kalzium** sollte supplementiert werden, falls die empfohlene Zufuhr mit der Nahrung nicht erreicht werden kann.

Darüber hinaus wird in Abhängigkeit von der klinischen Gesamtsituation (unter Einbeziehung von Faktoren wie dem Vorliegen Osteoporose-typischer **Frakturen,** dem **T-Score** sowie möglicher **Begleiterkrankungen und -medikation**) die Indikation zur spezifischen Osteoporose-Therapie gestellt. Häufig eingesetzt werden **Bisphosphonate** (z. B. Alendronat, Risedronat), die die Osteoklasten hemmen. Orale Präparate sind gut verträglich. Um gastrointestinale Nebenwirkungen (z. B. Ösophagusirritation) zu vermeiden und eine ausreichende Resorption zu gewährleisten, sollten Bisphosphonate morgens nüchtern in aufrechter Körperposition mit viel Wasser eingenommen werden.

Bei **Frauen** nach der Menopause werden neben Bisphosphonaten der nichtsteroidale, selektive Östrogen-Rezeptor-Modulator **Raloxifen** oder das Strontiumsalz **Strontiumranelat** empfohlen. Östrogene haben eine gute frakturpräventive Wirkung, sollten aber wegen der Behandlungsrisiken in der Therapie der Osteoporose nur eingesetzt werden, wenn sie aus anderen Gründen (z. B. schwere Hitzewallungen) indiziert sind. Außerdem ist das rekombinante humane Parathormon-Fragment **Teriparatid** für einen Therapiezeitraum von maximal 18 Monaten zugelassen. **Männer** mit Osteoporose können, neben Vitamin D und ggf. Kalzium, **Bisphosphonate** sowie **Teriparatid** erhalten. Die Dauer der medikamentösen Therapie beträgt zunächst 3–5 Jahre mit anschließender erneuter Evaluation. Nach Absetzen der Bisphosphonate verringert sich deren osteoprotektive Wirkung nur sehr langsam, weil die Substanzen im Knochengewebe gebunden bleiben. Zusätzlich zur spezifischen Osteoporosetherapie sollten eine **Schmerztherapie** sowie **rehabilitative Maßnahmen** durchgeführt werden.

MERKE

Eine gefürchtete Komplikation unter Therapie mit Bisphosphonaten sind **Kieferosteonekrosen,** im Wesentlichen für die hoch dosierte **parenterale** Therapie von **Tumorpatienten,** bei denen die Komplikationen in 1–10 % der Fälle auftritt. Begünstigende Risikofaktoren sind **mangelnde Mundhygiene, Zahneingriffe, Steroidtherapie** sowie laufende **Chemotherapie.** Im Unterschied zu Tumorpatienten konnte bei Osteoporosepatienten für Bisphosphonate keine erhöhte Rate von Kiefernekrosen nachgewiesen werden.

ZUSAMMENFASSUNG

Die **Osteoporose** ist eine systemische Skeletterkrankung, die mit einer erhöhten Frakturgefahr einhergeht infolge niedriger Knochenmasse und verminderter Mikroarchitektur des Knochengewebes. Unterschieden wird zwischen primären und sekundären Formen. **Risikofaktoren** sind hohes Alter, Postmenopause, Immobilisation und eine Langzeittherapie mit Glukokortikosteroiden. **Differenzialdiagnostisch** müssen vor allem eine Osteomalazie sowie Knochenmetastasen solider Tumoren abgegrenzt werden. Die **Diagnostik** umfasst neben Laboruntersuchungen eine Röntgenaufnahme der Wirbelsäule und eine DXA-Messung. Neben konservativen Maßnahmen ist die medikamentöse **Therapie** von zentraler Bedeutung. Symptomatisch wird Vitamin D verordnet sowie bei unzureichender Aufnahme mit der Nahrung zusätzlich Kalzium. Darüber hinaus können Bisphosphonate, der selektive Östrogen-Rezeptor-Modulator Raloxifen oder das rekombinante Parathormon-Fragment Teriparatid eingesetzt werden. Die Dauer der medikamentösen Therapie beträgt mindestens 3–5 Jahre.

49

Übelkeit, Melaena und Hämatemesis

Anamnese

Ein 75-jähriger berenteter Kfz-Meister erbricht plötzlich größere Mengen frisches Blut. Seine Frau ruft umgehend den Notarzt, der den Patienten in die Klinik begleitet. Die Ehefrau berichtet weiter, dass ihr Mann bereits 2 Tage zuvor schwarzen Stuhl abgesetzt habe. Aufgrund von Schmerzen bei einer schweren pAVK habe der Patient seit über einem Jahr täglich Ibuprofen eingenommen. Nach einer Stentanlage in der A. iliaca communis rechts vor wenigen Wochen wurde außerdem ASS und Clopidogrel verabreicht. Schon seit Längerem habe er über eine leichte Übelkeit und gelegentliche Schmerzen im Oberbauch geklagt, vor allem nach der Nahrungsaufnahme, denen er aber nicht viel Bedeutung beigemessen habe. Alkohol trinke er selten, allerdings würde er trotz pAVK weiter rauchen (etwa 40 py).

Untersuchungsbefunde

75-jähriger Mann in akut reduziertem AZ und schlankem EZ, zu Person, Ort und Zeit orientiert. BD 90/60 mmHg, HF 119/min. Haut/Schleimhäute: blasse Farbe, gerötetes Gesicht, Schleimhäute feucht, enoral vereinzelt altblutige Reste. LK: unauffällig. Herz: reine, regelmäßige, tachykarde HT, keine Herzgeräusche. Lunge: bronchiales Atemgeräusch mit diskreter Spastik, keine RG. Abdomen: Bauchdecke weich, leichter epigastrischer DS, keine Resistenzen, Darmgeräusche positiv. Gefäßstatus: periphere Pulse der unteren Extremitäten nicht tastbar, Füße seitengleich kühl, Ulkus an Dig V rechts, Z. n. Amputation Dig V links. Neurologisch orientierend unauffällig. Digital-rektale Untersuchung: unauffällig.

1. Welche Verdachtsdiagnose haben Sie? Erläutern Sie die wahrscheinlichste Ursache!

2. Welche Maßnahmen leiten Sie in der Notaufnahme in der Reihe des praktischen Vorgehens umgehend ein?

3. Welche anderen Ursachen des zugrunde liegenden Krankheitsbilds kennen Sie? Welche Diagnostik kommt zum Einsatz?

4. Beschreiben Sie das therapeutische Vorgehen bei der Erkrankung!

5. Welche anderen Ursachen der oberen Gastrointestinalblutung kennen Sie? Ordnen Sie nach der Häufigkeit!

6. Was verstehen Sie unter der Forrest-Klassifikation?

1. Verdachtsdiagnose/Ursache

Die klinischen Symptome Teerstuhl (Melaena) und Bluterbrechen (Hämatemesis) sprechen für eine **obere gastrointestinale (OGI) Blutung.** Allerdings kommt es hier in Selbsteinschätzung der Patienten nicht selten zu Fehldiagnosen hinsichtlich dieser Symptome. Die Anamnese und die Medikation des Patienten lassen am ehesten auf ein **Ulkus** als Blutungsursache schließen. Dafür sprechen v. a. die langfristige Einnahme der nichtsteroidalen Antiphlogistika (NSAID) Ibuprofen und ASS sowie die Erhöhung der Blutungsbereitschaft durch ASS und Clopidogrel. Trotz der unspezifischen Symptome sind Übelkeit und postprandial zunehmende Schmerzen am ehesten für ein **Ulcus ventriculi** typisch. Beim **Ulcus duodeni** kommt es klassischerweise zur Schmerzbesserung nach Nahrungsaufnahme.

2. Sofortmaßnahmen

Bei einer akuten OGI-Blutung mit hämodynamischer Instabilität (Hypotonie und Tachykardie) steht zunächst die **Kreislaufstabilisierung** im Vordergrund, auf die so schnell wie möglich eine **Ösophagogastroduodenoskopie** (ÖGD) folgen sollte. Der Reihe nach sind folgende Maßnahmen sinnvoll:

- Kurze Anamnese, klinische Untersuchung und Überwachung der **Vitalfunktionen.**
- Patient **nüchtern** lassen.
- Ggf. **Sauerstoffgabe.**
- Großlumige **venöse Zugänge** (mindestens zwei).
- **Laborchemische Analyse:** Blutbild, Blutgruppenbestimmung, Gerinnung, Nierenfunktion, Elektrolyte.
- **Erythrozytenkonzentrate** bestellen (mindestens vier) und auf Abruf bereithalten.
- Gezielte **Volumensubstitution** bis zum Eintreffen der Erythrozytenkonzentrate, z. B. durch kristalloide Lösungen (z. B. isotonische Elektrolytlösungen). Versorgung auf der **Intensivstation** abhängig vom Verlauf, ggf. mit arterieller Blutdrucküberwachung und Gabe von **Katecholaminen.** Bei schwerem Schock, Bewusstseinstrübung oder drohender Aspiration (massive Hämatemesis) Intubation.
- **Ggf. Erythrozytensubstitution:** Ziel-Hämoglobinwert 7–9 g/dl abhängig von Vorerkrankungen und Verlauf; evtl. zusätzlich FFPs (Fresh Frozen Plasma) und Thrombozytenkonzentrate.
- **Protonenpumpeninhibitor i. v.**
- **Ggf. Erythromycin** einmalig 0,5–2 Stunden vor erster Endoskopie bei vermuteter schwerer oberer GI-Blutung zur besseren Beurteilbarkeit des oberen GI-Trakts.
- **Ösophagogastroduodenoskopie:** zur endoskopischen Diagnostik (➤ Abb. 49.1) und Therapie (z. B. Unterspritzung, Gefäßclip). Beispielhaft ist eine spritzende, arterielle Blutung im Duodenum gezeigt.
- Bei endoskopisch nicht beherrschbarer Blutung frühzeitig **chirurgisches Konsil** organisieren.

In den Leitlinien wird auf die Bedeutung einer Unterscheidung von nichtvarikösen und varikösen Blutungsquellen hingewiesen, z. B. anhand von prädisponierenden Risikofaktoren (z. B. bekannte Leberzirrhose), da bei Varizenblutungen die Gabe eines Vasokonstriktors und intravenöse Antibiotikatherapie noch vor der Endoskopie angezeigt sind, ebenso wie eine stationäre Behandlung.

MERKE

Ebenso wie eine engmaschige hämodynamische Überwachung (anfangs keine Änderung des Blutbilds) sind der rasche Volumenersatz und das Bereithalten von Erythrozytenkonzentraten von Bedeutung.

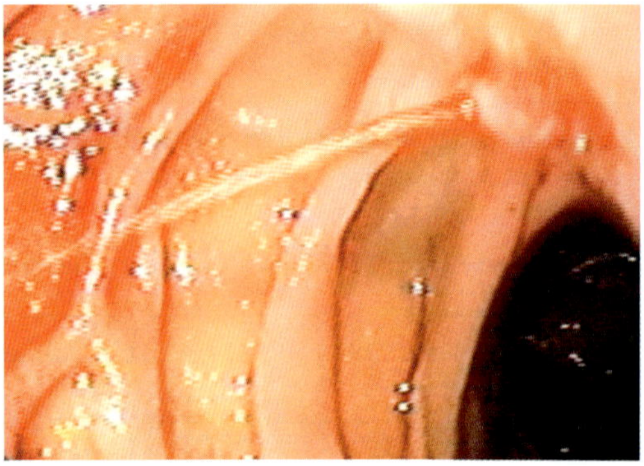

Abb. 49.1 Spritzende, arterielle Blutung im Duodenum [R211]

3. Weitere Ursachen/Diagnostik

Neben der Einnahme von NSAID und/oder Glukokortikoiden ist die **chronische Infektion mit Helicobacter pylori (HP)** mit **Gastritis** eine wichtige Ursache des Ulcus ventriculi bzw. duodeni. Dabei steigt das Gesamtrisiko bei gleichzeitigem Vorliegen der beiden Hauptursachen (NSAID und HP-positive Gastritis) deutlich an. Auch bestimmte genetische Faktoren scheinen bei der Genese von Duodenalulzera eine Rolle zu spielen, so ist das Risiko bei Patienten mit der Blutgruppe 0 etwas höher. Ebenso gelten Umweltbedingungen (z. B. Rauchen) als begünstigende Faktoren.

Nachfolgend sind die Ursachen der Ulkuskrankheit und die entsprechende Diagnostik aufgeführt:

- **HP-positive Ulkuskrankheit:** Bei etwa 97 % der Duodenalulzera sowie 50–75 % der Magenulzera findet sich eine HP-Infektion. Die Häufigkeit der HP-Besiedlung der Magenschleimhaut nimmt in Deutschland mit dem Alter zu (etwa 50 % der Gruppe der > 50-Jährigen sind HP-positiv). Bei Verdacht bzw. Nachweis eines gastroduodenalen Ulkus können folgende diagnostische Mittel zum HP-Nachweis eingesetzt werden (2 Wochen nach Ende einer PPI-Therapie und 4 Wochen nach vorheriger Eradikation):
  - **Invasiv** aus mehreren Biopsien: **Helicobacter-Urease-Schnelltest** (HUT), Histologie, kultureller Nachweis (Antibiogramm zur Resistenzmessung ist möglich), PCR.
  - **Nichtinvasiv: C13-Atemtest** (verminderte Sensitivität unter Gabe von PPI), HP-Antigennachweis im Stuhl auf Basis monoklonaler Antikörper (geringe klinische Relevanz), Antikörpernachweis im Serum (geringe klinische Relevanz).
- **Akutes Stressulkus:** Anamnestische Angaben können darauf hindeuten, z. B. vorangegangene große Operation, Polytrauma oder Verbrennungen.

Weitere **seltene Ursachen** sind:

- **Gastrinom (Zollinger-Ellison-Syndrom):** Gastrinproduzierender Tumor, der meist im Pankreas lokalisiert ist (80 %) und in dessen Folge es zu einer massiven Stimulation der Säuresekretion kommt. Diagnose durch Messung des Gastrinspiegels basal und nach Provokation mit Sekretin.
- **Primärer Hyperparathyreoidismus:** Kalzium und Parathormon im Serum sind erhöht.

MERKE

Von einem **Ulkus** spricht man bei einem Schleimhautdefekt, der über die Muscularis mucosae hinausgeht. Dagegen ist diese bei der **Erosion** intakt und der Defekt der Schleimhaut ist auf die Mukosa beschränkt. Erosionen können durch diffuse Blutungen imponieren.

4. Therapie

Das therapeutische Vorgehen bei Nachweis eines gastroduodenalen Ulkus hängt von der Ursache ab.

- **HP-bedingte Ulkuskrankheit:** Die kausale Therapie der Wahl ist eine **Eradikation des Erregers.** Vor Therapiebeginn sollte geklärt werden, ob Risikofaktoren für eine Clarithromycin-Resistenz vorhanden sind (Herkunft des Patienten aus Süd-/Osteuropa, frühere Makrolidtherapie). Bei niedriger Wahrscheinlichkeit werden zwei Antibiotika mit einem Protonenpumpeninhibitor (PPI) als **„Triple-Therapie"** kombiniert Möglich ist eine Kombination von Clarithromycin, Metronidazol und PPI (z. B. Pantoprazol oder Omeprazol) als sog. italienische Triple-Therapie. Alternativ eignet sich die sog. französische Triple-Therapie, bei der anstelle von Metronidazol auf Amoxicillin ausgewichen wird. Die Eradikationstherapie wird für 7–14 Tage mit einer hohen Erfolgsrate durchgeführt. Als Erstlinientherapie kann auch die seit 2013 in Deutschland verfügbare Bismut-haltige Vierfachtherapie erfolgen, die zudem bei hoher Wahrscheinlichkeit für eine primäre Clarithromycin-Resistenz angezeigt ist.
- **NSAID-assoziiertes Ulkus** und **HP-negative Ulzera:** Im Vordergrund stehen das Absetzen des NSAID und die **Therapie mit PPI** als Mittel der 1. Wahl, unter der es innerhalb von etwa 14 Tagen zur Abheilung des Ulkus kommen sollte. Außerdem sollte auf Rauchen verzichtet und Stress gemieden werden.
- **Chirurgische Therapie:** Indikation ist **nur bei Komplikationen** gegeben, z. B. bei endoskopisch nicht beherrschbarer Blutung, bei Perforation oder bei Magenausgangsstenose. Aufgrund des breiten

Einsatzes der Eradikationstherapie und guten endoskopischen Ergebnissen sind Ulkusoperationen kaum noch notwendig.

MERKE

Zum **Malignomausschluss** sollte beim Ulcus ventriculi auch bei unkompliziertem Verlauf zwingend eine **Kontrollgastroskopie** mit ggf. erneuten Biopsien nach etwa 6 Wochen erfolgen.

5. Obere gastrointestinale Blutung

In etwa 35 % der Fälle handelt es sich um die in diesem Fall beschriebene Blutung aus einem Ulkus. Als Ursachen einer oberen gastrointestinalen Blutung kommen unterschiedliche Krankheitsbilder in Betracht.

- **Ulkusblutung:** Ulcus ventriculi, Ulcus duodeni.
- Erosive Gastritis, Duodenitis oder Refluxösophagitis.
- **Varizenblutung:** Ösophagus- u./o. Fundusvarizen.
- **Mallory-Weiss-Läsion:** longitudinaler Schleimhauteinriss am gastroösophagealen Übergang, besonders bei starkem Erbrechen.
- **Karzinom** des Magens.
- **Angiodysplasien:** insbes. bei älteren Menschen.

In etwa 5 % der Fälle lässt sich keine eindeutige Blutungsquelle finden. Mehrere Läsionen können gleichzeitig vorliegen, sodass z. B. eine ÖGD immer komplett erfolgen sollte, um weitere Blutungsquellen auszuschließen.

6. Forrest-Klassifikation

Bei der **Forrest-Klassifikation** handelt es sich um eine endoskopische **Einteilung der Blutungsaktivität.** Gleichzeitig lässt sich je nach Typ das Rezidivrisiko einer Blutung abschätzen. Bei der in ➤ Abb. 49.1 dargestellten beispielhaften Läsion handelt es sich um ein Forrest-Stadium Ia (➤ Tab. 49.1).

Tab. 49.1 Forrest-Klassifikation und Risiko einer Rezidivblutung

Forrest-Typ		Art		Risiko Rezidivblutung
I	Aktive Blutung	a	Arterielle (spritzende) Blutung	90 %
		b	Sickerblutung	10–20 %
II	Inaktive Blutung	a	Sichtbarer Gefäßstumpf	50 %
		b	Koagel	25–30 %
		c	Hämatin	7–10 %
III	Läsion ohne Blutung	Keines der obigen Kriterien		3–5 %

ZUSAMMENFASSUNG

Bei der **oberen gastrointestinalen Blutung** handelt es sich um ein prinzipiell lebensbedrohliches Krankheitsbild. Die typischen **Symptome** sind Hämatemesis und Melaena. **Ursache** sind in etwa der Hälfte der Fälle Ulkusblutungen (Ulcus ventriculi oder Ulcus duodeni), die sich nach Forrest einteilen lassen. **Therapeutisch** im Vordergrund stehen die endoskopische Intervention, hämodynamische Stabilisation und die Therapie der Grundkrankheit. Die kausale Therapie der Ursache ist zur **Prophylaxe** von Rezidiven entscheidend.

Die **gastroduodenale Ulkuskrankheit** ist im Wesentlichen durch zwei Hauptfaktoren bedingt: eine Infektion mit H. pylori und die Einnahme von NSAID u./o. Glukokortikoiden. **Klinisch** können Ulzera durch Oberbauchschmerzen, Übelkeit und Komplikationen (z. B. Blutung) imponieren, in vielen Fällen (v. a. NSAID) verläuft die Ulkuskrankheit asymptomatisch. Die wichtigste **diagnostische Maßnahme** besteht in der ÖGD. Bei HP-positiven Ulzera steht die Eradikation des Erregers durch eine Triple- oder Vierfachtherapie im Vordergrund, bei NSAID und Stressulzera sind das Absetzen des auslösenden Medikaments und die Gabe von PPI **Therapie** der Wahl. Chirurgische Maßnahmen kommen nur bei Komplikationen in Betracht. Besonders beim Ulcus ventriculi sollte ein Malignomausschluss erfolgen. Die **Prognose** der unkomplizierten Ulkuskrankheit ist gut.

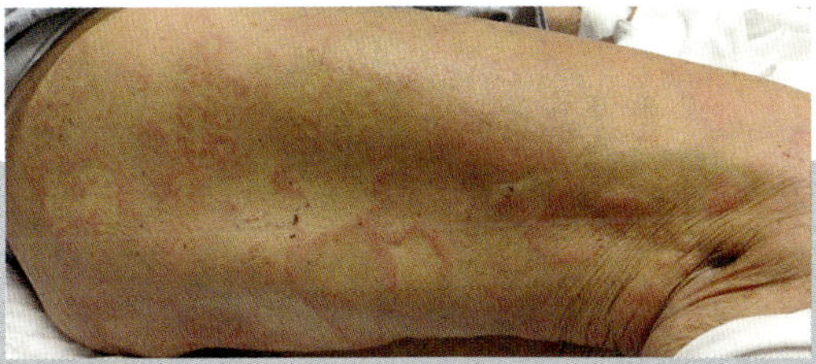

50

Hautausschlag und Erbrechen nach Antibiotikagabe

Anamnese

Sie werden als zuständiger Dienstarzt von der Nachtschwester zu einer 68-jährigen Patientin mit Kaltschweißigkeit und Erbrechen gerufen. Die Schwester berichtet Ihnen noch am Telefon, der Stationsarzt habe kurz vor Feierabend aufgrund steigender Infektwerte nach Operation (Knie-Totalendoprothese) ein Antibiotikum angeordnet, welches durch die Pflegekraft vor wenigen Minuten erstmalig intravenös verabreicht wurde. Seither habe sich der Zustand der Patientin deutlich verschlechtert. Als Sie im Zimmer ankommen, berichtet Ihnen die Patientin mit heiserer Stimme, dass vor Verabreichung des Antibiotikums keinerlei Symptome bestanden. Bereits kurz nach Beginn der Infusion habe sie aber einen Juckreiz im Bereich der Zunge bemerkt und dann innerhalb weniger Minuten einen deutlichen und stark juckenden Hautausschlag entwickelt. Zuletzt sei auch Übelkeit mit einmaligem Erbrechen hinzugekommen.

Untersuchungsbefunde

68-jährige Patientin in reduziertem AZ und schlankem EZ. HF 120/min, BD 130/75 mmHg, AF 24/min, Temperatur 36,5 °C, wach, zu Person, Ort und Zeit orientiert. Haut: ubiquitär Urtikaria (➤ Bild [G757]). Enoral: Schleimhäute unauffällig. Lunge: über allen Lungenabschnitten vesikuläres Atemgeräusch, keine RG. Herz: HT rein und regelmäßig, keine Herzgeräusche. Abdomen: Bauchdecke weich, kein Druckschmerz, Darmgeräusche vorhanden. Extremitäten: periphere Pulse seitengleich tastbar, keine Unterschenkelödeme. Neurologie: orientierend unauffällig.

1. **Wie lautet Ihre Verdachtsdiagnose? Erläutern Sie das Krankheitsbild zusammenfassend!**
2. **Nennen Sie die häufigsten Auslöser!**
3. **Nennen Sie wichtige Differenzialdiagnosen!**
4. **Welche nichtmedikamentösen Maßnahmen leiten Sie akut ein?**
5. **Beschreiben Sie die Therapie der unterschiedlichen Stadien!**
6. **Welche weiteren Maßnahmen sind für die Patientin von Bedeutung?**

1. Verdachtsdiagnose

Die geschilderten Symptome sowie der zeitliche Zusammenhang zur Erstgabe des Antibiotikums deuten auf eine **anaphylaktische Reaktion** hin. Dabei handelt es sich um eine potenziell lebensbedrohliche, systemische allergische Sofortreaktion.

Der Manifestationsort kann variieren, meist sind Haut, Atemwege, Gastrointestinaltrakt und/oder das kardiovaskuläre System betroffen. In der Regel setzen die Symptome akut ein und können unbehandelt sehr rasch bis hin zu einem lebensbedrohlichen Zustand fortschreiten. Die Unterteilung erfolgt in verschiedene **Schweregrade** (➤ Tab. 50.1) jeweils nach den schwersten der aufgetretenen Symptome.

2. Auslöser

Im ambulanten Bereich sind die häufigsten Auslöser bei Erwachsenen Insektengifte, gefolgt von Arzneimitteln und Nahrungsmitteln. Im stationären Bereich handelt es sich häufig um Reaktionen auf Medikamente oder Blutprodukte.

3. Differenzialdiagnosen

Häufig ist der Auslöser der allergischen Reaktion nicht so eindeutig auszumachen wie in diesem Fall und es müssen weitere Krankheitsbilder erwogen werden, die nicht im Zusammenhang mit der Antibiotikagabe stehen. Hierzu gehören:

- **Hauterkrankungen:** Aufgrund der Hauterscheinungen mit juckendem Exanthem kommen in Abwesenheit von weiteren Symptomen auch verschiedene Hauterkrankungen z. B. andere Urtikariaerkrankungen in Betracht.
- **Infektionen:** Die Symptomatik mit Tachykardie, Kaltschweißigkeit und Hauteffloreszenzen kann auch Ausdruck der laborchemisch detektierten Infektkonstellation sein.
- **Kardiovaskuläre Erkrankungen:** Die Tachykardie kann auch Symptom einer kardiovaskulären Er-

Tab. 50.1 Schweregrade anaphylaktischer Reaktionen (modifiziert nach Ring und Messmer 1974)

Grad	Haut und subjektive Allgemeinsymptome	GI-Trakt	Respirationstrakt	Kardiovaskuläres System
I	Juckreiz Flush Urtikaria Angioödem	–	–	–
II	Juckreiz Flush Urtikaria Angioödem	Nausea Erbrechen Krämpfe	Rhinorrhö Heiserkeit Dyspnoe	Tachykardie (Anstieg Herzfrequenz > 20/min) Hypotension (Abfall systolisch > 20 mmHg) Arrhythmie
III	Juckreiz Flush Urtikaria Angioödem	Erbrechen Defäkation	Larynxödem Bronchospasmus Zyanose	Schock
IV	Juckreiz Flush Urtikaria Angioödem	Erbrechen Defäkation	Atemstillstand	Kreislaufstillstand

krankung z. B. Herzrhythmusstörung, Lungenembolie oder Myokardinfarkt sein.

- **Erkrankungen des Respirationstrakts:** Bei führender respiratorischer Symptomatik müssen pulmonale Erkrankungen z. B. Status asthmaticus oder tracheale/bronchiale Obstruktion in Betracht gezogen werden.
- **Hormonelle Erkrankungen:** Ursache der geschilderten Symptomatik mit Tachykardie können auch endokrinologische Erkrankungen z. B. Hyperthyreose bis zur thyreotoxischen Krise oder Hypoglykämie sein.
- **Neuropsychiatrische Erkrankungen:** Wenn keine symptomatische Ursache gefunden werden kann, müssen auch psychiatrische Erkrankungen oder Reaktionen wie Angst- und Panikattacken oder somatoforme Störungen in Betracht gezogen werden.

4. Akutmaßnahmen

Maßgeblich für den weiteren Verlauf ist die zeitnahe und symptomgerechte Behandlung. Wenn durch die Nachtschwester noch nicht veranlasst, sollten Sie zunächst die laufende Antibiotikainfusion stoppen, um eine **weitere Allergenexposition** zu **verhindern.** Zur Einschätzung des Schweregrades sollten Sie die **Vitalfunktionen** wie Atmung (Pulsoxymetrie), Herzfrequenz und Blutdruck überwachen und die Patientin nach weiteren Beschwerden fragen. Auch die Inspektion leicht einsehbarer Hautareale sollte erfolgen. Die Lagerung erfolgt entsprechend der klinisch führenden Symptomatik, z. B. Schocklagerung bei ausgeprägter kardiovaskulärer Reaktion oder sitzend bei führender Atemwegssymptomatik. Im vorliegenden Fall erklären Sie der Patientin, dass körperliche Anstrengung vermieden werden sollte und vergewissern sich, dass ein **großvolumiger Zugang** vorhanden ist (z. B. weiße oder graue Venenverweilkanüle = 17 bzw. 16 Gauge). Sollte die Antibiotikagabe über einen kleinvolumigen Zugang erfolgt sein, legen Sie einen zweiten möglichst großvolumigen Zugang. Zudem sollten Sie der Patientin aufgrund der beginnenden kardiovaskulären Symptomatik Sauerstoff über eine Atemmaske mit Reservoirbeutel verabreichen.

5. Medikamentöse Therapie

Die Art der Medikation richtet sich nach Grad und Lokalisation der Anaphylaxie. Histamin spielt als Mediator allergischer Reaktionen eine wichtige Rolle. **Antihistaminika (H1-Rezeptorantagonisten)** besitzen eine große therapeutische Breite sowie ein günstiges Nebenwirkungsprofil. Diese Medikamentenklasse sollte daher bei allen Stufen der allergischen Reaktionen bereits im Anfangsstadium in der Regel intravenös verabreicht werden. **Glukokortikoide** spielen aufgrund ihres langsamen Wirkeintritts in der Akuttherapie nur eine untergeordnete Rolle, sie wirken aber protrahierten oder biphasischen allergischen Reaktionen entgegen. Im Falle einer allergischen Reaktion vom Schweregrad I oder vom Schweregrad II mit gastrointestinaler Symptomatik ist die Kombination aus Antihistaminikum (Dimetinden oder Clemastin) und Glukokortikoid ausreichend.

Bei einem Schweregrad II mit respiratorischen (wie bei der Patientin aufgrund der Heiserkeit vorliegend) oder kardiovaskulären Symptomen oder Schweregrad III wird zusätzlich Sauerstoff sowie **Adrenalin** (Epinephrin) **intramuskulär** verabreicht. Adrenalin ist in der Akuttherapie das bedeutendste Medikament und zeigt nach intravenöser Verabreichung den schnellsten Wirkeintritt aller Anaphylaxiemedikamente. Beim nicht reanimationspflichtigen Patienten sollte die Applikation aufgrund der geringeren Nebenwirkungsrate intramuskulär erfolgen. Bei fehlender Wirkung kann die Gabe ggf. alle 5–10 Minuten wiederholt werden. Bei drohender Dekompensation von Atmung oder Kreislauf sollte Adrenalin **intravenös** unter Frequenz- und Blutdruckmonitoring appliziert werden. Bei Anaphylaxie mit Herz-Kreislauf-Stillstand leiten Sie zusätzlich eine **kardiopulmonale Reanimation** nach Algorithmus ein. Da es bei schweren allergischen Reaktionen häufig zu einer Hypovolämie kommt, erfolgt neben der Gabe von H1-Rezeptorantagonisten und Glukokortikoiden eine **forcierte Volumengabe.** Auch andere vasoaktive Substanzen wie z. B. Noradrenalin können in lebensbedrohlichen Situationen unter intensivmedizinischen Bedingungen mit Monitorkontrolle eingesetzt werden.

6. Weitere Maßnahmen

Sie klären die Patientin ausführlich darüber auf, dass die Symptomatik durch eine allergische Reaktion auf das Antibiotikum ausgelöst wurde und eine erneute Exposition mit dieser oder kreuzallergenen Substanzen unbedingt vermieden werden sollte. Hierfür ist es wichtig, dass Sie die Reaktion und das auslösende Antibiotikum in der Patientenakte sowie dem stationären Entlassbrief deutlich vermerken. Darüber hinaus sollten die primär behandelnden ärztlichen Kollegen der Patientin einen **Anaphylaxie-Pass** aushändigen, der das auslösende Antibiotikum sowie die Art und Dosierung der zu verabreichenden Medikamente bei erneuter Reaktion enthält. Eine **allergologische Diagnostik** ist in vielen Fällen nach anaphylaktischer Reaktion eine sinnvolle Präventionsmaßnahme. Sofern bekannt, sollten auch alternative Medikamente dokumentiert werden, die in der Vergangenheit gut vertragen wurden (z. B. andere Antibiotika).

MERKE

Wenn wie im Falle der vorliegenden Arzneimittelreaktion der Auslöser der allergischen Reaktion bekannt ist und sicher gemieden werden kann, besteht in der Regel kein Bedarf für ein **Notfallset.** Alle anderen Patienten sollten nach allergischer Reaktion ein Notfallset erhalten, welches in der Regel einen **Adrenalin-Autoinjektor,** ein **H1-Antihistaminikum,** ein **Glukokortikoid** und bei Vorliegen einer respiratorischen Reaktion einen **inhalativen Bronchodilatator** enthält. Die Patienten müssen ausführlich in die Handhabung des Notfallsets eingewiesen werden.

ZUSAMMENFASSUNG

Die häufigsten Auslöser **anaphylaktischer Reaktionen** sind bei Erwachsenen Insektengifte, gefolgt von Arzneimitteln und Nahrungsmitteln. Zumeist sind Haut, Atemwege, Gastrointestinaltrakt und/oder das kardiovaskuläre System betroffen. Die **Symptome** setzen in der Regel akut ein und können sehr rasch fortschreiten bis hin zum letalen Ausgang. Die Unterteilung erfolgt in vier verschiedene **Schweregrade.** Maßgeblich für den Verlauf ist die zeitnahe und symptomgerechte Behandlung. Zunächst sollte eine weitere Allergenexposition verhindert werden. Im Rahmen einer **Basisuntersuchung** sollten dann die Vitalfunktionen überprüft und weitere Beschwerden sowie vorbekannte Allergien erfragt werden. Die Art der **Therapie** richtet sich nach Schweregrad und Symptomatik der Anaphylaxie. Die **„Basismedikation"** beinhaltet die intravenöse Gabe eines Antihistaminikums (z. B. Dimetinden) sowie eines Glukokortikoids. Bei den schweren Formen der Anaphylaxie muss eine symptomorientierte Notfallversorgung sowie Adrenalingabe erfolgen.

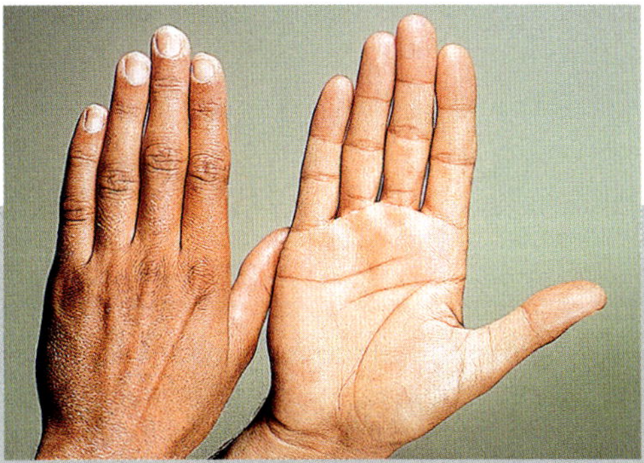

51

Abgeschlagenheit und Gewichtsverlust

Anamnese

Ein 27-jähriger Student stellt sich mit Appetitlosigkeit, Gewichtsverlust (8 kg im letzten Jahr) und einer seit Monaten bestehenden Abgeschlagenheit in Ihrer Praxis vor. In den letzten Wochen sei er mehrfach kollabiert. Auch sei seine Haut deutlich brauner als früher, vermehrte Sonnenexposition wird jedoch verneint. Seit dem 12. Lebensjahr sei er Turner und habe bis vor einigen Monaten dreimal pro Woche trainiert und Wettkämpfe bestritten, dies jedoch aufgrund der Beschwerden aufgeben müssen. Erkrankungen sind nicht bekannt, Medikamenteneinnahme, Alkohol- und Tabakabusus werden verneint.

Untersuchungsbefunde

27-jähriger Patient in reduziertem AZ und untergewichtigem EZ (179 cm, 56 kg, BMI 17,5 kg/m²). HF 91/min, BD 85/50 mmHg, AF 12/min, Temperatur 36,7 °C. Haut: warm, trocken, stehende Hautfalten, intensive generalisierte Bräunung, deutliche Hyperpigmentierung von palmaren und plantaren Hautfalten (➤ Bild [M468]) sowie der Achseln. Schleimhäute: feucht, auffällige Hyperpigmentierung der oralen Mukosa. Kopf/Hals: unauffällig. LK: unauffällig. Herz: HT rein, rhythmisch, keine Herzgeräusche. Lunge: sonorer KS, vesikuläres Atemgeräusch, keine RG. Abdomen: unauffällig. Nierenlager: frei. Extremitäten: unauffällig. Neurologisch orientierend unauffällig.

Laborbefunde

Blutbild unauffällig; Natrium 126 mmol/l; Kalium 6,0 mmol/l; Kalzium 2,3 mmol/l; Serumkreatinin 1,3 mg/dl; Harnstoff 69 mg/dl; Harnsäure 7,0 mg/dl; BZ 61 mg/dl.

1. **Im Labor des Patienten fällt eine Hyponatriämie auf. Welche Ursachen für diese Elektrolytstörung kennen Sie?**
2. **Welche Verdachtsdiagnose stellen Sie? Erklären Sie dabei kurz die Pathogenese der Symptome!**
3. **Beschreiben Sie die beiden Formen der Erkrankung! Wie lassen sich diese unterscheiden?**
4. **Welche diagnostischen Maßnahmen leiten Sie ein?**
5. **Wie behandeln Sie die Erkrankung? Worauf muss der Patient unbedingt aufmerksam gemacht werden und warum?**
6. **Was versteht man unter dem Waterhouse-Friderichsen-Syndrom?**

1. Hyponatriämie

Bei einer Hyponatriämie liegt die Natriumkonzentration im Serum < 135 mmol/l. Mögliche Ursachen sind:

- **Extrarenale Natriumverluste:** z. B. infolge von Diarrhö, rezidivierendem Erbrechen oder Pankreatitis.
- **Renale Natriumverluste:** z. B. infolge Diuretikaeinnahme, Nephropathien mit eingeschränkter Konzentrierung des Urins, Diabetes insipidus oder Nebenniereninsuffizienz.
- **Zustände mit erhöhter Plasmaosmolarität:** z. B. bei Hyperglykämie oder nach Gabe von Mannitol oder Kontrastmittel. Die erhöhte Plasmaosmolarität führt zu einer osmotisch bedingten Mobilisierung von freiem Wasser in den Intravasalraum mit der Folge einer Hyponatriämie.
- **Gestörte Wasserexkretion:** z. B. infolge chronischer Niereninsuffizienz oder akutem Nierenversagen.
- **Überangebot an freiem Wasser:** z. B. infolge psychogener Polydipsie oder einer exzessiven Gabe elektrolytfreier Infusionen.
- **Syndrom der inadäquaten ADH-Sekretion (SIADH):** meist paraneoplastisch z. B. im Rahmen eines kleinzelligen Bronchialkarzinoms oder medikamentös bedingt. Charakteristisch ist, dass trotz einer Hypoosmolarität im Serum ein konzentrierter Urin ausgeschieden wird (➤ Fall 7, Frage 5).
- **Stimulation des Renin-Angiotensin-Aldosteron-Systems** und der **ADH-Sekretion** bei vermindertem intravasalem Volumen, z. B. bei Leberzirrhose, nephrotischem Syndrom oder Herzinsuffizienz.
- **Pseudohyponatriämie:** infolge Hyperlipidämie oder Hyperproteinämie (z. B. bei Multiplem Myelom oder Waldenström-Krankheit). Es handelt sich um eine messtechnisch bedingte und damit artifizielle Erniedrigung des Natriumwerts im Rahmen der konventionellen Bestimmungsmethode.

2. Verdachtsdiagnose/Pathogenese

Der Patient leidet am ehesten unter einer **primären Nebennierenrindeninsuffizienz (Addison-Krankheit).** Diese Erkrankung entsteht durch Destruktion des Nebennierenrindenparenchyms. Die Folge geht mit einem Mangel an Kortisol und Mineralokortikoiden einher. Folgende Befunde sprechen für diese Verdachtsdiagnose:

- **Adynamie, Appetitlosigkeit, Gewichtsverlust, Hypoglykämie** durch den Kortisolmangel.
- **Hypotonie, stehende Hautfalten** als Zeichen einer Dehydratation.
- **Hyponatriämie, Hyperkaliämie** durch den Mineralokortikoidmangel.
- **Hyperpigmentierung:** POMC (Proopiomelanocortin) ist ein in der Hypophyse gebildetes Vorläuferprotein. Durch proteolytische Spaltung entstehen aus POMC mehrere Peptidhormone, unter anderem ACTH und das melanozytenstimulierende Hormon (MSH). Die vermehrte ACTH-Produktion bei der primären NNRI geht folglich mit einer erhöhten MSH-Bildung einher, welche ihrerseits die Hyperpigmentierung verursacht.
- Bei Frauen zusätzlich **fehlende Scham- und Axillarbehaarung** durch den Wegfall der adrenalen Androgensynthese.

Die rezidivierenden **Synkopen** bei diesem Patienten könnten durch die Hypotonie und Hypovolämie sowie durch die Neigung zu Hypoglykämien erklärt werden. Die erhöhten Kreatinin-, Harnstoff- und Harnsäurewerte sind auf die katabole Stoffwechsellage infolge Hypokortisolismus und die Dehydratation zurückzuführen.

3. Unterschiede zwischen primärer und sekundärer Form

Bei der Nebennierenrindeninsuffizienz (NNRI) wird zwischen einer primären und einer sekundären Form unterschieden. Während der **Hypokortisolismus** bei beiden vorkommt, unterscheiden sie sich unter anderem hinsichtlich Ätiologie und klinischer Symptomatik:

- **Primäre NNRI (Addison-Krankheit):** Sie entsteht durch Destruktion des Nebennierenrindenparenchyms und ist in 80 % der Fälle auf eine **Autoimmunadrenalitis** zurückzuführen (Auto-Ak gegen NNR). Sie kann isoliert oder mit anderen Autoimmun-

endokrinopathien bei polyglandulärer Insuffizienz auftreten. Weitere Ursachen sind Infektionen (z. B. Tbc, CMV, HIV), Blutungen, Tumoren und Metastasen.
- **Sekundäre NNRI:** Sie ist Folge einer pathologisch verminderten ACTH-Sekretion bei Hypophysenvorderlappen- oder Hypothalamusinsuffizienz, meist durch die abrupte Unterbrechung einer Langzeitbehandlung mit Glukokortikoiden. Seltenere Ursachen sind Tumoren (z. B. Hypophysenadenom), Autoimmunerkrankungen oder Traumata.

Klinisch können die beiden Formen anhand folgender Kriterien differenziert werden:
- **Mineralokortikoidmangel:** Da die Aldosteronproduktion bei der sekundären NNRI nur geringfügig beeinträchtigt ist, treten keine Zeichen eines Mineralokortikoidmangels (Dehydratation, Salzhunger, Hyponatriämie, Hyperkaliämie, Azidose) auf.
- **Hyperpigmentierung:** Da die ACTH-Spiegel bei der sekundären NNRI erniedrigt sind, wird keine vermehrte Pigmentierung der Haut beobachtet, sondern eine sog. alabasterfarbene Blässe.

4. Diagnostik

Die basalen Kortisolspiegel sind aufgrund des zirkadianen Sekretionsmodus der Glukokortikoide für die Diagnosestellung einer Addison-Krankheit nur eingeschränkt verwertbar. Zur Sicherung der Erkrankung wird stattdessen ein **ACTH-Stimulationstest** durchgeführt, bei dem eine Serumkortisolbestimmung vor und 60 Minuten nach Gabe von synthetischem ACTH erfolgt. Bei der Addison-Krankheit ist der Kortisolbasalwert erniedrigt bzw. normal, ein adäquater Anstieg nach ACTH-Stimulation bleibt aus. Bei sekundärer NNRI steigt die Kortisolkonzentration nach ACTH-Gabe in der Regel adäquat an, es sei denn, es handelt sich um einen länger bestehenden Zustand, bei dem es bereits zu einer NNR-Atrophie gekommen ist.

Des Weiteren können folgende Untersuchungen durchgeführt werden:
- **Basaler ACTH-Spiegel:** bei Addison-Krankheit deutlich erhöht, bei sekundärer NNRI erniedrigt oder niedrig normal.
- **Kortisol- und Aldosteronkonzentration im Urin:** Bei Addison-Krankheit sind beide Werte erniedrigt, bei der sekundären NNRI ist nur der Kortisolspiegel herabgesetzt, die Aldosteronkonzentration ist normwertig.
- **Reninkonzentration im Plasma:** Eine Erhöhung spricht für einen Mineralokortikoidmangel, z. B. im Rahmen einer Addison-Krankheit.

Wird eine primäre NNRI diagnostiziert, sollte zur Klärung der Ätiologie nach **NNR-Autoantikörpern** gesucht und eine **bildgebende NN-Diagnostik** (Abdomensonografie und MRT) durchgeführt werden. Da eine Autoimmunadrenalitis sowohl isoliert als auch im Rahmen einer polyglandulären Autoimmunendokrinopathie auftreten kann, sollte bei Bestätigung dieser Ätiologie außerdem eine Kontrolle der Schilddrüsen- und Geschlechtshormone erfolgen.

MERKE

Unterfunktionszustände hormoneller Drüsen werden in der Endokrinologie durch **Stimulationstests** nachgewiesen.

5. Therapie

Die Therapie der Addison-Krankheit besteht aus der **oralen Substitutionsbehandlung** mit **Glukokortikoiden** (z. B. Hydrocortison) und **Mineralokortikoiden** (z. B. Fludrocortison). Bei weiblichen Patienten kann die zusätzliche Gabe eines androgenen Steroids (z. B. DHEA, Dehydroepiandrosteron) erwogen werden. Ziele der Therapie sind subjektives Wohlbefinden sowie die Normalisierung von Blutdruck, Serumelektrolyten und Plasmareninspiegel. Sowohl Übersubstitution (NW: Hypertonie, gestörte Glukosetoleranz, Adipositas, Stiernacken, Striae rubrae, Osteoporose, Ödeme) als auch Untersubstitution (NW: verminderte Leistungsfähigkeit, Hypotonie, Hyponatriämie, Hyperkaliämie, Gefahr der krisenhaften Entgleisung) sind zu vermeiden.

Ein weiterer wesentlicher Bestandteil der Behandlung ist die **Patientenschulung.** Der Patient muss darüber aufgeklärt werden, dass der Glukokortikoidbedarf bei

Stress (z. B. bei fieberhaften Infekten, psychischen Belastungen und vor Operationen) deutlich erhöht ist und die Einnahmemenge in diesen Situationen in Absprache mit dem betreuenden Arzt auf das 2- bis 5-fache der basalen Dosis erhöht werden muss. Geschieht dies nicht, droht eine **Addison-Krise** mit den typischen Symptomen Übelkeit, Erbrechen, abdominale Schmerzen, Fieber, Bewusstseinsstörungen, schwerer arterieller Hypotonie und Schock. Für die Behandlung dieses lebensbedrohlichen Zustands ist initial die parenterale Gabe von NaCl (0,9 %) und Glukoselösung (5 %) zum Ausgleich des Natrium- und Wasserdefizits indiziert. Wegen der Gefahr einer **zentralen pontinen Myelinolyse** sollte das Natriumdefizit langsam, d. h. um max. 5–10 mmol/l je Tag angehoben werden. Des Weiteren ist die intravenöse Applikation von Glukokortikoiden erforderlich.

Patienten mit gesicherter Addison-Krankheit müssen einen **Notfallausweis** erhalten, in dem Angaben über die individuell erforderliche Substitutionsbehandlung festgehalten sind. Außerdem sollte jeder Patient eine Notdosis an Glukokortikoiden (z. B. Prednisolonzäpfchen oder i. m. Glukokortikoidinjektion) mit sich führen, die bei Bedarf (z. B. Erbrechen) sofort appliziert werden kann. Bei Anzeichen einer akuten Entgleisung (z. B. Brechdurchfall) sollten Patienten unverzüglich eine Klinik aufsuchen.

6. Waterhouse-Friderichsen-Syndrom

Unter dem Waterhouse-Friderichsen-Syndrom versteht man eine **foudroyant verlaufende Meningokokkensepsis,** die mit **Schock, Verbrauchskoagulopathie** (u. a. Haut- und Schleimhautpurpura) und **hämorrhagischer Nebenniereninfarzierung mit akuter Addison-Krise** einhergeht. Das Syndrom tritt bei etwa 15 % der Patienten mit Meningokokkensepsis auf, prädisponiert sind Kinder und Jugendliche sowie Patienten nach Splenektomie. Die Therapie besteht aus der Gabe von Gluko- und Mineralokortikoiden sowie Antibiotika und Katecholaminen. Unbehandelt liegt die Letalität bei 100 %.

ZUSAMMENFASSUNG

Die **Addison-Krankheit** (primäre Nebenniereninsuffizienz) wird durch eine Destruktion des Nebennierenrindenparenchyms verursacht und zeichnet sich durch einen **Mangel an Gluko-** und **Mineralokortikoiden** sowie eine konsekutiv **gesteigerte ACTH-Sekretion** aus. Die häufigste **Ursache** ist eine Autoimmunadrenalitis (80 % der Fälle), die isoliert oder im Rahmen einer polyglandulären Insuffizienz auftreten kann. Typische **Symptome** sind Adynamie, Hypotonie, Dehydratation und eine Hyperpigmentierung der Haut. **Laborchemisch** imponieren häufig eine Hyponatriämie und eine Hyperkaliämie. **Differenzialdiagnostisch** ist die Erkrankung in erster Linie von der sekundären, hypophysär oder Hypothalamus-bedingten Nebennierenrindeninsuffizienz abzugrenzen. Die wichtigste **diagnostische Maßnahme** ist der ACTH-Stimulationstest. Die **Therapie** besteht aus der oralen Substitutionsbehandlung mit einem Gluko- und einem Mineralokortikoid. Zu beachten ist, dass der Glukokortikoidbedarf in Belastungssituationen (z. B. fieberhafter Infekt) stark erhöht ist, sodass die Dosierung entsprechend angepasst werden muss.

52

Luftnot

Anamnese

Sie machen eine Urlaubsvertretung in einer internistischen Hausarztpraxis. Eine 56-jährige Versicherungsangestellte stellt sich erstmals in der Praxis vor und berichtet, dass die Luft immer knapper werde. Darüber hinaus fühle sie sich müde und abgeschlagen.

Untersuchungsbefunde

56-jährige Patientin in reduziertem AZ und schlankem EZ. HF 86/min, BD 130/75 mmHg, Temperatur 36,0 °C, wach und zu Person, Ort und Zeit orientiert. Enoral: Schleimhäute unauffällig. Lunge: über allen Lungenabschnitten vesikuläres Atemgeräusch, keine RG. Herz: HT rein und regelmäßig, keine Herzgeräusche. Abdomen: Bauchdecke weich, kein Druckschmerz, Darmgeräusche vorhanden. Extremitäten: periphere Pulse seitengleich tastbar, Unterschenkelödeme bds. Neurologie: orientierend unauffällig.

1. **Welche weiteren Fragen stellen Sie der Patientin?**
2. **Nennen Sie die wichtigsten Differenzialdiagnosen der akuten Dyspnoe!**
3. **Nennen Sie die wichtigsten Differenzialdiagnosen der chronischen Dyspnoe!**
4. **Welche Maßnahmen helfen Ihnen hier weiter und sind häufig in der Praxis verfügbar?**
5. **Welche weitere Diagnostik ist im Verlauf sinnvoll?**
6. **Nennen Sie Medikamente, die Dyspnoe verursachen können!**

1. Anamnese

Für die weitere Einordnung der geschilderten Symptomatik sowie die Einleitung einer gezielten Diagnostik ist eine ausführliche und systematische Anamneseerhebung erforderlich. Dabei sollten individuelle Risikofaktoren, Vorerkrankungen und Medikamente erfragt werden. Eine Unterteilung in folgende Dimensionen kann das Vorgehen erleichtern:

- **Zeit:** Seit wann bestehen die Beschwerden? Ist das Auftreten anfallsweise, intermittierend länger bestehend oder handelt es sich um permanente Symptome?
- **Situation:** Treten die Beschwerden in Ruhe, bei körperlicher oder psychischer Belastung, bei besonderen Körperhaltungen oder unter weiteren speziellen Umständen auf?
- **Begleitumstände:** Sind Vorerkrankungen bekannt? Wie ist der Gewichtsverlauf? Wurden Sie kürzlich operiert oder bestand eine Immobilisation? Sind Sie kürzlich länger gereist? Bestehen Allergien oder Unverträglichkeiten?
- **Medikamente:** Nehmen Sie eine Dauer- oder Bedarfsmedikation ein?
- **Risikofaktoren:** Rauchen Sie oder haben Sie in der Vergangenheit geraucht? Wird diese Frage von der Patientin bejaht, ist neben der Anzahl der täglich konsumierten Zigaretten auch die Gesamtzahl an sog. pack years relevant (pack years = Rauch-Dosis eines Zigarettenrauchers, aus der sich die Anzahl der konsumierten Zigaretten abschätzen lässt. Hierbei wird die Zahl der täglich konsumierten Zigarettenpackungen mit der Zahl der Raucherjahre multipliziert). Ferner sollte auch eine mögliche Asbestexposition erfragt werden.

2. Differenzialdiagnosen bei akuter Dyspnoe

Luftnot ist eines der häufigsten geschilderten Symptome sowohl in der Hausarztpraxis als auch in der Notaufnahme. Eine wichtige klinische Unterscheidung erfolgt zwischen akuter und chronischer Symptomatik. Im Falle einer **akut** einsetzenden oder rasch progredienten Symptomatik kommen folgende Ursachen in Betracht:

- **Erkrankungen der Lunge:** z. B. Exazerbation einer COPD, akuter Asthmaanfall, Lungenembolie, Pneumonie, Bronchialkarzinom, Hämorrhagie, exogen allergische Alveolitis, Lungenkontusion und akutes Lungenversagen.
- **Kardiale Erkrankungen:** z. B. akutes Koronarsyndrom, akut dekompensierte Herzinsuffizienz, Lungenödem, Herzrhythmusstörungen, Klappenerkrankungen, Kardiomyopathie und Perikardtamponade.
- **Erkrankungen von Thoraxwand und Pleura:** z. B. Rippenfrakturen/instabiler Thorax, Pleuraerguss und Pneumothorax/-mediastinum.
- **Erkrankungen der oberen Atemwege und des HNO-Bereichs:** z. B. Angioödem, Infektionen, Fremdkörper und Verletzungen.
- **Toxische Schädigung:** z. B. Inhalation toxischer Substanzen.
- **Metabolische Störungen:** z. B. Ketoazidose.
- **Neurologische Erkrankungen:** z. B. Schlaganfall oder neuromuskuläre Erkrankungen.
- **Psychische Erkrankungen:** z. B. Angst- oder Somatisierungsstörungen, Hyperventilation.
- **Sonstige Erkrankungen:** z. B. Anaphylaxie, Anämie oder Sepsis.

3. Differenzialdiagnosen bei chronischer Dyspnoe

Bestehen die Beschwerden bei der Patientin hingegen schon über einen längeren Zeitraum, kommen verschiedene Ursachen **chronischer** Dyspnoe infrage. Hierzu gehören:

- **Erkrankungen der Lunge:** z. B. Asthma bronchiale, Bronchiektasen, Bronchiolitis, COPD, Lungenemphysem, pulmonale Hypertonie, Sarkoidose, interstitielle Lungenerkrankungen, zystische Fibrose oder Lungentumoren.
- **Kardiale Erkrankungen:** z. B. koronare Herzerkrankung, Herzinsuffizienz, Kardiomyopathie, Klappenerkrankungen, Arrhythmien, Perikarditis oder Perikarderguss.
- **Erkrankungen von Thoraxwand und Pleura:** z. B. Pleuraerguss, Pleurakarzinose oder Zwerchfellhochstand.

- **Erkrankungen der oberen Atemwege und des HNO-Bereichs:** z. B. Stimmbandparesen, Tumoren, Trachealstenose oder Struma.
- **Metabolische Störungen:** z. B. metabolische Azidose, Niereninsuffizienz oder Schilddrüsenerkrankungen.
- **Neurologische Erkrankungen:** z. B. Myositis, Enzymdefekte oder amyotrophe Lateralsklerose.
- **Psychische Erkrankungen:** z. B. Angststörungen oder Somatisierungsstörungen.
- **Sonstige Erkrankungen:** z. B. Anämie, Aszites, Adipositas oder intraabdominelle Raumforderungen.

4. Initiale Diagnostik in der Praxis

Neben der erweiterten gezielten Anamnese und körperlichen Untersuchung sollten **Atemfrequenz** und die **Sauerstoffsättigung** in Ruhe bestimmt werden. Auf weitere klinische Zeichen wie Zyanose, Stridor, Uhrglasnägel und Halsvenenstauung sollte bei der Evaluation von Dyspnoe besonderes geachtet werden. Im weiteren Verlauf sind je nach klinischem Bild und Ergebnis der Anamnese weitere Untersuchungen zur Objektivierung der Dyspnoe und Abklärung der Genese sinnvoll:

- **Labordiagnostik:** In vielen Praxen sind **Schnelltests** verfügbar und erlauben eine rasche differenzialdiagnostische Evaluation häufiger Ursachen der Dyspnoe: **Troponin T**-Test bei Verdacht auf ein akutes Koronarsyndrom sowie **D-Dimer**-Test bei Verdacht auf eine Lungenembolie, wenn eine geringe bis mittlere Wahrscheinlichkeit für eine Lungenembolie besteht (➤ Fall 3, Frage 3). Im Rahmen der erweiterten Labordiagnostik, deren Ergebnisse in der Regel nicht unmittelbar verfügbar sind, sollten insbesondere Blutbild, Elektrolyte, Retentionswerte, Glukose, TSH und ggf. CRP bestimmt werden. Durch Bestimmung von natriuretischem Peptid (**BNP**) oder „N-terminal prohormone brain natriuretic peptide" (**NT-proBNP**) kann auf eine Herzinsuffizienz geschlossen werden.
- **EKG:** zur Diagnostik bzgl. Herzrhythmusstörungen, kardialer Ischämie, Rechtsherzbelastung und anderer kardialer Ursachen.
- **Sonografie:** z. B. bei Verdacht auf einen Pleura- oder Perikarderguss.
- **Lungenfunktionsdiagnostik:** (inkl. FEV_1, FVC, Tiffeneau-Index und CO-Diffusionskapazität) bei Verdacht auf eine pulmonale Erkrankung.

Bei Verdacht auf Pneumonie, Pneumothorax oder pulmonale Stauung hilft ein **Röntgen-Thorax** weiter, wenn auch diese Technik in den meisten Praxen nicht unmittelbar verfügbar ist.

MERKE

D-Dimere besitzen einen sehr hohen **negativen prädiktiven Wert** in der Diagnostik der Lungenembolie. Da sie aber häufig unspezifisch erhöht sind, sind sie als **Screeningtest nicht geeignet.** Vor dem Einsatz dieser Untersuchung sollte daher zunächst die klinische Wahrscheinlichkeit einer Lungenembolie abgeschätzt werden, z. B. anhand des **Wells-Score.** Bei hoher Wahrscheinlichkeit für eine Lungenembolie sollte in erster Linie direkt eine CT-Angiografie erfolgen, bei geringer bis mittlerer klinischer Wahrscheinlichkeit können D-Dimere bestimmt werden.

5. Weiterführende Diagnostik

Die Art und Durchführung der weiterführenden Diagnostik richtet sich nach der vermuteten Verdachtsdiagnose sowie der klinischen Präsentation des Patienten. Es muss auch entschieden werden, ob eine ambulante Evaluation genügt oder eine stationäre Einweisung notwendig ist. Besteht der Verdacht auf eine pulmonale Erkrankung als Ursache, können **Computertomografie des Thorax, Ventilations-Perfusionsszintigrafie** oder **invasive Verfahren** z. B. Bronchoskopie oder Pleurapunktion zum Einsatz kommen. Bei klinischem Verdacht auf eine kardiale Ursache hilft zunächst die **Echokardiografie** weiter, da sie zuverlässig die systolische und diastolische Funktion inkl. der Herzklappenfunktion darstellt. Bei Verdacht auf KHK oder pulmonale Hypertonie sollte eine **Herzkatheteruntersuchung** (Koronarangiografie und/oder Rechtsherzkatheter) erfolgen. Zur Unterscheidung zwischen kardial und pulmonal bedingter Dyspnoe kann zudem eine

Spiroergometrie eingesetzt werden, die auch Trainingsmangel als Ursache erkennen lässt. Sollten sich keine diagnoseweisenden Befunde ergeben, muss die weitere Abklärung hinsichtlich anderer Ursachen (z. B. HNO) erfolgen.

6. Medikamente

Verschiedene Medikamente bzw. Medikamentenklassen können über unterschiedliche Mechanismen eine Dyspnoe auslösen oder verstärken. Hierzu gehören:

- **Nichtsteroidale Antirheumatika (NSAR):** Durch Hemmung der Cyclooxygenase-1 kommt es zur vermehrten Umwandlung von Arachidonsäure in Leukotriene, wodurch eine **Bronchokonstriktion** hervorgerufen werden kann. Außerdem kann Acetylsalicylsäure in sehr hohen Dosierungen über zentrale Rezeptoren zu einer Dyspnoe führen.
- **Nichtselektive ß-Blocker:** Durch die $ß_2$-blockierende Wirkung können Bronchospasmen ausgelöst werden.
- **Thrombozytenaggregationshemmer Ticagrelor:** Der zugrunde liegende Mechanismus ist noch nicht vollständig erklärt, man vermutet aber am ehesten einen Effekt durch Adenosinrezeptoren.

MERKE

Bisher war der Einsatz von (nichtselektiven) **ß-Blockern** bei Patienten mit Herzinsuffizienz und **obstruktiven Atemwegserkrankungen** wie Asthma bronchiale oder COPD in der Regel kontraindiziert, was nach neueren Ergebnissen zu einer Unterversorgung mit ß-Blockern bei diesen Patienten geführt hat. Aktuelle Empfehlungen erlauben den Einsatz **kardioselektiver ß-Blocker** bei diesen Erkrankungen, wodurch möglicherweise das Auftreten von Exazerbationen vermindert werden kann. Randomisierte Studien fehlen noch.

ZUSAMMENFASSUNG

Luftnot ist eines der häufigsten geschilderten **Symptome** sowohl in der Hausarztpraxis als auch in der Notaufnahme. Eine klinisch wichtige Unterscheidung erfolgt zwischen akuter und chronischer Dyspnoe. Die häufigsten **Ursachen** von Luftnot sind Erkrankungen der Lunge oder des Herz-Kreislauf-Systems sowie Adipositas und Trainingsmangel.

Neben Anamnese und körperlicher Untersuchung sollte zunächst die Bestimmung der Vitalparameter inklusive Atemfrequenz und Sauerstoffsättigung erfolgen. Die erste **Evaluation** beinhaltet Labordiagnostik, EKG sowie ggf. Lungenfunktionsdiagnostik und/oder eine Röntgenaufnahme des Thorax. Bei Verdacht auf eine pulmonale Erkrankung können eine Computertomografie des Thorax, eine Ventilations-Perfusionsszintigrafie oder invasive Verfahren zum Einsatz kommen. Bei Verdacht auf eine kardiale Ursache werden häufig Echokardiografie und ggf. die Herzkatheteruntersuchung eingesetzt. Zu den Medikamenten, die über jeweils unterschiedliche Mechanismen eine Dyspnoe verursachen können, zählen NSAR, nichtselektive ß-Blocker sowie in seltenen Fällen der Thrombozytenaggregationshemmer Ticagrelor.

53

Chronische Rhinitis, Epistaxis und Arthralgien

Anamnese

Ein 44-jähriger Informatiker kommt Anfang September in die internistische Hochschulambulanz. Seit dem Frühjahr fühle er sich nicht wohl. Er leide an einer chronisch verstopften Nase und habe immer wieder Nasenbluten. Eine antiallergische Therapie des Hausarztes sei ohne Erfolg geblieben. Wegen einer Mittelohrentzündung links habe er zu Jahresbeginn mehrfach Antibiotika einnehmen müssen. Inzwischen höre er auf dem linken Ohr schlechter. Er gehe eigentlich gerne und regelmäßig Bergwandern, diesen Sommer habe er aber kaum Spaß daran gehabt. Die Muskeln und Gelenke schmerzten, außerdem fühle er sich ständig schlapp. Seit einer Woche seien nun auch noch Husten und gelegentliches Fieber dazugekommen. Da sein Hausarzt im Urlaub sei, möchte er sich in der Uniklinik behandeln lassen. Noxen: kein Alkohol, kein Nikotin.

Untersuchungsbefunde

44-jähriger Mann in leicht gemindertem AZ und normalem EZ, wach, zu Person, Ort und Zeit orientiert. HF 72/min, BD 135/80 mmHg, Temperatur 37,3 °C. Haut: unauffällig. Kopf/Hals: multiple ulzeröse Schleimhautveränderungen am harten und weichen Gaumen, endonasale Schleimhaut blutig-borkig belegt. Lunge: abgeschwächtes Atemgeräusch über dem rechten Mittellappen, übrige Bereiche vesikuläres Atemgeräusch, keine RG. Herz: HT rein und rhythmisch, keine Herzgeräusche. Abdomen: Bauchdecke weich, kein Druckschmerz, Darmgeräusche vorhanden. Extremitäten: periphere Pulse seitengleich tastbar, Knöchelödeme bds., keine Gelenkschwellungen, diffuser Druckschmerz der Schultergürtelmuskeln. Neurologie: orientierend unauffällig.

1. **Stellen Sie eine Verdachtsdiagnose und definieren Sie kurz die Erkrankung!**
2. **Beschreiben Sie den typischen Ablauf der Erkrankung und nennen Sie die wichtigsten Organmanifestationen!**
3. **Welche Differenzialdiagnosen kommen in Betracht? Was verstehen Sie unter Vaskulitiden? Nennen Sie Beispiele!**
4. **Wie verfahren Sie weiter? Welche Untersuchungen sollten durchgeführt werden?**
5. **Welche Therapie ist bei dieser Erkrankung indiziert? Wie schätzen Sie die Prognose ein?**

Fall 53 Chronische Rhinitis, Epistaxis und Arthralgien

1. Verdachtsdiagnose

Die gemeinsame Betrachtung der einzelnen, unspezifischen Symptome führt zur Verdachtsdiagnose einer **Kleingefäßvaskulitis,** insbesondere einer **Granulomatose mit Polyangiitis (GPA).** Hierbei handelt es sich um eine Erkrankung aus dem rheumatologischen Formenkreis, die durch eine **nekrotisierende Vaskulitits der kleinen Gefäße mit Granulombildung** gekennzeichnet ist.

Typisch für die Erkrankung sind die chronische Rhinitis mit Epistaxis (Nasenbluten), die Ulzerationen am Gaumen, die blutig-borkig belegte Nasenschleimhaut und die Hörminderung. Das abgeschwächte Atemgeräusch über dem rechten Mittellappen deutet auf eine pulmonale Beteiligung mit Atelektasenbildung hin. Die körperliche Abgeschlagenheit, das Fieber, der Husten und die Arthralgien (meist ohne Gelenkschwellungen) sprechen für eine Generalisation der Erkrankung. Die Knöchelödeme sind am ehesten Korrelat einer Glomerulonephritis und deuten ebenfalls auch ein systemisches Erkrankungsstadium hin. Damit finden sich bei diesem Patienten Hinweise auf das Vorliegen der **klassischen Trias** mit Beteiligung des oberen Respirationstrakts, der Lunge und der Niere.

2. Stadien/Organmanifestationen

Die GPA beginnt meist als granulomatöse Erkrankung des oberen Respirationstrakts **(lokalisierte GPA),** ehe sie nach Wochen bis Monaten in eine systemische Verlaufsform mit granulomatösen und vaskulitischen Manifestationen übergeht **(generalisiert).** Es werden 5 Schweregrade definiert:

- **Lokalisiert:** Manifestation an oberen und unteren Atemwegen ohne systemische Beteiligung, z. B. chronische Rhinitis und Sinusitis mit dem Risiko einer sog. Sattelnase als Spätfolge. Durch den Kontakt zum Mittelohr kann es einer chronischen Otitis, Mastoiditis und ggf. zu einer irreversiblen Hörminderung kommen. Abhängig von der Ausdehnung können außerdem auftreten: Ulzerationen von Oropharynx, Lungenrundherde, ggf. einschmelzende Lungenrundherde (Pseudokavernen) sowie eine subglottische Larynx- oder Bronchialstenose mit nachfolgenden Atelektasen.
- **Früh systemisch:** jede Ausbreitung der Erkrankung ohne organ- oder lebensgefährdende Manifestation.
- **Generalisiert:** mit Befall der Nieren. Weitere Organe können betroffen sein, z. B. Herz (Perimyokarditis, Entzündung der Koronargefäße), Lunge (Hämoptoe), ZNS und Gastrointestinaltrakt. Darüber hinaus können Allgemeinsymptome (z. B. Abgeschlagenheit, Fieber, Gewichtsverlust, Nachtschweiß) auftreten.
- **Schwer mit vitaler Bedrohung:** Nierenversagen oder Versagen anderer vital notwendiger Organe (z. B. Lunge).
- **Refraktär:** fortschreitende Erkrankung trotz immunsuppressiver Therapie.

3. Differenzialdiagnosen/Vaskulitis

Abhängig von Stadium und klinischem Bild kommen folgende **Differenzialdiagnosen** in Betracht:

- **Infektiöse Erkrankungen** der Lunge und des HNO-Raums: z. B. Bronchitis, Pneumonie, bakterielle Sinusitis und Otitis.
- **Allergische Diathese** des Respirationstrakts (Sinusitis, Bronchitis).
- **Malignome:** bei Allgemeinsymptomen, die denen einer B-Symptomatik entsprechen. Wenn Hämoptysen auftreten, sollte immer ein Bronchialkarzinom ausgeschlossen werden.
- **Andere Vaskulitiden:** z. B. mikroskopische Panarteriitis (Polyangiitis) und eosinophile Granulomatose mit Polyangiitis (Churg-Strauss-Syndrom), bei denen sich ein sehr ähnliches klinisches Bild finden kann.
- **Kollagenosen:** z. B. SLE, da Allgemeinsymptome, Nierenbeteiligung, ulzeröse Veränderungen der Schleimhaut sowie Muskel- und Gelenkbeschwerden bei Kollagenosen ebenfalls auftreten können.
- **Andere granulomatöse Erkrankungen:** z. B. Sarkoidose.

Vaskulitiden gehen mit **immunreaktiv ausgelösten Entzündungsprozessen** in Gefäßwänden einher und führen durch **Schädigung der betroffenen Organe** zu klinischen Symptomen. Primäre Vaskulitiden treten idiopathisch auf, während es sich bei sekundären Vaskulitiden um Gefäßentzündungen im Rahmen einer anderen Erkrankung handelt. Bei der Pathogenese primärer Vaskulitiden können verschiedene Immunmechanismen abgegrenzt werden, z. B. die Produktion von Autoantikörpern (**antineutrophile zytoplasmatische Antikörper, ANCA**), das Auftreten von Immunkomplexen (z. B. Kryoglobuline) oder granulomatöse T-zell-vermittelte Immunreaktionen. In ➤ Tab. 53.1 ist eine Einteilung der Vaskulitiden wiedergegeben, die sich an der Größe der jeweils betroffenen Gefäße orientiert.

Tab. 53.1 Einteilung der primären Vaskulitiden nach der Chapel Hill Consensus Conference (2012) und sekundäre Vaskulitiden.

Primäre Vaskulitiden
Vaskulitis kleiner Gefäße
ANCA-assoziierte Vaskulitiden der kleinen Gefäße ▪ Granulomatose mit Polyangiitis (GPA) ▪ Eosinophile Granulomatose mit Polyangiitis (Churg-Strauss-Syndrom) ▪ Mikroskopische Panarteriitis (Polyangiitis) Immunkomplex-Vaskulitis der kleinen Gefäße ▪ Antiglomeruläre Basalmembran-(Anti-GBM-)Vaskulitis ▪ IgA-Vaskulitis (Purpura Schönlein-Henoch) ▪ Kryoglobulinämische Vaskulitis ▪ Hypokomplementämische Urtikariavaskulitis (HUV; Anti-C1q-Vaskulitis)
Vaskulitis mittelgroßer Gefäße
Panarteriitis nodosa Kawasaki-Syndrom
Vaskulitis großer Gefäße
Riesenzell-(Temporal-)Arteriitis Takayasu-Arteriitis
Vaskulitis variabler Gefäße
Behçet-Krankheit Cogan-Syndrom
Einzelorgan-Vaskulitis
Kutane leukozytoklastische Angiitis Kutane Arteriitis Primäre zentralnervöse Vaskulitis Isolierte Aortitis
Sekundäre Vaskulitiden
z. B. bei Kollagenosen und anderen Autoimmunerkrankungen, Infektionskrankheiten (z. B. HIV-Infektion, Virushepatitis), paraneoplastisch und nach Medikamenteneinnahme.

4. Diagnostik

Bei Verdacht auf eine GPA im frühsystemischen oder generalisierten Stadium sollte eine **stationäre Aufnahme** organisiert werden, da rasch vital bedrohliche Komplikationen auftreten können. Folgende Untersuchungen sind sinnvoll:

- **Labor:** Blutbild (typisch sind Anämie, Leukozytose, Thrombozytose), Entzündungsparameter (BSG ↑, CRP ↑), Retentionsparameter (Kreatinin ↑ bei Glomerulonephritis), Komplementkonzentration.
- **EKG und Echokardiografie:** Hinweise auf kardiale Beteiligung?
- **Abdomen-Sonografie:** Beteiligung des Gastrointestinaltrakts?
- **Urinuntersuchung:** Urinstatus zum Ausschluss Hämaturie/Proteinurie, bei Hämaturie mikroskopisches Urinsediment.
- **Immunologische Diagnostik:** ANCA mit zytoplasmatischem Fluoreszenzmuster **(cANCA)** sind bei generalisierten Formen typischerweise positiv, meist mit dem Zielantigen Proteinase-3 (PR3-ANCA). Seltener positiv sind ANCA mit perinukleärem Fluoreszenzmuster (pANCA). Zur differenzialdiagnostischen Abgrenzung gegenüber anderen rheumatologischen Erkrankungen zusätzliche Bestimmung von Rheumafaktoren, ANA und Anti-dsDNA-Ak (SLE), von Antikörpern gegen die glomeruläre Basalmembran (Anti-GBM-Ak, Goodpasture-Syndrom) sowie Untersuchung auf Kryoglobuline (andere Vaskulitisform).
- **Histologie:** Biopsien aus Nasopharynx, ggf. Lunge und Niere (Trias: Granulome, Vaskulitis, Glomerulonephritis).
- **Bakteriologie:** z. B. Blutkulturen, Nasenabstrich *(Staphylococcus aureus)*, Sputum.

- **Röntgen/CT-NNH:** Frage nach Verschattungen, chronische Sinusitis.
- **Röntgen/CT-Thorax:** Frage nach Rundherden, diffusen Infiltrationen, Pseudokavernen (Einschmelzungen).
- **Lungenfunktionstest:** Ganzkörperplethysmografie mit CO-Diffusionskapazität, ggf. zusätzlich Bronchoskopie mit Bronchiallavage, Zytologie und Biopsieentnahme.
- **MR-/CT-Schädel** als ergänzende Diagnostik bei Verdacht auf ZNS-Beteiligung.

5. Therapie/Prognose

Die **Behandlung** der GPA erfolgt in Abhängigkeit vom Schweregrad und besteht aus einer immunsuppressiven **Induktions-** und **Erhaltungstherapie.** Ziel der Induktionstherapie ist das Erreichen einer Remission. Die anschließende Erhaltungstherapie, die über einen variablen Zeitraum verabreicht wird, soll Rezidive verhindern. Folgende Regime werden eingesetzt:

- **Lokal begrenztes und früh systemisches Stadium:**
  - **Induktionstherapie:** Glukokortikoide plus Methotrexat/Rituximab.
  - **Erhaltungstherapie:** niedrig dosierte Glukokortikoide plus Azathioprin/Rituximab/Methotrexat.
- Ab **Generalisationsstadium:**
  - **Induktionstherapie:** Glukokortikoide plus Cyclophosphamid/Rituximab, ggf. zusätzlich Plasmapherese (bei sich schnell verschlechternder Nierenfunktion, Dialysepflichtigkeit oder Lungenblutungen).
  - **Erhaltungstherapie:** niedrig dosierte Glukokortikoide + Azathioprin/Rituximab/Methotrexat/Leflunomid.

Nach Erreichen einer Remission wird das Glukokortikoid nach Möglichkeit schrittweise unter die Cushing-Schwelle reduziert. Zusätzlich ist eine **supportive Therapie** erforderlich. Hierzu zählen eine **Vitamin-D-Supplementierung,** eine uroprotektive Therapie mit Mesna bei Cyclophosphamid-Therapie und ggf. eine Prophylaxe gegen Pneumocystis jirovecii mit Cotrimoxazol. Bei manifester Osteoporose sollte außerdem eine Bisphosphonattherapie erfolgen. Unter der Therapie sind regelmäßige Laborkontrollen erforderlich (Blutbild, Kreatinin, Leberwerte).

Ohne Behandlung ist die Prognose schlecht. Mit einer adäquaten Therapie kann in 90 % der Fälle eine Remission erreicht werden. Die individuelle **Prognose** hängt von nichtreversiblen Organschäden (z. B. Niere, Lunge) und den zytotoxischen Folgen der Therapie ab.

ZUSAMMENFASSUNG

Bei der **Granulomatose mit Polyangitiis (GPA)** handelt es sich um eine nekrotisierende granulomatöse Vaskulitis vor allem der kleinen Gefäße, die nach Manifestation im lokal begrenzten Stadium zu einer systemischen Beteiligung im Generalisationsstadium führen kann. Lokalisiert treten **Symptome** des Respirationstrakts (chronische Rhinitis/Sinusitis mit Epistaxis) und der Lunge auf. Im Verlauf kann es zu einer Beteiligung zahlreicher Organe mit Allgemeinsymptomen kommen. Beim pulmorenalen Syndrom treten typischerweise Dyspnoe, Hämoptysen und Zeichen einer Glomerulonephritis auf. **Diagnostisch** stehen die bioptische Sicherung (HNO, Lunge, Niere) der Granulome und Vaskulitis sowie der Nachweis von cANCA im Vordergrund. Die immunsuppressive **Therapie** erfolgt stadienabhängig und besteht im Generalisationsstadium zur Remissionsinduktion aus einer Kombination von Glukokortikosteroiden, Cyclophosphamid und/oder Rituximab. Bei der Erhaltungstherapie werden Azathioprin, Methotrexat oder Rituximab zusätzlich zu niedrig dosierten Steroiden eingesetzt.

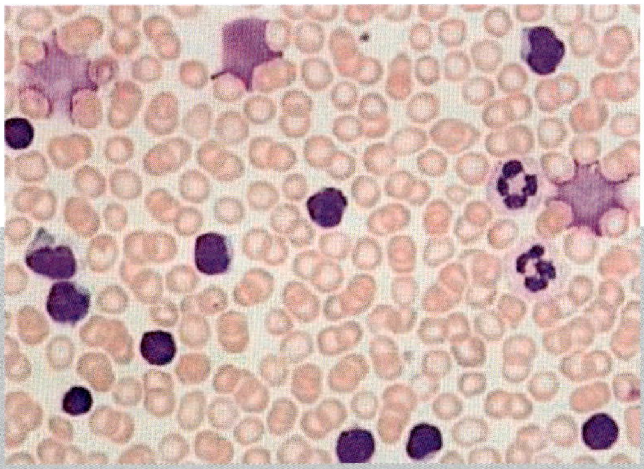

54

Abgeschlagenheit, Gewichtsverlust und rezidivierende Infekte

Anamnese

Eine 64-jährige Rechtsanwaltsgehilfin stellt sich nach Zuweisung durch den Hausarzt in Ihrer hämatoonkologischen Facharztpraxis vor und klagt über seit ca. 4 Monaten bestehende Abgeschlagenheit und ungewollten Gewichtsverlust von 7 kg. Darüber hinaus seien rezidivierende fieberhafte Infekte sowie anhaltende Schwellungen im Bereich von Hals und Leiste aufgefallen. Sonstige Erkrankungen seien nicht bekannt, insbesondere erfolge auch keine regelmäßige Medikamenteneinnahme.

Untersuchungsbefunde

64-jährige Patientin in leicht reduziertem AZ und normalem EZ. HF 90/min, BD 130/75 mmHg, BMI 20,5 kg/m^2, wach, zu Person, Ort und Zeit orientiert. Haut: multiple Naevi, ansonsten unauffällig. Enoral: Schleimhäute feucht, keine Einblutungen. LK: ausgeprägte Lymphadenopathie zervikal, axillär und inguinal bis max. ca. 3 cm. Lunge: über allen Lungenabschnitten vesikuläres Atemgeräusch, keine RG. Herz: HT rein und regelmäßig, keine Herzgeräusche. Abdomen: Bauchdecke weich, kein Druckschmerz, Darmgeräusche vorhanden. Extremitäten: periphere Pulse seitengleich tastbar, keine Unterschenkelödeme. Neurologie: orientierend unauffällig.

Laborbefunde

Leukozyten 95 Tsd/; Erythrozyten 4,97 Mio/µl; Hb 14,5 g/dl; Hkt 42,9 %; MCV 86,3 fl; MCH 29,2 pg; MCHC 33,8 g/dl; Thrombozyten 30 Tsd/µl; Natrium 140 mmol/l; Kalium 4,1 mmol/l; Serumkreatinin 0,95 mg/dl; LDH 202 U/l; Harnstoff 27 mg/dl; GOT (AST) 25 U/l; GPT (ALT) 36 U/l; γ-GT 50 U/l; Bilirubin gesamt 0,6 mg/dl.

Nach der körperlichen Untersuchung und Labordiagnostik mikroskopieren Sie den peripheren Blutausstrich (➤ Bild [T383])

1. **Was ist Ihre Verdachtsdiagnose? Nennen Sie die Differenzialdiagnosen!**
2. **Welche weitere Diagnostik veranlassen Sie?**
3. **Was wissen Sie noch zur vermuteten Erkrankung? Wie wird diese eingeteilt?**
4. **Was wissen Sie zur Therapie? Wie therapieren Sie die Patientin?**
5. **Welche Komplikationen der Erkrankung kennen Sie und wie werden diese behandelt?**

1. Verdachtsdiagnose/Differenzialdiagnosen

Prinzipiell muss zwischen einer **hämatologischen Erkrankung** und einer **reaktiven Leukozytose** unterschieden werden. Letztere kann beispielsweise bei **Infekten, Kollagenosen** oder unter Einnahme bestimmter **Medikamente** auftreten. Bei Verdacht auf eine hämatologische Erkrankung hilft die **Zytologie** des peripheren Blutes (Blutausstrich, ➤ Abb. 54.2), um sowohl zwischen einer akuten und chronischen Leukämieform als auch zwischen einer lymphatischen und myeloischen Erkrankung zu unterscheiden.

Der Blutausstrich zeigt hier (➤ Abb. 54.2) überwiegend kleine, reifzellige Lymphozyten sowie Kernschatten (sog. **Gumprecht-Kernschatten**). Die Anamnese mit B-Symptomatik, der körperliche Untersuchungsbefund mit generalisierter Lymphadenopathie sowie der periphere Blutausstrich sprechen am ehesten für eine hämatologische Erkrankung. Folgende Differenzialdiagnosen sind hier in erster Linie zu bedenken:

- **Lymphom mit leukämischem Verlauf:** Dies ist aufgrund der Anamnese mit B-Symptomatik sowie der ausgeprägten Lymphozytose die wahrscheinlichste Differenzialdiagnose. An Entitäten kommen hier z. B. chronisch lymphatische Leukämie (CLL), follikuläres Lymphom, lymphoplasmozytisches Lymphom (Morbus Waldenström), Marginalzonenlymphom, Mantelzelllymphom, Prolymphozyten-Leukämie und Haarzell-Leukämie in Betracht. Der Befund des Blutausstrichs spricht für das Vorliegen einer CLL.
- **Akute lymphatische Leukämie:** Bei Diagnose einer Leukozytose kommt auch eine akute Leukämie in Betracht. Im Blutausstrich dieser Patientin finden sich allerdings keine lymphatischen Vorstufen (Blasten), wie es bei der ALL zu erwarten wäre, sondern überwiegend reifzellige Lymphozyten, wie es für die CLL typisch ist.
- **Chronisch myeloische Leukämie (CML):** Aufgrund des Blutbildes ist auch diese Differenzialdiagnose zu erwägen, wenn auch die generalisierte Lymphadenopathie nicht zum Erkrankungsbild passt. Der Blutausstrich ohne Linksverschiebung der Granulopoese spricht gegen diese Diagnose.
- **Akute myeloische Leukämie (AML):** Der überwiegende Nachweis reifzelliger Lymphozyten im Blutausstrich spricht auch gegen diese Differenzialdiagnose. Bei der AML wäre der Nachweis myeloischer Blasten zu erwarten.

2. Weiterführende Diagnostik

Zur Diagnosesicherung sind folgende weitere Untersuchungen notwendig:

- **Sonografie von Lymphknoten und Abdomen:** Diese Untersuchungsmethode kann zur Detektion einer Lymphadenopathie oder von Organkomplikationen wie z. B. Harnaufstau bei retroperitonealer Lymphadenopathie erfolgen.
- **Immunphänotypisierung des peripheren Bluts:** Mithilfe dieser Untersuchung kann anhand der

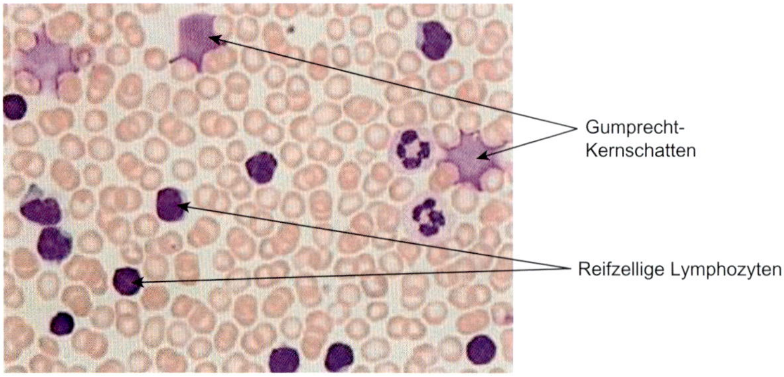

Abb. 54.2 Blutausstrich mit reifzelligen Lymphozyten und Gumprecht-Kernschatten [T383]

Oberflächenmoleküle eine gezieltere Charakterisierung und Diagnosesicherung erfolgen.
- **Weitere Labordiagnostik:** quantitative Bestimmung der **Immunglobuline, Hepatitis-Serologie** vor Einleitung einer Anti-CD-20-Therapie, **Haptoglobin** und **Coombs-Test** bei Verdacht auf Hämolyse.

MERKE

Bei Vorliegen einer CLL mit leukämischer Ausschwemmung ist die **Diagnosestellung** bereits aus dem **peripheren Blut** möglich. **Invasive Untersuchungen** wie Knochenmarkpunktion oder Lymphknotenbiopsie sind in der Regel **nicht indiziert,** können aber im Einzelfall zur Differenzierung zwischen Toxizität und Therapieversagen durchgeführt werden.

3. Chronisch lymphatische Leukämie

Die CLL zählt zu den indolenten B-Zell-Lymphomen und ist die häufigste Form der Leukämie in Mitteleuropa. Die Erkrankung tritt in der Regel im höheren Lebensalter auf, das mittlere Erkrankungsalter liegt zwischen 70–75 Jahren. In der Regel entsteht die CLL aus der sogenannten monoklonalen B-Lymphozytose (MBL), die bei > 5 % der > 60-Jährigen nachweisbar ist. Erste Manifestation ist häufig eine zufällig detektierte, asymptomatische Lymphozytose im Blut. Im weiteren Krankheitsverlauf kommt es oft zu Lymphadenoapathie, Hepato-/Splenomegalie, Zytopenie als Zeichen der Knochenmarkinsuffizienz sowie ggf. Autoimmunphänomenen. Klinisch im Vordergrund steht häufig eine B-Symptomatik (Fieber > 38 °C, Gewichtsverlust > 10 % innerhalb von 6 Monaten sowie Nachtschweißsymptomatik) sowie eine vermehrte Infektneigung.
Zur Diagnosestellung müssen folgende **Diagnosekriterien** erfüllt sein:
- Nachweis von ≥ 5000 klonalen B-Lymphozyten pro µl im peripheren Blut.
- Vorherrschen kleiner, reifer Lymphozyten im Blutausstrich (➤ Abb. 54.2).
- Expression der Oberflächenantigene CD19, CD20, CD23 und CD5 mit Leichtkettenrestriktion in der Immunphänotypisierung.

Tab. 54.1 Stadieneinteilung nach Binet

Stadium	Definition
A	Hämoglobin ≥ 10 g/dl, Thrombozyten ≥ 100 Tsd/µl, < 3 betroffene LK-Regionen
B	Hämoglobin ≥ 10 g/dl, Thrombozyten ≥ 100 Tsd/µl, ≥ 3 betroffene LK-Regionen
C	Hämoglobin < 10 g/dl, Thrombozyten < 100 Tsd/µl

Die **Stadieneinteilung** erfolgt im europäischen Raum in der Regel nach Binet (➤ Tab. 54.1), im amerikanischen Raum nach Rai.

4. Therapie

Die CLL ist wie die anderen Formen der niedrig malignen Lymphome durch eine Chemotherapie und/oder antikörperbasierte Therapie nach derzeitigem Kenntnisstand nicht heilbar. Da es sich um eine generalisierte Erkrankung handelt, wird in der Regel eine **systemische Chemo-Immuntherapie** durchgeführt. Lokale Verfahren wie z. B. Operation oder Bestrahlung kommen nur in Ausnahmefällen bei lokalisierter Problematik zum Einsatz. Nur ca. ⅔ aller CLL-Patienten benötigen bei Erstdiagnose oder im Verlauf eine Behandlung. Eine **Therapieindikation** besteht in der Regel im Stadium **Binet C** sowie ggf. im **Stadium A oder B, falls weitere Kriterien** erfüllt sind, z. B.:
- Konstitutionelle Symptome wie B-Symptomatik oder schwere Fatigue.
- Auftreten von Autoimmunphänomenen.
- Symptomatische, massive oder rasch progrediente Splenomegalie.
- Symptomatische, massive oder rasch progrediente Lymphadenopathie, ggf. mit Organkomplikationen.
- Rasche Erkrankungsprogredienz (Lymphozytenverdopplungszeit < 6 Monate oder Anstieg um 50 % innerhalb von 2 Monaten ausgehend von Basiswert von ≥ 30 Tsd/µl).

Das Spektrum therapeutischer Möglichkeiten hat sich im Laufe der vergangenen Jahre durch die Zulassung von zielgerichteten Therapien deutlich erweitert. Die Therapie wird dabei an das Alter, Komorbiditäten und das genetische Risikoprofil angepasst. Bei Patienten < 65 Jahre in gutem Allgemeinzustand besteht die **Erstlinientherapie** in der Regel aus der Kombination der Chemotherapeutika Fludarabin und Cyclophosphamid mit dem CD-20-Antikörper Rituximab **(FCR-Protokoll).** Bei **älteren** oder **komorbiden Patienten** kommt häufig eine Kombination aus Bendamustin oder Chlorambucil mit einem CD-20-Antikörper (Rituximab, Ofatumumab oder Obinutuzumab) zum Einsatz. Bei **gebrechlichen Patienten** steht meist die supportive Therapie im Vordergrund.

Eine TP53-Mutationsanalyse sowie FISH-Analyse bzgl. del(17p13) sollte nicht zwangsläufig bei Erstdiagnose der Erkrankung, sondern erst vor einer möglichen Therapieeinleitung erfolgen. Patienten mit **del(17p13) bzw. TP53-Mutation** kommt eine Sonderrolle zu. Diese haben im Vergleich zu den anderen CLL-Patienten eine deutlich schlechtere Prognose nach Chemo-Immuntherapie. In dieser Situation sowie häufig auch im Falle eines Erkrankungsrezidivs (dann unabhängig vom genetischen Risikoprofil) wird der Einsatz immunmodulatorischer Substanzen wie z. B. Ibrutinib, Rituximab + Idelalisib oder Venetoclax empfohlen. Je nach Allgemeinzustand und Komorbiditäten kann ggf. im weiteren Verlauf auch eine allogene Stammzelltransplantation diskutiert werden.

Bei dieser 64-jährigen Patientin besteht aufgrund der Thrombopenie das Stadium Binet C. Demnach kommt aufgrund der sonst fehlenden Begleiterkrankungen und der immer noch fitten Patientin die oben genannte Erstlinientherapie in Betracht, wenn die genetische Diagnostik ohne Nachweise der genetischen Mutationen bleibt.

5. Komplikationen der Erkrankung

Folgende Komplikationen der CLL können auftreten:

- **Infektionen** durch reduzierte Immunglobulinspiegel und weitere Immundefektmechanismen. In diesem Fall erfolgt häufig die Substitution von Immunglobulinen.
- **Organschädigungen** durch Lymphadenopathie (z. B. akutes Nierenversagen, Cholestase). In diesem Fall besteht – unabhängig vom Erkrankungsstadium nach Binet – eine Indikation für die Einleitung einer CLL-spezifischen Therapie.
- Transformation in ein **hochmalignes Lymphom (Richter-Transformation).** Dies ist mit einer schlechten Prognose vergesellschaftet, es sollte daher eine intensive Therapie entsprechend einem hochmalignen Lymphom erfolgen.

ZUSAMMENFASSUNG

Die **CLL** zählt zu den indolenten B-Zell-Lymphomen und ist die häufigste Form der Leukämie in Mitteleuropa. Die Erkrankung tritt in der Regel in höherem Alter auf, das mittlere Erkrankungsalter liegt zwischen 70–75 Jahren. Erste **Manifestation** ist häufig eine Lymphozytose im Blut. Weitere Manifestationen können Lymphadenopathie, Hepato-/Splenomegalie, Zytopenie als Zeichen der Knochenmarkinsuffizienz sowie ggf. Autoimmunphänomene sein. Die **Einteilung** erfolgt im europäischen Raum nach Binet. **Klinisch** im Vordergrund stehen im Krankheitsverlauf häufig eine B-Symptomatik sowie vermehrte Infektneigung. Die wichtigsten **diagnostischen Schritte** sind bei Erstdiagnose die Durchführung von Zytologie und Immunphänotypisierung des peripheren Bluts sowie die Sonografie von Lymphknoten und Abdomen. Vor einer möglichen **Therapieeinleitung** sollte außerdem eine genetische Diagnostik erfolgen. Eine Therapieindikation besteht im Stadium Binet C sowie bei rascher Erkrankungsdynamik, Allgemeinsymptomen oder Organkomplikationen auch im Stadium A/B. Im Laufe der vergangenen Jahre kommen neben der Chemo-Immuntherapie auch zunehmend zielgerichtete Therapien mit immunmodulatorischen Substanzen zum Einsatz.

WAS WÄRE WENN ...

... die Patientin gut auf die Therapie anspricht, aber im Verlauf eine sehr rasch progrediente Anämie entwickelt? In diesem Fall muss an eine **autoimmunhämolytische Anämie** gedacht werden, die bei rasch progredientem Verlauf einen hämatologischen Notfall darstellt und eine umgehende Therapieeinleitung erforderlich macht. Zum Einsatz kommen hier in der Regel hoch dosierte Glukokortikoide.

55

Muskelschmerzen, Abgeschlagenheit und Ödeme

Anamnese

Eine 31-jährige Frau kommt an einem Sonntagmorgen in die medizinische Notaufnahme. Da sie bisher trotz gesundheitlicher Probleme nie zum Arzt gehen wollte, ist es nun zu einem Familienstreit gekommen. Unter Tränen erzählt Ihnen die Patientin, dass es bereits seit etwa 4 Jahren immer wieder zu diffusen Gelenkschmerzen, vor allem der Hände, und zu Muskelschmerzen gekommen sei. Außerdem fühle sie sich häufig abgeschlagen und ihrer beruflichen Verantwortung als Versicherungskauffrau nicht gewachsen. Seit 2 Tagen habe sie nun Fieber um 39 °C, Schmerzen beim Atmen und leichte Schwellungen der Unterschenkel. Ähnliche Episoden seien schon mehrfach aufgetreten. Auf gezieltes Nachfragen erfahren Sie, dass die Patientin Sonnenbaden nur sehr schlecht vertrage, da es bereits nach kurzer Zeit zu einer deutlichen Rötung der exponierten Körperstellen komme. Vor 2 Jahren habe sie einen Abort in der 12. Schwangerschaftswoche gehabt, seitdem sei sie nicht mehr schwanger geworden. Medikamente nehme sie keine ein.

Untersuchungsbefunde

31-jährige Frau in akut gemindertem AZ und normalem EZ, wach, zu Person, Ort und Zeit orientiert. HF 86/min, BD 145/88 mmHg. Temperatur 38,6 °C. Haut: blass, enoral zwei Aphthen der Schleimhaut. Sonst Normalbefund für Kopf und Hals. Lunge: gedämpfter KS und abgeschwächtes Atemgeräusch der basalen Lungenabschnitte rechts > links, übrige Bereiche vesikuläres Atemgeräusch, keine RG. Herz: HT rein und rhythmisch, keine Herzgeräusche. Abdomen: Bauchdecke weich, kein DS, Darmgeräusche vorhanden. Extremitäten: periphere Pulse seitengleich tastbar, beidseits diskrete Unterschenkelödeme, keine Zeichen einer tiefen Beinvenenthrombose. Neurologie: orientierend unauffällig.

1. **Wie lautet Ihre Verdachtsdiagnose? Begründen Sie diese!**

2. **Was sind Kollagenosen? Nennen Sie Beispiele!**

3. **Welche weiteren Untersuchungen führen Sie durch? Welche Befunde erwarten Sie?**

4. **Nennen Sie Klassifikationskriterien für die vermutete Erkrankung!**

5. **Welche Therapien stehen zur Verfügung? Wie ist die Prognose?**

6. **Beschreiben Sie das Antiphospholipidsyndrom!**

1. Verdachtsdiagnose

Bei der Patientin bestehen vielfältige Symptome verschiedener Organe, die insgesamt am ehesten mit der Verdachtsdiagnose eines **systemischen Lupus erythematodes (SLE)** vereinbar sind. Bei dieser immunologischen Systemerkrankung kommt es fast immer zu **Allgemeinbeschwerden,** die sich hier als Abgeschlagenheit und Fieber präsentieren sowie oft zu **Gelenk- und Muskelschmerzen,** die bei der Patientin rezidivierend seit 4 Jahren bestehen. Die aktuellen Beschwerden mit Schmerzen beim Atmen sind am ehesten als Korrelat einer lupusbedingten **Pleuritis** zu werten.

Zu der Verdachtsdiagnose SLE passen auch Alter und Geschlecht der Patientin (Erstdiagnose überwiegend bei Frauen im gebärfähigen Alter) sowie die Befunde mit **aphthösen Mundschleimhautveränderungen** und dem basal abgeschwächten Atemgeräusch, wahrscheinlich im Rahmen der Pleuritis mit Begleiterguss. Die peripheren Ödeme und der erhöhte Blutdruck könnten in Zusammenhang mit einer **Lupusnephritis** stehen. Schließlich ist auch die **Fotosensibilität** mit nachfolgenden Hautveränderungen typisch.

2. Kollagenosen

Kollagenosen sind eine Gruppe von Bindegewebserkrankungen, die sich als chronisch autoimmunvermittelte Systemerkrankungen manifestieren und sich klinisch und immunologisch ähneln. Gemeinsamkeiten sind eine genetische Disposition, eine Häufung bei Frauen und der Nachweis von antinukleären Antikörpern (ANA). Folgende Krankheitsbilder lassen sich abgrenzen:

- **SLE:** im vorliegenden Fall am wahrscheinlichsten.
- **Systemische Sklerose:** generalisierte Entzündung des Bindegewebes mit starker Fibrosierung der Haut (z. B. Mikrostomie und mimische Starre des Gesichts) und innerer Organe (z. B. Lungenfibrose oder Herzbeteiligung mit Myokarditis), ebenfalls Arthralgien und Myositis.
- **Polymyositis** und **Dermatomyositis:** Muskelschwäche im Bereich der Schulter-/Beckenmuskulatur, bei Dermatomyositis zusätzlich charakteristische Hautveränderungen (z. B. Erytheme im Gesicht).
- **Sjögren-Syndrom:** chronische Entzündung vor allem der Speichel- und Tränendrüsen mit Xerostomie (Mundtrockenheit) und Xerophthalmie (Augenaustrocknung), sog. Sicca-Symptomatik.
- **Sharp-Syndrom** (Mischkollagenose): Überlappungsphänomene aus SLE, Sklerodermie, Polymyositis und rheumatoider Arthritis, obligat sekundäres Raynaud-Syndrom (anfallsartige, schmerzhafte Vasospasmen mit Ischämie eines oder mehrerer Finger).

3. Diagnostik

Zur diagnostischen Abklärung eines SLE sind folgende Untersuchungen sinnvoll:

- **Laboruntersuchung:** Blutbild und Differenzialblutbild (bei SLE häufig autoantikörperinduzierte Leukopenie, Thrombopenie und Anämie), Coombs-Test (hämolytische Anämie?), Entzündungswerte (bei SLE BSG ↑, CRP oft normal), Nierenretentionsparameter und Elektrolyte (eingeschränkte Nierenfunktion bei Lupusnephritis), Gerinnungsparameter, Leberwerte.
- **Immunologische Untersuchungen:** antinukleäre Antikörper (ANA), Antiphospholipidantikörper und Komplementfaktoren. **Antinukleäre Antikörper (ANA)** sind bei fast allen Patienten mit SLE im Krankheitsverlauf nachweisbar. Sie sind aber nicht spezifisch für die Erkrankung, sodass bei deren Nachweis auf weitere Antikörper mit hoher Spezifität getestet werden sollte, z. B. **Antikörper gegen Doppelstrang-DNA (Anti-dsDNA-Ak)** und **gegen nukleäres Glykoprotein (Anti-Sm-Ak).** Antiphospholipid-Ak sind bei SLE in 40 % der Fälle nachweisbar. Zur differenzialdiagnostischen Abgrenzung gegenüber anderen rheumatologischen Erkrankungen kann die Bestimmung weiterer Antikörper (z. B. Rheumafaktoren) sinnvoll sein.
- **Urinstatus:** Albumin-/Proteinurie bzw. Hämaturie?
- **Urinsediment:** Verformung der Erythrozyten als Hinweis auf nephritisches Sediment (z. B. Akanthozyten, Erythrozytenzylinder)?
- **Röntgenthorax:** Infiltrat? Erguss? Herzsilhouette?
- **Abdomen- und Pleurasonografie:** u. a. Darstellung der Nieren und der ableitenden Harnwege, Pleuraerguss? Lymphadenopathie?

- **EKG und Echokardiografie:** Hinweise für kardiale Beteiligung?
- **Lungenfunktionstest:** Lungenfunktionseinschränkung? Diffusionsstörung?
- **Biopsie:** Haut, Niere (je nach Schweregrad der Nierenbeteiligung werden 6 Formen unterschieden).
- **Schädel-MRT :** bei Verdacht auf zerebrale Beteiligung, ggf. anschließend Lumbalpunktion.

MERKE

Der **medikamentös induzierte Lupus erythematodes** (z. B. durch Procainamid, Interferon) tritt geschlechtsunabhängig gehäuft in höherem Lebensalter auf und manifestiert sich klinisch meist als Polyarthritis, Pleuritis oder Perikarditis. Nieren- und ZNS-Beteiligung sind selten. Typischerweise sind neben ANA auch Anti-Histon-Antikörper positiv, Antikörper gegen Doppelstrang-DNA sind nicht vorhanden. Die Symptomatik ist nach Absetzen des auslösenden Medikaments reversibel.

4. Klassifikationskriterien

Das **American College of Rheumatology** (ACR) hat **elf Klassifikationskriterien** für den SLE aufgestellt:

- Schmetterlingserythem (➤ Abb. 55.1).
- Diskoider SLE.
- Fotosensibilität.
- Ulzerationen der oralen und nasalen Schleimhaut.
- Polyarthritis: nichterosive Arthritis von ≥ 2 Gelenken.
- Serositis (Pleuritis, Perikarditis).
- Nephritis (persistierende Proteinurie > 0,5 g/d oder Zylindrurie).
- ZNS-Beteiligung: neuropsychiatrische Auffälligkeiten (Psychose, Angststörung, Depression) oder Krampfanfälle.
- Hämatologie: Coombs-positive hämolytische Anämie, Leukopenie, Lymphopenie < 1.500/µl, Thrombopenie < 100.000/µl.
- Immunologie: Anti-ds-DNA-Ak, Anti-Sm-AK, Antiphospholipid-Ak.
- Antinukleäre Antikörper (ANA).

Sind **mindestens vier Kriterien** erfüllt, liegt mit einer Wahrscheinlichkeit von > 95 % ein SLE vor.

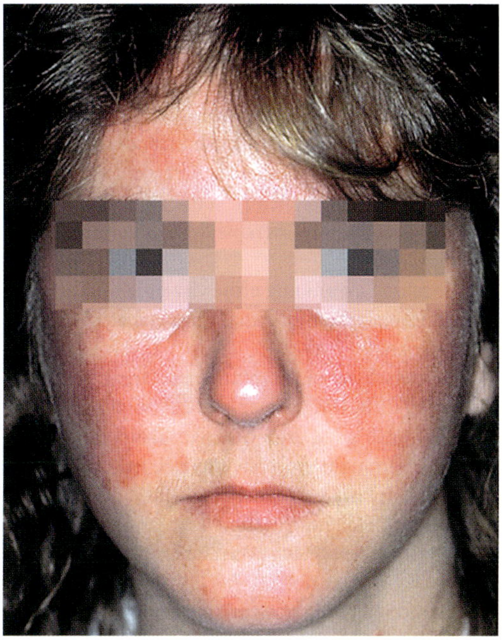

Abb. 55.1 Schmetterlingserythem des Gesichts bei SLE. Es tritt bei einem Drittel der SLE-Patienten auf. [M123]

2012 wurden von der Expertengruppe **SLICC** (Systemic Lupus International Collaborating Clinics) neue Klassifikationskriterien für den SLE veröffentlicht. Sie ähneln den ACR-Kriterien, setzen aber die Erfüllung von mindestens einem **immunologischen Kriterium** voraus. Aktuell werden beide Klassifikationssysteme parallel verwendet.

5. Therapie/Prognose

Ziele der Therapie sind das Erreichen einer Remission, die Verhinderung irreversibler Organschäden und die Verbesserung der Lebensqualität bei möglichst geringer Toxizität. Sie setzt sich zusammen aus:

- **Allgemeinmaßnahmen:** Vermeidung auslösender Faktoren, z. B. UV-Licht, hochgradiger Sonnenschutz (LSF 60), Verzicht auf Hormontherapie (z. B. keine orale Kontrazeption mit östrogenhaltigen Präparaten).

- **Medikamentöse Therapie:** Alle SLE-Patienten sollten dauerhaft mit **Choloroquinderivaten** (Hydroxychloroquin oder Chloroquin) behandelt werden. Glukokortikoide sollten nur zeitlich begrenzt zur Behandlung von Schüben eingesetzt oder auf eine niedrige Erhaltungsdosis reduziert werden, um Langzeitkomplikationen zu vermeiden. Generell ist die medikamentöse Therapie des SLE abhängig vom **Schweregrad:**
  - **Leichte Erkrankung ohne viszeralen Befall:** Chloroquinderivat, initial ggf. zusätzlich Glukokortikoide.
  - **Mittelschwere Erkrankung mit Organbeteiligung (z. B. Haut, Gelenke):** Chloroquinderivat und niedrig dosiertes Glukokortikoid, ggf. zusätzliches Immunsuppressivum (z. B. Azathioprin, Methotrexat) zum Einsparen von Glukokortikoiden; ggf. Belimumab (humaner monoklonaler Antikörper, der sich gegen einen B-Zell-stimulierenden Faktor richtet).
  - **Schwere Erkrankung mit Beteiligung lebenswichtiger Organe (Niere, ZNS):** Chloroquinderivat. Zur Remissionsinduktion zusätzlich hoch dosiert Glukokortikoide und potentes Immunsuppressivum, z. B. Cyclophosphamid, Rituximab, Tacrolimus oder Mycophenolat-Mofetil. Anschließend weniger toxische Erhaltungstherapie mit niedrig dosierten Glukokortikoiden und einem Immunsuppressivum (z. B. Azathioprin).
- **Supportive Therapie:** konsequente Einstellung der kardiovaskulären Risikofaktoren, (u. a. arterielle Hypertonie, Tabakabstinenz). Osteoporoseprophylaxe bei Glukokortikoid-Langzeittherapie. Substitution von Vitamin D. Influenza- und Pneumokokkenimpfung.

Der SLE zeigt stark variable Krankheitsverläufe, die **Prognose** des SLE ist vor allem von der Organbeteiligung, den ZNS-Symptomen und kardiovaskulären Folgen abhängig. Die 10-Jahres-Überlebensrate beträgt heute 90 %.

MERKE

Häufigste Todesursache beim SLE sind Myokardinfarkte infolge vorzeitiger Atherosklerose.

6. Antiphospholipidsyndrom

Ein sekundäres **Antiphospholipidsyndrom** (APS) wird bei etwa einem Drittel der SLE-Fälle beobachtet. Ursächlich sind Antikörper gegen Phospholipide, die sich u. a. gegen Thrombozytenrezeptoren und Gerinnungsfaktoren richten. Hierdurch kommt es zu einer **Hyperkoagulabilität** mit der Folge von **Thromboembolien** (arteriell oder venös, z. B. Thrombosen, Myokardinfarkt, zerebrale Insulte) und **Thrombozytopenien.** Rezidivierende Aborte werden ebenfalls gehäuft beobachtet, sodass bei dieser Patientin mit Abort in der Vorgeschichte an ein APS gedacht werden sollte.

Therapeutisch werden zur **Primärprophylaxe** die Einnahme von **ASS** sowie Maßnahmen zur Thromboseprophylaxe (z. B. Tabakabstinenz, Kompressionsstrümpfe) empfohlen. Nach stattgehabten Thromboembolien ist eine dauerhafte Antikoagulation indiziert. Frauen mit Kinderwunsch sind in speziellen Zentren zu behandeln und im Falle einer eingetretenen Schwangerschaft interdisziplinär zu betreuen und engmaschig zu überwachen.

ZUSAMMENFASSUNG

Beim **systemischen Lupus erythematodes (SLE)** handelt es sich um eine Kollagenose, bei der es durch Ablagerungen von Immunkomplexen zu zahlreichen Symptomen und pathologischen Veränderungen kommen kann. Betroffen sind in erster Linie Frauen, die Erstdiagnose wird meist im gebärfähigen Alter gestellt. Das **klinische Bild** ist sehr variabel. Neben Allgemeinsymptomen (Fieber, Abgeschlagenheit) können unterschiedliche Organe betroffen sein (z. B. Haut, Muskeln und Gelenke, Nieren, Herz, Lunge, ZNS). Auch ein sekundäres Antiphospholipidsyndrom kann auftreten. **Diagnostisch** ist vor allem der Nachweis von Antikörpern (ANA, Anti-dsDNA-Ak, Anti-Sm-Ak) wegweisend. Zur Diagnosestellung müssen vier von elf Klassifikationskriterien erfüllt sein. **Therapeutisch** wird neben Allgemeinmaßnahmen vor allem eine immunsuppressive Behandlung eingesetzt, die sich nach dem Schweregrad der Erkrankung richtet. Die **Prognose** ist vor allem von der Organbeteiligung, den ZNS-Symptomen und kardiovaskulären Folgen abhängig, dabei beträgt die 10-Jahres-Überlebensrate etwa 90 %.

56

Schmerzhafte Effloreszenzen

Anamnese

Eine 28-jährige Patientin stellt sich mit einem seit 2 Tagen bestehenden, schmerzhaften Hautausschlag am Brustkorb in Ihrer internistischen Praxis vor. Sie klagt außerdem über Abgeschlagenheit, Nachtschweiß und Gewichtsverlust (7 kg in 6 Monaten). In den letzten Monaten habe sie mehrfach Fieber und Durchfälle gehabt. Eine beim Hausarzt durchgeführte Stuhlprobe sei unauffällig gewesen. Außerdem seien die Hals- und Leistenlymphknoten seit einigen Monaten geschwollen, aber nicht schmerzhaft. Die Patientin stammt aus Kenia, besitzt ein Schmuckgeschäft und hält sich wechselnd in Deutschland und Afrika auf. Vor 10 Jahren sei sie in Nairobi notfallmäßig appendektomiert worden, ansonsten habe sie keine Vorerkrankungen.

Untersuchungsbefunde

28-jährige Patientin in leicht reduziertem AZ, 169 cm, 60 kg. HF 72/min, BD 125/80 mmHg, AF 13/min, Temperatur 36,7 °C. Haut: warm, trocken, normaler Turgor. Linksthorakal besteht in den Dermatomen Th 4 und 5 ein Exanthem mit flüssigkeitsgefüllten Bläschen und verschorften Arealen. Schleimhäute: feucht, orale Mukosa gerötet. Weißlicher, abwischbarer Belag auf Zunge, weichem Gaumen und Rachen. LK: schmerzlose Schwellungen zervikal, axillär und inguinal. Herz: HT rhythmisch, keine Herzgeräusche. Lunge: sonorer KS, vesikuläres AG, keine RG. Abdomen: unauffällig, reizlose Appendektomienarbe. Extremitäten: unauffällig. Neurologisch orientierend unauffällig.

Laborbefunde

Leukozyten 3,9 Tsd/µl; Erythrozyten 4,2 Mio/µl; Hb 11,7 g/dl; Hkt 35,2 %; MCV 83,8 fl; MCH 27,9 pg; MCHC 33,2 g/dl; Thrombozyten 212 Tsd/µl; Natrium 138 mmol/l; Kalium 4,4 mmol/l, CRP 14 mg/l. Unauffälliges Differenzialblutbild. Quick, PTT, Glukose, Harnstoff, Kreatinin, GOT und GPT im Normbereich.

1. **Welche Erkrankungen sind aufgrund der Anamnese und des Untersuchungsbefunds wahrscheinlich?**
2. **Welche Grunderkrankung könnte damit in Zusammenhang stehen? Wie sichern Sie die Diagnose?**
3. **Beschreiben Sie die Pathogenese der Grunderkrankung!**
4. **Erläutern Sie die Stadieneinteilung!**
5. **Beschreiben Sie die Therapie der Grunderkrankung! Welche Laborparameter eignen sich zur Therapiekontrolle?**

1. Aktuelle Erkrankungen

Bei dem Hautausschlag der Patientin handelt es sich am ehesten um **Herpes zoster.** Ursächlich ist die endogene Reaktivierung des **Varicella-Zoster-Virus,** das nach abgelaufener Primärinfektion in den Spinalganglien persistiert (sog. Latenzphase). Typisch sind unilaterale und strikt segmentale schmerzhafte vesikuläre Eruptionen.

Des Weiteren spricht der Untersuchungsbefund für eine **oropharyngeale Kandidose (Soorstomatitis).** Typisch für diese Infektion mit Hefepilzen der Gattung Candida sind die weißen abwischbaren Auflagerungen der oralen und pharyngealen Mukosa.

2. Grunderkrankung

Die Anamnese und der Untersuchungsbefund lassen an eine **HIV-Infektion** denken. Für diese Grunderkrankung sprechen:

- **Herpes zoster:** häufig bei HIV-Infektion.
- **Oropharyngeale Kandidose:** häufig bei HIV-Infektion.
- **Schmerzlose generalisierte Lymphadenopathie:** Etwa die Hälfte der HIV-Infizierten entwickelt ein Lymphadenopathie-Syndrom mit persistierenden Lymphknotenschwellungen (> 3 Monate) an mindestens zwei extrainguinalen Lokalisationen.
- **Allgemeinsymptome:** Die Allgemeinsymptome der Patientin (Abgeschlagenheit, Fieber, Nachtschweiß, Gewichtsverlust und Durchfälle) sind zwar wenig spezifisch, aber typisch für eine HIV-Infektion.
- **Herkunft:** Die Patientin stammt aus Kenia, einem Hochprävalenzgebiet von HIV.

Differenzialdiagnostisch kommen vor allem infrage:

- **Tuberkulose:** Lymphadenopathie, Allgemeinsymptome und Herkunft/Reiseanamnese der Patientin.
- **Malignes Lymphom:** Lymphadenopathie, Allgemeinsymptome und opportunistische Infektionen.
- Angeborener oder sekundärer **Immundefekt:** opportunistische Infektionen.

Der **Nachweis** einer HIV-Infektion basiert auf einer **Zweistufendiagnostik,** bestehend aus einem **Screening- und einem Bestätigungstest.** Zunächst wird ein **serologischer Screeningtest** durchgeführt. Moderne Testsysteme der 4. Generation detektieren HIV-Antikörper und ein HIV-Antigen (p24). Ist dieser Test auffällig, stehen folgende gleichwertige Bestätigungstests zur Verfügung, von denen mindestens einer durchgeführt werden muss:

- **Antikörper-basierter Bestätigungstest.**
- **Nukleinsäureamplifikationstest (= NAT) zum direkten Nachweis der HIV-RNA.**

Bestätigt sich die HIV-Infektion, sollte zum Ausschluss einer Probenverwechslung eine zweite Blutprobe untersucht werden. Bei einem negativen Ergebnis im Screeningtest ist eine HIV-Infektion sehr unwahrscheinlich. Eine Ausnahme besteht bei Verdacht auf eine **kürzlich erworbene Infektion,** da auch Screeningtests der 4. Generation erst ca. 6 Wochen nach Infektion positiv ausfallen. In diesen Fällen sollte ergänzend ein **NAT** zum Nachweis der HIV-RNA durchgeführt werden. Sind die Ergebnisse unklar, wird eine Wiederholung nach 1–3 Wochen empfohlen.

MERKE

Vor Durchführung eines HIV-Tests sollte das **Einverständnis** des Patienten eingeholt werden. Neu entdeckte HIV-Infektionen unterliegen der **nicht namentlichen Meldung** an das Robert Koch-Institut.

3. Pathogenese

Erreger der Infektion ist das Human Immunodeficiency Virus (HIV), ein einzelsträngiges **RNA-Virus** aus der Familie der humanen Retroviren. Die **Übertragung** erfolgt **sexuell, parenteral** (i.v. Drogenabusus, Blutprodukte) oder **vertikal** (von HIV-infizierter Mutter auf das Kind). Die gegen das Virus gebildeten Antikörper führen nicht zu dessen Eliminierung. Das Virus infiziert selektiv Zellen, die den CD4-Rezeptor an ihrer Oberfläche tragen (v.a. T-Helferzellen, aber auch Makrophagen und Mikroglia). Nach Einschleusung des Virus in die Wirtszelle wird die RNA freigesetzt und von der viruseigenen reversen Transkriptase als Vorlage für die Synthese einer doppelsträngigen DNA-Kopie verwendet. Diese wird in die Wirts-DNA integriert, sodass bei jeder Aktivierung der Zelle auch die Virus-DNA abgelesen wird. Langfristig führt dies zur Zytolyse der infizierten Zelle. Durch die Zerstörung der T-Helferzellen entsteht eine **Immunschwäche** mit einer Reduktion des **CD4/CD8-Verhältnisses** (normal > 2, bei Werten < 1,2 drohen **opportunistische Infektionen**). Die **klinische Latenzphase** (Zeit zwischen Infektion und Auftreten der Immundefizienz) beträgt im Mittel 10 Jahre. Des Weiteren kann die Destruktion von Makrophagen und Mikroglia im ZNS zu einer **HIV-assoziierten Enzephalopathie** führen.

4. Stadieneinteilung

Die klinisch gebräuchlichste Stadieneinteilung der HIV-Infektion ist die **CDC-Klassifikation** (Centers for Disease Control), die in ➤ Tab. 56.1 dargestellt ist. Die Zuordnung zu den Kategorien richtet sich nach der klinischen Symptomatik (A–C) und der Anzahl der CD4-positiven T-Lymphozyten (1–3). Patienten werden dem schlechtesten jemals erreichten Stadium zugeordnet, eine Rückstufung erfolgt nicht.

Durch bestimmte Indikatorerkrankungen erfolgt die Zuordnung zum Stadium C der CDC-Klassifikation und damit die Diagnose **AIDS** (Acquired Immune Deficiency Syndrome). Zu diesen **AIDS-definierenden Erkrankungen** gehören:

- **Opportunistische Infektionen:** z. B. durch Protozoen (ZNS-Toxoplasmose), Pilze (Pneumocystis-jirovecii-Pneumonie, Kryptokokkenmeningitis), Viren (z. B. Zytomegalie- und Herpes-simplex-Infektionen) und Bakterien (z. B. Tuberkulose, Infektionen mit atypischen Mykobakterien).
- **Malignome:** z. B. Kaposi-Sarkom, invasives Zervixkarzinom, Non-Hodgkin-Lymphome.
- **Sonstige Erkrankungen:** z. B. HIV-Enzephalopathie, Wasting-Syndrom (ungewollter Gewichtsverlust > 10 % des Körpergewichts mit Fieber, Abgeschlagenheit und persistierender Diarrhö).

MERKE

Obwohl Herpes zoster und die Kandidose des Oropharynx durch den HIV-vermittelten Immundefekt begünstigt werden, gehören sie **nicht** zu den AIDS-definierenden Erkrankungen.

5. Therapie

Im Zentrum der Behandlung steht die lebenslange **antiretrovirale Therapie (ART),** die seit ihrer Einführung die Prognose der HIV-Infektion deutlich verbessert hat. Ziel der Therapie ist die Reduktion der Viruslast unter die Nachweisgrenze. Durch Hemmung der Virusreplikation kann sie das Fortschreiten der Erkrankung hinauszögern, zur Rückbildung HIV-assoziierter Symptome führen und die Infektiosität senken.

Folgende Substanzgruppen stehen zur Verfügung:

- **Nukleosidanaloge Reverse-Transkriptase-Inhibitoren (NRTI):** konkurrieren mit den körpereigenen Nukleosiden um die Bindung an die reverse Transkriptase und lösen einen Kettenabbruch aus (z. B. Tenofovir).
- **Nichtnukleosidanaloge Reverse-Transkriptase-Inhibitoren (NNRTI):** hemmen die reverse Tran-

Tab. 56.1 CDC-Klassifikation der HIV-Infektion

	Klinische Kategorie		
	A	B	C
$CD4^+$-T-Lymphozyten/µl	Asymptomatisch oder akute HIV-Infektion (grippeartig) oder Lymphadenopathie-Syndrom	Symptomatisch, aber weder A noch C	AIDS-definierende Erkrankungen
1 > 500	A1	B1	C1
2 200–499	A2	B2	C2
3 < 200	A3	B3	C3

skriptase durch nichtkompetitive Bindung (z. B. Rilpivirin).
- **Protease-Inhibitoren (PI):** hemmen die virale Protease (z. B. Darunavir).
- **Fusionsinhibitoren:** verhindern das Eindringen des Virus in die Wirtszelle durch Hemmung der Verschmelzung der Virushülle mit der Zellmembran (z. B. Enfuvirtid).
- **Integrase-Inhibitoren:** hemmen die Integration des viralen Erbguts in die Wirts-DNA (z. B. Raltegravir).
- **CCR5-Inhibitoren:** verhindern die Bindung von bestimmten HIV-Typen an den Chemokinrezeptor-5 der $CD4^+$-Zellen und dadurch ein Eindringen in die Zelle (z. B. Maraviroc).

Um die Entwicklung von Resistenzen zu verhindern und die Viruslast maximal zu reduzieren, wird eine **Kombination aus mindestens drei antiretroviralen Substanzen** verwendet. Eine hohe Einnahmetreue ist von entscheidender Bedeutung. Die **Indikation für eine ART** besteht bei allen symptomatischen Patienten. Auch bei asymptomatischen Patienten wird inzwischen generell eine ART empfohlen, lediglich bei einer $CD4^+$-Zellzahl > 500/µl kann unter Umständen noch abgewartet werden. Insbesondere wenn bestimmte Zusatzkriterien vorliegen (z. B. Alter > 50 Jahre oder eine chronische Hepatitis C), sollte eine ART frühzeitig eingeleitet werden. Aufgrund des deutlich verlängerten Überlebens unter ART gewinnen Nebenwirkungen der Therapie an Bedeutung, z. B. das **Lipodystrophiesyndrom** (Fettverteilungsstörung).

Neben der ART kommt vor allem der **Prophylaxe** und **Therapie opportunistischer Infektionen,** der **psychosozialen Unterstützung** des Patienten und der **Infektionsprophylaxe** im Umfeld des Patienten eine große Bedeutung zu.

Die **wichtigsten Laborparameter** für die Therapiekontrolle und Verlaufsbeurteilung sind die quantitative Bestimmung der **$CD4^+$-T-Lymphozyten** und der **Viruslast (viral load).** Sie sollten zum Zeitpunkt der Diagnosestellung und anschließend in zwei- bis dreimonatigen Abständen bestimmt werden.

MERKE

Die **Transmission von HIV** ist bei einer dauerhaft niedrigen Viruslast von < 50 Kopien/ml unwahrscheinlich.

ZUSAMMENFASSUNG

Die **HIV-Infektion** wird durch das Human Immunodeficiency Virus (HIV) hervorgerufen, ein Retrovirus, dessen Zielzellen den CD4-Rezeptor an ihrer Oberfläche aufweisen. Die **Übertragung** erfolgt sexuell, parenteral oder vertikal. Auf ein initiales Mononukleose-ähnliches Stadium (akute HIV-Infektion) folgt in der Regel ein symptomfreies Intervall (klinische Latenzphase), das nach Jahren durch die chronisch symptomatische HIV-Infektion mit dem Endstadium AIDS abgelöst wird. Die **Stadieneinteilung** erfolgt nach der CDC-Klassifikation. AIDS (Stadium C) liegt vor, wenn bei nachgewiesener HIV-Infektion bestimmte opportunistische Infektionen oder Tumoren (AIDS-definierende Erkrankungen) auftreten. Die **Nachweis** erfolgt durch eine Zweistufendiagnostik. Zur Verlaufs- und Therapiekontrolle eignet sich die Bestimmung der $CD4^+$-Zellzahl und der Viruslast im Plasma. Die wichtigste **therapeutische Maßnahme** ist die kombinierte antiretrovirale Therapie (ART), welche die Prognose der Patienten seit ihrer Einführung erheblich verbessert hat.

WAS WÄRE WENN ...

... Sie sich bei einer Blutentnahme bei dieser Patientin eine Nadelstichverletzung zugezogen hätten?
- Nach Spülung der Stichverletzung sollten Sie umgehend Kontakt mit dem D-Arzt (Durchgangsarzt) aufnehmen. Da die Indexpatientin HIV-positiv und die Viruslast unbekannt sind, sollte so früh wie möglich eine HIV-Postexpositionsprophylaxe begonnen (idealerweise innerhalb von 2 Stunden) und für 4 Wochen fortgesetzt werden.

... die Patientin schwanger wäre?
- Bei Erstdiagnose von HIV in der Schwangerschaft sollte eine ART begonnen werden, mit dem Ziel, eine HIV-Transmission auf den Feten zu verhindern und die Virusreplikation bei der Mutter zu hemmen. Bei niedriger Viruslast am Ende der Schwangerschaft ist eine vaginale Geburt möglich, ansonsten wird eine elektive Sectio empfohlen. Auf Stillen sollte verzichtet werden.

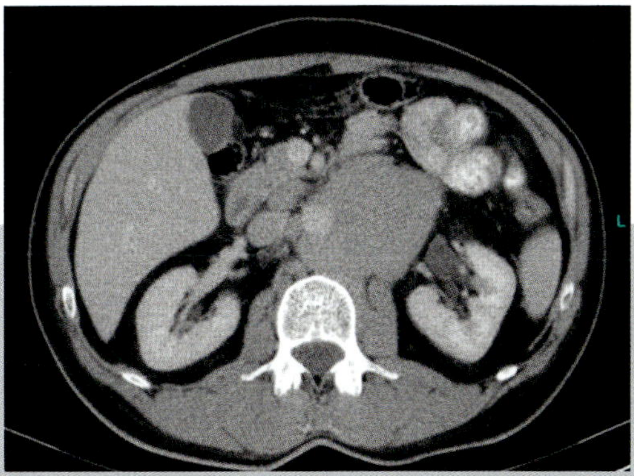

57

Unterbauchschmerzen und B-Symptomatik

Anamnese

Ein 58-jähriger Landwirt stellt sich mit Unterbauchschmerzen in Ihrer internistischen Hausarztpraxis vor. Auf Nachfrage berichtet er, die Schmerzen seien erstmalig vor ca. 3–4 Wochen aufgetreten, hätten sich allerdings seit etwa einer Woche deutlich verschlimmert. Noch bis vor wenigen Wochen habe er sich sehr gut gefühlt und mehrfach wöchentlich Sport getrieben. Aktuell könne er sich körperlich kaum mehr belasten. Darüber hinaus sei innerhalb der vergangenen Wochen wiederholt Fieber bis 39 °C aufgetreten.

Untersuchungsbefunde

58-jähriger Patient in reduziertem AZ und adipösem EZ. HF 80/min, BD 135/75 mmHg, wach, zu Person, Ort und Zeit orientiert. Haut: unauffällig. Enoral: Schleimhäute feucht, keine Einblutungen. LK: keine Lymphadenopathie palpabel. Lunge: über allen Lungenabschnitten vesikuläres Atemgeräusch, keine RG. Herz: HT rein und regelmäßig, keine Herzgeräusche. Abdomen: Bauchdecke gespannt, diffuse Druckdolenz in allen 4 Quadranten, keine Abwehrspannung, Darmgeräusche regelrecht vorhanden. Leber und Milz vergrößert jeweils ca. 3 cm unter dem Rippenbogen palpabel. Extremitäten: periphere Pulse seitengleich tastbar, keine Unterschenkelödeme. Neurologie: orientierend unauffällig.

Sie führen zunächst in Ihrer Praxis eine Sonografie des Abdomens durch. Aufgrund eines auffälligen Befundes veranlassen Sie zur weiteren Abklärung eine Computertomografie des Abdomens mit folgendem Befund (➤ Bild [T383]).

1. **Nennen Sie die Verdachtsdiagnose! Beschreiben Sie das Krankheitsbild zusammenfassend!**
2. **Wie wird die Erkrankung eingeteilt?**
3. **Welche weitere Diagnostik veranlassen Sie?**
4. **Wie klären Sie den Patienten für die Knochenmarkpunktion auf?**
5. **Wie wird die Erkrankung therapiert?**
6. **Welche Gefahren bestehen bei Therapieeinleitung? Beschreiben Sie Ursachen und Behandlung des Tumorlysesyndroms!**

1. Verdachtsdiagnose

Die Symptomatik mit reduzierter Belastbarkeit, B-Symptomatik und **retroperitonealer Lymphadenopathie** (➤ Abb. 57.1) legt die Verdachtsdiagnose eines **malignen Lymphoms** nahe.

Die Inzidenz von Lymphomerkrankungen liegt bei ca. 15–25 Neuerkrankungen/100.000 Einwohner/Jahr. Männer erkranken etwas häufiger als Frauen. Das mittlere Erkrankungsalter bei Erstdiagnose beträgt ca. 60 Jahre. Aufgrund des rasch progredienten Verlaufs innerhalb weniger Wochen ist bei diesem Patienten in erster Linie an ein **hochmalignes Lymphom** zu denken. Das **diffus großzellige B-Zell-Lymphom** ist die häufigste Form der Lymphomerkrankungen. Charakteristisch sind eine rasch progrediente Lymphadenopathie, Hepato-/Splenomegalie, Allgemeinsymptome (z. B. B-Symptomatik, Leistungsminderung, Infektneigung) sowie ggf. Zeichen der Organinfiltration. Die Stadieneinteilung erfolgt – wie auch bei den Hodgkin-Lymphomen – nach der **Ann-Arbor-Klassifikation** (➤ Tab. 71.1). Meist ist lymphatisches Gewebe (Lymphknoten, Milz, Thymus, Waldeyer-Rachenring) betroffen. Es können aber auch extralymphatische Organe beteiligt sein, dann spricht man von **extranodalem Befall (E).** Bei Lymphomen mit einer Ausdehnung von ≥ 7,5 cm liegt eine **Bulky Disease** vor. Die Prognose kann mithilfe des internationalen prognostischen Index **(IPI)** abgeschätzt werden, der die Kriterien Alter, Serum-LDH, Allgemeinzustand, Erkrankungsstadium nach Ann-Arbor und das Ausmaß des extranodalen Befalls berücksichtigt.

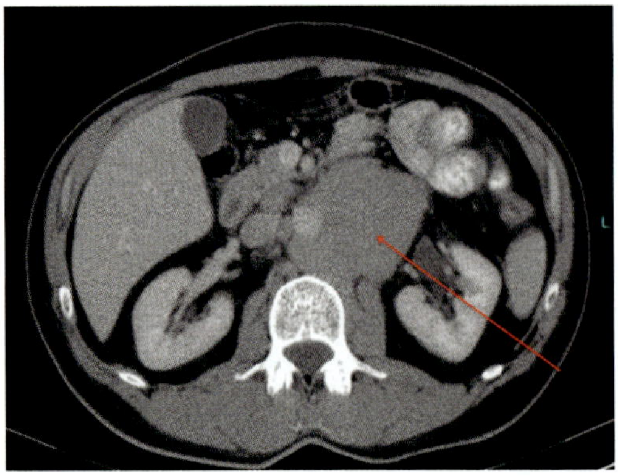

Abb. 57.1 Axiale Abdomen-CT mit Kontrastmittel. Der Pfeil zeigt auf einen ausgedehnten retroperitonealen Lymphombulk. [T383]

2. Einteilung

- Die WHO-Klassifikation stellt den internationalen Standard der Einteilung dar und basiert auf klinischen, morphologischen, immunologischen und molekulargenetischen Kriterien. Die **Non-Hodgkin-Lymphome (NHL)** machen ca. 85 % aller malignen Lymphomerkrankungen aus und werden von den **Hodgkin-Lymphomen** abgegrenzt (ca. 15 % aller Lymphomerkrankungen; ➤ Fall 71).
- Abhängig vom zellulären Ursprung wird weiter zwischen **B-Zell-** und **T-/NK-Zell-Lymphomen** unterschieden (NK = natürliche Killerzellen). Anhand des klinischen Verlaufs erfolgt außerdem eine Einteilung in **indolente, intermediär maligne und hochmaligne** Lymphome.

3. Weiterführende Diagnostik

Bei Verdacht auf eine Lymphomerkrankung muss neben Anamnese und körperlicher Untersuchung eine histologische Diagnosesicherung erfolgen. Am gewonnenen Material werden histologische, immunhistochemische und genetische Untersuchungen durchgeführt. Zur weiteren Ausbreitungsdiagnostik (Staging) sowie als Basisdiagnostik vor Therapieeinleitung werden folgende Untersuchungen empfohlen:

- **Labor:** Blutbild inkl. Differenzialblutbild, Nieren- und Leberfunktionsparameter, LDH als Marker für vermehrten Zellumsatz, ß2-Mikroglobulin, Harnsäure, Elektrolyte, Eiweißelektrophorese, Gerinnungsstatus inkl. Fibrinogen.
- **Immunstatus:** Immunglobuline quantitativ, Immunelektrophorese.
- **Virusserologie:** HBV, HCV, HIV, EBV, CMV.
- **Bildgebende Verfahren:** In der Regel wird zum Staging eine Computertomografie mit Kontrastmittel von Hals, Thorax und Abdomen durchgeführt.
- **Toxizitätsuntersuchungen:** Vor Einleitung einer intensiven Therapie sollten sog. Toxizitätsuntersu-

chungen zur Evaluation der Funktion von Herz und Lunge mittels EKG, Echokardiografie und Lungenfunktionsprüfung durchgeführt werden.

- **Knochenmarkpunktion:** mit Zytologie, Durchflusszytometrie und Histologie.
- **Ggf. Liquorpunktion:** bei erhöhtem Risiko für ein ZNS-Lymphom.
- **Ggf. Gastroskopie:** z. B. beim Marginalzonenlymphom oder bei Befall des Waldeyer-Rachenrings.

MERKE

Die exakteste Detektion von Lymphknotenmanifestationen ist durch die **Positronenemissionstomografie (PET)** möglich und internationaler Standard bei der Ausbreitungsdiagnostik von Lymphomerkrankungen. In Deutschland gehört diese Untersuchung aber nicht zum Leistungskatalog der gesetzlichen Krankenkassen.

4. Knochenmarkpunktion

Um dem Patienten ausreichend Bedenkzeit zu gewähren, sollte die Aufklärung **ausreichend lange** vor dem geplanten Eingriff stattfinden. In einem ausführlichen Gespräch erklären Sie dem Patienten Art und Ablauf des Eingriffs und erläutern Zweck und Zeitpunkte der Untersuchung:

„Die Knochenmarkpunktion dient der Gewinnung von Material aus dem Knochenmarkraum zu diagnostischen Zwecken. Es lässt sich somit beurteilen, ob Ihr Knochenmark ebenfalls von der Lymphomerkrankung befallen ist. In der Regel wird sowohl Blut aus dem Knochenmark als auch eine Knochenmarkstanze entnommen. Die Punktion wird durchgeführt, um die Ausbreitung Ihrer Erkrankung exakt bestimmen zu können. Sollte Ihr Knochenmark befallen sein, kann ggf. zu einem späteren Zeitpunkt eine erneute Knochenmarkpunktion erforderlich sein.

Die Punktion erfolgt unter sterilen Bedingungen an einem Fortsatz des Hüftknochens. Dazu werden Sie in stabiler Seitenlage oder alternativ in Bauchlage gelagert. Zunächst wird die Haut großflächig desinfiziert und eine örtliche Betäubung durchgeführt. Anschließend wird nach kurzer Einwirkungszeit die Punktionsnadel eingeführt. Die Gewinnung des Blutes aus dem Knochenmarkraum ist oft trotz der lokalen Betäubung schmerzhaft. Schließlich wird noch eine kleine Stanzbiopsie aus dem Knochenmark entnommen. Der gesamte Eingriff dauert in der Regel nicht länger als 10 Minuten. Anschließend werden Sie in Rückenlage für mindestens 30 Minuten auf einen Sandsack gelagert, um das Risiko einer Nachblutung zu reduzieren. Auch wenn der Eingriff in der Regel unkompliziert verläuft, können in seltenen Fällen folgende Komplikationen auftreten:

- **Nachblutung:** Insbesondere bei Verminderung der Blutplättchen, sonstigen Gerinnungsstörungen, der Einnahme bestimmter Medikamente oder bei Verletzung von Gefäßen kann es zu Nachblutungen im Punktionsbereich kommen. Auch wenn Sie bereits angegeben haben, dass Sie keine regelmäßigen Medikamente einnehmen, ist es wichtig, ob Sie innerhalb der vergangenen Wochen **Schmerzmittel** wie Aspirin, Ibuprofen oder Diclofenac eingenommen haben oder es bei Ihnen in der Vergangenheit bereits zu Blutungen gekommen ist. Wir werden vor der Punktion auch nochmals die Gerinnungswerte kontrollieren.
- **Schmerzen im Bereich der Punktionsstelle:** Diese klingen meist nach kurzer Zeit ab, können aber in seltenen Fällen auch länger andauern und die Einnahme von Schmerzmitteln erforderlich machen.
- **Wundinfektion:** Auch wenn der Eingriff unter sterilen Bedingungen durchgeführt wird, können dennoch Entzündungsreaktionen im Punktionsbereich auftreten.
- In seltenen Fällen kann es zu **Verletzungen von Nerven oder Organen** im Punktionsbereich kommen.

Die Zusammenhänge sind kompliziert und ich hoffe, dass es mir gelungen ist, alles verständlich zu erklären. Konnten Sie mir folgen? Haben Sie noch Fragen?“

5. Therapie hochmaligner Non-Hodgkin-Lymphome

Im Gegensatz zu den niedrigmalignen Non-Hodgkin-Lymphomen haben hochmaligne, aggressive Lymphome in der Regel eine kurative Therapieoption, auch in fortgeschrittenen Stadien. Ohne Therapie haben sie meist einen tödlichen Verlauf. Unabhängig vom Erkrankungsstadium besteht die Indikation zur systemischen Therapie. Bei **Bulky Disease** oder anhaltend nachweisbarer Krankheitsaktivität nach der Therapie erfolgt eine Nachbestrahlung. Die Wahl der Therapie richtet sich nach den prognostischen Faktoren. Internationaler Behandlungsstandard hochmaligner Lymphome ist die Chemotherapie nach dem **CHOP-Protokoll** mit den Substanzen **Cyclophosphamid, Doxorubicin, Vincristin und Prednison.** Bei CD20-positiver Erkrankung wird diese um den Antikörper Rituximab ergänzt. Bei großer Tumormasse (wie es hier der Fall ist durch den retroperitonealen Lymphombulk) wird zur Prophylaxe von Komplikationen häufig eine sogenannte **Vorphasentherapie** (z. B. mit Steroiden und/oder Cyclophosphamid) durchgeführt. Bei erhöhtem Risiko bzgl. eines ZNS-Rezidivs (z. B. bei hohem Risikoscore nach IPI oder Befall von Hoden, Haut, Niere oder Mamma) wird die Therapie meist um hoch dosiertes Methotrexat ergänzt. Die hoch proliferativen **Burkitt-Lymphome** werden ähnlich der Therapie der akuten lymphatischen Leukämie ebenfalls mit intensiveren Kombinationstherapien behandelt. Wie bei zahlreichen anderen hämatologischen Erkrankungen werden auch bei den hochmalignen Non-Hodgkin-Lymphomen zunehmend neue, **zielgerichtete Therapieansätze** in klinischen Studien erprobt.

6. Tumorlysesyndrom

Bei allen hochmalignen Non-Hodgkin-Lymphomen besteht aufgrund der hohen Proliferationsrate vor allem zu Beginn der Therapie die Gefahr akuter und teilweise schwerer Nebenwirkungen. So kann es beispielsweise bei Befall von Magen oder Darm zur gastrointestinalen **Perforation** kommen. Bei dem Zerfall großer Tumormassen werden intrazelluläre Bestandteile freigesetzt. Hier sind Kalium, Phosphat und Harnsäure von klinischer Bedeutung. Wenn diese in kurzer Zeit in großen Mengen anfallen, kann es zu Stoffwechselentgleisungen und Nierenfunktionsstörungen kommen. Dieses sogenannte **Tumorlysesyndrom** ist ein potenziell lebensbedrohlicher Zustand und tritt in der Regel ca. 12–24 Stunden nach Einleitung der Chemotherapie auf. Mögliche Symptome sind:

- **Allgemeinsymptome:** Unwohlsein, Erbrechen, thorakale oder abdominelle Schmerzen.
- **Laborveränderungen:** Hyperkaliämie, Hyperphosphatämie, Hyperurikämie, Hypokalzämie.
- **Nierenfunktionsstörungen.**

Bei Vorliegen eines Tumorlysesyndroms sollten engmaschige EKG-Kontrollen sowie, je nach Ausprägung, auch eine Monitorüberwachung erfolgen. Neben der Hydratation bestehen wichtige Maßnahmen in der:

- **Therapie der Hyperkaliämie** (➤ Fall 64).
- **Therapie der Hyperurikämie:** Zur raschen Senkung des Harnsäurespiegels kommt meist Rasburicase zum Einsatz. Allopurinol wird häufig prophylaktisch eingesetzt, sollte aber bei akutem Nierenversagen nicht verabreicht werden.
- **Kalziumsubstitution:** je nach Schweregrad intravenös oder oral.
- **Ggf. Dialyseeinleitung:** bei Nierenfunktionsstörung und/oder Lungenödem.

ZUSAMMENFASSUNG

Non-Hodgkin-Lymphome sind Neoplasien des lymphatischen Gewebes, die vom B-Zell- oder T/NK-Zell-System ausgehen können. Die **Diagnosesicherung** erfolgt histologisch. Für das **Staging** ist unter anderem eine CT von Hals, Thorax und Abdomen erforderlich. Die **Stadieneinteilung** erfolgt nach der Ann-Arbor-Klassifikation. Die **Erstlinientherapie** erfolgt meist mit 6–8 Zyklen des CHOP-Protokolls sowie 8 Gaben Rituximab bei CD-20-positiver Erkrankung (R-CHOP). In besonderen Risikosituationen, bei Bulky Disease oder Befall von Regionen mit erhöhtem Risiko eines ZNS-Befalls sowie beim hoch proliferativen Burkitt-Lymphom kommen teilweise noch intensivere Kombinationstherapien oder die Ergänzung einer lokalen Strahlentherapie zum Einsatz. Zu Beginn der Therapie besteht die erhöhte Gefahr **akuter Nebenwirkungen** wie Tumorlysesyndrom oder Hohlorganperforation. Daher wird bei großer Tumormasse häufig eine Vorphasentherapie (z. B. mit Steroiden und/oder Cyclophosphamid) durchgeführt.

58

Belastungsdyspnoe und Palpitationen

Anamnese

Ein 38-jähriger Versicherungsmakler stellt sich in der medizinischen Notaufnahme wegen Luftnot vor. Erstmals habe er vor einem halben Jahr eine ungewohnte Dyspnoe beim Tennisspiel bemerkt und das Spiel abbrechen müssen. Seitdem verspüre er häufiger Atemnot bei intensiveren Belastungen und gelegentlich einen stolpernden Herzschlag. Ein Engegefühl in der Brust, Bewusstseinsverlust oder Schwindel seien noch nie aufgetreten. Der Patient sei bisher nie ernsthaft krank gewesen und nehme keine Medikamente ein. Er rauche nicht, gelegentlich trinke er ein Bier. Auf gezielte Nachfrage berichtet er, dass sein Vater an einer Herzschwäche gelitten habe und im Alter von 45 Jahren plötzlich und unerwartet verstorben sei.

Untersuchungsbefunde

38-jähriger Mann in gutem AZ und normalem EZ, HF 102/min, BD 125/80 mmHg, wach, zu Person, Ort und Zeit orientiert. Haut: normale Farbe, Schleimhäute feucht. LK: unauffällig. Kopf/Hals: unauffällig. Lunge: über allen Lungenabschnitten vesikuläres Atemgeräusch, keine RG. Herz: rhythmisch, zusätzlich leiser 3. HT, keine Herzgeräusche. Abdomen: Bauchdecke weich, kein Druckschmerz, Darmgeräusche vorhanden. Extremitäten: periphere Pulse seitengleich tastbar, diskrete Unterschenkelödeme. Neurologie: orientierend unauffällig.

1. **Welche Erkrankung vermuten Sie? Begründen Sie Ihre Verdachtsdiagnose!**
2. **Beschreiben Sie weitere Formen der hier möglichen Grunderkrankung und nennen Sie jeweils Charakteristika!**
3. **Welche diagnostischen Maßnahmen leiten Sie ein? Nennen Sie Gründe!**
4. **Welche Komplikationen können sich ergeben? Was versteht man unter dem plötzlichen Herztod?**
5. **Welche Therapieoptionen haben Sie bei den unterschiedlichen Formen? Wie ist die Prognose?**

1. Verdachtsdiagnose

Ruhe- und Belastungsdyspnoe, sowie Palpitationen („stolpernder Herzschlag") sprechen bei unauffälligen pulmonalen Untersuchungsbefunden am ehesten für eine **kardiale Genese** der Beschwerden. Die langsam progrediente Symptomatik mit zunehmender Dyspnoe zunächst bei intensiverer Belastung, dann in Ruhe und der bei der Untersuchung auffallende 3. Herzton lassen an eine **Herzinsuffizienz** denken.

Aufgrund des Lebensalters des Patienten, fehlender Vorerkrankungen, fehlender Angina pectoris und positiver Familienanamnese könnte die kardiale Dekompensation durch eine **dilatative Kardiomyopathie** (DCM) erklärbar sein. Bei der häufigsten Form der Kardiomyopathie sind Männer doppelt so häufig betroffen wie Frauen. Charakteristisch ist eine Dilatation meist des linken Ventrikels oder beider Ventrikel mit Beeinträchtigung der systolischen und diastolischen Funktion. Klinische Befunde sind wie in diesem Fall Zeichen der Linksherzinsuffizienz mit führender Belastungsdyspnoe bis hin zur Globalherzinsuffizienz sowie Rhythmusstörungen (insbesondere ventrikuläre Arrhythmien). Es wird eine familiäre Häufung beobachtet, außerdem können Viren und Noxen (z. B. Alkohol, Kokain, Zytostatika) eine DCM verursachen. Die DCM kann als Phänotyp auch sekundär je nach Ausmaß bei ischämischen und valvulären Herzerkrankungen auftreten.

2. Kardiomyopathien

Unter dem Begriff Kardiomyopathie werden Erkrankungen des Herzmuskels zusammengefasst, die mit einer kardialen Funktionsstörung einhergehen. Nach **funktionellen und strukturellen Kriterien** lassen sich **fünf Kardiomyopathien** abgrenzen, die im Folgenden jeweils beschrieben werden und in > Abb. 58.1 im Vergleich zum Normalbefund schematisch dargestellt sind.

- **Dilatative Kardiomyopathie (DCM):** > Frage 1.
- **Hypertrophe Kardiomyopathie (HCM):** durch eine asymmetrische Hypertrophie des linken und/oder rechten Ventrikels, die vor allem das Kammerseptum betrifft. Unterschieden werden eine **obstruktive** Form mit Einengung des linksventrikulären Ausflusstrakts und eine **nichtobstruktive Form.** Beide führen zu einer **diastolischen Funktionsstörung** (vermehrte Steifigkeit infolge einer Störung der Dehnbarkeit des Herzmuskels). Bei der obstruktiven Form liegt außerdem ein intraventrikulärer Druckgradient vor. Meist ist der Verlauf asymptomatisch. Die Gefahr des plötzlichen Herztods infolge ventrikulärer Arrhythmien ist deutlich erhöht (etwa 6 % Sterberate bei jugendlichen Patienten pro Jahr). In etwa 50 % der HCM-Fälle besteht eine familiäre Häufung, sodass auch die Untersuchung von Familienangehörigen sinnvoll ist.
- **Restriktive Kardiomypothie (RCM):** Es kommt ebenfalls zu einem **diastolischen Compliance-Fehler (Restriktion),** im Gegensatz zur HCM ist die Myokarddicke allerdings nicht wesentlich vergrößert. Die systolische Funktion ist weitgehend erhalten, meist resultieren vergrößerte Vorhöfe ohne ventrikuläre Dilatation oder Hypertrophie. Insgesamt sehr seltene Form, typisch ist die Diskrepanz zwischen Herzgröße und Ausmaß der Herzinsuffizienz. Ferner können auch Zeichen der Rechtsherzinsuffizienz im Vordergrund stehen.
- **Arrhythmogene rechtsventrikuläre Kardiomyopathie (ARVCM):** Durch eine fibrolipomatöse Degeneration des rechtsventrikulären Myokards kommt es zu einer überwiegend **rechtsventrikulären Funktionseinschränkung.** Klinisch sind die

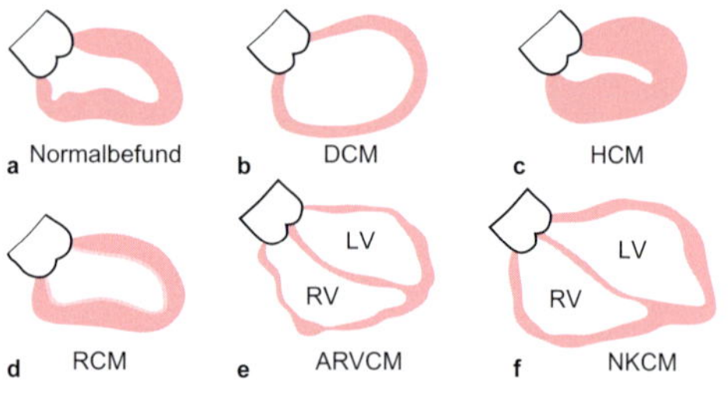

Abb. 58.1 Phänotypen der Hauptformen der Kardiomyopathie (a–f). [L106] DCM = dilatative Kardiomyopathie; HCM = hypertrophe Kardiomyopathie; RCM = restriktive Kardiomypothie; ARVCM = arrhythmogene rechtsventrikuläre Kardiomyopathie; NKCM = nicht klassifizierbare Kardiomyopathie

Zeichen der Herzinsuffizienz weniger ausgeprägt, im Vordergrund stehen ventrikuläre Tachykardien und plötzlicher Herztod.
- **Nicht klassifizierbare Kardiomyopathie (NKCM):** Eine eindeutige Zuordnung zu einem der oben genannten Typen gelingt nicht, z. B. non-compaction Kardiomyopathie in frühen Stadien.

Die **sekundären Kardiomyopathien** sind von den primären Kardiomyopathien generell abzugrenzen, können aber je nach Ursache eine der in > Abb. 58.1 gezeigten Phänotypen annehmen, meist eine DCM (z. B. bei einem höhergradigen Klappenvitium).

3. Diagnostik

Neben der Anamnese und der körperlichen Untersuchung sind weitere Maßnahmen notwendig, um die Diagnose zu sichern, differenzialdiagnostisch zu bewerten bzw. eine sekundäre Kardiomyopathie (z. B. ischämische Genese) auszuschließen:
- **Laboruntersuchung:** Blutbild (Differenzialblutbild), Entzündungsparameter (z. B. BSG, CRP), ggf. NT-proBNP (als Herzinsuffizienzparameter), Herzenzyme, Elektrolyte, Retentionsparameter, TSH. Serologische Untersuchungen mit Suche nach kardiotropen Viren sind häufig unspezifisch und damit wenig aussagekräftig.
- **EKG:** Mit der Frage nach Zeichen einer Myokardischämie, einer Linksherzhypertrophie, Rhythmusstörungen und Reizleitungsstörungen, ergänzend Langzeit-EKG.
- **Echokardiografie:** Beurteilung von Herzgröße, Klappenfunktion, regionalen Wandbewegungsstörungen (z. B. als möglicher Hinweis auf eine ischämische Kardiomyopathie), systolische und diastolische Funktionsstörungen, EF.
- **Koronarangiografie:** zum Ausschluss einer koronaren Herzerkrankung erforderlich.
- **Kardio-MRT:** kardiale Anatomie und Funktionsuntersuchung sowie Darstellung der myokardialen Perfusion möglich. Evaluation der Genese durch Nachweis und Lokalisation einer Myokardfibrose (sog. „late enhancment" subendokardial vs. subepikardial).
- **Myokardbiopsie:** differenzierte Indikationsstellung erforderlich. In bestimmten Fällen sinnvoll, z. B. wenn eine hypertrophe Kardiomyopathie als Ursache vermutet wird oder bei jüngeren Patienten mit raschem Verlauf (Frage nach Myokarditis).

4. Plötzlicher Herztod/Komplikationen

Bei der DCM können folgende Komplikationen auftreten:
- **Systemische Embolien:** durch intrakardiale Thrombenbildung (insbesondere bei Vorhofflimmern), zunehmend bei linksventrikulärer Dilatation (EF ↓).
- **Ventrikuläre Arrhythmien:** zunehmend bei linksventrikulärer Dilatation (EF ↓) und Vorhofflimmern.
- Akute **Dekompensation** einer Herzinsuffizienz: bei eingeschränkter EF oder diastolischer Funktionsstörung.

Der **plötzliche Herztod** ist die bedrohlichste Komplikation (v. a. bei DCM, ARVCM und HCM). Definiert ist er als plötzlicher und unerwarteter Tod mit innerhalb einer Stunde vor dem Ereignis neu aufgetretenen Symptomen. Häufig kommt es bei oder unmittelbar nach körperlicher Belastung zum plötzlichen Herztod. Die Ursachen sind altersabhangig: Bei jüngeren Menschen ist eine Kardiomyopathie die häufigste Ursache, während etwa ab dem 35. Lebensjahr die KHK an Bedeutung zunimmt und im höheren Alter die Hauptursache darstellt. Meist sind maligne tachykarde Herzrhythmusstörungen Auslöser des plötzlichen Herztods.

5. Therapie/Prognose

Allgemein gelten bei der Behandlung von Kardiomyopathien die **Therapieprinzipien der Herzinsuffizienz.** Folgende **Maßnahmen** sind sinnvoll:
- **Allgemein:** Verzicht auf kardiotoxische Medikamente, Flüssigkeitsrestriktion, Meiden körperlicher Spitzenbelastung. Bei HCM mit Ausflusstraktobstruktion sollten eine Dehydrierung und übermäßiger Alkoholkonsum vermieden werden.
- **Medikamentöse Therapie:** Nach Herzinsuffizienz-Leitlinien, z. B. in Abhängigkeit der linksven-

trikulären Funktion ACE-Hemmer (bzw. AT_1-Rezeptor-Antagonisten) und Betablocker, ggf. Diuretika bei Volumenüberladung. Bei HCM Gabe von nicht vasodilatierenden Betablockern, z. B. Carvedilol (wenn kontraindiziert dann Kalziumantagonisten vom Verapamil-Typ). Orale Antikoagulation bei Vorhofflimmern oder intrakardialen Thromben.

- **Implantierbarer Kardioverter-Defibrillator (ICD):** sekundärprophylaktisch. Die primärprophylaktische ICD-Implantation wird bei nichtischämischer Kardiomyopathie inzwischen kritisch diskutiert, da kein Mortalitätsvorteil zu bestehen scheint.
- **Kardiale Resynchronisationstherapie (CRT):** v. a. bei DCM mit höhergradig eingeschränkter linksventrikulärer Funktion und breitem QRS-Komplex zur Verbesserung der Pumpfunktion durch Resynchronisation des Kontraktionsablaufs, ggf. mit gleichzeitiger Defibrillatorfunktion.
- **Transaortale subvalvuläre Myektomie (TSM):** Therapiestandard bei HCM mit Ausflusstraktobstruktion mit chirurgischer Exzision von Teilen des verdickten Septums.
- **Transkoronare Ablation der Septumhypertrophie (TASH):** alternativ zu TSM; Alkoholinjektion in einen Septalast der Koronararterien mit dem Ziel einer lokalisierten Myokardnekrose.
- Herztransplantation als Ultima Ratio.

Bei der DCM bestimmt das Ausmaß der Herzinsuffizienz und der linksventrikulären Funktionseinschränkung die **Prognose.** Insgesamt ist die Prognose schlecht, die 10-Jahres-Überlebensrate beträgt nur 10–20 %, die jährliche Mortalität etwa 10 %. Insbesondere bei jungen Patienten ist die Lebenserwartung eingeschränkt.

ZUSAMMENFASSUNG

Eine Kardiomyopathie ist **definiert** als eine Erkrankung des Herzmuskels mit kardialer Funktionsstörung. Nach funktionellen und strukturellen Kriterien lassen sich fünf Hauptformen unterscheiden, die häufigsten sind die dilatative (DCM) und die hypertrophe Kardiomyopathie (HCM mit/ohne Obstruktion des linksventrikulären Ausflusstrakts). Die **dilatative Kardiomyopathie** wird multifaktoriell ausgelöst und ist vor allem durch eine Dilatation des linken Ventrikels sowie eine systolische und diastolische Funktionsstörung gekennzeichnet. Die **Symptome** umfassen je nach Funktionseinschränkung und Dauer der Erkrankung Zeichen einer Herzinsuffizienz mit Belastungsdyspnoe und Rhythmusstörungen bis hin zu Beschwerden einer Globalherzinsuffizienz. Den größten **diagnostischen Stellenwert** besitzt die Echokardiografie, sekundäre Kardiomyopathien sollten ausgeschlossen werden (Koronarangiografie, Kardio-MRT). Die **Therapie** der DCM erfolgt nach den Leitlinien der Herzinsuffizienz. Die Herztransplantation gilt als Ultima Ratio. Insbesondere bei jungen Patienten hat die DCM eine schlechte **Prognose,** die vom Grad der Herzinsuffizienz abhängig ist und eine 10-Jahres-Überlebensrate von nur 10–20 % aufweist.

59

Frieren und Obstipation

Anamnese

Ein 67-jähriger pensionierter Polizist stellt sich in Ihrer hausärztlich internistischen Praxis in Begleitung seiner Frau vor. Er trägt trotz der warmen Temperaturen im Mai einen langen Mantel, eine Weste und einen Pullover und berichtet, dass er ständig friere. Außerdem leide er unter Obstipation. Besonders abends fühle er sich immer sehr müde.

Anamnestisch bekannt sind ein Larynxkarzinom, das vor 3 Jahren exzidiert und bestrahlt wurde, eine chronische Niereninsuffizienz und eine arterielle Hypertonie. Vor 10 Tagen sei eine transitorische ischämische Attacke (TIA) aufgetreten mit passagerer Hemiparese und Nachweis einer 80-prozentigen Stenose der A. carotis interna rechts. Diesbezüglich habe man ihm in der Klinik zu einer zeitnahen Operation geraten, bisher habe er sich aber noch nicht dazu durchringen können.

Untersuchungsbefunde

67-jähriger Mann in leicht reduziertem AZ und adipösem EZ (172 cm, 89 kg, BMI 30,1 kg/m²), voll orientiert. BD 138/84 mmHg, Puls 56/min. Haut: blass und trocken. Kopf/Hals: Schleimhäute feucht, reizloses Tracheostoma (Sprechkanüle), SD nicht vergrößert tastbar, leichte Lidödeme beidseits, Strömungsgeräusch über der rechten A. carotis. LK: unauffällig. Herz: HT rhythmisch, keine Herzgeräusche. Lunge: sonorer KS, vesikuläres AG, keine RG. Abdomen: weich, adipös ausladend, kein DS, keine Resistenzen, keine Hepatosplenomegalie. Extremitäten: diskrete Knöchel- und Unterschenkelödeme, nicht wegdrückbar. Periphere Pulse gut tastbar. Neurologisch orientierend unauffällig.

Laborbefunde

Leukozyten 8,6 Tsd/µl; Erythrozyten 4,56 Mio/µl; Hb 13,4 g/dl; Hkt 38,7 %; MCV 84,9 fl; MCH (HbE) 29,4 pg; MCHC 34,6 g/dl; Thrombozyten 236 Tsd/µl; Quick 78 %; INR 1,14; Natrium 138 mmol/l; Kalium 4,5 mmol/l; Harnstoff 49 mg/dl; Serumkreatinin 1,2 mg/dl; GPT 20 U/l; γ-GT 60 U/l; TSH 42,9 mU/l; Cholesterin 341 mg/dl; Triglyzeride 253 mg/dl.

1. **Welche Verdachtsdiagnose stellen Sie? Erklären Sie die wahrscheinlichste Ätiologie!**

2. **Nennen Sie weitere typische Symptome der Erkrankung!**

3. **Welche Formen der Erkrankung sind Ihnen bekannt? Nennen Sie die häufigsten Ursachen!**

4. **Welche weiteren Untersuchungen sollten durchgeführt werden?**

5. **Wie therapieren Sie die Erkrankung?**

6. **Auf Wunsch des Patienten organisieren Sie die stationäre Aufnahme für die empfohlene OP. Machen Sie Ihrem chirurgischen Kollegen eine kurze telefonische Übergabe!**

1. Verdachtsdiagnose

Die Anamnese sowie der körperliche Untersuchungsbefund lassen auf das Vorliegen einer **Hypothyreose** schließen, die durch den weit über der Norm (Normbereich 0,5–2,5 mU/l) liegenden TSH-Wert bestätigt wird. In der Anamnese sind vor allem die **Kälteintoleranz** und die **Obstipation** typisch. Bei der körperlichen Untersuchung sind neben der **Bradykardie** die blasse und **trockene Haut** sowie die **Ödeme** der Lider und Unterschenkel mit einer hypothyreoten Stoffwechsellage vereinbar. Auch die **Hypercholesterinämie** und **-triglyzeridämie** könnten auf die hypothyreote Stoffwechsellage zurückzuführen sein.

Einen möglichen Hinweis auf die Ätiologie liefert die zurückliegende zervikale Bestrahlung, bei der es zur Zerstörung von funktionstüchtigem Schilddrüsengewebe gekommen sein könnte. Die Hypothyreose stellt eine häufige **Spätfolge der Halsbestrahlung** dar.

Möglicherweise ist auch die Karotisstenose auf die Bestrahlung zurückzuführen. Nach zervikaler Radiotherapie ist das Risiko für eine Karotisstenose infolge akzelerierter Atherosklerose deutlich erhöht. Die in Zusammenhang mit einer Hypothyreose gehäuft vorkommende Hypercholesterinämie könnte die Entwicklung der Karotisstenose zusätzlich beschleunigt haben.

2. Typische Symptome

Die Hypothyreose entwickelt sich beim Erwachsenen eher langsam, sodass die typischen Beschwerden erst im Verlauf vom Patienten wahrgenommen werden. Zusammenfassend kann man die **Symptome** als Folge eines allgemeinen Hypometabolismus betrachten, die sich klinisch wie folgt darstellen können:

- Leistungsabfall, vermehrte Müdigkeit, vermehrtes Schlafbedürfnis, Antriebsminderung, psychomotorische Verlangsamung.
- Erhöhte Kälteempfindlichkeit.
- Gewichtszunahme, Obstipation.
- **Myxödem:** lid- und periphere Ödeme infolge vermehrter Mukopolysaccharidbildung mit Wassereinlagerung (Druck hinterlässt bei Untersuchung keine Dellen).
- **Myxödemherz:** mit Rechts- und Linksherzvergrößerung, Bradykardie, ggf. Perikarderguss mit Niedervoltage im EKG.
- **Haut:** blass, kühl, teigig, schnell schuppend; trockenes, brüchiges Haar.
- Heisere, raue Stimme infolge Stimmbandmyxödem.
- Libidoverlust, evtl. Zyklusstörungen, gestörte Spermatogenese, Infertilität.

MERKE

Das Vollbild der Erkrankung ist häufig nicht vorhanden. Insbesondere bei **älteren Patienten** stehen die unspezifischen Symptome Antriebsarmut, Verlangsamung, Kälteempfindlichkeit und Obstipation im Vordergrund, denen manchmal nur eine geringe Bedeutung („Altersbeschwerden") zugemessen wird.

3. Formen/Ätiologie

Grundsätzlich werden angeborene von erworbenen Hypothyreosen unterschieden. Die **kongenitale Hypothyreose** stellt die häufigste angeborene Stoffwechselstörung dar und ist in etwa 80 % der Fälle durch eine Schilddrüsenfehlanlage bedingt. Ein Screening von Neugeborenen auf Hypothyreose ist daher gesetzlich am 3. Lebenstag zur Vermeidung von Folgeschäden wie Minderwuchs und geistiger Retardierung vorgeschrieben.

Die **erworbene Hypothyreose** ist meist Folge einer Autoimmunthyreoiditis **(Hashimoto-Thyreoiditis).** Diese Erkrankung ist durch eine chronische lymphozytäre Thyreoiditis gekennzeichnet, bei der Frauen häufiger betroffen sind als Männer. Meist handelt es sich um die sog. primär atrophische Verlaufsform, bei der in etwa 95 % der Fälle Antikörper gegen thyreoidale Peroxidase (Anti-TPO-Ak) und in etwa 70 % der Fälle Antikörper gegen Thyreoglobulin (Anti-Tg-Ak) nachweisbar sind.

Daneben sind vor allem **iatrogene Ursachen** für die Entstehung einer erworbenen Hypothyreose verantwortlich:

- Nach Strahlentherapie: Radioiodtherapie, externe Bestrahlung.

- Postoperativ: z. B. nach Strumektomie.
- Medikamentös: z. B. Thyreostatika (Überdosierung), Lithium, Amiodaron.

Sehr selten sind **sekundäre** (hypophysäre), z. B. bei Hypophysenvorderlappeninsuffizienz, und **tertiäre** (hypothalamische) Ursachen einer Hypothyreose.

4. Diagnostik

Zur weiteren Evaluation sollten bei Verdacht auf eine Hypothyreose folgende Untersuchungen durchgeführt werden:

- **Laboruntersuchung:** Freies T_4 und T_3 ↓ beweist bei TSH ↑ die **manifeste Hypothyreose** (dagegen sind bei **latenter Hypothyreose** freies T_4 und T_3 im Normbereich bei TSH ↑), für eine sekundäre (oder tertiäre) Ursache spricht TSH ↓ bei freiem T_4 ↓, Titerbestimmung von Anti-TPO-Ak und Anti-Tg-Ak zum Ausschluss einer Autoimmunthyreoiditis.
- **Schilddrüsensonografie:** mit Volumenbestimmung; bei Autoimmunthyreoiditis am ehesten kleine echoarme Schilddrüse.

Zusätzliche Untersuchungen können in manchen Fällen sinnvoll sein:

- **Feinnadelpunktion:** histologisch typischerweise lymphozytäre Infiltrate bei Autoimmunthyreoiditis.
- **Schilddrüsenszintigrafie:** zeigt bei Autoimmunthyreoiditis eine verminderte oder fehlende Radionuklidaufnahme.
- **EKG** zum Ausschluss anderer Ursachen der Bradykardie (z. B. AV-Block), ggf. Niedervoltage bei Myxödemherz.

MERKE

Die Kenntnis der **Normwerte des Schilddrüsenvolumens** ist zur Beurteilung von sonografischen Befunden wichtig. Wegen möglicher Asymmetrien erfolgt die Größenbestimmung getrennt für jeden Schilddrüsenlappen. Frauen haben eine obere Normgrenze des Gesamtvolumens von 18 ml, Männer von 25 ml. Bei der Abklärung einer Hypothyreose kann auf eine Szintigrafie häufig verzichtet werden.

5. Therapie

Die Therapie einer **manifesten Hypothyreose** besteht unabhängig von der Ursache in einer **dauerhaften Substitution von L-Thyroxin (T_4).** Dabei wird die Dosis bei Beginn der Therapie stets langsam im monatlichen Abstand gesteigert. Insbesondere bei stark ausgeprägter Hypothyreose sowie bei älteren oder kardial vorerkrankten Patienten sollte mit einer niedrigen Dosis begonnen werden, da es zu Herzrhythmusstörungen oder Angina-pectoris-Symptomatik kommen kann. Im Regelfall erfolgt die Gabe von L-Thyroxin morgens nüchtern.

Die individuelle optimale Dosis wird im Verlauf anhand der TSH-Normalisierung (dauert 6–8 Wochen) und der Symptomatik des Patienten gewählt. Entsprechend sollten regelmäßig Verlaufskontrollen der Schilddrüsenfunktion (TSH, ggf. freies T_4 und T_3) erfolgen. Die Compliance des Patienten ist für die Einstellung einer dauerhaften euthyreoten Stoffwechsellage von entscheidender Bedeutung.

6. Telefonische Übergabe

Um Informationsverluste zu vermeiden, sollte jede Übergabe **standardisiert** und **strukturiert** nach einem festen Schema erfolgen. Eine Möglichkeit hierfür bietet das „SBAR"-Konzept (➤ Fall 4, Antwort 4). In dieser Situation könnte die Übergabe folgendermaßen lauten: „Ich betreue hausärztlich einen 67-jährigen Patienten mit einer symptomatischen, 80-prozentigen Stenose der Arteria carotis interna rechts. Vor 10 Tagen kam es zu einer TIA. An Vorerkrankungen ist ein Larynxkarzinom bekannt, das vor 3 Jahren operativ entfernt und adjuvant bestrahlt wurde. Seitdem ist der Patient tracheotomiert. Des Weiteren sind eine chronische Niereninsuffizienz und eine arterielle Hypertonie bekannt. Ich möchte den Patienten zeitnah zuweisen für die geplante Thrombendarteriektomie der rechten A. carotis interna."

Die zervikale Bestrahlung sollte erwähnt werden, da in der Folge Vernarbungen und Fibrosierungen im Operationsgebiet zu erwarten sind. Die Hypothyreose scheint für den chirurgischen Kollegen aktuell weniger bedeutsam und bleibt bei dieser kurzen Übergabe deshalb unerwähnt. Sie geben dem Patienten aber neben einem Überweisungsschein eine Diagnosen- und Medikamentenliste mit in die Klinik, auf der dann auch die Hypothyreose aufgeführt ist.

ZUSAMMENFASSUNG

Die **Hypothyreose** wird als ein Mangel der Schilddrüsenhormone an den Rezeptororganen verstanden. Es wird eine latente (TSH ↑, freies T_3 und T_4 normal) von einer manifesten Hypothyreose (TSH ↑, freies T_3 und T_4 ↓) abgegrenzt. Bei der primären erworbenen Hypothyreose steht **ätiologisch** die Autoimmunthyreoiditis (Hashimoto-Thyreoiditis) im Vordergrund, die bei Frauen häufiger ist als bei Männern. Andere, meist iatrogene Ursachen können medikamentös, postoperativ sowie durch eine stattgehabte Radiojod- oder Strahlentherapie bedingt sein. Die **Symptome** der Hypothyreose können vielfältig sein, zu den wichtigsten gehören Adynamie und Müdigkeit sowie Kälteintoleranz, Obstipation und Gewichtszunahme. **Diagnostisch** im Vordergrund stehen laborchemische Untersuchungen (TSH, freies T_4 und T_3, Anti-TPO-Ak) sowie die Schilddrüsensonografie. Die **Therapie** besteht aus der lebenslangen Substitution von L-Thyroxin, die insbesondere bei kardialen Vorerkrankungen einschleichend begonnen werden sollte. Laborchemische Verlaufskontrollen (Ziel: TSH-Normalisierung) und die Symptome des Patienten dienen dabei der individuellen Dosisfindung.

60

Fieber, Schüttelfrost und Flankenschmerzen

Anamnese

Ein 72-jähriger Mann stellt sich mit akut aufgetretenem Fieber, Schüttelfrost und rechtsseitigen Flankenschmerzen in der Notaufnahme vor. Außerdem klagt der Patient über Brennen beim Wasserlassen, Übelkeit, Obstipation, Kopfschmerzen sowie ein ausgeprägtes Krankheitsgefühl. Er sei zuckerkrank und habe einen erhöhten Blutdruck, in den letzten Jahren sei er aber nie ernsthaft krank gewesen. Auf Ihre Frage nach der Medikation zeigt Ihnen der Patient eine Auflistung der Hausärztin, aus welcher hervorgeht, dass er Hydrochlorothiazid, ASS, Simvastatin, Metformin und Tamsulosin verschrieben bekommt.

Untersuchungsbefunde

72-jähriger Patient in deutlich reduziertem AZ und übergewichtigem EZ (184 cm, 96 kg, BMI 28,4 kg/m^2). HF 104/min, BD 105/65 mmHg, AF 16/min, Temperatur 39,0 °C. Haut/Schleimhäute: trocken, verminderter Hautturgor. LK: unauffällig. Herz: HT rhythmisch, keine Herzgeräusche. Lunge: vesikuläres AG bds., keine RG, sonorer KS, normale Atemverschieblichkeit. Abdomen: spärliche Darmgeräusche, Bauchdecken weich, Druckschmerz vor allem im rechten Unterbauch, keine Resistenzen, Leber und Milz nicht tastbar. Nierenlager: rechts klopf- und druckdolent, links unauffällig. Extremitäten: unauffällig. Neurologisch orientierend unauffällig.

1. **Wie lautet Ihre Verdachtsdiagnose?**
2. **Nennen Sie Risikofaktoren für die vermutete Erkrankung! Welche prädisponierenden Ursachen liegen hier vor?**
3. **Welche diagnostischen Maßnahmen ordnen Sie an?**
4. **Beschreiben Sie die Pathogenese der Erkrankung! Nennen Sie die häufigsten Erreger!**
5. **Beschreiben Sie die Therapie!**
6. **Nennen Sie die wichtigsten Komplikationen der hier vorliegenden Erkrankung.**

1. Verdachtsdiagnose

Die Algurie (schmerzhaftes Wasserlassen) des Patienten spricht für einen **Harnwegsinfekt.** Aufgrund von Fieber, Schüttelfrost, Flankenschmerz sowie einem druck- und klopfdolenten Nierenlager ist von einer renalen Beteiligung auszugehen, sodass der Patient am ehesten unter einer **akuten Pyelonephritis** (interstitielle eitrige Entzündung der Niere) leidet. Wenig spezifisch und eher atypisch, aber dennoch im Rahmen dieser Erkrankung möglich, sind die Kopfschmerzen und die gastrointestinalen Beschwerden (Übelkeit, Obstipation, druckdolenter Unterbauch). Ein weiteres klassisches Symptom der akuten Pyelonephritis wäre die Pollakisurie (Harndrang in kurzen Abständen, obwohl Blase nicht entsprechend gefüllt ist), die von diesem Patienten jedoch nicht geschildert wird.

MERKE

Bei **Kindern** und **älteren Patienten** manifestiert sich die akute Pyelonephritis häufig durch ein **atypisches klinisches Bild.** Als einzige Symptome können Fieber unklarer Genese, gastrointestinale Symptome (Bauchschmerzen, Erbrechen, Obstipation) oder Verwirrtheitszustände auftreten. Häufige Fehldiagnosen sind abdominale Erkrankungen (z. B. Appendizitis).

2. Prädisponierende Faktoren

Die Entstehung einer Pyelonephritis wird häufig durch **Abflussbehinderungen des Urins** infolge anatomischer oder funktioneller Störungen der ableitenden Harnwege begünstigt:

- **Harnwegsobstruktionen:** z. B. durch Nierensteine, Prostatahyperplasie, Tumoren, Urethrastrikturen.
- **Anatomische Anomalien:** z. B. Ureterabgangsstenose, Urethralklappen.
- **Blasenfunktionsstörungen:** z. B. bei Querschnittssyndrom.
- **Vesikoureterorenaler Reflux** (VUR): kongenital oder erworben durch gestörten Ventilmechanismus der Uretermündung.

Frauen sind aus anatomischen Gründen (kurze Harnröhre, unmittelbare Nähe zur Analregion) besonders gefährdet, an einer Pyelonephritis zu erkranken. In der **Schwangerschaft** ist das Risiko aufgrund der transienten Harnwegsobstruktion durch den Uterus und die hormonell bedingte Erweiterung der ableitenden Harnwege zusätzlich erhöht. Weitere prädisponierende Faktoren sind:

- **Harnblasenkatheterisierung:** z. B. nosokomial bei transurethralem Blasendauerkatheter.
- **Geringes Urinvolumen** (fehlender Spüleffekt).
- **Geschlechtsverkehr** (Honeymoon-Zystitis bei Frauen).
- **Stoffwechselerkrankungen:** z. B. Diabetes mellitus, Gicht.
- Allgemeine **Abwehrschwäche.**
- **Analgetikaabusus:** durch Störungen der medullären Nierenperfusion.

Bei diesem Patienten liegt neben dem Diabetes mellitus als zusätzlicher prädisponierender Faktor wahrscheinlich eine Prostatahyperplasie vor. Obwohl der Patient diese Vorerkrankung nicht nennt, lässt die Medikation mit Tamsulosin (α_1-Rezeptorblocker) darauf schließen.

3. Diagnostik

Bei klinischem Verdacht auf eine Pyelonephritis sollten folgende diagnostische Maßnahmen durchgeführt werden:

- **Urinuntersuchung:** Urinteststreifen und quantitative Urinkultur zum Nachweis des Harnwegsinfekts und des Erregers (einschließlich Antibiogramm). Typische Harnbefunde sind Bakteriurie, positiver Nitrittest (**cave:** nicht alle Bakterien produzieren Nitrit), Leukozyturie (evtl. mit Leukozytenzylindern), gelegentlich tritt außerdem eine Erythrozyturie auf. Entscheidend sind die korrekte Probengewinnung, die kühle Lagerung und die rasche Analyse des Urins.
- **Blutuntersuchung:** Typische Befunde sind Leukozytose sowie Erhöhung von CRP und BSG, gelegentlich auch Kreatininanstieg.
- **Blutkultur:** nur bei hoch fieberhaftem Verlauf mit Verdacht auf Urosepsis, Abnahme vor Beginn der antibiotischen Therapie.

- **Bildgebende Diagnostik:** zunächst Abdomen-Sonografie zum Ausschluss eines Harnaufstaus, ggf. weiterführende bildgebende Diagnostik (z. B. Miktionszystogramm bei Verdacht auf VUR).

MERKE

Von einer **signifikanten Bakteriurie** spricht man bei Mittelstrahlurin ab einer Keimzahl von 10^5/ml (Kas-Zahl) in der quantitativen Urinkultur, bei Kontaminationen werden in der Regel niedrigere Keimzahlen gefunden. Insgesamt muss die Keimzahl jedoch immer unter Berücksichtigung der klinischen Gesamtkonstellation beurteilt werden:

- Bei symptomatischen bzw. antibiotisch vorbehandelten Patientinnen und generell bei Männern sind bereits Keimzahlen $< 10^4$/ml im Mittelstrahlurin pathologisch.
- Jeder Keimnachweis im Blasenpunktionsurin (bei korrekter Probengewinnung steril) wird als signifikant eingestuft.

4. Pathogenese/häufigste Erreger

Pathogenetisch ist in über 95 % der Fälle eine **aszendierende Infektion** der unteren Harnwege mit Darmkeimen ursächlich für die Entstehung einer akuten Pyelonephritis. In weniger als 5 % der Fälle ist die Infektion auf eine Bakteriämie zurückzuführen. Dieser Infektionsweg wird in der Regel nur bei Immunschwäche, Endokarditis oder Nierenvorschädigung beobachtet.

Die mit Abstand häufigsten Erreger von Harnwegsinfektionen und Pyelonephritiden sind **gramnegative Bakterien der Darmflora** (vor allem *Escherichia coli,* gefolgt von *Proteus mirabilis* und Klebsiellen). Bei nosokomialen und bei komplizierten Harnwegsinfektionen (bei prädisponierenden Faktoren) sind außerdem Enterokokken, Staphylokokken und *Pseudomonas aeruginosa* in Betracht zu ziehen.

5. Therapie

Wichtig für die Behandlung einer akuten Pyelonephritis ist die Frage, ob eine Harnwegsobstruktion als prädisponierender Faktor vorliegt, da in diesem Fall nach Möglichkeit für eine rasche Wiederherstellung des Harnabflusses gesorgt werden muss. Ansonsten steht die **antibiotische Behandlung für 5–10 Tage** im Zentrum der Therapie. Wegen der drohenden Komplikationen kann die Erregerdiagnostik nicht abgewartet werden. Stattdessen ist nach Abnahme von Urinkultur (ggf. auch Blutkultur) unmittelbar mit einer **empirischen Antibiotikatherapie** zu beginnen.

Für die Behandlung eignet sich **bei leichtem klinischem Verlauf** die orale Gabe von Fluorchinolonen (z. B. Ciprofloxacin oder Levofloxacin).

Bei **schwerem klinischen Verlauf** ist die initiale intravenöse Gabe von Breitbandantibiotika (z. B. Fluorchinolone oder als Mittel der 2. Wahl Cephalosporine der 3. Generation) indiziert. Nach klinischer Besserung kann auf ein orales Präparat umgestellt werden. Nach Erhalt der mikrobiologischen Befunde ist die antibiotische Therapie an das Resistogramm anzupassen.

Während akute Pyelonephritiden mit leichter klinischer Symptomatik **ambulant** behandelt werden können, ist die **stationäre** Aufnahme bei hoch fieberhaften Verläufen (wie bei diesem Patienten) und bei schwangeren Frauen erforderlich. Die antibiotische Behandlung wird durch **allgemeine Maßnahmen** (z. B. spasmolytische und analgetische Therapie bei Bedarf, Meidung nephrotoxischer Medikamente) ergänzt. Von besonderer Bedeutung ist die **reichliche Flüssigkeitszufuhr** zum Ausgleich der infektbedingten Flüssigkeitsverluste (z. B. durch Fieber) und zur Gewährleistung einer häufigen Blasenentleerung (Spüleffekt).

6. Komplikationen

Bei einer akuten Pyelonephritis drohen folgende **Komplikationen:**

- **Urosepsis:** Sie kündigt sich durch zunehmende Tachykardie und Hypotonie an und kann innerhalb weniger Stunden zum septischen Schock führen. Besonders gefährdet sind Patienten mit Harnabflussstörungen sowie Diabetiker.
- Übergang in eine **chronische Pyelonephritis mit chronischer Niereninsuffizienz:** Bei 10 % der dialysepflichtigen Patienten ist eine chronische Pyelonephritis für die Niereninsuffizienz verantwortlich.

- **Hydronephrose und Pyonephrose:** bei persistierender Harnabflussbehinderung.
- **Intrarenaler oder paranephritischer Abszess:** Typisch ist eine Persistenz von Fieber, Infektzeichen und Flankenschmerzen trotz i. v. Antibiose nach Resistogramm.
- **Bildung von Infektsteinen:** Typisch sind magnesium- und phosphathaltige Struvitsteine.
- **Tubuläre renale Funktionsstörungen:** z. B. fehlende Konzentrierungsfähigkeit, Natrium- oder Kaliumverlustniere, RTA (renale tubuläre Azidose).

WAS WÄRE WENN ...

... Sie einen Anruf von der Tochter des Patienten erhielten, welche um Auskunft über die Erkrankung des Vaters bittet?

- Ärzte unterliegen der Schweigepflicht, auch Familienangehörigen gegenüber. Eine Informationsweitergabe an Dritte ist also nur dann zulässig, wenn der Patient ausdrücklich zustimmt. Ein weiteres Problem stellen telefonische Auskünfte dar. Informationen dürfen auch bei Zustimmung des Patienten nur dann telefonisch weitergegeben werden, wenn die Identität des Gesprächspartners eindeutig geklärt ist.

... der Patient die von Ihnen als indiziert angesehene stationäre Aufnahme ablehnt?

- Dieser Patient ist einwilligungsfähig und kann im Rahmen seines Selbstbestimmungsrechts die stationäre Behandlung ablehnen, auch wenn diese aus medizinischer Sicht indiziert ist. Sie müssen ihn über die Konsequenzen und Risiken seiner Entscheidung umfassend aufklären. Das Gespräch sollten Sie sorgfältig (mit Datum und Uhrzeit) dokumentieren.

ZUSAMMENFASSUNG

Unter einer **akuten Pyelonephritis** versteht man eine plötzlich auftretende, bakterielle Harnwegsinfektion mit Beteiligung des Nierenparenchyms und der oberen Harnwege. **Ätiologisch** ist die Erkrankung in > 95 % der Fälle auf eine aszendierende Infektion der unteren Harnwege zurückzuführen. Die häufigsten Erreger sind gramnegative Bakterien der Darmflora, allen voran *E. coli.* Zu den **Leitsymptomen** der akuten Pyelonephritis gehören Algurie, Fieber und Flankenschmerzen. Typische **Laborbefunde** sind Leukozytose, CRP-Erhöhung, Leukozyturie und eine signifikante Bakteriurie. Zu den wichtigsten **diagnostischen Maßnahmen** zählen die quantitative Urinkultur (mit Antibiogramm), Blutuntersuchungen sowie die bildgebende Darstellung der ableitenden Harnwege. Neben der im Vordergrund stehenden antibiotischen **Behandlung** (zunächst empirisch, dann gemäß Antibiogramm) ist bei Vorliegen einer Harnwegsobstruktion die rasche Wiederherstellung des Urinabflusses von entscheidender Bedeutung.

61

Verwirrte Patientin im Pflegeheim

Anamnese

In Ihrer internistischen Hausarztpraxis ruft der Sohn einer Patientin an, mit der Bitte um einen zeitnahen Besuch bei seiner 91-jährigen Mutter. Die Patientin sei seit dem Vorabend desorientiert. Eine Altenpflegerin berichtet, dass die Patientin wie ausgewechselt sei. Die Patientin lebt seit 5 Jahren im Pflegeheim und war bei Ihren Kontakten bisher immer allseits orientiert. Als Sie die Patientin am selben Nachmittag besuchen, sitzt sie abwesend in einem Stuhl und scheint Sie nicht zu erkennen. Auf Ansprache reagiert sie verängstigt. Der Blutzucker sei mehrfach kontrolliert worden und normwertig gewesen. An Vorerkrankungen sind bekannt: arterielle Hypertonie, Diabetes mellitus Typ 2, Polyarthrose der Fingergelenke, Knie-TEP vor 14 Jahren links, Schrittmacherimplantation vor 4 Jahren bei Sick-Sinus-Syndrom. Medikamente werden folgende eingenommen: ASS, Simvastatin, HCT, Amlodipin, Metformin.

Sie untersuchen die Patientin und nehmen ihr Blut ab.

Untersuchungsbefunde

91-jährige Patientin in reduziertem AZ und schlankem EZ. HF 82/min, BD 134/75 mmHg. Wach, zur Person, nicht aber zu Ort und Zeit orientiert. Haut: unauffällig. Enoral: Schleimhäute unauffällig. Lunge: über allen Lungenabschnitten vesikuläres Atemgeräusch, keine RG. Herz: HT rein und regelmäßig, keine Herzgeräusche. Abdomen: Abdomen gespannt, kein Druckschmerz, Darmgeräusche vorhanden. Extremitäten: ausgeprägte Unterschenkelödeme. Neurologie: orientierend unauffällig.

Laborbefunde

Leukozyten 8,29 Tsd/µl; Erythrozyten 4,24 Mio/µl; Hb 12,5 g/dl; Hkt, 38,0 %; MCV 89,6 fl; MCH 29,5 pg; MCHC 32,9 g/dl; Thrombozyten 213 Tsd/µl; INR 1,03; PTT 31 sec; Natrium 119 mmol/l; Kalium 4,9 mmol/l; Serumkreatinin 1,03 mg/dl; Harnstoff 42 mg/dl.

1. **Wie lautet Ihre Verdachtsdiagnose? Beschreiben Sie die Erkrankung!**
2. **Nennen Sie mögliche Ursachen für die Erkrankung!**
3. **Ist eine stationäre Aufnahme erforderlich? Falls ja, machen Sie dem diensthabenden Internisten eine kurze Übergabe mit den wichtigsten Fakten!**
4. **Welche weiteren Untersuchungen veranlassen Ihre Kollegen in der Klinik und warum?**
5. **Wie behandeln Sie die Erkrankung?**
6. **Welche Komplikation kann unter der Therapie auftreten? Wie können Sie diese verhindern?**

1. Verdachtsdiagnose

Bei dieser Patientin liegt eine **Hyponatriämie** vor. Hierbei handelt es sich um eine häufige Elektrolytstörung, die durch einen **Serumnatriumwert < 135 mmol/l** definiert ist. Ursächlich ist meist eine Störung des Flüssigkeitshaushalts, ein absoluter Natriummangel liegt in aller Regel nicht zugrunde. Bei Serumnatriumwerten von 130–134 mmol/l spricht man von einer **milden,** bei Werten von 121–129 mmol/l von einer **moderaten** und bei Werten von < **120 mmol/l** von einer **schweren Hyponatriämie.** Unter Berücksichtigung des Volumenstatus kann außerdem eine Einteilung in eine hypo-, normo- oder isovolämische Hyponatriämie erfolgen.

Abhängig von der Zeitspanne, in der sich die Hyponatriämie entwickelt, wird zwischen einer **akuten** (< 48 Stunden) und einer **chronischen** Form (≥ 48 Stunden) unterschieden. **Symptome** treten insbesondere bei der akuten Hyponatriämie auf. Mögliche Beschwerden sind Müdigkeit, Übelkeit, Kopfschmerzen, Gedächtnisstörungen, Gangunsicherheit, Lethargie, zerebrale Krampfanfälle und Verwirrtheit bis zum Koma. Bei einer chronischen Hyponatriämie bestehen häufig keine Symptome.

2. Ursachen

Der **Natriumstoffwechsel** wird durch die **Aufnahme und Ausscheidung von Wasser** reguliert. Osmorezeptoren im Hypothalamus steuern das Durstgefühl und die hypophysäre Freisetzung des antidiuretischen Hormons (ADH oder Vasopressin). ADH führt in der Niere zu einer Steigerung der Wasserrückresorption in den Sammelrohren. Einer Hyponatriämie liegt fast immer eine **gestörte renale Wasserausscheidung** zugrunde. Zu den möglichen Ursachen zählen:

- **Fortgeschrittene Niereninsuffizienz.**
- **Syndrom der inadäquaten ADH-Sekretion (SIADH):** Es ist die häufigste Ursache für eine Hyponatriämie und geht mit einer vermehrten ADH-Freisetzung trotz Eu- oder Hypervolämie einher. Verantwortlich dafür können unter anderem sein:
  - Medikamente: z. B. NSAR, Antidepressiva.
  - Malignome: z. B. kleinzelliges Bronchialkarzinom (➤ Fall 7).
  - ZNS-Erkrankungen (z. B. Tumor, Enzephalitis, Trauma, Blutung) oder -Operationen.
  - Alkoholentzug.
  - Lungenerkrankungen: z. B. Pneumonie.
- **Medikamente:** z. B. Thiazide. Sie hemmen den Natrium-Chlorid-Cotransporter im distalen Tubulus. Als Folge einer vermehrten Natriumausscheidung und einer verminderten Ausscheidung von freiem Wasser kann eine Hyponatriämie auftreten. Betroffen sind vor allem ältere Frauen mit niedrigem Körpergewicht (wie am ehesten bei dieser Patientin, die HCT einnimmt).
- **Endokrine Erkrankungen:** z. B. Hypophyseninsuffizienz, adrenokortikale Insuffizienz und Hypothyreose.
- **Herzinsuffizienz/Leberzirrhose:** Das arterielle Blutvolumen ist häufig erniedrigt trotz Aszites, Beinödemen oder Pleuraergüssen. Über die Stimulation von Barorezeptoren kommt es zu einer vermehrten Freisetzung von ADH mit der Folge einer Erhöhung des Plasmavolumens und einer Hyponatriämie.
- **Intensiver Ausdauersport:** z. B. Marathon. Durch Volumendepletion kommt es zu einer vermehrten Freisetzung von ADH. Bei gleichzeitig hoher Zufuhr freier Flüssigkeit resultiert eine Hyponatriämie.

In seltenen Fällen ist eine Hyponatriämie nicht auf eine gestörte Wasserausscheidung, sondern auf die exzessive Zufuhr von Wasser (primäre Polydipsie) zurückzuführen.

3. Stationäre Aufnahme/Übergabe

Eine **stationäre Behandlung** ist bei Patienten mit **akuter, schwerer und/oder symptomatischer Hyponatriämie** indiziert. In Abhängigkeit von der Schwere der Elektrolytstörung, der Entstehungszeit und der Symptomatik kann eine intensivmedizinische Therapie erforderlich sein. Patienten mit einer moderaten oder milden asymptomatischen Hyponatriämie können meist ambulant behandelt werden.

Bei dieser Patientin besteht eine schwere symptomatische Hyponatriämie, sodass Sie eine stationäre Aufnahme organisieren müssen. In diesem Fall könnte die

Übergabe an den diensthabenden Kollegen folgendermaßen lauten:
„Ich weise Ihnen eine 91-jährige Patientin aus dem Pflegeheim zu mit einer schweren symptomatischen Hyponatriämie und Desorientierheit seit einigen Tagen. Ursächlich ist am ehesten die medikamentöse Therapie mit einem Thiazid. An wesentlichen Vorerkrankungen sind eine arterielle Hypertonie und ein oral eingestellter Diabetes mellitus Typ 2 bekannt. Vor 4 Jahren erfolgte eine Schrittmacherimplantation bei Sick-Sinus-Syndrom. Der Allgemeinzustand der Patientin ist akut eingeschränkt, die Vitalparameter sind stabil. Ich möchte die Patientin zuweisen zur weiteren Diagnostik und Therapie. Aus meiner Sicht ist eine intensivmedizinische Behandlung erforderlich.“

4. Weitere Untersuchungen

Neben dem Natriumwert im Serum ist die Bestimmung folgender Parameter vor Therapieeinleitung entscheidend:

- **Osmolalität im Serum:** Der Wert wird benötigt, um eine **Pseudohyponatriämie** auszuschließen. Es handelt sich um ein Artefakt, das bei einer starken Erhöhung anderer osmotisch wirksamer Substanzen im Serum (z. B. Glukose, Proteine oder Triglyzeride) auftritt. Die Pseudohyponatriämie geht typischerweise mit einer Serumosmolalität > 280 mmol/l einher (hyperosmolare Hyponatriämie) und erfordert keine Therapie zur Korrektur des Natriumwerts. Im Gegensatz dazu liegt bei einer echten Störung des Flüssigkeitshaushalts eine Serumosmolalität < 280 mmol/l vor.
- **Osmolalität im Urin:** Eine Urinosmolalität < 100 mosmol/l spricht für eine primäre Polydipsie. Liegt die Urinosmolalität > 100 mosmol/l, spricht dies für eine ADH-Wirkung. Zur weiteren Differenzierung der Ursache ist dann die Bestimmung des Natriums im Urin erforderlich.
- **Natrium im Urin:** Eine Urinnatriumkonzentration < 30 mmol/l spricht für ein niedriges effektives arterielles Blutvolumen (z. B. bei gastrointestinalen Flüssigkeitsverlusten) mit Stimulation der ADH-Sekretion. Eine Urinnatriumkonzentration > 30 mmol/l liegt hingegen z. B. bei einem SIADH vor.
- **Kalium im Urin:** Ist die Summe aus Kalium und Natrium im Urin kleiner als das Natrium im Serum, ist keine akute Verschlechterung zu erwarten. Ist die Summe größer, ist von einer **Aggravationstendenz** auszugehen.

Darüber hinaus muss der Volumenstatus des Patienten klinisch beurteilt werden, z. B. anhand von Blutdruck, Puls und Ödemen. In bestimmten Situationen können weitere Maßnahmen indiziert sein, z. B. eine Echokardiografie (Herzinsuffizienz?) oder endokrinologische Untersuchungen (Hypothyreose? Nebenniereninsuffizienz?). Die Bestimmung von ADH zur Diagnose eines SIADH wird nicht empfohlen.

MERKE

Vor Einleitung einer Therapie müssen die genannten Untersuchungen unbedingt durchgeführt werden. Ansonsten kann eine falsche Therapie aus einem **asymptomatischen Patienten** einen **medizinischen Notfall** machen.

5. Therapie

Die Behandlung der Hyponatriämie richtet sich nach der Schwere der Symptomatik, der Geschwindigkeit des Natriumabfalls, der zugrunde liegenden Ursache und dem Volumenstatus. Grundsätzlich gilt, dass bei einer akuten Hyponatriämie eine rasche Therapie erforderlich ist, um Komplikationen zu verhindern. Bei einer chronischen Hyponatriämie sind Komplikationen meist die Folge einer zu aggressiven Behandlung, weshalb eine langsame Natriumkorrektur anzustreben ist.

Sofern möglich steht an erster Stelle der Behandlung die **Beseitigung der Ursache.** Hierzu zählen eine Trinkmengenrestriktion bei primärer Polydipsie sowie das Absetzen von auslösenden Medikamenten, z. B. Thiaziden (wie bei der Patientin in diesem Fall). Bei asymptomatischen Hyponatriämien reichen diese Maßnahmen häufig bereits aus. Bei schweren, symptomatischen Fällen ist die vorsichtige Gabe von **hyperto-**

ner **3-prozentiger NaCl-Lösung** indiziert. Liegt ein SIADH vor, erfolgt eine **Flüssigkeitsrestriktion** (Beschränkung der Trinkmenge auf 500–1000 ml täglich) sowie ggf. zusätzlich die Gabe von **Furosemid.** Außerdem ist bei einem SIADH der Einsatz von **Vasopressin-Antagonisten** möglich, die an der Niere die Wirkung von ADH blockieren. Allerdings werden diese Medikamente aufgrund nephro- und hepatotoxischer Effekte sowie der Gefahr einer Überkorrektur im klinischen Alltag nur selten eingesetzt.

6. Pontine Myelinolyse

Eine zu rasche Korrektur des Serumnatriums kann durch Flüssigkeitsverschiebungen aus dem Intra- in den Extrazellulärraum zu schweren pathologischen Veränderungen im Gehirn führen. Eine gefürchtete Komplikation ist die **zentrale pontine Myelinolyse.** Hier kommt es zu einer schweren Schädigung der Nerven im Bereich der Pons. Daraus können unterschiedliche neurologische Symptome resultieren wie z. B. Kopfschmerzen, Desorientierung, Augenmotilitätsstörungen, Schluck-/Sprachstörungen, Atemlähmung und Bewusstseinsstörungen bis zum Koma.

Um diese potenziell lebensbedrohliche Komplikation zu verhindern, muss die Anhebung des Serumnatriumwerts langsam um maximal **8–10 mmol pro 24 Stunden** erfolgen. Bei der schweren Hyponatriämie sollte das Serumnatrium innerhalb der ersten 24 Stunden nach 1, 6 und 12 Stunden kontrolliert werden. In der Regel erfolgt die Substitution bis zu Werten von **120 mmol/l** unter Berechnung des Natriumdefizits oder bis zum **Sistieren der Symptome.**

ZUSAMMENFASSUNG

Die **Hyponatriämie** ist eine häufige Elektrolytstörung, die durch einen Serumnatriumwert < 135 mmol/l definiert ist. Eine schwere Hyponatriämie besteht bei Serumnatriumwerten < 120 mmol/l. **Ursächlich** ist eine Störung des Flüssigkeitshaushalts, z. B. als Medikamentennebenwirkung oder bei SIADH. Ein absoluter Natriummangel liegt in der Regel nicht vor. Entwickelt sich die Hyponatriämie langsam oder handelt es sich um eine leichte Form, sind die Patienten häufig beschwerdefrei. Bei raschem Auftreten der Hyponaträmie oder schweren Formen treten häufig **Symptome** auf, z. B. Müdigkeit, Übelkeit und Somnolenz bis hin zum Koma. Die **Diagnostik** umfasst die Bestimmung von Natrium und Osmolalität in Serum und Urin. Die **Behandlung** der Hyponatriämie richtet sich nach der Schwere der Symptomatik, der Geschwindigkeit des Natriumabfalls sowie der zugrunde liegenden Ursache. Bei schwerer, symptomatischer Hyponatriämie wird die Gabe einer 3-prozentigen Kochsalzlösung unter intensivmedizinischer Überwachung und engmaschigen Serumnatriumkontrollen empfohlen. Als **Komplikation der Therapie** kann bei zu rascher Korrektur des Serumnatriums eine zentrale pontine Myelinolyse auftreten. Die Anhebung des Serumnatriumwerts sollte daher langsam um maximal 8–10 mmol pro 24 Stunden erfolgen.

62

Atemnot, Tachypnoe und Blutdruckabfall

Anamnese

Sie werden als Dienstarzt um 21.30 Uhr auf die onkologische Station gerufen, weil ein vor 14 Tagen aufgenommener Patient immer unruhiger und desorientierter wird und bei seit einigen Stunden deutlich steigendem Sauerstoffbedarf über Atemnot klagt. Die Aufnahme erfolgte initial wegen Abgeschlagenheit, Belastungsdyspnoe und rezidivierenden fieberhaften Infekten.

Untersuchungsbefunde

60-jähriger Mann in reduziertem AZ und schlankem EZ (181 cm, 76 kg, BMI 23,2 kg/m^2). Neurologie: unruhig, nicht adäquat orientiert, kein fokales Defizit. Herz: tachykarde, reine HT, rhythmisch. Lunge: grobblasige RG beidseits, links > rechts. Abdomen: diffuser Druckschmerz, DG spärlich. HF 128/min, BD 80/55 mmHg, Tachypnoe (AF 35/min), O_2-Sättigung 91 % (bei 15 l O_2/min über Maske mit Reservoir), Temperatur 39,6 °C.

Laborbefunde

Aufnahme: Leukozyten 113,1 Tsd/µl; Erythrozyten 2,22 Mio/µl; Hb 7,6 g/dl; Hkt 23,3 %; MCV 105 fl; MCH 34,2 pg; MCHC 32,6 g/dl; Thrombozyten 43 Tsd/µl; Retikulozyten 1,37 %; Quick 79 %; INR 1,11; PTT 26 sec; Natrium 141 mmol/l; Kalium 3,8 mmol/l; Serumkreatinin 0,9 mg/dl; Harnstoff 24 mg/dl; Harnsäure 4,7 mg/dl; LDH 339 U/l; CRP 16 mg/l; Immunglobulin G 907 mg/dl.

Aktuell: Leukozyten 0,4 Tsd/µl; Erythrozyten 2,9 Mio/µl; Hb 8,9 g/dl; Hkt 25,9 %; MCV 89,3 fl; MCH 30,7 pg; MCHC 34,4 g/dl; Thrombozyten 17 Tsd/µl; Quick 66 %; INR 1,21; PTT 35 sec; Natrium 137 mmol/l; Kalium 3,9 mmol/l; Serumkreatinin 1,1 mg/dl; Harnstoff 66 mg/dl; LDH 482 U/l; CRP 319 mg/l; Laktat 5,8 mmol/l; Procalcitonin quantitativ 16,02 ng/ml; Immunglobulin G 491 mg/dl.

1. **Welche Grunderkrankung vermuten Sie?**
2. **Welche Untersuchungen waren nach Aufnahme notwendig?**
3. **Welche Therapieoptionen haben Sie bei der Grunderkrankung? Was ist in den 2 Wochen seit der Aufnahme am ehesten passiert?**
4. **Welche Diagnose stellen Sie akut?**
5. **Welche therapeutischen und diagnostischen Maßnahmen müssen Sie in der Akutsituation einleiten?**

1. Grunderkrankung

Die Symptome in Zusammenschau mit den Laborbefunden lassen an eine **akute Leukämie** denken. Bei dieser neoplastischen Transformation hämatopoetischer Stammzellen im Knochenmark wird die normale Hämatopoese verdrängt und unreifzellige Blasten ins Blut ausgeschwemmt. Dies führt zu:

- **Anämie:** mit Dyspnoe, Abgeschlagenheit, Müdigkeit und Blässe.
- **Thrombozytopenie:** mit Blutungsneigung, ggf. auch mit disseminierter intravasaler Gerinnung und Hyperfibrinolyse.
- **Granulozytopenie:** mit rezidivierenden, fieberhaften Infekten bei gestörter B- und T-Zellfunktion (trotz hoher Gesamtleukozytenzahl).

Als weitere typische Befunde sind Lymphknotenschwellungen, eine Splenomegalie und leukämische Haut- und Organinfiltrationen möglich.

Unter Berücksichtigung des Alters des Patienten ist eine **akute myeloische Leukämie (AML)** wahrscheinlich, die 80 % der akuten Leukämien im Erwachsenenalter ausmacht. Dagegen besteht in 80 % der Fälle im Kindesalter eine akute lymphatische Leukämie (ALL).

2. Untersuchungen

Bei Verdacht auf eine AML sind neben Anamnese, körperlicher Untersuchung und der bereits durchgeführten laborchemischen Diagnostik (Blutbild, Leber- und Nierenwerte, Elektrolyte, Gerinnungsparameter, LDH) folgende Untersuchungen sinnvoll:

- **Differenzialblutbild:** bei AML typischerweise Nachweis von Blasen, mittlere Differenzierungsstufen fehlen (Hiatus leucaemicus).
- **Blutentnahme und Knochenmarkpunktion** für:
  - **Zytologie:** bei AML ist der Anteil der Blasten an den kernhaltigen Zellen im Knochenmark > 20 %. In > 90 % aller Patienten finden sich auch Blasten im peripheren Blut.
  - **Zytochemie:** z. B. Nachweis von Myeloperoxidase bei AML.
  - **Immunphänotypisierung:** zur Abgrenzung verschiedener Subtypen der AML.
  - **Zytogenetik und molekulare Diagnostik:** Nachweis von Translokationen und molekularen Veränderungen zur Einschätzung der Prognose.
- **Knochenmarkbiopsie:** zwingend bei Punctio sicca.
- Evtl. Liquorzytologie zum Ausschluss einer Meningeosis leucaemica.
- **Abdomensonografie, Röntgen-Thorax, Lungenfunktionstest** und **EKG.**
- **Echokardiografie:** vor Gabe kardiotoxischer Chemotherapeutika.
- **HLA-Typisierung** des Patienten sowie potenzieller familiärer Blutstammzellspender.
- **Mikrobiologische Diagnostik/Virusserologie:** Hepatitis- und HIV-Serologie, CMV-Status vor möglicher Blutstammzelltransplantation.

Die Zuordnung zu einem AML-Subtyp erfolgt anhand morphologischer (FAB [French-American-British-Group]-Klassifikation), immunologischer und zytogenetischer Merkmale.

MERKE

In 40 % der Fälle findet sich bei Erstmanifestationen ein **subleukämischer Verlauf** (normale oder erniedrigte Leukozytenzahl). Auch das Fehlen leukämischer Blasten im Blut schließt eine akute Leukämie nicht aus. Die Diagnose ist aber sehr unwahrscheinlich, wenn sich alle drei Zellreihen (Erythrozyten, Leukozyten, Thrombozyten) im Normbereich befinden.

3. Verlauf/Therapieoptionen

Die **Therapie der AML** sollte an einem Zentrum und nach Möglichkeit im Rahmen einer Studie durchgeführt werden. Bei allen jungen Patienten < 60 Jahren sowie bei Patienten < 75 Jahren in gutem Allgemeinzustand erfolgt die Therapie mit **kurativer Intention.** In diesen Fällen besteht die Behandlung aus einer **Induktionstherapie** mit dem Ziel der kompletten Remission (CR) und einer anschließenden **Konsolidierungstherapie,** da ansonsten mit einem raschen Rezidiv gerechnet werden muss.

Die **Induktionstherapie** sollte nach der Diagnosestellung umgehend eingeleitet werden. Bei der Standard-Induktionstherapie (3 + 7- Schema) wird die dreitägige Gabe eines Anthrazyklins/Anthracendions (z. B. Daunorubicin) mit 7 Tagen Ara-C (Cytarabin) kombiniert. Abhängig von Prognosefaktoren der AML (z. B. zytogenetische Faktoren) besteht die **Konsolidierungstherapie** aus einer hoch dosierten Therapie mit Cytarabin oder einer allogenen Blutstammzelltransplantation. Ältere Patienten und Patienten mit relevanten Begleiterkrankungen (z. B. Nierenerkrankung, Herzinsuffizienz mit Ejektionsfraktion < 30 %) haben nur eine geringe Chance auf Heilung. Sie werden **palliativ** mit einer zytoreduktiven Chemotherapie behandelt. Ziel ist eine Lebensverlängerung bei möglichst guter Lebensqualität.

Unabhängig von der Therapieintention sollten im Rahmen der Behandlung der AML **supportive Maßnahmen** erfolgen. Hierzu zählen eine bedarfsgerechte Substitution von Erythrozyten und Thrombozyten, die Infektionsprophylaxe bei immunsupprimierten Patienten (➤ Fall 32) sowie eine antiemetische Therapie.

Bei diesem Patienten bestand bei Aufnahme aufgrund der hohen Leukozytenzahl von > 100 Tsd/µl die Gefahr einer **Leukostase,** sodass rasch eine Senkung der peripheren Leukozytenzahl durch Hydroxyurea und Leukaphärese eingeleitet wurde. Nach Sicherung der Diagnose AML wurde eine Induktionstherapie gestartet, welche im Verlauf eine **Neutropenie** (< 500 Zellen/µl) mit erhöhter Infektionsgefahr verursacht hat. Trotz einer antimikrobiellen Prophylaxe, die bei Neutropenie eingeleitet wurde, hat der Patient eine **Pneumonie** entwickelt.

4. Akutdiagnose/Definition

Bei diesem Patienten liegt eine **Sepsis** vor. Darunter versteht man nach der neuen Definition von 2016 eine **lebensbedrohliche Organdysfunktion,** die durch eine fehlregulierte Antwort des Organismus auf eine Infektion bedingt ist **(Sepsis-3 Definition).** Die Organdysfunktion ist definiert als eine akute Änderung des **SOFA-Score** (Sequential-Organ-Failure-Assessment, ➤ Tab. 62.1) um ≥ 2 Punkte. Dieser Score schätzt die Organdysfunktion anhand von sechs Kriterien ab (Atmung, Thrombozytenzahl, Bilirubin, Herz-Kreislauf-System, GCS und Nierenfunktion). Der Ausgangs-SOFA-Score kann bei Patienten ohne vorbekannte Organdysfunktion als null angenommen werden. Die Mortalität stationärer Patienten wird ab einem SOFA-Score von 2 auf > 10 % geschätzt. Ziel der neuen Sepsis-Definition ist es, Risikopatienten schneller und valider zu erkennen, um sie umgehend optimal therapieren zu können. Vereinfacht kann als Screening-Werkzeug ohne Labortests der **„quick SOFA"**-Score **(qSOFA)** verwendet werden (nicht auf der Intensivstation), dessen Kriterien ein Abfall des systolischen Blutdrucks auf ≤ 100 mmHg, ein verändertes Bewusstsein mit GCS < 15 und ein Anstieg der Atemfrequenz auf ≥ 22/min sind. Der Score ist positiv, wenn 2 von 3 Kriterien erfüllt sind.

Von einem **septischen Schock** spricht man, wenn zusätzlich folgende Kriterien erfüllt sind:

- Hypotonie (arterieller Mitteldruck < 65 mmHg) mit Katecholaminpflichtigkeit trotz adäquater Flüssigkeitstherapie.
- Laktat > 2 mmol/l trotz adäquater Flüssigkeitstherapie.

Damit erfüllt dieser Patient auch die Kriterien des septischen Schocks.

Die **SIRS-Kriterien** sind nicht mehr Bestandteil der neuen Sepsis-Definition, da sie sich für die Identifikation septischer Patienten als zu unspezifisch und prognostisch wenig aussagekräftig erwiesen haben. Sie können aber weiterhin angewendet werden, um eine Infektion frühzeitig zu erkennen.

Tab. 62.1 Sequential-Organ-Failure-Assessment (SOFA)-Score (übersetzt und modifiziert nach Vincent JL et al. Intensive Care Med. 1996 Jul; 22[7]:707–10).

System	0	1	2	3	4
Respiration PaO_2/FiO_2, mmHg (kPa)	≥ 400 (53,3)	< 400 (53,3)	< 300 (40)	Beatmung < 200 (26,7)	Beatmung < 100 (13,3)
Gerinnung Thrombozyten, × 10^3/µl	≥ 150	< 150	< 100	< 50	< 20
Leber Bilirubin, mg/dl (µmol/l)	< 1,2 (20)	1,2–1,9 (20–32)	2,0–5,9 (33–101)	6,0–11,9 (102–204)	> 12,0 (> 204)
Herz-Kreislauf Hypotonie Katecholamine µg/kg/min	MAD > 70 mmHg	MAD < 70 mmHg	Dopamin < 5 oder Dobutamin (jede Dosis)	Dopamin 5,1–15 oder Adrenalin ≤ 0,1 oder Noradrenalin ≤ 0,1	Dopamin > 15 oder Adrenalin > 0,1 oder Noradrenalin > 0,1
ZNS Glasgow Coma Scale	15	13–14	10–12	6–9	< 6
Niere Kreatinin, mg/dl (µmol/l) Urinausscheidung, ml/d	< 1,2 (< 110)	1,2–1,9 (110–170)	2,0–3,4 (171–299)	3,5–4,9 (300–400) <500	> 5,0 (> 440) < 200

5. **Akute Therapie**

Bei einem septischen Schock mit respiratorischer Insuffizienz besteht eine dringende **intensivmedizinische Therapieindikation** zur **hämodynamischen Stabilisierung** sowie Sicherung der Vitalfunktionen. Therapeutische und diagnostische Maßnahmen umfassen:

- **Supportive Therapie:**
  - Hämodynamische Stabilisierung durch **Volumen-** (v. a. Kristalloide) und **Katecholamintherapie** (z. B. Noradrenalin) mit Ziel-MAD > 65 mmHg, zentralvenöse O_2-Sättigung > 70 %, Laktatabfall.
  - **Beatmung** bei respiratorischer Insuffizienz aufgrund eines sepsisinduzierten ARDS oder einer Pneumonie (hier am ehesten Fokus der Sepsis).
- **Kausale Therapie:**
  - Frühestmögliche kalkulierte Therapie (< 1 h) mit einem **Breitspektrumantibiotikum** nach Abnahme von Blutkulturen. Das spezielle Vorgehen bei **Fieber in der Neutropenie** ist an anderer Stelle ausführlich dargestellt (➤ Fall 32, Frage4).
  - Reevaluation der antimikrobiellen Therapie alle 48–72 h.
  - Gezielte antimikrobielle Therapie bei Kenntnis des Erregers.
  - Infektfokussanierung (wenn möglich), z. B. Drainage von Abszessen oder Entfernung von infizierten Fremdmaterialien.
- **Ergänzende Therapie:**
  - Analgesie und Delirtherapie nach Bedarf.
  - Nach Möglichkeit **enterale Ernährung;** parenterale Ernährung nur, wenn nach 5–7 Tagen orale oder enterale Ernährung unwahrscheinlich ist.
  - Weitere Therapie: Nierenersatztherapie, Ulkusprophylaxe, Thromboseprophylaxe, ggf. moderate Insulintherapie.

ZUSAMMENFASSUNG

Bei der **akuten myeloischen Leukämie (AML)** kommt es aufgrund einer neoplastischen Transformation einer myeloischen Vorläuferzelle im Knochenmark zu einer Verdrängung der normalen Hämatopoese mit Ausschwemmung von Blasten ins Blut. Die **Ätiologie** ist vielfältig, Knochenmarkschädigungen durch Strahlung und Zytostatika werden diskutiert. Ebenso kann sich eine AML aus anderen Erkrankungen des hämatopoetischen Systems entwickeln (z. B. myelodysplastisches Syndrom). **Klinisch** kommt es zu Abgeschlagenheit, Schwäche, Infektanfälligkeit, Blutungsneigung sowie Lymphknotenschwellungen und Splenomegalie. Die **Diagnose** gelingt anhand morphologischer, immunologischer und zytogenetischer Merkmale von Blut (Nachweis von Blasten) und Knochenmark. Die **Behandlung** der AML erfolgt bei jüngeren Patienten mit kurativer Intention und besteht dann aus einer Induktionstherapie mit dem Ziel der kompletten Remission und einer anschließenden Konsolidierungstherapie. Ältere, vorerkrankte Patienten werden palliativ behandelt.

Unter einer **Sepsis** versteht man nach der neuen Definition von 2016 eine **lebensbedrohliche Organdysfunktion,** die durch eine fehlregulierte Antwort des Organismus auf eine Infektion bedingt ist **(Sepsis-3-Definition).** Die Organdysfunktion ist ihrerseits definiert als eine akute Änderung des SOFA-Score um ≥ 2 Punkte. Beim **septischen Schock** liegen zusätzlich eine therapiebedürftige Hypotonie (arterieller Mitteldruck < 65 mmHg) sowie ein Laktat > 2 mmol/l vor.

63

Ausstrahlende Oberbauchschmerzen

Anamnese

Eine 48-jährige Kindergärtnerin stellt sich mit plötzlich aufgetretenen Oberbauchschmerzen in der Notaufnahme vor. Die krampfartigen Schmerzen hätten vor etwa 2 Stunden zeitgleich mit Übelkeit begonnen und würden in den Rücken und die rechte Schulter ausstrahlen. Einmal habe sie vor 4 Tagen kurzzeitig für etwa 20 Minuten rechtsseitige Bauchschmerzen gehabt, die sie aber auf den vorherigen Genuss von Fisch zurückgeführt habe. Erbrechen wird auf Nachfrage verneint, allerdings glaubt sie, Fieber zu haben. Seit sie im Kindergarten eine leitende Funktion habe, sei jede körperliche Aktivität zu kurz gekommen und das Körpergewicht auf 95 kg gestiegen. Ihre eigenen Kinder würden inzwischen studieren. Außer einer arteriellen Hypertonie seien keine wesentlichen Vorerkrankungen bekannt.

Untersuchungsbefunde

48-jährige Frau in akut reduziertem AZ und adipösem EZ (174 cm, 95 kg, BMI 31,4 kg/m^2), Temperatur 38,4 °C. Haut blass, kein Ikterus, Schleimhäute feucht. LK: unauffällig. Herz: regelmäßige HT, keine pathologischen Geräusche. Lunge: sonorer KS, vesikuläres Atemgeräusch, keine RG. Abdomen: Druckschmerz und Abwehrspannung im rechten Oberbauch, keine Resistenzen, kein Loslassschmerz, positive Darmgeräusche. Extremitäten: seitengleich warm, keine peripheren Ödeme. Neurologisch orientierend unauffällig.

1. **Wie lautet Ihre Verdachtsdiagnose? An welche Differenzialdiagnosen müssen Sie denken?**
2. **Welche diagnostischen Maßnahmen führen Sie durch? Nennen Sie Gründe!**
3. **Beschreiben Sie die Ätiologie und nennen Sie Risikofaktoren der Erkrankung!**
4. **Nennen Sie die wichtigsten Komplikationen und die entsprechende Diagnostik!**
5. **Welche Therapiemaßnahmen sollten eingeleitet werden?**
6. **Sie bitten einen erfahrenen Krankenpfleger, der Patientin einen peripher venösen Zugang zu legen. Ist das zulässig?**

1. Verdachtsdiagnose

Die akuten krampfartigen Oberbauchschmerzen, die in den Rücken und die rechte Schulter ausstrahlen, sprechen bei einer adipösen 48-jährigen Frau am ehesten für **symptomatische Gallensteine** mit **akuter Gallenkolik.** Das leichte Fieber weist möglicherweise auf eine **akute Cholezystitis** als Komplikation hin.
Folgende Differenzialdiagnosen sind in Erwägung zu ziehen:

Intraabdominelle Differenzialdiagnosen:

- Akute Pankreatitis: kann als biliäre Pankreatitis auch als Komplikation auftreten.
- Appendizitis: ggf. typische Schmerzlokalisation (McBurney, Lanz).
- Gastroduodenale Ulkuskrankheit: weitere anamnestische Hinweise (z. B. nahrungsabhängige Schmerzen).
- Akute Gastritis: nicht unbedingt plötzlicher Beginn.
- Ileus: am ehesten mechanischer Ileus mit Hyperperistaltik.
- Nierenkolik bei Nephrolithiasis: Klinisch imponieren Flankenschmerzen. Typischerweise liegt eine Hämaturie vor.
- Pyelonephritis: einseitiger Flankenschmerz und Nierenlagerklopfschmerz.

Extraabdominelle Differenzialdiagnosen:

- Akutes Koronarsyndrom: Insbesondere bei Frauen kommen atypische klinische Präsentationen vor.
- Aortendissektion: Typisch ist ein plötzlicher Beginn mit Vernichtungsschmerz.
- Lungenembolie: mit Dyspnoe, atemabhängigen Thoraxschmerzen und Tachykardie.
- Pleuritis bei Pneumonie: atemabhängige Thoraxschmerzen, Husten und Auswurf.

MERKE

Typisch für eine symptomatische Cholelithiasis ist das **Murphy-Zeichen:** Es beschreibt ein schmerzbedingtes Anhalten der tiefen Inspiration bei manuellem Druck des Untersuchers auf die Gallenblasenregion in der Exspiration.

2. Weitere Diagnostik

Obwohl die in diesem Fall beschriebenen Symptome typisch für das Krankheitsbild sind, sollten noch in der Notaufnahme folgende **diagnostische Maßnahmen** zum definitiven Ausschluss der Differenzialdiagnosen durchgeführt werden:

- **Laboruntersuchungen:** Blutbild, Entzündungsparameter (Cholezystitis?), Cholestaseparameter (alk. Phosphatase, γ-GT, Transaminasen, Bilirubin gesamt), Lipase, Amylase (Pankreatitis?), Elektrolyte, Nierenretentionsparameter, evtl. Herzenzyme (hochsensitives Troponin I/T, CK/CK-MB), evtl. D-Dimere.
- **Urinuntersuchung:** Hämaturie? Leukozyturie? Nitrit positiv?
- **Abdomensonografie** zur Beurteilung von Gallenblase und Gallenwegen, ggf. mit direktem Steinnachweis. Bei einer Cholezystitis liegt typischerweise eine Verdickung und Dreischichtung der Gallenblasenwand vor (> Abb. 63.1).
- **Abdomenröntgenübersicht** zum Ausschluss einer Hohlorganperforation (freie Luft) oder Ileus (Spiegelbildung).

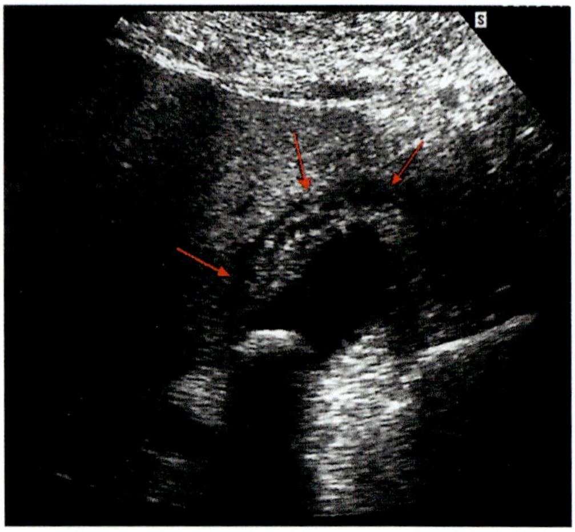

Abb. 63.1 Cholezystitis bei Cholezystolithiasis. In der Gallenblase zeigt sich im Lumen ein Stein (echoreiches Signal mit dorsalen Schallschatten und verdickter Gallenblasenwand [Pfeile]). [E531]

- **EKG:** ST-Streckenveränderungen? Rhythmusstörungen? Hinweise auf Lungenembolie?
- Im Verlauf ggf. endoskopische retrograde Cholangiopankreatikografie **(ERCP)** oder **Endosonografie** zum Steinnachweis.

3. Ätiologie/Risikofaktoren

Häufigste Ursache für eine Cholelithiasis sind **Cholesterinsteine** (75–80 %), die durch einen erhöhten Anteil von Cholesterin in der Gallenflüssigkeit bedingt sind. Dabei spielt die Überschreitung des Cholesterin-Löslichkeitsprodukts bei gemindertem Anteil von Gallensäuren eine wichtige Rolle, was zunächst zur Bildung von **Cholesterinkristallen** führt. Zur Ausbildung eines Gallensteins kommt es bei ausreichend langem Verbleib der übersättigten Galle in der Gallenblase, sodass eine **Hypomotilität** der Gallenblase ätiologisch ebenfalls von Bedeutung ist. Risikofaktoren für Cholesterinsteine sind:

- Hereditäre Ursachen: gehäuftes Auftreten z. B. familiär oder in bestimmten ethnischen Gruppen.
- Geschlecht: Frauen 2- bis 3-mal häufiger als Männer betroffen, insbesondere vor der Menopause.
- Ernährung: cholesterinreiche Kost, längeres Fasten, parenterale Ernährung.
- Adipositas.
- Alter > 40 Jahre.
- Gallensäureverlustsyndrome (z. B. nach Ileumresektion).

Dagegen stehen die selteneren **Pigmentsteine** (20–25 % der Fälle) in Zusammenhang mit chronischer Hämolyse (Ausfällung des übermäßig ausgeschiedenen Bilirubins), höherem Lebensalter und/oder Leberzirrhose.

MERKE

Im Englischen lassen sich die wichtigsten Risikofaktoren für Cholesterinsteine einfach durch die **6-F-Regel** zusammenfassen: fat, female, forty, fertile (fruchtbar, also vor der Menopause), fair (hellhäutig), family.

4. Komplikationen

Im Rahmen einer Cholelithiasis können folgende Komplikationen auftreten:

- **Akute Cholezystitis:** Am häufigsten kommt es durch Verlegung des Ductus cysticus zur Entzündung der Gallenblase mit Schädigung der Gallenblasenwand. Folgt im Anschluss eine Erregereinwanderung (z. B. aus dem Darm), können **schwere Komplikationen,** wie Perforation, Gallenblasenempyem und Leberabszess bis hin zur Sepsis resultieren. Die Diagnose kann sonografisch und durch eine entzündliche Laborkonstellation erfolgen. Andere Ursachen ohne Steine sind selten (z. B. nach abdominalen Operationen oder bei Intensivpatienten).
- **Steinperforation:** Selten tritt ein Gallensteinileus bei Steinperforation in den Darmtrakt bzw. eine gallige Peritonitis bei Perforation in die Bauchhöhle auf.
- **Chronisch-rezidivierende Cholezystitis:** Durch narbige Veränderungen kann es zu Kalkeinlagerungen in der Gallenblasenwand **(Porzellangallenblase)** und als seltene Spätkomplikation zu einem **Gallenblasenkarzinom** kommen. Die Abdomensonografie kann entsprechende diagnostische Hinweise erbringen, Verkalkungen lassen sich manchmal jedoch nur röntgenologisch nachweisen.
- Steinwanderung mit **Choledocholithiasis** und **Gallenkolik** (bei akutem Verschluss des Gallengangsystems): **Weitere Komplikationen** sind je nach Steinlokalisation möglich, z. B. bakterielle **Cholangitis,** cholestatischer **Ikterus,** Leberabszess oder **biliäre Pankreatitis.** Ein sonografischer Nachweis gelingt nur unsicher, diagnostische Methode der Wahl ist neben hinweisenden Cholestaseparametern und eindeutigem klinischen Bild die **endoskopische retrograde Cholangiopankreatikografie (ERCP),** die gleichzeitig auch therapeutisches Potenzial besitzt (z. B. Steinbergung).

MERKE

Unter der bei Cholangitis typischen **Charcot-Trias** versteht man das gleichzeitige Auftreten von rechtsseitigen Oberbauchschmerzen, Fieber und Ikterus.

5. Therapiemaßnahmen

Die asymptomatische Cholelithiasis ist nicht behandlungsbedürftig. Bei der symptomatischen Cholelithiasis mit Gallenkolik sollten folgende therapeutische Maßnahmen eingeleitet werden:

Symptomatische Therapie der Gallenkolik:

- **Spasmolyse** mit Butylscopolamin oder Nitroglyzerin und **Analgesie** z. B. mit Metamizol, bei stärkeren Schmerzen zusätzlich Pethidin als Opioidanalgetikum.
- **Nahrungskarenz** und parenterale Flüssigkeitszufuhr.
- **Antibiotische Therapie** bei Hinweis auf bakterielle Entzündung der Gallenwege, z. B. mit Ciprofloxacin, bei Verdacht auf Anaerobierinfektion ggf. zusätzlich Metronidazol.

Kausale Therapie:

- **Choledocholithiasis:** endoskopische Intervention durch ERCP mit dem Ziel der Steinextraktion und ggf. Papillotomie.
- **Cholezystitis:** früh-elektive Cholezystektomie im komplikationsfreien Intervall in laparoskopischer Technik (Methode der 1. Wahl), sonst konventionell (z. B. bei Verdacht auf ein Gallenblasenkarzinom). Bei symptomatischen Gallensteinen ohne Komplikation besteht eine relative OP-Indikation, bei Komplikationen besteht eine absolute OP-Indikation.

MERKE

Nichtchirurgische Methoden zur Steinbeseitigung durch Litholyse (mit Ursodesoxycholsäure) oder extrakorporaler Stoßwellenlithotripsie (ESWL) haben keinen klinischen Stellenwert mehr.

6. Delegation ärztlicher Leistungen an nicht ärztliches Personal

Aus rechtlicher Sicht ist es legitim, bestimmte ärztliche Tätigkeiten an entsprechend qualifiziertes nicht ärztliches Personal zu **delegieren.** Zu diesen **delegierbaren Tätigkeiten,** für die nicht zwingend die Kenntnisse und Fertigkeiten eines Arztes notwendig sind, zählen beispielsweise einfache Verbandwechsel, Blutentnahmen, das Legen eines peripher venösen Zugangs, das Schreiben eines EKG und der Wechsel eines Dauerkatheters. **Voraussetzung** für die Delegierbarkeit ist, dass der nicht ärztliche Mitarbeiter über das für die Tätigkeit erforderliche Wissen und die Fertigkeiten verfügt **(Auswahlpflicht).** Der delegierende Arzt ist dazu verpflichtet, die delegierte Tätigkeit anzuleiten **(Anleitungspflicht)** und regelmäßig zu überwachen **(Überwachungspflicht).** Darüber hinaus wird die Präsenz oder kurzfristige Erreichbarkeit eines Arztes gefordert.

Bestimmte andere ärztliche Leistungen müssen grundsätzlich von Ärzten erbracht werden und können nicht an nicht ärztliches Personal delegiert werden. Zu diesen **nicht delegierbaren Tätigkeiten** zählen beispielsweise die körperliche Untersuchung, die Durchführung von Operationen, die Anlage von zentralvenösen Kathetern und die Patientenaufklärung.

In diesem Fall ist davon auszugehen, dass ein erfahrener Krankenpfleger in der Notaufnahme über die notwendigen Kenntnisse und Fähigkeiten für die Anlage eines peripher venösen Zugangs verfügt. Die Delegation dieser Tätigkeit an ihn ist also zulässig.

ZUSAMMENFASSUNG

Eine **Cholelithiasis** führt in etwa 25 % der Fälle zu einer **klinischen Symptomatik,** die sich klassischerweise als Gallenkolik (Passage/Einklemmung des Steins im D. cysticus) mit akuten Oberbauchschmerzen mit Ausstrahlung in den Rücken und die rechte Schulter präsentiert. Häufigste Ursache sind Cholesterinsteine (75–80 %). Übergewicht gilt als ein wichtiger **Risikofaktor,** zudem sind Frauen häufiger als Männer betroffen. **Diagnostisch** stehen neben den laborchemischen Hinweisen die Abdomensonografie und ggf. ERCP im Vordergrund. Als wichtigste **Komplikationen** sind eine akute Cholezystitis, Perforation der Gallenblase oder Gallengänge, Choledocholithiasis, biliäre Pankreatitis und Cholangitis bis hin zur Sepsis möglich. Die **Therapie** einer symptomatischen Cholelithiasis erfolgt medikamentös durch Spasmolyse und Analgesie sowie ggf. antibiotische Behandlung. Bei akuter Cholezystitis ist eine frühelektive Cholezystektomie indiziert, die nach Möglichkeit laparoskopisch durchgeführt wird. Bei Choledocholithiasis steht zunächst die Steinextraktion (z. B. ERCP) im Vordergrund, eine Cholezystektomie sollte im Intervall erfolgen.

64

Ödeme

Anamnese

Sie nehmen am Wochenende eine 78-jährige Patientin stationär auf, die vom hausärztlichen Notdienst aufgrund zunehmender Ödeme bei bekannter Herzinsuffizienz eingewiesen wurde. Der mitgegebenen Medikamentenliste entnehmen Sie, dass die Patientin ASS, Torasemid, Spironolacton, Bisoprolol, Ramipril und Simvastatin einnimmt. Sie untersuchen die Patientin und veranlassen eine Blutentnahme.

Untersuchungsbefunde

78-jährige Patientin in reduziertem AZ und schlankem EZ. HF 90/min, BD 132/75 mmHg, wach, zu Person, Ort und Zeit orientiert. Haut: unauffällig. Enoral: Schleimhäute unauffällig. Lunge: diskrete feuchte Rasselgeräusche bds. basal. Herz: HT rein und regelmäßig, keine Herzgeräusche. Abdomen: Bauchdecke weich, kein Druckschmerz, Darmgeräusche vorhanden. Extremitäten: periphere Pulse seitengleich tastbar, Unterschenkel- und Knöchelödeme bds. Neurologie: orientierend unauffällig.

Laborbefunde

Labor bei Aufnahme: Leukozyten 6,04 Tsd/µl; Erythrozyten 4,29 Mio/µl; Hb 12,8 g/dl; Hkt 37,5 %; MCV 87,4 fl; MCH 29,8 pg; MCHC 34,1 g/dl; Thrombozyten 216 Tsd/µl; Natrium 143 mmol/l; Kalium 5,3 mmol/l; Serumkreatinin 1,4 mg/dl; Harnstoff 61 mg/dl; GOT (AST) 27 U/l.

Laborkontrolle am Abend: Leukozyten 5,9 Tsd/µl; Erythrozyten 4,75 Mio/µl; Hb 13,2 g/dl; Hkt 38,7 %; MCV 81,5 fl; MCH 27,8 pg; MCHC 34,1 g/dl; Thrombozyten 225 Tsd/µl; Natrium 142 mmol/l; Kalium 6,1 mmol/l; Serumkreatinin 1,5 mg/dl; Harnstoff 63 mg/dl; GOT (AST) 27 U/l.

1. **Welche Elektrolytstörung liegt vor? Welche Ursachen kennen Sie? Was vermuten Sie in diesem Fall?**
2. **Kann es zu falsch hohen Werten der gesuchten Störung kommen? Wie schließen Sie diese aus?**
3. **Welche weitere Diagnostik veranlassen Sie? Auf welche möglichen Veränderungen müssen Sie achten?**
4. **Wie werden die unterschiedlichen Schweregrade der Elektrolytstörung therapiert?**
5. **In der abendlichen Laborkontrolle ergeben sich die aufgeführten Werte. Übergeben Sie den Fall an den Nachtdienst!**
6. **Die Patientin bittet im Verlauf um ein Gespräch mit der Oberärztin. Diese sagt es Ihnen zu, schafft es aber zeitlich trotz wiederholter Erinnerungen nicht. Sprechen Sie die Problematik an?**

1. **Hyperkaliämie/Ursachen**

Bei der Patientin liegt eine Hyperkaliämie vor. Diese besteht definitionsgemäß bei Kaliumwerten **> 5 mmol/l.** Folgende Ursachen kommen infrage:

- **Nierenfunktionsstörungen:** Da überschüssiges Kalium vorwiegend über die Nieren ausgeschieden wird, sind Patienten mit Nierenfunktionsstörungen besonders gefährdet, eine Hyperkaliämie zu entwickeln. Es kann eine chronische Niereninsuffizienz oder ein akutes Nierenversagen zugrunde liegen. Bei der chronischen Niereninsuffizienz wird dieser Effekt in der Regel erst bei einer GFR < 20 ml/min klinisch relevant. Liegt eine Anurie im Rahmen eines akuten Nierenversagens vor, steigt das Kalium im Serum aufgrund des Zellkatabolismus kontinuierlich an.
- **Medikamente:** Hierzu zählen unter anderem kaliumsparende Diuretika (z. B. Spironolacton), ACE-Hemmer, ß-Blocker, Cyclosporin A und NSAR.
- **Iatrogen:** Verabreichung alter Blutkonserven oder bei künstlicher Ernährung.
- **Kaliumfreisetzung aus dem Gewebe bei Zellschaden:** z. B. nach Operation oder Trauma, bei Rhabdomyolyse, Verbrennung, Hämatom, Hämolyse oder unter Zytostatikatherapie (➤ Fall 57, Antwort 6).
- **Zelluläre Umverteilungsstörungen (zwischen Intra- und Extrazellulärraum):** z. B. durch Insulinmangel, Azidose oder Nebenniereninsuffizienz (Morbus Addison).

Häufig ist die Entstehung einer Hyperkaliämie multifaktoriell bedingt, wie auch in diesem Fall. Bei der Patientin liegt eine renale Funktionseinschränkung vor. Außerdem wird die Patientin aufgrund ihrer Herzinsuffizienz mit Medikamenten behandelt, die als Nebenwirkung eine Erhöhung des Serumkaliums verursachen können (Therapie mit Aldosteronantagonist Spironolacton, ACE-Hemmer Ramipril und ß-Blocker Bisoprolol).

2. **Pseudohyperkaliämie**

Von einer **Pseudohyperkaliämie** spricht man, wenn aufgrund einer **Hämolyse** der Blutprobe **in vitro** falsch hohe Kaliumwerte gemessen werden. Dies kommt z. B. vor bei zu langer **Stauung** oder Pumpen der Hand während der Blutentnahme, bei **kleinvolumigen Kanülen,** bei sehr **schneller Aspiration** oder **bei langer Transport- oder Bearbeitungsdauer** (und somit verspäteter Zentrifugation der Probe). Eine gesteigerte In-vitro-Freisetzung von Kalium ist außerdem bei deutlich **erhöhter Zellzahl** wie z. B. bei Leukozytose oder Thrombozytose häufig zu beobachten.

Besteht der Verdacht auf eine Pseudohyperkaliämie, sollte die erneute Blutentnahme ohne vorheriges Stauen mit möglichst großvolumiger Kanüle erfolgen und die Probe zeitnah bearbeitet werden.

MERKE

Bei asymptomatischer Hyperkaliämie sollte immer eine Pseudohyperkaliämie ausgeschlossen werden, um unnötige weitere Diagnostik und Therapien zu vermeiden.

3. **Weitere Untersuchungen**

Es sollte eine **Blutgasanalyse** erfolgen, die auf eine möglicherweise zugrunde liegende **Azidose** hinweisen kann. Da es bei steigenden Kaliumwerten im Serum rasch zu **EKG-Veränderungen** kommen kann, sollte auch bei klinisch asymptomatischen Patienten immer ein **12-Kanal-EKG** angefertigt werden. Die frühesten Veränderungen sind in der Regel **hohe T-Wellen.** Bei steigenden Kaliumwerten zeigt sich außerdem eine **Abflachung und Verbreiterung** bis hin zum völligen **Verlust der P-Welle** sowie eine **Verbreiterung des QRS-Komplexes.** Mit weiterer Zunahme des Serumkaliums kann der QRS-Komplex mit der T-Welle verschmelzen. Außerdem können **AV-Blockierungen** unterschiedlichen Grades auftreten. Selten kann sich eine Hyperkaliämie als akuter kardialer Notfall präsentieren mit **Kammerflimmern, pulslosem idioventrikulärem Rhythmus** oder **Asystolie.**

MERKE

Die kardialen Auswirkungen einer Hyperkaliämie können durch gleichzeitig bestehende **Hyponatriämie, Hypokalzämie** oder **Azidose** verstärkt werden.

4. Therapie

Bereits bei **leichten Formen** der asymptomatischen Hyperkaliämie (wie bei der Patientin initial vorliegend) mit Serumkaliumwerten bis zu 6,0 mmol/l sollten Maßnahmen zur Senkung des Serumkaliums ergriffen werden. Neben der Empfehlung einer kaliumarmen Ernährung muss die häusliche Medikation auf ihr Hyperkaliämierisiko überprüft und gegebenenfalls pausiert oder ersetzt werden. Darüber hinaus können je nach Verlauf des Kaliumwerts medikamentöse Maßnahmen zur Kaliumelimination wie die Gabe von **Kationenaustauscherharzen** (z. B. Resonium A) indiziert sein.

Die **symptomatische Hyperkaliämie** mit EKG-Veränderungen sowie Serumkaliumwerten > 6,0 mmol/l ist immer potenziell lebensbedrohlich und erfordert Sofortmaßnahmen. Auch hier muss eine weitere Kaliumzufuhr streng vermieden und ggf. eine bestehende externe Zufuhr (z. B. durch laufende Infusionslösungen) beendet werden. Die langsame Infusion von **10-prozentiger Kalziumchloridlösung** dient der Kardioprotektion durch Membranstabilisierung und bietet Schutz vor Herzrhythmusstörungen. Durch diese Maßnahme wird der Serumkaliumspiegel allerdings nicht beeinflusst. Daher müssen weitere Maßnahmen ergriffen werden, durch die es zu Verschiebungen von Kalium aus dem **Extra- in den Intrazellulärraum** kommt:

- Durch die intravenöse Gabe von **Glukose/Insulinlösung** kann der Kaliumspiegel in der Regel rasch gesenkt werden. Insulin führt zu einer Kaliumumverteilung nach intrazellulär. Durch zusätzliche Gabe von Glukose sollen Hypoglykämien verhindert und ggf. die endogene Insulinsekretion stimuliert werden.
- Bei Vorliegen einer Azidose kann die Infusion von Natriumbikarbonat unter strenger Indikationsstellung erfolgen. Bei bestehender Volumenüberladung ist diese Maßnahme problematisch.
- Auch ein ß-Sympathomimetikum (z. B. Salbutamol) kann verabreicht werden. Die Kombination z. B. mit Glukose/Insulin ist in vielen Fällen sinnvoll, da durch ß-Sympathomimetika nicht nur die kaliumsenkende Wirkung von Insulin verstärkt, sondern auch die hypoglykämische Wirkung antagonisiert wird.

Die **Elimination von Kalium** stellt die eigentliche Therapie der Hyperkaliämie dar. Dies kann durch folgende Maßnahmen erreicht werden:

- Verabreichung von Kationenaustauschern oral oder rektal.
- Gabe von Furosemid und isotoner Kochsalzlösung.
- Hämodialyse: Diese ist sowohl als Akutmaßnahme als auch als definitive Langzeitbehandlung einzusetzen.

5. Übergabe

Mangelhafte Übergaben führen häufig zu Informationsverlusten oder Fehlinformationen, mit potenziell ungünstigen Folgen für Patienten. Patientenübergaben sollten daher **strukturiert** und **standardisiert** erfolgen. Eine Möglichkeit hierfür bietet das „SBAR"-Konzept (➤ Fall 4, Frage 4). In diesem Fall könnte die Übergabe folgendermaßen lauten:

„In Zimmer 1 liegt eine 78-jährige Patientin, die heute Morgen aufgrund einer kardialen Dekompensation aufgenommen wurde. Bereits initial zeigte sich eine milde Hyperkaliämie von 5,3 mmol/l. In der letzten Kontrolle vor ca. 1 Stunde fielen steigende Kaliumwerte mit einem aktuellen Wert von 6,1 mmol/l auf. EKG-Veränderungen sind bisher nicht aufgetreten. Ursächlich für die Hyperkaliämie sind am ehesten eine Nierenfunktionsstörung sowie die Einnahme von Spironolacton, Ramipril und Bisoprolol. Diese Medikamente wurden pausiert. Die Patientin hat **Resonium A** erhalten, außerdem wurde vor wenigen Minuten eine intravenöse Therapie mit einer **Glukose/Insulinlösung** begonnen. Ich habe angeordnet, dass die Patientin über Nacht weiterhin am **EKG-Monitor** überwacht werden soll und alle **kaliumsparenden Medikamente** zunächst **pausiert** bleiben. Ich bitte Sie um engmaschige Kontrollen des Kaliumspiegels anhand des klinischen Verlaufs. Die nächste Kontrolle des Kaliumwerts sollte in ca. 1 Stunde erfolgen."

6. Kritik an der Oberärztin

Zu den Kommunikationskompetenzen eines Arztes gehört auch das **Äußern von konstruktiver Kritik.** Sie sollte zum Ziel haben, Handlungsabläufe oder Strukturen zu verbessern und damit als etwas **Positives** verstanden werden. Dennoch führt Kritik im Alltag häufig zu Konflikten, die meist daraus resultieren, dass Kommunikation nicht rein auf der **Sachebene** stattfindet. Die **Beziehungsebene** kann selten ausgeblendet werden, was erklärt, warum insbesondere Kritik, die sich gegen den Oberarzt oder eine Pflegekraft mit jahrzehntelanger Berufserfahrung richtet, sehr viel **Konfliktpotenzial** beinhaltet.

Es ist daher erforderlich, Kritik richtig zu formulieren. Handelt es sich um **Kritik an einem Vorgesetzten,** sollte man sich zunächst fragen, ob dieser grundsätzlich **kritikfähig** ist und ein Gespräch somit potenziell Erfolg versprechend ist. Ansonsten ist keine Änderung zu erwarten und die Kritik ggf. auch zurückzuhalten, um Konflikte zu vermeiden.

Generell sollten beim Vorbringen von Kritik folgende Aspekte beachtet werden:

- Kritik sollte **sachlich** und **lösungsorientiert** ohne Schuldzuweisung geäußert werden.
- Kritik sollte sich **konkret** auf eine bestimmte Situation oder Sache beziehen, „Rundumschläge" sowie direkte Kritik an Personen sind zu vermeiden.
- Kritik sollte **stichhaltig** sein und auf Fakten basieren.
- Kritikpunkte sollten **mit der Person besprochen** werden, um die es geht. Die Anwesenheit Unbeteiligter sollten vermieden werden.

Falls Sie der Meinung sind, dass Ihre Oberärztin Kritik zulassen und potenziell positiv damit umgehen kann, könnten Sie Ihre Kritik in einem Vieraugengespräch formulieren.

ZUSAMMENFASSUNG

Von einer **Hyperkaliämie** spricht man bei Kaliumwerten > 5 mmol/l. Bei asymptomatischer Hyperkaliämie ohne EKG-Veränderungen muss das Vorliegen einer Pseudohyperkaliämie ausgeschlossen werden. Bestätigt sich die **Diagnose** einer Hyperkaliämie, sollte neben einer Blutgasanalyse ein 12-Kanal-EKG durchgeführt werden, da es bei steigenden Kaliumwerten im Serum rasch zu potenziell lebensbedrohlichen EKG-Veränderungen kommen kann. Bereits bei leichten Formen der Hyperkaliämie sind **Maßnahmen** zur Senkung des Serumkaliums sinnvoll. Neben konservativen Maßnahmen (z. B. Anpassung der häuslichen Medikation) kann, abhängig vom Schweregrad und der Symptomatik, eine medikamentöse **Therapie** (z. B. die Gabe des Kationenaustauscherharzes Resonium A) indiziert sein. Die symptomatische Hyperkaliämie mit EKG-Veränderungen sowie Serumkaliumwerten > 6,0 mmol/l erfordert Sofortmaßnahmen wie die Verabreichung von 10-prozentiger Kalziumchloridlösung, Glukose/Insulinlösung, Natriumbikarbonat und/oder ß-Sympathomimetika. Die eigentliche Therapie der Hyperkaliämie erfolgt durch die Elimination von Kalium, was durch die Verabreichung von Kationenaustauschern, Furosemid in Kombination mit isotoner Kochsalzlösung sowie durch Hämodialyse erreicht werden kann.

Das **Äußern von Kritik** kann in bestimmten Situationen im ärztlichen Alltag angemessen oder gar erforderlich sein. Bezieht sich die Kritik auf einen Vorgesetzten, ist das Konfliktpotenzial besonders hoch. Entscheidend ist, dass Kritikpunkte sachlich, respektvoll und konstruktiv vorgebracht und Vorwürfe vermieden werden.

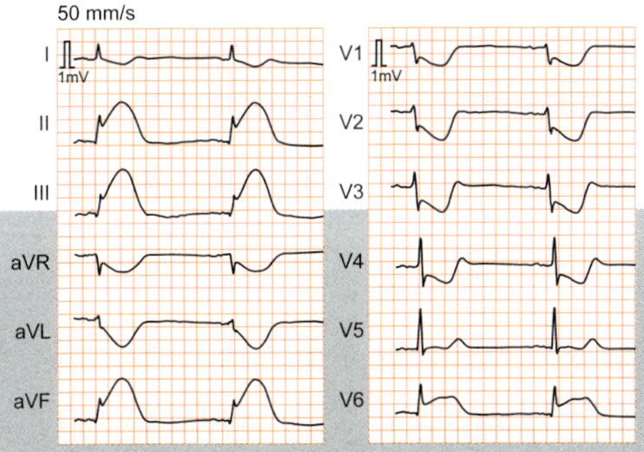

65

Akuter Thoraxschmerz

Anamnese

Sie werden als Notarzt in eine Allgemeinarztpraxis gerufen, in der Ihre Kollegin mit einem 56-jährigen Patienten schon auf Sie wartet. Dieser sei etwa 20 Minuten zuvor mit progredientem Thoraxschmerz und retrosternalem Druckgefühl direkt von einer Geburtstagsfeier in die Praxis gekommen. Seitdem hätten die Schmerzen zugenommen und würden in den linken Arm ausstrahlen. Außerdem habe er mehrfach erbrochen, schwitze sehr stark und verspüre große Angst, zu sterben. Die bereits erfolgte Gabe von Glyzeroltrinitrat habe die Beschwerden nicht lindern können. In der Vorgeschichte bekannt sind eine periphere arterielle Verschlusskrankheit (Stadium IIa nach Fontaine-Ratschow) und ein starker Nikotinkonsum (etwa 70 py). Ein EKG wurde bereits geschrieben (➤ Bild [T578]).

1. **Befunden Sie das EKG!**

2. **Welche Diagnose stellen Sie? Nennen Sie Differenzialdiagnosen des akuten Thoraxschmerzes!**

3. **Welche Sofortmaßnahmen sollten ergriffen werden?**

4. **Welche Laborbefunde können bei unauffälligem EKG wegweisend sein?**

5. **Welche Komplikationen kennen Sie?**

6. **Beschreiben Sie die Therapie in der Hospitalphase!**

1. EKG-Befund

Das EKG zeigt einen Sinusrhythmus, Indifferenztyp, Frequenz 58/min. ST-Hebung in II, III, aVF sowie V_6 und ST-Senkung in I, aVR und aVL (Spiegelbild) sowie V_1–V_4.

2. Verdachtsdiagnose/Differenzialdiagnosen

In dieser Konstellation ist ein **akuter Myokardinfarkt** wahrscheinlich, da sich der Patient mit anhaltendem, ausstrahlendem Thoraxschmerz und thorakalem Druckgefühl präsentiert, ohne Besserung auf Gabe eines Nitropräparats. Außerdem zeigt er eine in diesem Zusammenhang häufige vegetative Begleitsymptomatik mit Schwitzen, Angst und Erbrechen. Der Verdacht auf einen akuten Myokardinfarkt wird durch das EKG bestätigt, welches das elektrokardiografische Korrelat eines frischen ST-Hebungsinfarkts (STEMI) im Bereich der Hinterwand darstellt.

Je nach Ausprägung des klinischen Bilds kommen beim akuten Thoraxschmerz folgende Differenzialdiagnosen in Betracht (jeweils mit typischen Befunden):

- **Aortendissektion:** stärkster, u. U. wandernder und ausstrahlender Thoraxschmerz, der sich auf Nitrate nicht bessert. Diagnose mittels Bildgebung (CT und ggf. transösophageale Echokardiografie).
- **Perimyokarditis:** eher stechender Schmerz, der sich typischerweise atemabhängig präsentiert, unspezifische EKG-Veränderungen (charakteristisch sind nicht lokalisierbare ST-Hebungen, die typischerweise aus der aufsteigenden S-Zacke hervorgehen).
- **Tako-Tsubo-Kardiomyopathie:** akute, reversible linksventrikuläre Funktionseinschränkung mit apikaler Akinesie und meist basaler Hyperkinesie, häufig durch eine psychische Belastungssituation hervorgerufen, insbesondere bei Frauen > 60 Jahre. Möglich sind ein Troponinanstieg und infarktähnliche Veränderungen im EKG.
- **Lungenembolie:** pleuritischer Schmerz (oft atemabhängig, stechender Charakter), zusätzlich Tachykardie, Dyspnoe, Husten und ggf. Symptome bzw. Nachweis einer tiefen Beinvenenthrombose, im EKG Zeichen der Rechtsherzbelastung möglich (z. B. Rechtsschenkelblock) und S_I-Q_{III}-Typ.
- **Spontanpneumothorax:** Diagnosestellung mittels Auskultation, Perkussion und Röntgen-Thorax.
- **Akutes Abdomen:** je nach Schmerzlokalisation akute Pankreatitis, Perforation (z. B. bei Magenulkus) oder Gallenkolik denkbar.
- **Refluxkrankheit:** Sodbrennen und retrosternales Brennen, bei Verdacht endoskopische Abklärung.
- **Boerhaave-Syndrom:** Ösophagusruptur durch starkes Erbrechen oder andere Ursachen eines deutlich erhöhten intrathorakalen Drucks. Heftige Schmerzsymptomatik, bei Verdacht Röntgen-Thorax und Kontrastmittelröntgen (wasserlöslich) des Ösophagus oder CT.
- **Muskuloskelettaler Schmerz:** traumatisch oder degenerativ.

Für die Diagnose eines Herzinfarkts ist bei typischen klinischen Symptomen der Nachweis einer manifesten Myokardischämie durch eindeutige Herzenzymveränderungen und ggf. signifikante ST-Hebungen im EKG entscheidend (NSTEMI vs. STEMI).

MERKE

Für die Diagnose STEMI müssen im EKG in mindestens zwei benachbarten Ableitungen signifikante ST-Streckenhebungen vorliegen: ≥ 0,1 mV in allen Ableitungen außer V_2–V_3: ≥ 0,25 mV (bei Männern < 40 Jahre) bzw. ≥ 0,2 mV (bei Männern > 40 Jahre) oder ≥ 0,15 mV (bei Frauen). Es gelten inzwischen weitere EKG-Kriterien, die bei persistierenden typischen Beschwerden und z. B. Nachweis eines LSB oder RSB eine rasche Koronarangiografie erfordern. Zur Detektion mancher Koronarverschlüsse kann es notwendig sein, ein EKG mit zusätzlichen Elektroden in den posterioren Positionen V7–V9 abzuleiten.

3. Sofortmaßnahmen

Die Prähospitalphase ist bei akutem Myokardinfarkt von entscheidender Bedeutung. Ein 12-Kanal-EKG sollte innerhalb von 10 Minuten nach Erstkontakt mit dem Patienten zur Verfügung stehen. Die Möglichkeit zur **perkutanen koronaren Intervention (PCI)** sollte unmittelbar evaluiert und der Patient bei entsprechenden Hebungen sofort als STEMI in einem entsprechenden Zentrum angemeldet werden. Die PCI gilt als Therapie der Wahl, wenn sie innerhalb von 120 Minuten seit Diagnosestellung durchgeführt werden kann. Folgende weitere Maßnahmen sollten vom ersten behandelnden Arzt durchgeführt werden:

- Oberkörperhochlagerung, Beruhigung des Patienten.
- Venöser Zugang.
- **Sauerstoffgabe:** über Nasensonde oder Maske bei Patienten nur, wenn O_2-Sättigung < 90 %.
- **ASS** meist intervenös, orale Gabe ebenso möglich.
- **ADP-Rezeptor-Antagonist** Prasugrel oder Ticagrelor (bei Kontraindikation Clopidogrel) zur Thrombozytenaggregationshemmung, kann aber auch im Herzkatheterlabor gegeben werden. Dort steht mit Cangrelor ein intravenös verabreichbarer ADP-Rezeptor-Antagonist zur Verfügung (z. B. wenn Gabe oraler Substanzen nicht möglich).
- **Heparin** zur Antikoagulation.
- **Analgesie** mit Opiaten (z. B. Morphin) nach Bedarf, ggf. zusätzlich Antiemetika (z. B. Metoclopramid).
- **Sedierung** z. B. durch Midazolam nach Bedarf bei sehr ängstlichen Patienten.
- **Betablocker** können intravenös bei hämodynamisch stabilen Patienten und geplanter PCI evaluiert werden (**cave:** Kontraindikationen z. B. Bradykardien, Hypotonie und kardiale Leitungsblockierungen).
- **Notärztliche Einweisung** in geeignete Klinik (PCI-Zentrum) unter Monitorüberwachung (inkl. EKG) in Defibrillationsbereitschaft.

4. Laborbefunde

Die Bestimmung der Herzenzyme ist besonders zur Differenzialdiagnostik bei fehlenden EKG-Veränderungen zum Ausschluss eines akuten Myokardinfarkts von Bedeutung, da sie als Biomarker für die Schädigung des Myokards gelten. Besonders die **Troponine I und T** haben eine hohe **Herzmuskelspezifität,** können aber auch bei weiteren Diagnosen signifikant erhöht sein (z. B. hypertensive Krise, Lungenembolie, Tachykardie, Niereninsuffizienz und assoziierte kardiale Erkrankung). Neue Technologien haben zu einer Verbesserung der Troponin-Tests mit einer höheren Sensitivität geführt (hochsensitives Troponin I/T). Dagegen sind die weiteren Marker Kreatinkinase (CK), CK-MB und Myoglobin weniger spezifisch; derzeit hat davon nur CK-MB eine klinische Relevanz, da es schneller als die Troponine nach Myokardinfarkt abfällt und so für die Diagnose eines Re-Infarkts genutzt werden kann.

Aufgrund der unterschiedlichen Kinetik der kardialen Marker nach potenziellem Ereignis ist nach 3 Stunden eine **Kontrolle** der Troponine sinnvoll. In Abhängigkeit des Testassays kann mit entsprechend validierten Algorithmen bereits nach einer Stunde ein erneuter Test erfolgen. Der Beginn der Beschwerden spielt ebenfalls eine Rolle. Bei symptomatischen Patienten mit positiven Werten der myokardialen Nekroseparameter, welche die oben genannten EKG-Kriterien des STEMI nicht erfüllen, spricht man von einem **NSTEMI** (Non-ST-Segment-Elevation Myocardial Infarction). Bei zweimalig negativen Troponinwerten im Abstand von 3 Stunden ist ein akuter Myokardinfarkt als Ursache der Beschwerden unwahrscheinlich.

Unspezifisch können sich außerdem Veränderungen der Leukozyten (↑), der BSG (↑) und des CRP (↑) ergeben.

5. Komplikationen

Die Frühkomplikationen ereignen sich in den ersten 48 Stunden nach akutem Infarkt.

Folgende Komplikationen sind in der **Akutphase** relevant:

- **Herzrhythmusstörungen** aller Art treten häufig auf, z. B. ventrikuläre Extrasystolie, Kammertachykardien und -flimmern, Vorhofflimmern, bradykarde Rhythmusstörungen mit Sinusbradykardie und Leitungsblockierungen.
- **Linksherzinsuffizienz:** In Abhängigkeit der Infarktgröße mit nachfolgendem Lungenödem bis hin zum **kardiogenen Schock.**
- **Papillarmuskelabriss** und akute Mitralklappeninsuffizienz.
- **Herzwandruptur** mit Herzbeuteltamponade.
- **Ventrikelseptumdefekt.**
- **Rechtsherzversagen.**

In der **Spätphase** ergeben sich weitere Komplikationen, wie die Ausbildung eines Herzwandaneurysmas, eine ischämische Kardiomyopathie, das Postmyokardinfarktsyndrom (**Dressler-Syndrom:** Perikarditis und Pleuritis 1–6 Wochen nach Infarkt), Thrombembolien oder weitere Arrhythmien.

6. Therapie Hospitalphase

Bei STEMI sollte die sofortige Einweisung in ein Herzkatheterlabor mit PCI-Bereitschaft erfolgen, wenn dies innerhalb von 120 Minuten erreichbar ist. In der frühen Hospitalphase werden die Sofortmaßnahmen (➤ Frage 3) fortgeführt und ggf. nachgeholt (z. B. Gabe ADP-Rezeptorantagonist). Für die Prognose entscheidend ist die frühe **Reperfusion** des verschlossenen koronaren Gefäßes.

Als Therapie der ersten Wahl gilt die **perkutane koronare Intervention (PCI),** meist bestehend aus **PTCA** (perkutane transluminale Koronarangioplastie, Ballondilatation) **und Stentimplantation** des infarktassoziierten Gefäßes (sog. culprit lesion). Sie hat die höchste primäre Erfolgsrate in erfahrenen Zentren. Durch Anwendung von DES (Drug Eluting Stents), die mit Immunsuppressiva beschichtet sind, kann die Restenoserate gesenkt werden. Als Zugangsweg wird inzwischen neben dem femoralen Zugang auch der radiale Zugang bei STEMI empfohlen. Unfraktioniertes Heparin wird in therapeutischer Dosierung während der PCI eingesetzt, Bivalirudin sollte bei Heparin-induzierter Thrombozytopenie verwendet werden. GPIIb/IIIa-Inhibitoren (z. B. Eptifibatid) werden routinemäßig nicht mehr genutzt, sondern bleiben besonderen Situationen vorbehalten.

Im Anschluss an die PCI sollte eine intensivmedizinische Überwachung in Defibrillationsbereitschaft für mindestens 24 Stunden erfolgen bevor der Patient auf eine Normalstation verlegt wird (ggf. weitere telemetrische Überwachung).

WAS WÄRE WENN ...

... eine Herzkatheteruntersuchung mit perkutaner koronarer Intervention (PCI) nicht innerhalb von 120 Minuten möglich wäre?

Dann sollte eine medikamentöse Fibrinolyse-Strategie gewählt werden und innerhalb von 10 Minuten seit der Diagnose des STEMI begonnen werden. Die wichtigsten absoluten Kontraindikationen sind Blutungen (intrakraniell, gastrointestinal), ein ischämischer Schlaganfall innerhalb der letzten 6 Monate und eine Aortendissektion. Als Erfolgskriterium gilt eine gelungene Rekanalisation innerhalb der ersten 90 Minuten (gelingt in 70–80 % der Fälle) mit Rückgang der ST-Hebungen um mehr als 50 %. Als Substanzen kommen u. a. Tenecteplase, Alteplase oder Reteplase zur Anwendung. Auch nach erfolgreicher Lyse sollten alle Patienten einer frühen Koronarangiografie (innerhalb 2–24 h) und ggf. PCI zugeführt werden.

ZUSAMMENFASSUNG

Ursache des **akuten Myokardinfarkts** ist die hochgradige Stenose oder der Verschluss einer Koronararterie nach Plaqueruptur mit nachfolgender ischämischer Myokardschädigung. Die typischen **Leitbefunde** sind ein heftiger, ausstrahlender Thoraxschmerz und ein retrosternales Druckgefühl, die mit vegetativen Symptomen einhergehen können. Die frühe Ableitung eines 12-Kanal-EKG mit charakteristischen Veränderungen (ST-Hebungen) und die Bestimmung der Herzenzyme (hochsensitives Troponin I/T) sind die entscheidenden **diagnostischen Maßnahmen. Therapeutisch** steht die schnellstmögliche Reperfusion mittels PCI im Vordergrund, die Thrombolyse ist nur 2. Wahl. Das Ausmaß des Infarkts und die Zeit bis zur Reperfusion bestimmen die **Prognose,** die zudem von lebensbedrohlichen **Komplikationen** wie Kammerflimmern abhängt.

66

Krampfanfall und Unruhe

Anamnese

Sie arbeiten in einer internistischen Notaufnahme und nehmen eine 29-jährige Verkäuferin auf, die aufgrund eines generalisierten Krampfanfalls durch den Rettungsdienst eingeliefert wurde. Der Krankenakte entnehmen Sie, dass bei der Patientin im vergangenen Jahr ein stationärer Alkoholentzug erfolgte. Auf Nachfrage verneint die zunehmend unruhige Patientin, in den letzten 24 Stunden Alkohol konsumiert zu haben. Davor habe sie täglich Wein und Wodka getrunken, was jedoch immer wieder zu Streit mit ihrem Partner geführt habe.

1. **Welche Verdachtsdiagnose stellen Sie? Nennen und beschreiben Sie weitere Komplikationen, mit denen Sie in dieser Situation rechnen müssen!**
2. **Welche Befunde erwarten Sie bei der körperlichen Untersuchung? Welche Laborwerte können bei Verdacht auf eine alkoholassoziierte Störung weiterhelfen?**
3. **Welche verschiedenen Formen des Alkoholkonsums lassen sich abgrenzen?**
4. **Wann spricht man von einem Alkoholabhängigkeitssyndrom?**
5. **Nennen Sie mögliche Folgeschäden des Alkoholkonsums!**
6. **Wie wird die Alkoholabhängigkeit behandelt?**

1. Verdachtsdiagnose

Der Krampfanfall sowie die Alkoholanamnese (regelmäßiger Konsum größerer Mengen sowie Abstinenz seit einem Tag) lassen bei dieser Patientin an ein **Alkoholentzugssyndrom** denken. Es wird durch einen relativen oder absoluten Entzug von Alkohol verursacht, nachdem dieser über längere Zeit und in größeren Mengen zugeführt wurde. Typische Symptome des Alkoholentzugs sind **Unruhe, Zittern, vermehrtes Schwitzen, Übelkeit, Brechreiz, Fieber, Schlafstörungen, Tachykardie** und **Hypertonie.** Häufig bestehen begleitend **psychische Störungen** (z. B. Depression, Angst). Mögliche **Komplikationen** des Alkoholentzugs sind:

- **Epileptischer Anfall:** Es handelt sich um sog. Gelegenheitsanfälle, die meist generalisiert auftreten, aber auch eine fokale Betonung aufweisen können. Sie treten in der Regel innerhalb von 12–48 Stunden nach dem letzten Alkoholkonsum auf. Die Wahrscheinlichkeit für ein Krampfereignis im Rahmen eines Alkoholentzugs liegt bei ca. 10 %, weshalb eine Prophylaxe z. B. mit einem langwirksamen Benzodiazepin empfohlen wird. Das Vorliegen eines Alkoholentzugskrampfes ist bei dieser Patientin wahrscheinlich.
- **Wernicke-Enzephalopathie:** Es handelt sich um einen neurologischen Notfall, bei dem es durch einen Vitamin-B_1-Mangel (sog. Thiaminmangel) infolge Mangelernährung zu einer Beeinträchtigung des zentralen Energiestoffwechsels kommt. Die Patienten fallen mit neurologischen Störungen (Verwirrung, Ataxie, Augenmuskelparesen) auf. Um die Wernicke-Enzephalopathie zu verhindern, wird bei geplantem Entzug prophylaktisch Vitamin-B_1 verabreicht.

Alkoholentzugsdelir (sog. Delirium tremens): Bei dieser lebensbedrohlichen Notfallsituation kommt es zu einer Störung von Bewusstsein, Wahrnehmung, Kognition, Psychomotorik und Affekt. Sie kann in unterschiedlichen Schweregraden auftreten. In 10 % der Fälle wird das Delirium tremens durch einen epileptischen Anfall eingeleitet. Es tritt häufig am zweiten oder dritten Tag nach Alkoholentzug auf, kann sich aber auch unter fortgesetztem Alkoholkonsum entwickeln. Betroffene fallen auf durch Gedächtnisstörungen, motorische Unruhe, Suggestibilität (z. B. Vorlesen vom leeren Blatt) und/oder optische Halluzinationen (z. B. Sehen von Insekten auf der Haut). Die Wahrscheinlichkeit für einen letalen Verlauf liegt unbehandelt bei bis zu 15 %. Die Therapie erfolgt mit einer Kombination aus Benzodiazepinen und Neuroleptika (z. B. Haloperidol).

- **Zentrale pontine Myelinolyse:** Diese gefürchtete Komplikation kann bei zu schneller Korrektur einer Hyponatriämie auftreten (➤ Fall 61, Frage 6).

MERKE

Der **Alkoholentzugskrampf** ist eine **Ausschlussdiagnose.** Differenzialdiagnostisch müssen andere Ursachen für den Krampfanfall erwogen werden, z. B. Hypoglykämie (häufig bei Alkoholintoxikation), Infektion (z. B. Meningitis, Enzephalitis), intrakranielle Blutung (z. B. nach Sturz) oder intrakranielle Raumforderung. Darüber hinaus ist ein multipler Substanzmissbrauch mit kurz zurückliegender Einnahme einer epileptogenen Substanz (z. B. Kokain, LSD) oder der Entzug anderer Substanzen (z. B. Benzodiazepine) in Betracht zu ziehen.

2. Körperliche Untersuchung und Labordiagnostik

Bei der **körperlichen Untersuchung** können verschiedene Befunde auf einen akuten oder chronischen Alkoholkonsum und mögliche Folgeschäden hinweisen. Daher ist insbesondere auf folgende **Auffälligkeiten** zu achten:

- Foetor alcoholicus.
- Unruhe, vermehrtes Schwitzen.
- Leberhautzeichen (z. B. Spider naevi, Palmarerythem), Bauchglatze und Sklerenikterus.
- Dupuytren-Kontraktur (höhere Wahrscheinlichkeit bei regelmäßigem Alkoholkonsum).
- Hepatosplenomegalie.
- Neurologische Auffälligkeiten, z. B. Polyneuropathie, Tremor und Gangunsicherheit.
- Tachykardie und arterielle Hypertonie.

Ergänzend hierzu können folgende **Laborwerte** sinnvoll sein, um einen akuten oder chronischen Alkoholkonsum zu erfassen:

- **Ethylglucuronid:** Der Nachweis dieses direkten Ethanolmetaboliten gelingt im Urin innerhalb von

3–4 Tagen nach Konsum, bei der Haaranalyse über mehrere Monate.

- **Leberenzyme:** Die γ-GT reagiert am empfindlichsten, aber auch erhöhte GPT und GOT können einen Hinweis auf eine möglicherweise bereits bestehende Leberschädigung geben.
- **Blutbild:** Ein erhöhtes mittleres korpuskuläres Erythrozytenvolumen (MCV) kann Hinweise auf eine alkoholbezogene Störung der Hämatopoese aufgrund eines Vitamin-B_{12}- und Folsäuremangels liefern. Allerdings wird die MCV auch durch zahlreiche andere klinische Faktoren beeinflusst.
- **Kohlenhydratdefizientes Transferrin (CDT):** Der Wert ist bei einem chronischen Alkoholkonsum erhöht. Aufgrund der Halbwertszeit von 14 Tagen normalisiert sich der Parameter bei Alkoholabstinenz innerhalb weniger Wochen, sodass auch Rückfälle nach einem Entzug entdeckt werden können.

MERKE

Neben den genannten Laborwerten werden für die Diagnostik alkoholbezogener Störungen häufig **Selbstbefragungsinstrumente** eingesetzt.
Ein einfaches Screening auf Alkoholismus ist zudem der CAGE-Test mit Frage nach Reduktion des Konsums (**c**ut down), Verärgerung über Frage nach Alkoholkonsum (**a**nnoyed), Schuldgefühle durch Konsum (**g**uilty) sowie morgendliches Trinken (**e**ye opener). Dadurch lässt sich bei 2 positiven Antworten ein problematisches Trinkverhalten identifizieren.

3. Formen des Alkoholgebrauchs

Es werden unterschiedliche **Formen des akuten und chronischen Alkoholgebrauchs** unterschieden:

- **Risikoarmer Alkoholkonsum:** Von einem risikoarmen Alkoholkonsum spricht man bei gesunden Erwachsenen, wenn der Grenzwert von 24 g Reinalkohol bei Männern und 12 g Alkohol bei Frauen pro Tag nicht überschritten wird.
- **Riskanter Alkoholkonsum:** Werden die oben genannten Grenzwerte überschritten, so steigt das Risiko für alkoholbedingte Folgeschäden deutlich an. Man spricht dann von riskantem Alkoholkonsum.
- Beim sog. **Rauschtrinken** werden innerhalb kurzer Zeit große Mengen Alkohol konsumiert (bei Männern ≥ 5 Getränke und bei Frauen ≥ 4 Getränke bei einer Gelegenheit).
- Eine **akute Intoxikation** liegt vor, wenn es zu Störungen des Bewusstseins, der Wahrnehmung, der kognitiven Funktionen, des Verhaltens oder anderen pathologischen Reaktionen kommt und zu diesem Zeitpunkt keine länger dauernden Probleme mit Alkohol bestehen.

Ein **schädlicher Alkoholgebrauch** liegt vor, wenn physische oder psychische Folgeschädigungen nachgewiesen werden.

4. Definition Alkoholabhängigkeitssyndrom

Für die Diagnose eines **Alkoholabhängigkeitssyndroms** müssen mindestens **drei der folgenden Kriterien** innerhalb eines Jahres erfüllt sein:

- Verlangen oder Zwang, Alkohol zu konsumieren.
- Schwierigkeiten bezüglich der Kontrolle der Einnahme.
- Körperliche Entzugssymptome bei Reduktion oder Absetzen des Alkohols.
- Toleranzentwicklung gegenüber der Wirkung der jeweiligen Substanz.
- Vernachlässigung anderer Interessen.
- Fortgesetzter Alkoholkonsum trotz negativer Konsequenzen.

5. Folgeschäden von Alkoholkonsum

Die durch Alkohol bedingte **Morbidität** und **Mortalität** ist in Deutschland sehr hoch mit einem Anteil an der Gesamtmortalität von 10 %. Durch chronischen Alkoholkonsum kommt es zu einem erhöhten Risiko für verschiedene **Komplikationen,** die bei der Behandlung der Patienten bedacht werden müssen:

- **Maligne Erkrankungen:** Das Risiko für bestimmte solide Tumoren ist deutlich erhöht, z. B. für Oropharynx-, Larynx-, Ösophagus- und Leberzellkarzinom.

- **Gastrointestinale Erkrankungen:** z. B. hepatisch (alkoholische Fettleber, alkoholische Fettleberhepatitis und Leberzirrhose), akute/chronische Pankreatitis, Refluxösophagitis und intestinale Resorptionsstörungen.
- **Kardiovaskuläre Erkrankungen:** z. B. arterielle Hypertonie, alkoholtoxische Kardiomyopathie und Herzrhythmusstörungen.
- **Hämatologische Erkrankungen:** z. B. makrozytäre Anämie infolge Vitamin-B_{12}- und Folsäuremangels.
- Erhöhte **Sturzneigung.**
- **Polyneuropathie.**
- **Elektrolytstörungen:** insbesondere Hyponatriämie.
- **Fetale Schädigungen:** Durch Alkoholkonsum in der Schwangerschaft kann das fetale Alkoholsyndrom hervorgerufen werden mit Fehlbildungen sowie mentalen und motorischen Entwicklungsstörungen.
- **Psychiatrische Erkrankungen:** z. B. Depression, Schizophrenie, biopolare Störungen oder Angststörungen.
- Demenz.
- Immunschwäche.

6. Therapie

Die Therapie der Alkoholabhängigkeit wird in die Phase der **Akuttherapie** und die Phase der **Entwöhnungsbehandlung** unterteilt. Ziel der Akuttherapie ist es, Entzugssymptome oder schwerwiegende Komplikationen des Alkoholentzugs zu verhindern. Die Art der Behandlung richtet sich nach der Schwere der Entzugssymptomatik. Zum Einsatz kommen **Clomethiazol** oder **Benzodiazepine,** die meist im Verlauf von einer Woche ausgeschlichen werden können. Benzodiazepine werden in regelmäßigen Abständen (2–4 Gaben täglich) verabreicht. Bei Clomethiazol ist aufgrund der kurzen Halbwertszeit auf eine engmaschigere Verabreichung (alle 2 Stunden) zu achten.

Die kombinierte Einnahme von Clomethiazol und Benzodiazepinen ist aufgrund der gegenseitigen Wirkverstärkung kontraindiziert. Mit Clonidin, einem ß-Blocker oder einem Neuroleptikum dürfen die Substanzen bei Bedarf jeweils kombiniert werden. Alternativ zu Clomethiazol oder Benzodiazepinen können zur Behandlung leichter und mittelschwerer Entzugssyndrome auch Antikonvulsiva (z. B. Carbamazepin) eingesetzt werden.

Sofern auf die Akutbehandlung keine weiteren therapeutischen Maßnahmen folgen, erleiden die meisten Patienten einen **Rückfall.** Es ist daher essenziell, dass nach der Akutbehandlung eine **qualifizierte Entwöhnungsbehandlung** an einem spezialisierten Zentrum durchgeführt wird. Ziel ist es, unter therapeutischer Unterstützung eine langfristige Abstinenz zu erreichen. Das Risiko für einen Rückfall ist in den ersten 3 Monaten nach Erreichen einer Abstinenz besonders hoch. Rückfallvorbeugende Maßnahmen sind daher insbesondere in den ersten Monaten nach Abstinenz sowie in kritischen Phasen der Behandlung (z. B. Entlassung aus stationärer in die ambulante Therapie) wichtig. Zur medikamentösen Rückfallprophylaxe stehen Acamprosat und Naltrexon zur Verfügung.

ZUSAMMENFASSUNG

Die durch **Alkohol** bedingte Morbidität und Mortalität ist in Deutschland sehr hoch, der Anteil an der Gesamtmortalität beträgt ca. 10 %. Die möglichen **Komplikationen** sind vielfältig (z. B. Leberzirrhose, akute oder chronische Pankreatitis, maligne Tumoren, Polyneuropathie, Kardiomyopathie). Das **Alkoholabhängigkeitssyndrom** wird anhand des Vorliegens bestimmter psychischer und körperlicher **Kriterien** definiert (z. B. Alkoholverlangen, verminderte Kontrolle, Entzugserscheinungen). Die **Therapie** wird in zwei Phasen (Akut- und qualifizierte Entwöhnungsbehandlung) unterteilt. Ziel ist es, eine langfristige Abstinenz zu erreichen.

Das **Alkoholentzugssyndrom** entsteht durch relativen oder absoluten Entzug von Alkohol. Typische **Symptome** sind Unruhe, Zittern, vermehrtes Schwitzen, Schlafstörungen, Tachykardie und Hypertonie. Häufig bestehen zusätzlich psychische Störungen. Gefürchtete und potenziell lebensbedrohliche **Komplikationen** sind die Wernicke-Enzephalopathie, der Entzugskrampfanfall und das Delirium tremens.

67

Stuhlunregelmäßigkeiten und gastrointestinale Blutung

Anamnese

Ein 68-jähriger Mann wird aus der HNO-Abteilung mit Verdacht auf untere gastrointestinale Blutung auf Ihre internistische Station verlegt. In der HNO-Klinik, wo der Patient zur Abklärung einer länger bestehenden Heiserkeit war, habe er mehrfach Stuhl mit Blutbeimengungen abgesetzt. Trotz seiner Berentung war der Mann bis vor einigen Monaten als Gärtner noch sehr aktiv. In der letzten Zeit habe er sich schwächer gefühlt, gerate vor allem bei körperlicher Belastung schneller in Atemnot und habe zudem Stuhlunregelmäßigkeiten mit Wechsel von Diarrhö und Obstipation bemerkt. In den vergangenen 3 Monaten habe er 5 kg abgenommen. Die Familienanamnese ist blande.

Untersuchungsbefunde

Abgesehen von einer Blässe der Haut und der Konjunktiven sowie Zustand nach unfallbedingter Amputation des rechten Ringfingers keine Auffälligkeiten. Rektale Inspektion und Palpation sind ohne pathologischen Befund.

Laborbefunde

Leukozyten 7,3 Tsd/µl; Erythrozyten 3,70 Mio/µl; Hb 8,8 g/dl; Hkt 28,8 %; MCV 77,8 fl; MCH 23,8 pg; MCHC 30,6 g/dl; Thrombozyten 462 Tsd/µl; Eisen 10 µg/dl; Ferritin 23 µg/l; Natrium 138 mmol/l; Kalium 4,0 mmol/l; Serumkreatinin 0,86 mg/dl.

1. **Welche Verdachtsdiagnose haben Sie? Welche Differenzialdiagnosen kommen in Betracht?**
2. **Was wissen Sie über die Epidemiologie, Ätiologie und Pathogenese der Verdachtsdiagnose?**
3. **Welche diagnostischen Maßnahmen schließen sich an? Wo suchen Sie besonders nach Metastasen?**
4. **Nennen Sie die UICC-Klassifikation! Welche Therapiemaßnahmen können Sie anwenden?**
5. **Was wissen Sie in diesem Zusammenhang über Vorsorgeuntersuchungen?**
6. **Was ist die wahrscheinlichste Ursache der Anämie?**

1. Verdachtsdiagnose/Differenzialdiagnosen

Als Verdachtsdiagnose kommt bei unterer gastrointestinaler Blutung, Stuhlunregelmäßigkeiten, körperlicher Abgeschlagenheit, Gewichtsabnahme und Anämie trotz unauffälligem rektalen Tastbefund am ehesten ein **kolorektales Karzinom** infrage. Da die Symptome nur eine geringe Spezifität aufweisen, sollten insbesondere folgende **Differenzialdiagnosen** abgeklärt werden:

- Benigne Tumoren: Polypen.
- Stromatumoren.
- Divertikulitis.
- Chronisch-entzündliche Darmerkrankungen: Colitis ulcerosa, Crohn-Krankheit.
- Obstruktive Läsionen, z. B. Strikturen.
- Hämorrhoiden.

2. Epidemiologie/Ätiologie/Pathogenese

In Deutschland ist das kolorektale Karzinom die **dritthäufigste Krebserkrankung** des Mannes (nach Prostatakarzinom und Bronchialkarzinom) und die **zweithäufigste Krebserkrankung** der Frau (nach Mammakarzinom). Derzeit besteht hierzulande eine Inzidenz von etwa 40–60/100.000 Einwohner, wobei kolorektale Karzinome vor allem nach dem 50. Lebensjahr auftreten. Innerhalb von 10 Jahren nach Beginn der Vorsorgekoloskopien konnte zuletzt ein Rückgang der Inzidenz beobachtet werden, ebenso zeigte sich eine geringere Sterblichkeit durch die verbesserte Therapie.

Als **genetische Faktoren** sind zu nennen (machen etwa 3 % der Neuerkrankungen aus):

- **Familiäres adenomatöses Polyposissyndrom (FAP):** obligate Präkanzerose, etwa 1 % aller Fälle.
- **Hereditäres nichtpolypöses kolorektales Karzinomsyndrom (HNPCC, Lynch-Syndrom):** Risiko für ein Karzinom 60–70 %.
- Attenuierte familiäre adenomatöse Polyposis (AAPC), Peutz-Jeghers-Syndrom, Cowden-Syndrom.

Neben den genetischen Ursachen existieren weitere Faktoren mit erhöhtem Risiko für ein kolorektales Karzinom:

- **Kolorektale Adenome.**
- **Chronisch entzündliche Darmerkrankungen:** bei langjährigem Bestehen erhöhtes Risiko.
- **Ernährungsgewohnheiten:** ballaststoffarme, fett- und fleischreiche Kost, geringer Anteil an Gemüse.
- **Lebensstil:** Nikotinabusus, hoher Alkoholkonsum, Adipositas, Bewegungsmangel.

Pathogenetisch steht die Entwicklung von kolorektalen Karzinomen meist in Zusammenhang mit einer Entartung von dysplastischen Adenomen **(Adenom-Karzinom-Sequenz).** Dabei kommt es zu einer Reihe von **Mutationen mit Aktivierung von Onkogenen und Inaktivierung von Tumorsuppressor-Genen,** die im Laufe von ca. 10 Jahren zur malignen Entartung mit unkontrolliertem Zellwachstum führen. Folgende Gene sind in der Reihenfolge ihrer Beteiligung betroffen: APC-Tumorsuppressor-Gen, K-RAS-Onkogen, DCC-Tumorsuppressor-Gen, p53-Tumorsuppressor-Gen.

3. Diagnostik/Metastasen

Für das kolorektale Karzinom charakteristische Symptome fehlen. Bei entsprechender Verdachtsdiagnose sollten sich folgende Maßnahmen zur weiteren Abklärung an die digitale rektale Untersuchung anschließen:

- Komplette **Koloskopie** als erster diagnostischer Schritt, erlaubt makroskopisch und durch die **histologische Untersuchung** von Biopsien eine Diagnose (➤ Abb. 67.1), besitzt die höchste Sensitivität und Spezifität für das Auffinden eines kolorektalen Karzinoms.

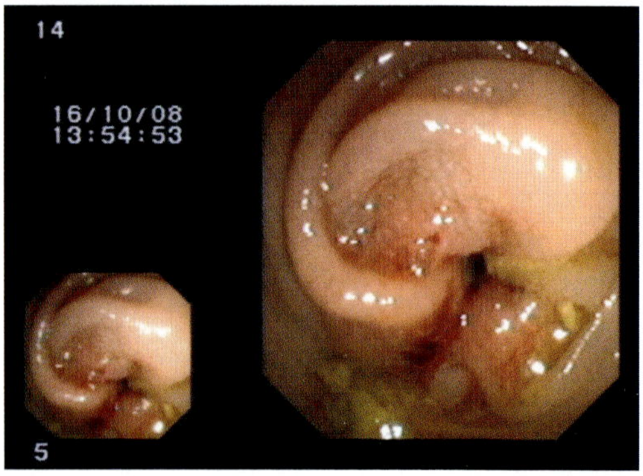

Abb. 67.1 Koloskopischer Befund eines stenosierenden Sigmakarzinoms. [T598]

- **Rektoskopie/Sigmoidoskopie mit Biopsie:** wenn Koloskopie nicht durchführbar.
- **Virtuelle Koloskopie:** wenn Koloskopie nicht durchführbar (via CT oder MRT möglich).
  Bei gesicherter Diagnose ist die Ausbreitungsdiagnostik von Bedeutung:
- **Abdomensonografie** zur Metastasensuche.
- **CT-Abdomen** bei Verdacht auf Lebermetastasen und wenn Sonografie nicht optimal beurteilbar.
- **Urologische** und **gynäkologische Untersuchung** bei Verdacht auf Infiltration in entsprechende Organe (z. B. Blase oder Uterus).
- **Röntgen-Thorax in 2 Ebenen** zur Metastasensuche; ggf. CT-Thorax.
- Bestimmung des Tumormarkers **CEA** (karzinoembryonales Antigen) als Ausgangswert für die postoperative Verlaufskontrolle.

➤ Abb. 67.1 zeigt den koloskopischen Befund des Patienten, bei dem im oberen Sigma eine die gesamte Zirkumferenz einnehmende tumoröse Formation mit hochgradiger, nicht passierbarer Stenosierung gefunden wurde. Histologisch wurde ein Adenokarzinom mit überwiegend mäßiger und fokal geringer Differenzierung beschrieben.
Das kolorektale Karzinom metastasiert auf zwei Wegen:

- **Hämatogene Metastasierung:** Typischerweise kommt es über den venösen Abfluss und die Portalvene zu Filiae in der **Leber** (etwa 50 % aller Patienten), danach in der **Lunge** und später in anderen Organen. Beim distalen Rektumkarzinom können sich Tumorzellen über den direkten Weg der Vena cava in der Lunge absiedeln.
- **Lymphogene Metastasierung:** Sie verläuft beim Rektumkarzinom über die regionalen Lymphabflusswege, die der arteriellen Versorgung entsprechen, sodass je nach Sitz des Tumors im oberen Rektumdrittel paraaortale Lymphknoten, im mittleren Rektumdrittel außerdem die Lymphknoten der Beckenwand und im unteren Rektumdrittel zusätzlich inguinale Lymphknoten betroffen sein können.

4. Klassifikation/Therapie

Die Stadieneinteilung folgt dem TNM-System, vereinfacht lassen sich die **Stadien der UICC** (Union Internationale Contre Le Cancer) abgrenzen, die auf der Infiltrationstiefe des Tumors beruhen und sowohl therapeutische als auch prognostische Relevanz besitzen (➤ Tab. 67.1). Die Prognose ist nach neueren Daten auch abhängig von der Lokalisation des Primärtumors, insbesondere in höheren Stadien (z. B. rechtsseitiges Kolonkarzinom ungünstiger als linksseitiges). Ferner spielt bei chirurgischer Behandlung die Erfahrung des Operateurs eine Rolle.

Die **Therapie** des kolorektalen Karzinoms ist abhängig vom Stadium und von der Lage des Tumors. Bei der kurativen Zielsetzung steht die radikale Resektion im Vordergrund, ggf. auch von isolierten Leber- und/oder Lungenmetastasen (evtl. nach neoadjuvanter Chemotherapie). In den Stadien I–III ist der Therapieanspruch prinzipiell kurativ. Folgende Verfahren kommen zum Einsatz:

- **Chirurgische Maßnahmen:** verschiedene Resektionsverfahren je nach Tumorlage.
  - Rektumkarzinom: z. B. anteriore Rektumresektion mit totaler Mesorektumexzision (TME) oder abdominoperineale Rektumexstirpation (APR).

Tab. 67.1 5-Jahres-Überlebensraten der Patienten mit kolorektalem Karzinom in Abhängigkeit des Stadiums nach UICC (2010), vereinfachte Darstellung.

UICC	TNM	Definition, Infiltrationstiefe	5-Jahres-Überlebensrate in %
0	Tis N0 M0	Carcinoma in situ	> 95
I	T1–2 N0 M0	Submukosa und Muscularis propria	ca. 85–95
II A, B, C	T3–4 N0 M0	Alle Wandschichten und Überschreiten der Darmwand	ca. 55–85
III A, B, C	T1–4 N1–2 M0	Regionale Lymphknoten, nicht an Gefäßstämmen	ca. 45–55
IV	Tx Nx M1	Fernmetastasen	5

  - Kolonkarzinom: Hemikolektomie rechts oder links bzw. Transversumresektion oder Sigmaresektion, jeweils im En-bloc-Verfahren unter Mitnahme des regionären Lymphabflussgebiets.
  - Bei Peritonealkarzinose können eine zytoreduktive chirurgische Intervention und hyperthermische intraperitoneale Chemotherapie (HIPEC) in Zentren erwogen werden.
- **Neoadjuvante Therapie:** bei fortgeschrittenem Rektumkarzinom in den UICC-Stadien II und III als präoperative Radio-/Chemotherapie.
- **Adjuvante Therapie:** Radio-/Chemotherapie, z. B. 6-monatige Chemotherapie (FOLFOX: Oxaliplatin und 5-Fluorouracil und Folinsäure) nach R0-Resektion beim Kolonkarzinom UICC-Stadium III mit Verbesserung der 5-Jahres-Überlebensrate.
- **Palliative Maßnahmen:** chirurgische und lokalinterventionelle Verfahren (z. B. Kryo-, Lasertherapie) sowie Polychemotherapie und Gabe eines monoklonalen Antikörpers (gegen VEGF: Bevacizumab, oder gegen EGFR: Cetuximab) bei metastasierendem kolorektalem Karzinom sind möglich.

Trotz kurativer Zielsetzung können in 10–30 % der Fälle **Tumorrezidive** auftreten, meistens in den ersten beiden postoperativen Jahren. Daher ist eine sorgfältige Tumornachsorge von besonderer Bedeutung (CEA-Verlauf, Koloskopie, Abdomensonografie, Röntgenthorax, ggf. CT-Abdomen).

5. Vorsorgeuntersuchungen

Aufgrund der geringen Spezifität der Symptome, die zudem häufig erst in höheren Stadien auftreten, und der pathogenetisch relevanten Adenom-Karzinom-Sequenz ist die Früherkennung im Rahmen der Vorsorgeuntersuchung von Bedeutung:

- **Nichtrisikopersonen > 50. Lebensjahr:** Zunächst sollte jährlich ab dem 50. Lebensjahr eine **jährliche digitale, rektale Untersuchung** erfolgen sowie ein **Test auf okkultes Blut im Stuhl** (immunchemisches Testverfahren, iFOBT). Ein positiver Test erfordert eine Koloskopie, der iFOBT kann eine Koloskopie nicht ersetzen. Ab dem 55. Lebensjahr sollte eine **komplette Koloskopie** erfolgen. Bei unauffälligem Befund und fehlenden Risikofaktoren wird eine Wiederholung nach 10 Jahren empfohlen.
- **Risikogruppen:** Bei Verwandten ersten Grades von Patienten mit Adenom oder kolorektalem Karzinom sollte die erste komplette Koloskopie 10 Jahre vor dem Erkrankungsalter des Verwandten erfolgen (spätestens mit 50 Jahren) und alle 5 Jahre wiederholt werden. Bei Patienten mit FAP wird eine komplette Koloskopie bereits ab dem 10. Lebensjahr und bei HNPCC ab dem 25. Lebensjahr mit je einem jährlichen Untersuchungsintervall empfohlen.

6. Ursache der Anämie

Die Laboruntersuchungen (Anämie bei Hämoglobin ↓) deuten aufgrund der mikrozytären, hypochromen Zellen (MCV ↓, MCH ↓) und des niedrigen Eisen- und Ferritinwerts auf eine **Eisenmangelanämie** hin. In Zusammenhang mit einem kolorektalen Karzinom besteht die Ursache der Anämie am ehesten mit einer **chronischen Blutung** aus dem Tumor, die konsekutiv zu einem Eisenmangel und damit zu den typischen Veränderungen der Laborbefunde führt.

ZUSAMMENFASSUNG

Das **kolorektale Karzinom** ist hierzulande die dritthäufigste Krebserkrankung des Mannes und die zweithäufigste der Frau. Neben allgemeinen Risikofaktoren ist vor allem eine genetische Disposition **ätiologisch** von Bedeutung. Bei der Pathogenese steht die maligne Entartung von Adenomen im Sinne der Adenom-Karzinom-Sequenz im Vordergrund. Charakteristische **Symptome** fehlen. Die wichtigste **diagnostische Maßnahme** ist die komplette Koloskopie mit histologischer Untersuchung von Biopsien. Beim Tumorstaging sollten weitere bildgebende Verfahren zum Einsatz kommen, um Metastasen und die Infiltrationstiefe zu untersuchen. Bei der kurativen **Therapie** steht je nach Stadium die radikale Resektion im Vordergrund, die stadienabhängig neoadjuvant oder adjuvant durch Radio-/Chemotherapie ergänzt werden kann. Bei Personen ohne Risiko sollte ab dem 55. Lebensjahr alle 10 Jahre eine Koloskopie als **Vorsorgeuntersuchung** erfolgen, bei Risikogruppen schon früher und in kürzeren Abständen.

68

Krankenhausaufenthalte im Ausland

Anamnese

Sie arbeiten auf einer internistischen Station und sollen einen 63-jährigen Landwirt aus Italien aufgrund einer zunehmenden respiratorischen Verschlechterung bei bekannter COPD aufnehmen. Die Beschwerden hatten sich in den letzten Tagen bei einem Besuch der in Deutschland lebenden Tochter entwickelt. Der Patient berichtet Ihnen, im vergangenen Jahr wiederholt in Florenz stationär behandelt worden zu sein. Die zuständige Pflegekraft Ihrer Station möchte nun wissen, ob der Patient isoliert werden muss und für die Planung besondere Maßnahmen notwendig sind.

1. **Nennen Sie die wichtigsten multiresistenten Erreger und erläutern Sie die klinische Bedeutung! Wann besteht Isolationspflicht?**
2. **Welche Untersuchungen sind aus krankenhaushygienischer Sicht bei diesem Patienten durchzuführen? Begründen Sie diese!**
3. **Nennen Sie weitere Situationen, in denen die beschriebenen Maßnahmen erforderlich sind!**
4. **Der Patient ist durch die Maßnahmen verunsichert. Erklären Sie ihm die Bedeutung!**
5. **Die Befunde ergeben eine Kolonisation mit MRSA. Welche Hygienemaßnahmen sind erforderlich?**
6. **In welchen Fällen ist eine Dekolonisierung bei MRSA sinnvoll? Wie erfolgt diese?**

1. Multiresistente Erreger

Zu den wichtigsten **multiresistenten Erregern (MRE)** gehören:

- **MRSA (Methicillin-resistenter** ***Staphylococcus aureus*****):** Von MRSA spricht man bei S. aureus, wenn eine Resistenz gegenüber dem Enzym ß-Lactamase vorliegt. MRSA sind gegenüber allen ß-Lactam-Antibiotika mit Ausnahme MRSA-wirksamer Cephalosporine resistent und weisen darüber hinaus häufig zusätzliche Resistenzen gegenüber weiteren Antibiotikaklassen auf. Es handelt sich um grampositive Bakterien, die den Nasenvorhof, den Rachenraum sowie die Haut besiedeln. Im Unterschied zu MRSA wird S. aureus mit Empfindlichkeit gegenüber ß-Lactamase-festen Penicillinen als Methicillin-sensibler S. aureus (MSSA) bezeichnet.
- **MRGN (multiresistente gramnegative Erreger):** MRGN ist ein Überbegriff für verschiedene gramnegative Stäbchenbakterien, z. B. Klebsiella, E. coli oder Enterobacter. Sie kommen überwiegend auf der Haut oder im Darm vor und zeichnen sich durch Resistenzen gegenüber drei (3-MRGN) oder vier (4-MRGN) Antibiotikaklassen aus.
- **VRE (Vancomycin-resistente Enterokokken):** Enterokokken sind Teil der physiologischen Darmflora und generell resistent gegen Penicillin, Cephalosporine und Aminoglykoside. Kommt eine Resistenz gegenüber dem Glykopeptidantibiotikum Vancomycin hinzu, spricht man von VRE.

Patienten mit **MRSA** oder **MRGN** sind **isolierungspflichtig.** Bei Patienten mit VRE besteht in der Regel keine Isolierungspflicht. Eine Ausnahme stellen Ausbrüche (z. B. symptomatische Durchfallerkrankung mit VRE) sowie Risikobereiche (z. B. Dialysestationen) dar. Klinisch ist der Unterschied zwischen einer asymptomatischen Besiedlung **(Kolonisation)** und einer **symptomatischen Infektion** von Bedeutung. Grundsätzlich gilt, dass MRE nicht virulenter als die jeweiligen nichtmultiresistenten Keime sind. Klinisch von Bedeutung ist aber, dass im Falle von Infektionen nur **sehr eingeschränkte therapeutische Möglichkeiten** bestehen mit der Folge einer verschlechterten Prognose.

2. Screeninguntersuchungen

Da es sich beim Nachweis multiresistenter Erreger meist nicht um Infektionen, sondern um asymptomatische Besiedelungen handelt, ist ein **risikoadaptiertes Screening notwendig,** um eine unkontrollierte Ausbreitung zu verhindern. Aufgrund der wiederholten stationären Aufenthalte im Ausland besteht bei diesem Patienten ein erhöhtes Risiko für eine Kolonisation durch einen multiresistenten Keim, sodass ein Screening auf MRSA und MRGN erfolgen sollte. Aus krankenhaushygienischer Sicht ist kein VRE-Screening erforderlich. Dieses wird nur bei Hochrisikogruppen (z. B. auf Stationen mit stammzelltransplantierten Patienten) aus Gründen der Infektionsgefahr der Hochrisikopatienten empfohlen. Das Screening erfolgt zu Beginn des stationären Aufenthalts bzw. idealerweise bereits prästationär. Im Rahmen des Screenings werden Abstriche an folgenden Orten durchgeführt:

- **Nasenvorhöfe beidseits.**
- **Rachen.**
- **Leisten.**
- **Rektal** oder alternativ aus **Stuhl.**
- **Wunden** (sofern vorhanden).
- **Zugänge** (sofern vorhanden), z. B. perkutane endoskopische Gastrostomie (PEG) oder Tracheostoma.

Die Abstriche werden mikrobiologisch untersucht. Das Standardverfahren ist hier der **kulturelle Nachweis.** Gelegentlich werden aufgrund der Zeitersparnis zusätzlich PCR-basierte Screeningverfahren eingesetzt.

MERKE

Der Nachweis von MRE ist an nachbehandelnde Institutionen zu melden.

3. Risikokonstellationen

Das MRE-Screening sollte grundsätzlich in Situationen durchgeführt werden, bei denen das Risiko für eine Besiedelung mit multiresistenten Keimen erhöht ist:

- **Krankenhausaufenthalt im Ausland in den vergangenen 12 Monaten:** Dies gilt für nahezu alle

Länder weltweit. Eine Ausnahme bilden Skandinavien und die Niederlande.

- **Hausinterner** oder **-externer** Nachweis eines isolierungspflichtigen multiresistenten Erregers innerhalb der vergangenen **2 Jahre.**
- Sonstiger **Kontakt zu stationären Gesundheitseinrichtungen in Deutschland im Verlauf der vergangenen 12 Monate.**
- Unterbringung in einer **Sammelunterkunft** innerhalb der vergangenen **12 Monate.**
- **Dialysepflicht.**
- **Chronische Wunden.**
- **Einliegende Fremdmaterialien,** z. B. PEG oder Blasenkatheter.
- Berufliche Tätigkeit in der **Schweine- oder Kälbermast.**

4. Erklärung des Vorgehens

Sie könnten dem Patienten Folgendes sagen: „Möglicherweise haben Sie bereits davon gehört, dass verschiedene Erreger in den vergangenen Jahren zunehmend an Bedeutung gewonnen haben, die auf viele Antibiotika nicht ansprechen. Die Häufigkeit des Auftretens hängt dabei stark von der Region ab. In vielen Teilen der Welt stellen diese Erreger ein noch größeres Problem dar als in Deutschland. Abstriche werden daher bei nahezu allen Patienten durchgeführt, die innerhalb des vergangenen Jahres stationär im Ausland behandelt wurden. Diese Vorsichtsmaßnahme dient dem **Schutz von Mitpatienten und Personal.**

Bitte lassen Sie sich durch diese Maßnahme nicht beunruhigen. Sollten Sie Träger eines solchen Erregers sein, handelt es sich hochwahrscheinlich um eine sogenannte Besiedelung und nicht um eine eigentliche Infektion. Eine Besiedelung macht in aller Regel keine Symptome und muss bei den meisten Menschen auch nicht behandelt werden. Gerade aber weil keine Symptome auftreten, werden die Erreger häufig unbemerkt übertragen. Daher ist es wichtig, die erforderlichen Untersuchungen bei allen Personen mit einem erhöhten Risiko für solche Erreger strikt einzuhalten. Spezielle Hygienemaßnahmen zum Schutz vor der Übertragung sollten so lange durchgeführt werden, bis die Ergebnisse vorliegen. Eine Fortführung wird anschließend nur erfolgen, wenn tatsächlich solche Erreger nachgewiesen werden."

5. Hygienemaßnahmen bei MRSA

In erster Linie ist eine strikte **Basishygiene** zu achten. Diese beinhaltet folgende Maßnahmen:

- **Händehygiene:** Die hygienische Händedesinfektion ist die wirksamste Einzelmaßnahme zur Unterbrechung von Infektionsketten in medizinischen Einrichtungen sowie zur Prävention nosokomialer Infektionen.
- **Wäsche/Textilien:** Wäsche oder andere Textilien von MRSA-kontaminierten oder -infizierten Personen werden im Zimmer oder in einem Vorraum in Wäschesäcken gesammelt und anschließend mittels geprüften Wäschedesinfektionsverfahren gewaschen.
- **Müllentsorgung:** Auch Abfälle sind im Zimmer zu sammeln und speziell zu entsorgen.
- **Geschirr:** Geschirr, das Kontakt mit MRSA-besiedelten oder -infizierten Personen hatte, wird desinfizierend gereinigt.
- **Hautkontaktflächen:** Alle Kontaktflächen mit potenzieller Kontamination durch MRSA (z. B. Patientenliegen, Nachttische) müssen mit einem MRSA-wirksamen Desinfektionsmittel wischdesinfiziert werden. Eine Wiederbenutzung ist nach spontanem Abtrocknen der Oberfläche möglich.

Darüber hinaus müssen folgende **MRSA-spezifischen Maßnahmen** eingehalten werden:

- Tragen von zusätzlicher **Schutzkleidung** bei Patientenkontakt: z. B. Einmalhandschuhe, erregerdichte Schutzkittel sowie Mund- und Nasenschutz bei Aerosol-/Spritzgefahr.
- **Barrierepflege:** Unterbringung des Patienten im Einzelzimmer oder Kohortierung von besiedelten oder infizierten Patienten (Intensivstation).

MERKE

Beim Nachweis einer Kolonisation oder Infektion durch MRSA muss im stationären Bereich umgehend das **Hygienefachpersonal** der Einrichtung informiert werden sowie ein **Eintrag** in der **Krankenakte** des Patienten erfolgen.

6. Dekolonisierung bei MRSA

Eine Dekolonisierung kann im Falle eines Zusammenlebens mit immungeschwächten oder chronisch kranken Menschen sowie bei häufigen Krankenhausaufenthalten sinnvoll sein. Es handelt sich um Maßnahmen, welche die Dekolonisierung von Nase, Rachen und Haut sowie die Dekontamination der Umgebung umfassen und deren konsequente Durchführung von zentraler Bedeutung ist:

- **Dekolonisierung der Nasenschleimhaut** durch Mupirocin-Nasensalbe 2–3 × täglich über 5–7 Tage.
- **Dekolonisierung des Mund-Rachen-Raums** mittels eines oral zu applizierenden Antiseptikums.
- **Dekolonisierung von Haut und Haaren** mittels antiseptischer Waschung.
- **Dekontamination des Umfelds** durch täglichen Austausch oder Desinfektion von direkt am Körper getragenen oder verwendeten Gegenständen sowie Wäsche.

Eine systemische Antibiotikatherapie gehört nicht zu den Routinemaßnahmen und ist nur in Ausnahmefällen indiziert.

ZUSAMMENFASSUNG

Zu den isolierungspflichtigen **multiresistenten Erregern (MRE)** zählen der Methicillin-resistente Staphylococcus aureus (**MRSA**) sowie multiresistente gramnegative Erreger (**MRGN**). Liegt ein erhöhtes Risiko für eine Besiedelung mit einem MRE vor, sollten vor/zu Beginn einer stationären Aufnahme **Screeninguntersuchungen** erfolgen. Bei Nachweis eines MRE bzw. bei Patienten mit erhöhtem Risiko für die Trägerschaft sind bis zum Vorliegen negativer Screeningergebnisse allgemeine Hygienemaßnahmen sowie MRSA-spezifische Maßnahmen indiziert. Zu Letzteren zählt das Tragen spezieller **Schutzkleidung, ggf. Mund-/Nasenschutz** sowie die **Barrierepflege.** Eine Dekolonisierung wird nur bei MRSA und auch dann nur in speziellen Risikosituationen durchgeführt. Sie erfolgt durch lokale Maßnahmen, eine systemische Antibiotikatherapie ist nur in Ausnahmefällen indiziert.

WAS WÄRE WENN ...

... dieser Patient eine Pleurapunktion bräuchte und kein Deutsch verstünde?

Ein Patient kann nur dann rechtswirksam in einen Eingriff einwilligen, wenn er den aufklärenden Arzt versteht. Die alleinige Aushändigung eines Aufklärungsbogens in einer für den Patienten verständlichen Sprache ist nicht ausreichend. Falls der aufklärende Arzt kein Italienisch spricht, sollte geklärt werden, ob eine Verständigung beispielsweise auf Englisch möglich ist. Ist dies nicht der Fall, kann der Patient einen Übersetzer mitbringen (hier z. B. die Tochter). Alternativ können Personen aus dem medizinischen Umfeld mit ausreichenden Italienischkenntnissen als Übersetzer hinzugezogen werden. Andernfalls ist die Einbeziehung eines professionellen Dolmetschers erforderlich.

Sprachbarrieren stellen ein häufiges Problem in der medizinischen Kommunikation dar und mindern nachweislich die Qualität der Behandlung. Bei eingeschränkten Sprachkenntnissen ist es generell wichtig, einfache und kurze Sätze zu verwenden sowie langsam und deutlich zu sprechen. Es sollte Blickkontakt gehalten werden, um anhand der Körpersprache Verständnisprobleme erkennen zu können. Sind die Sprachkompetenzen des Patienten unklar, empfiehlt es sich, offene Fragen zu stellen. Geschlossene Fragen, wie z. B. „Haben Sie mich verstanden?", bringen häufig keine Klärung.

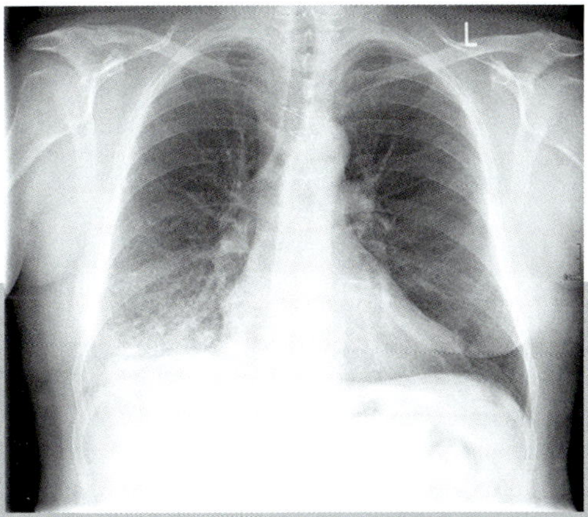

69

Produktiver Husten und Schüttelfrost

Anamnese

Ein 63-jähriger Rentner stellt sich wegen eines seit 2 Tagen bestehenden produktiven Hustens mit gelblich-bräunlichem Auswurf in Ihrer internistischen Praxis vor. Darüber hinaus klagt der Patient über Fieber bis 38,8 °C, rezidivierenden Schüttelfrost und ein allgemeines Krankheitsgefühl. Wenn er tief einatme, verspüre er einen rechtsbetonten, stechenden Schmerz im Brustkorb. An Vorerkrankungen ist ein Glaukom bekannt, Allergien bestehen nicht. Der Patient trinkt täglich ein Glas Wein, mit dem Rauchen habe er vor 20 Jahren aufgehört (25 py).

Untersuchungsbefunde

63-jähriger, dyspnoeischer Patient in deutlich reduziertem AZ und adipösem EZ. HF 91/min, BD 135/80 mmHg, AF 26/min, SpO_2 93 %, Temperatur 38,6 °C. Haut/Schleimhäute: mehrere flüssigkeitsgefüllte Bläschen und verschorfte Areale am linken Mundwinkel, ansonsten unauffällig. LK: unauffällig. Herz: HT rhythmisch, keine Herzgeräusche. Lunge: rechts KS abgeschwächt, abgeschwächtes Atemgeräusch und feinblasige RG, Bronchophonie positiv, Stimmfremitus fraglich positiv, links unauffällig. Abdomen: unauffällig. Nierenlager: nicht klopfschmerzhaft. Extremitäten: unauffällig. Neurologisch orientierend unauffällig.

1. **Welche Erkrankungen liegen am wahrscheinlichsten vor? Wie lauten die Differenzialdiagnosen?**

2. **Wie häufig ist die Erkrankung? Nach welchen Kriterien lässt sie sich einteilen?**

3. **Nennen Sie die typischen Erreger dieser Erkrankung! Welcher ist mit Abstand der häufigste?**

4. **Welche diagnostischen Maßnahmen führen Sie durch?**

5. **Wie behandeln Sie die Krankheit? Wie gehen Sie konkret bei diesem Patienten vor?**

1. Verdachtsdiagnose/Differenzialdiagnosen

Anamnese (Husten mit putridem Auswurf, Fieber, Schüttelfrost und allgemeines Krankheitsgefühl) und klinisches Bild (Dyspnoe, Tachypnoe, Fieber, auffälliger Auskultations- und Perkussionsbefund der rechten Lunge) sprechen für eine **Pneumonie der rechten Lunge.** Die stechenden rechtsseitigen Thoraxschmerzen bei tiefer Inspiration könnten auf eine **parapneumonische Begleitpleuritis** hinweisen. Dafür spricht auch die Verschattung im rechten Unterlappen (➤ Bild [T547]) mit fraglichem Begleiterguss.

Die Hauteffloreszenz am linken Mundwinkel ist am ehesten ein **Herpes labialis** mit Reaktivierung von Herpes-simplex-Virus 1 oder 2 im Rahmen des fieberhaften Infekts. Typisch sind die perioralen flüssigkeitsgefüllten Bläschen und die verschorfenden Areale.

Differenzialdiagnostisch kommen infrage:

- Infarktpneumonie nach Lungenembolie.
- Poststenotische Pneumonie bei bronchialer Obstruktion (z. B. im Rahmen eines zentralen Bronchialkarzinoms).
- Stauungspneumonie bei kardialer Dekompensation.
- Aspirationspneumonie.
- Akute Exazerbation einer COPD.

2. Epidemiologie/Einteilung

In Deutschland erkranken jährlich schätzungsweise mehr als 500.000 Personen an einer Pneumonie, der **häufigsten tödlich verlaufenden Infektionskrankheit** in Industrienationen. Die Letalität variiert erheblich, abhängig von Genese, Vorerkrankungen sowie Alter, und beträgt bei ambulanten Patienten < 1 % und bei stationären Patienten ca. 15 %.

Pneumonien können nach zahlreichen Kriterien klassifiziert werden (z. B. nach radiologischen Aspekten, Symptomatik, Ätiologie, Lokalisation). Für das diagnostische und therapeutische Vorgehen ist folgende **Einteilung** von entscheidender Bedeutung:

- **Ambulant erworbene Pneumonie** (= **C**ommunity **A**cquired **P**neumonia, **CAP**): Auftreten außerhalb des Krankenhauses bei immunkompetenten Personen.
- **Nosokomiale Pneumonie** (= **H**ospital **A**cquired **P**neumonia, **HAP**): Auftreten > 48 h nach Hospitalisierung oder innerhalb von 3 Monaten im Anschluss an eine Hospitalisation. Es wird außerdem differenziert zwischen einer HAP ohne und mit Risikofaktoren für multiresistente Keime (z. B. Hospitalisation > 4 Tage, chronische Hämodialyse, vorausgegangene antimikrobielle Therapie). Die ventilatorassoziierte Pneumonie (VAP) stellt eine Sonderform der HAP dar.
- **Pneumonie bei schwerer Immunsuppression:** z. B. bei HIV/AIDS, angeborenem Immundefekt oder nach Transplantation eines soliden Organs. Auftreten ambulant oder im Krankenhaus.

3. Erreger

Das **Erregerspektrum der CAP** variiert abhängig vom Patientenalter und den Vorerkrankungen. Der mit Abstand häufigste Erreger in allen Patientengruppen ist Streptococcus pneumoniae, der 40–50 % der Fälle verursacht. *Haemophilus influenzae* und *Mycoplasma pneumoniae* (insbesondere bei jüngeren Patienten ohne Komorbiditäten) und *S. aureus* sind deutlich seltener. Bei schweren Pneumonien kommen außerdem Legionellen in Betracht. Enterobakterien (z. B. *Escherichia coli,* Klebsiellen) werden gehäuft bei älteren Patienten gefunden, dann oft im Rahmen einer Aspirationspneumonie bei Bettlägerigkeit, eingeschränkter Zahnhygiene oder neurologischer Grunderkrankung. CAP durch *Pseudomonas aeruginosa* kommen in Deutschland nur vereinzelt vor, meist liegt dann eine pulmonale Vorerkrankung (z. B. COPD, Mukoviszidose) vor. Respiratorische Viren (z. B. Influenza, RS-Virus) können bei einer CAP häufig nachgewiesen werden, allerdings liegt bei Erwachsenen nur selten eine isolierte Viruspneumonie vor. Multiresistente Erreger sind bei einer CAP selten.

4. Diagnostik

Neben Anamnese und körperlicher Untersuchung mit Erhebung der Vitalparameter sind bei Verdacht auf eine CAP folgende **diagnostische Maßnahmen** sinnvoll:

- **Röntgen-Thorax-Aufnahme:** Sie zählt zur Basisdiagnostik bei Verdacht auf CAP und sollte nach Möglichkeit auch im ambulanten Sektor durchgeführt werden. Generell sollte eine konventionelle Röntgendiagnostik der Lunge immer in 2 Ebenen erfolgen, da die retrokardialen Anteile des linken Unterlappens sowie die retrosternalen Anteile des linken Oberlappens nur im lateralen Bild zuverlässig beurteilt werden können. Aus Platzgründen ist hier nur die p. a. Aufnahme abgebildet.
- **Laboruntersuchung:** Blutbild (Leukozytose?), evtl. Differenzialblutbild (Linksverschiebung?), CRP, Elektrolyte, Nierenretentionsparameter und Leberwerte. Bei stationären Patienten mit Verdacht auf respiratorische Insuffizienz ist zusätzlich eine Blutgasanalyse sinnvoll. Bei schweren Verläufen wird außerdem die Bestimmung von Procalcitonin empfohlen.
- **Erregerdiagnostik:** Bei einer leichten CAP, die ambulant behandelt wird, ist eine Erregerdiagnostik nicht erforderlich. Bei hospitalisierten Patienten sollten Blutkulturen (2 Sets) sowie die Bestimmung von Legionellen- und Pneumokokken-Antigen im Urin erfolgen. Bei purulentem Sputum ist außerdem eine mikroskopische und kulturelle Sputumdiagnostik indiziert (**cave:** häufig kontaminiert durch oropharyngeale Keime). Bei schweren Fällen ist in der Grippesaison eine Influenzatestung sinnvoll. Pleuraergüsse sollten, sofern möglich, mindestens diagnostisch punktiert werden.
- **Thorax-Sonografie:** Ist eine Röntgen-Thorax-Aufnahme nicht zeitnah verfügbar, kann eine Thorax-Sonografie zum Infiltratnachweis durchgeführt werden. Außerdem erlaubt sie bei einem Pleuaerguss die Einschätzung der Qualität der Ergussflüssigkeit (parapneumonischer Erguss/Pleuraempyem) und der Ergussmenge.
- **CT-Thorax:** z. B. zum Ausschluss eines Bronchialkarzinoms oder einer Lungenembolie sowie bei Verdacht auf eine interstitielle Lungenerkrankung. Bei Pneumonie nicht generell indiziert.

5. Therapie

Von großer Bedeutung ist die Frage, ob eine CAP ambulant oder stationär behandelt werden sollte. Diese Entscheidung kann durch eine Risikoabschätzung mittels **CRB-65-Index** (➤ Tab. 69.1) objektiviert werden. Zusätzliche Aspekte, die berücksichtigt werden sollten, sind die Oxygenierung (Sauerstoffsättigung < 90 % oder > 90 %), eine chronische Bettlägerigkeit, potenziell instabile Begleiterkrankungen sowie soziale Faktoren. Bei einem CRB-65-Punktwert von 0 kann in der Regel eine ambulante Therapie erfolgen. In diesem Fall sollte nach 48 Stunden eine Re-Evaluation erfolgen. Wenn mindestens ein CRB-65-Kriterium erfüllt ist, besteht im Allgemeinen die Indikation für eine stationäre Aufnahme. Das Alter allein stellt allerdings nicht zwingend einen Aufnahmegrund dar.

Die Behandlung der Pneumonie setzt sich aus einer antimikrobiellen Therapie und supportiven Allgemeinmaßnahmen (u. a. Atemtherapie, mukolytische Therapie) zusammen. Folgendes Vorgehen wird empfohlen:

- **CAP:** Die Therapie orientiert sich an der Einteilung in eine leichte (CRB-65 = 0, SpO_2 > 90 %), mittelschwere (weder leicht noch schwer) und schwere (z. B. Sepsis oder respiratorische Insuffizienz) CAP.
  - **Leichte CAP ohne Risikofaktoren** (stabil, keine Begleiterkrankungen, keine Antibiotikatherapie in den letzten 3 Monaten): Monotherapie mit hoch dosiertem Aminopenicillin (z. B. Ampicil-

Tab. 69.1 CRB-65-Index zur Risikostratifizierung von Patienten mit CAP (0–4 Punkte sind in der Summe möglich)

Kriterium		Punkte
Confusion	Verwirrtheit, Desorientiertheit zu Person, Ort und Zeit	1
Respiratory rate	Atemfrequenz > 30/min	1
Blood pressure	Systolischer Blutdruck < 90 mmHg und/oder diastolischer Blutdruck < 60 mmHg	1
65	Alter > 65 Jahre	1

lin) oral. Alternativ bei Allergie oder Unverträglichkeit Fluorchinolon, Makrolid oder Tetrazyklin.
  - **Leichte CAP mit Risikofaktoren** (internistische oder neurologische Begleiterkrankungen, Pflegeheimbewohner oder Antibiotikatherapie in den letzten 3 Monaten): Mittel der Wahl ist Amoxicillin + Clavulansäure (ß-Laktamaseinhibitor) oral. Alternativ kommen Moxifloxacin oder Levofloxacin infrage.
  - **Mittelschwere CAP:** antibiotische Therapie z. B. mit Amoxicillin + Clavulansäure, evtl. in Kombination mit einem Makrolid (Letzteres für 3 Tage).
  - **Schwere CAP:** Die kalkulierte antibiotische Therapie erfolgt initial breit z. B. mit Piperacillin + Tazobactam in Kombination mit einem Makrolid (Letzteres für 3 Tage).
- **HAP:**
  - **HAP ohne Risiko für multiresistente Erreger (MRE):** z. B. kalkulierte Initialtherapie mit Aminopenicillin + Betalactamase-Inhibitor.
  - **HAP mit Risiko für MRE:** z. B. kalkulierte Initialtherapie mit Piperacillin + Tazobactam.
- **Pneumonie bei schwerer Immunsuppression:** Aufgrund der Vielzahl möglicher Erreger (einschließlich opportunistischer Erreger) sollte die Therapie an einem Zentrum nach Rücksprache mit der Infektiologie erfolgen.

Dieser Patient kann bei einem CRB-65-Score von 0, einer ausreichenden Oxygenierung und fehlenden instabilen Begleiterkrankungen **ambulant** behandelt werden. Sie führen eine Blutentnahme durch und veranlassen eine Röntgen-Thorax-Aufnahme. Außerdem beginnen Sie eine antibiotische Therapie mit Ampicillin hoch dosiert für 5–7 Tage oral. Für den Herpes labialis verordnen Sie eine **Aciclovir-Salbe.** Nach 2 Tagen erhält der Patient einen erneuten Termin in Ihrer Praxis für eine Re-Evaluation.

ZUSAMMENFASSUNG

Die **Pneumonie** ist definiert als eine entzündliche Erkrankung des Lungenparenchyms, welche überwiegend durch Bakterien (häufigste Erreger: Pneumokokken) verursacht wird. In Deutschland wird die **Inzidenz** auf mehr als 500.000 Fälle/Jahr geschätzt. **Leitsymptome** sind Husten, Atemnot und Fieber. Die **Einteilung** in ambulant erworben (CAP), nosokomial (HAP) und Pneumonie mit schwerer Immunsuppression ist von entscheidender Bedeutung. Die wichtigsten **diagnostischen Maßnahmen** sind die Röntgen-Thorax-Aufnahme in 2 Ebenen sowie laborchemische und evtl. mikrobiologische Untersuchungen. Im Zentrum der **Therapie** steht die antibiotische Behandlung, die durch allgemeine Maßnahmen (u. a. Atemtherapie) ergänzt wird. Der CRB-65-Index dient bei der ambulant erworbenen Pneumonie als Entscheidungshilfe, ob eine stationäre Therapie erforderlich ist. Die Pneumonie ist die häufigste tödlich verlaufende Infektionskrankheit in den Industrienationen. Ihre **Letalität** beträgt bei ambulanten Patienten < 1 %, bei stationären Patienten liegt sie bei 15 %.

70

Fieber

Anamnese

In Ihrer internistischen Hausarztpraxis stellt sich eine 45-jährige Lehrerin vor, die berichtet, dass sie bereits seit 4 Wochen immer wieder unter Temperaturen über 38,5 °C leide, die sie unter der Achsel gemessen habe. Da aktuell Sommerferien sind und die Patientin zunächst von einem einfachen Infekt ausgegangen sei, habe sie sich nicht früher ärztlich vorgestellt. Sie berichtet außerdem über eine ausgeprägte Müdigkeit und Leistungsminderung. Auf gezieltes Nachfragen werden Gewichtsverlust, Nachtschweiß, Dysurie, Husten, Diarrhö, Bauch- und Kopfschmerzen verneint.

Untersuchungsbefunde

45-jährige Patientin in leicht reduziertem AZ und schlankem EZ. HF 90/min, BD 115/80 mmHg. Temperatur aurikulär: 38,6 °C. Wach, zu Person, Ort und Zeit orientiert. Haut: unauffällig. Enoral: Schleimhäute feucht, keine Einblutungen, keine Läsionen. LK: keine Lymphadenopathie tastbar. Lunge: über allen Lungenabschnitten vesikuläres Atemgeräusch, keine RG. Herz: HT rein und regelmäßig, keine Herzgeräusche. Abdomen: Bauchdecke weich, kein Druckschmerz, Darmgeräusche vorhanden. Extremitäten: periphere Pulse seitengleich tastbar, keine Unterschenkelödeme. Neurologie: Kein Meningismus. Orientierende Untersuchung unauffällig.

Laborbefunde

Leukozyten 7,77 Tsd/µl; Erythrozyten 5,15 Mio/µl; Hb 14,1 g/dl; Hkt 40,5 %; MCV 78,6 fl; MCH 27,4 pg; MCHC 34,8 g/dl; Thrombozyten 376 Tsd/µl; Natrium 141 mmol/l; Kalium 4,4 mmol/l; Serumkreatinin 0,77 mg/dl; LDH 195 U/l; GOT (AST) 16 U/l; γ-GT 18 U/l; Bilirubin gesamt 0,2 mg/dl; CRP 6 mg/l.

1. **Was möchten Sie von der Patientin sonst noch wissen?**

2. **Definieren Sie Fieber! Wie kommt es dazu? Welche Formen werden anhand des Verlaufs unterschieden?**

3. **Welche diagnostischen Schritte leiten Sie ein? Welche Verfahren können zur erweiterten Diagnostik eingesetzt werden?**

4. **Welche Differenzialdiagnosen kommen in Betracht?**

5. **Was verstehen Sie unter FUO? Erläutern Sie dies!**

1. Anamnese

Der Anamneseerhebung kommt eine sehr wichtige Bedeutung zu, um mögliche Ursachen des Fiebers näher eingrenzen zu können und eine zielgerichtete Diagnostik zu planen. Folgende Bereiche sollten daher erfragt werden:

- **Sozialanamnese:** nähere Informationen zum beruflichen und privaten Umfeld.
- **Familien-/Umgebungsanamnese:** Krankheiten im Umfeld der Betroffen, z. B. von Schülern, Kollegen oder Familienangehörigen.
- **Reiseanamnese** als möglicher Hinweis z. B. auf eine Tropenkrankheit.
- **Sexualanamnese** als möglicher Hinweis auf eine sexuell übertragbare Krankheit.
- Umgang mit **Tieren** als möglicher Hinweis auf eine Zoonose.
- **Implantate und Katheter** als mögliche Infektionsquelle.
- **Medikamenten-/Drogenanamnese.**
- **Impfanamnese:** Diese ist besonders bei Tropenrückkehrern und bei Patienten mit Kontakt zu Kindern von Bedeutung.

2. Fieber/Pathophysiologie

Die Körperkerntemperatur zeigt eine zirkadiane Rhythmik und kann um ca. 0,5 °C im Tagesverlauf schwanken mit den geringsten Werten in den frühen Morgenstunden und höchsten Werten am Nachmittag. **Fieber** liegt vor, wenn die Körperkerntemperatur > 38 °C beträgt. Mit zunehmendem Alter ist Fieberbildung eingeschränkt und weniger deutlich als im jungen Alter. Die Höhe der Temperatur hängt vom Ort der Messung ab. Die geringsten Werte werden axillär gemessen, verglichen mit rektaler Messung können sich die Werte um 0,6 °C unterscheiden.

Fieber wird durch den **Hypothalamus** reguliert, der im Sinne eines Thermostats einen Sollwert vorgibt. Wird der **Sollwert** von 37 °C hochreguliert, kommt es zu Vasokonstriktion, verminderter Schweißbildung und Wärmeproduktion in Fett und Muskeln, was sich klinisch durch Schüttelfrost und gelegentlich Muskelzittern bemerkbar macht. Wenn der Sollwert im Verlauf herabreguliert wird, kommt es zur Vasodilatation und Schwitzen, um rasch einen Wärmeverlust herbeizuführen. Zu einer Beeinflussung des Hypothalamus kommt es unter Erhöhung von Prostaglandin E2 durch endogene oder exogene **Pyrogene,** beispielsweise durch Zytokine (z. B. Interleukin, TNF) oder Toxine (z. B. Endotoxin gramnegativer Erreger). Von Fieber muss die **Hyperthermie** unterschieden werden, zu der es durch Hitzschlag (exogene Wärmezufuhr) oder metabolische Erkrankungen ohne Verstellung des Sollwerts im Hypothalamus kommt. Entsprechend ist insbesondere die Fähigkeit zur Hitzeregulation eingeschränkt, was die Hyperthermie gefährlich macht.

Abhängig vom Verlauf lassen sich folgende Fiebertypen unterscheiden:

- **Kontinuierlich:** geringe Tagesschwankungen < 1 °C.
- **Remittierend:** mäßige Tagesschwankungen 1–2 °C.
- **Intermittierend:** große Tagesschwankungen > 2 °C, z. B. bei Sepsis mit intermittierend hohen Fieberschüben.
- **Undulierend:** kann mehrere Wochen anhalten mit wellenförmigem Verlauf, z. B. bei Brucellose.
- **Rezidivierend:** regelmäßige Fieberschübe, z. B. bei Malaria.

3. Untersuchungen

Der **körperlichen Untersuchung** kommt eine wichtige Bedeutung zu, um Hinweise auf die Genese eines Fiebers nicht zu übersehen. Diese sollte ggf. wiederholt stattfinden, z. B. alle 2 Tage. Dabei sollte eine detaillierte Inspektion von Haut, Schleimhäuten, Nägeln und Lymphknoten erfolgen sowie das kardiovaskuläre System überwacht werden. In diesem Fall ist die körperliche Untersuchung zunächst unauffällig.

Die **initiale Diagnostik** sollte folgende Untersuchungen beinhalten:

- **Blutuntersuchung:** Blutbild (häufig zusätzlich Differenzialblutbild), Entzündungswerte (CRP, ggf. zusätzlich BSG), Leberwerte inkl. Bilirubin, Kreatinin, Elektrolyte, TSH.
- **Urinanalyse:** Streifentestung, Urinkultur und Mikroskopie.

- **Blutkulturen:** 3 Sets (aerob und anaerob), die an unterschiedlichen Entnahmestellen in zeitlichem Abstand (mind. mehrere Stunden) abgenommen werden.
- **Gezielte Virusserologie je nach Verdacht:** z. B. HIV (nach Aufklärung und Einwilligung des Patienten), Hepatitis B und C.
- **Röntgen-Thorax:** zur Diagnostik möglicher Infektionsquellen im Bereich des Thorax.
- **Sonografie des Abdomens:** zur Diagnostik möglicher Infektionsquellen im Bereich des Bauchraums.

Ergeben sich im Rahmen der beschriebenen Untersuchungen keine Hinweise auf mögliche Ursachen, sollte schrittweise eine **weiterführende Diagnostik** durchgeführt werden. Diese erfolgt in der Regel unter stationären Bedingungen und orientiert sich an der Anamnese, dem körperlichen Untersuchungsbefund sowie den initial erhobenen Laborwerten. Nachfolgend sind ergänzende Verfahren aufgelistet, deren Einsatz im Einzelfall entsprechend oben genannter Gesichtspunkte abgewogen werden muss:

- **Computertomografie** (Thorax, Abdomen, ggf. Ganzkörper) zur erweiterten Infektfokussuche.
- **Erweiterte Serologien** bei Verdacht auf virale Infektionen, z. B. CMV, EBV, Parvovirus B19, Brucellose oder Q-Fieber.
- **Gastrointestinale Diagnostik** bzgl. chronisch entzündlicher Darmerkrankungen.
- **Sarkoidose-Diagnostik:** ACE, löslicher IL-2-Rezeptor und ggf. Lavage/Biopsiegewinnung.
- **Schilddrüsendiagnostik:** TSH, freies T_4, Schilddrüsenantikörper.
- **Echokardiografie:** transthorakal (TTE) und ggf. transösophageal (TEE) bei Verdacht auf bzw. zum Ausschluss einer Endokarditis.
- **Lungenszintigrafie:** bei Verdacht auf eine Lungenembolie.
- **Kollagenose-Screening:** inkl. ANA, ANCA, Rheumafaktoren, Anti-DNS, C3, C4.
- **Onkologische Diagnostik:** ggf. Tumormarker (z. B. Katecholamine im Urin, neurospezifische Enolase, α1-Fetoprotein, β-HCG).
- **Ggf. invasive Diagnostik** mittels Punktion von Knochenmark, Temporalarterie oder Leber.

4. Differenzialdiagnosen

Mögliche Ursachen von anhaltendem Fieber sind:

- **Infektionen:** z. B. Abszess, Endokarditis, Tuberkulose oder Virusinfektionen.
- **Hämatologische Erkrankungen:** z. B. Lymphome oder Leukämien.
- **Solide Tumoren:** Häufig bei fortgeschrittener Erkrankung mit Lebermetastasen.
- **Granulomatöse Lebererkrankung:** Diese Erkrankung ist charakterisiert durch Granulome aus mononukleären Zellen in der Leber, die meist in den Portalfeldern liegen. Neben infektiösen Auslösern kommen auch nichtinfektiöse und medikamentöse Ursachen infrage.
- **Morbus Whipple:** Diese seltene Dünndarmerkrankung wird durch das Bakterium *Tropheryma whipplei* verursacht.
- **Multisystemerkrankungen:** z. B. Kollagenosen, Sarkoidose, Morbus Still, Riesenzellarteriitis oder familiäres Mittelmeerfieber.
- **Febris factitia:** Hier wird das Fieber vom Patienten entweder nur vorgetäuscht oder selbst verursacht.

5. Fieber unklarer Ursache

Von **Fieber unklarer Ursache (FUO = fever of unknown origin)** nach der alten, klassischen Definition spricht man, wenn über einen Zeitraum von **3 Wochen** wiederholt Temperaturen > 38,3 °C auftreten und nach **einer Woche Krankenhausaufenthalt** trotz ausführlicher Untersuchung und Diagnostik keine andere Diagnose gestellt werden konnte. Aufgrund einer verbesserten ambulanten Diagnostik wird heute der Krankenhausaufenthalt nicht zwingend als Kriterium gesehen. Als Ursachen von FUO lassen sich drei Kategorien abgrenzen:

- **Infektionen.**
- **Maligne Erkrankungen.**
- **Multisystemerkrankungen** (z. B. Vaskulititis, SLE, Polymyalgia rheumatica).

Oftmals wird das unklare Fieber unterschieden in:

- **FUO ohne Neutropenie:** z. B. bei Endokarditis, Abszessen oder Malignomen.

- **FUO bei Neutropenie:** Auftreten von Fieber bei Neutrophilen < 0,5 Tsd/µl (➤ Fall 32, Frage 3), meist durch Bakteriämie bedingt.
- **Nosokomiales FUO:** Auftreten von Fieber bei hospitalisierten Patienten, die zum Zeitpunkt der Aufnahme noch kein Fieber aufwiesen.
- **HIV-assoziiertes FUO:** in Abhängigkeit vom Ausmaß der Immunsuppression, z. B. durch Infektion mit Mykobakterien.

ZUSAMMENFASSUNG

Fieber ist **definiert** als eine Erhöhung der Körperkerntemperatur > 38,0 °C. Die häufigsten **Ursachen** sind Infektionen, Malignome und Multisystemerkrankungen, seltener Arzneimittel und Hyperthyreose. Neben der ausführlichen körperlichen **Untersuchung** sollten im Rahmen der initialen Abklärung Blutuntersuchungen, eine Urindiagnostik, Blutkulturen, ggf. Virusserologie, ein Röntgen-Thorax sowie eine Sonografie des Abdomens erfolgen. Lässt sich dadurch keine Ursache des Fiebers feststellen, müssen weiterführende Untersuchungen durchgeführt werden.

Von **Fieber unklarer Genese** (FUO) spricht man, wenn über einen Zeitraum von drei Wochen wiederholt Temperaturen > 38,3 °C auftreten und trotz ausführlicher Diagnostik keine andere Diagnose gestellt werden konnte. Eine weitere Unterteilung erfolgt häufig in nicht-neutropenisches, neutropenisches, nosokomiales und HIV-assoziiertes FUO.

WAS WÄRE WENN ...

... das Fieber kurz nach der Rückkehr aus einem Tropengebiet aufgetreten wäre? Nennen Sie die häufigsten Tropenkrankheiten sowie deren Symptome!

Bei Patienten, die aus einem Malariagebiet zurückkehren, ist bei unklarem Fieber bis zum Beweis des Gegenteils zunächst von einer **Malaria** auszugehen. Sollte sich diese Verdachtsdiagnose im Rahmen der Diagnostik (➤ Fall 13) nicht bestätigen, erfolgt die stufenweise weitere Abklärung des Fiebers. Hierbei muss unbedingt bedacht werden, dass neben den typischen Tropenkrankheiten auch andere Ursachen, z. B. Gastroenteritis, Pneumonie oder Harnwegsinfekt vorkommen können. Zu den häufigsten Tropenkrankheiten zählen:

- **Dengue-Fieber und andere Arbovirosen:** Typische Symptome sind neben Fieber ein makulopapulöses Exanthem sowie ggf. Petechien.
- **Gelbfieber:** häufig schwerer Verlauf mit Trias aus hämorrhagischem Fieber, Nierenversagen und Ikterus.
- **Chikungunya-Fieber:** Übertragung durch die asiatische Tigermücke mit plötzlich hohem Fieber über 1–2 Wochen sowie Gliederschmerzen beim Gehen.
- **Katayama-Fieber:** Hierbei handelt es sich um das Akutstadium einer **Bilharziose.** Neben Fieber und dysurischen Beschwerden treten häufig Urtikaria und/oder eine Eosinophilie auf.
- **Amöbenabszess der Leber:** Charakteristischerweise berichten die Patienten über Schmerzen im rechten Oberbauch und eher subfebrile Temperaturen.
- **Schlafkrankheit (Afrikanische Trypanosomiasis):** fieberhafte Erkrankung mit Vorkommen im afrikanischen Raum in der Regel mit nuchalen Lymphknotenschwellungen.

Viele der zuvor genannten viralen Infektionen können ein **hämorrhagisches Fieber** auslösen. Neben hohem Fieber treten häufig Leber- und Nierenfunktionsstörungen, Ödeme oder Blutungen auf. In schweren Fällen kommt es zum Schockbild oder neurologischen Symptomen wie Krampfanfällen oder Paresen.

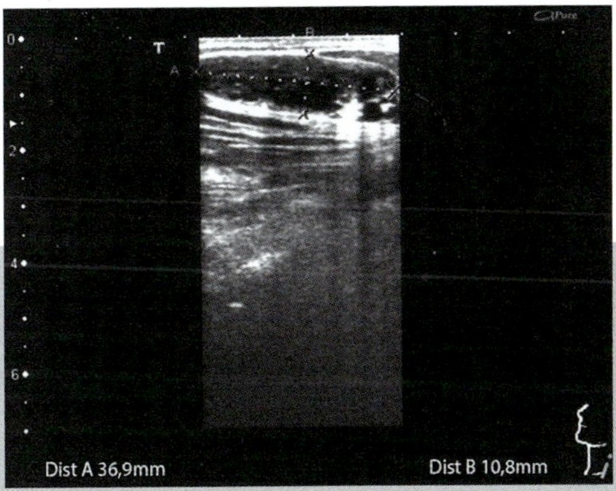

71

Nachtschweiß und Lymphadenopathie

Anamnese

Ein 21-jähriger Leistungssportler kommt zur jährlichen Untersuchung in die sportmedizinische Ambulanz. Mit seinen Wettkampfergebnissen der letzten Saison sei er ganz zufrieden, allerdings fühle er sich seit einigen Wochen vermehrt müde und leide unter nächtlichem Schwitzen, zuletzt sogar so stark, dass er Bettwäsche und Schlafanzug habe wechseln müssen. Auf Nachfrage werden kürzlich zurückliegende Infekte verneint, das Gewicht sei stabil. Ihm seien allerdings an Größe zunehmende Schwellungen des linken Halses aufgefallen, die keine Schmerzen bereiten würden. Vorerkrankungen sind nicht bekannt.

Untersuchungsbefunde

21-jähriger Mann in gutem AZ und athletischem EZ (Größe 181 cm, Gewicht 74 kg, BMI 22,6 kg/m^2), HF 45/min, BD 126/63 mmHg, zu Person, Ort und Zeit orientiert. Haut: unauffällig, Schleimhäute feucht, enoral reizlos. LK: links zervikal und supraklavikulär mehrere vergrößerte, derbe Lymphknoten tastbar, indolent und nicht verschieblich. Herz: HT rein, keine Herzgeräusche. Lunge: seitengleich belüftet, vesikuläres Atemgeräusch, keine RG. Abdomen: Bauchdecke weich, kein Druckschmerz, keine Resistenzen, Darmgeräusche positiv, Leber unauffällig, Milz palpabel. Gefäßstatus: periphere Pulse gut tastbar, keine Ödeme. Neurologisch orientierend unauffällig.

Nach der körperlichen Untersuchung sonografieren Sie die entsprechenden Lymphknotenstationen (➤ Bild [T599]).

1. **Nennen Sie eine Verdachtsdiagnose und beschreiben Sie die Erkrankung! An welche Differenzialdiagnosen müssen Sie denken?**
2. **Welche diagnostischen Schritte sollten eingeleitet werden?**
3. **Beschreiben Sie die Stadieneinteilung der Erkrankung! Sind Ihnen Faktoren ... verschlechtern?**
4. **Wie sollte die primäre Therapie der vermuteten Erkrankung erfolgen?**
5. **Welche akuten Nebenwirkungen einer Strahlentherapie sind Ihnen bekannt?**
6. **Was wissen Sie über die Prognose der Erkrankung und wodurch wird sie beeinflusst?**

Fall 71 Nachtschweiß und Lymphadenopathie

1. Verdachtsdiagnose

Seit längerer Zeit bestehende schmerzlose, größenprogrediente Lymphknotenschwellungen zervikal und supraklavikulär müssen in Zusammenhang mit dem gleichzeitig bestehenden Leistungsknick und Nachtschweiß an ein **Hodgkin-Lymphom** denken lassen, auch wenn weitere Zeichen der B-Symptomatik fehlen (ungewollter Gewichtsverlust > 10 % des Körpergewichts in den letzten 6 Monaten, Fieber > 38 °C ohne andere Ursache). Für diese Verdachtsdiagnose sprechen auch die Splenomegalie und das Alter des Patienten (2 Häufigkeitsgipfel: 20.–30. Lebensjahr und > 60 Jahre). Passend dazu weist das sonografische Bild eines zervikalen Lymphknotens aufgrund des echoarmen Schallmusters und der Größe von 3,7 × 1,1 cm einen eher malignen Charakter auf.

Das Hodgkin-Lymphom ist eine maligne Erkrankung des lymphatischen Systems, das größtenteils durch eine monoklonale Proliferation von B-Zellen verursacht wird. Die malignen Zellen sind histologisch typischerweise nur in geringer Zahl als einkernige sog. **Hodgkin-Zellen** oder als mehrkernige Riesenzellen, sog. **Hodgkin-Reed-Sternberg-Zellen,** nachweisbar und werden von zahlreichen reaktiven Zellen umgeben. In frühen Stadien beschränkt sich die Krankheit auf Lymphknoten, unbehandelt breitet sie sich zunächst lymphogen oder kontinuierlich, später auch hämatogen aus.

Differenzialdiagnostisch kommen in erster Linie Erkrankungen infrage, die ebenfalls mit einer Lymphknotenschwellung einhergehen:

- Non-Hodgkin-Lymphome.
- Infektionskrankheiten mit entzündlich bedingter Lymphknotenvergrößerung: z. B. EBV, HIV, Toxoplasmose, Tuberkulose.
- Lymphknotenmetastasen solider Primärtumoren, z. B. bei Bronchialkarzinom.
- Sarkoidose, Lokalinfektionen.

2. Diagnostik/Staging

Bei Verdacht auf ein Hodgkin-Lymphom muss eine **histologische Diagnosesicherung** angestrebt werden. Die **Resektion** eines oder mehrerer suspekter **Lymphknoten in toto** ist hierfür unerlässlich (nach Möglichkeit nicht inguinal aufgrund einer hohen Rate an Artefakten). Eine Feinnadelaspiration reicht aufgrund des geringen Anteils an malignen Zellen (ca. 1 %) nicht aus. Nach der WHO-Klassifikation wird histologisch das klassische Hodgkin-Lymphom (ca. 95 % der Fälle) vom Lymphozyten-prädominanten nodulären Hodgkin-Lymphom abgegrenzt (ca. 5 % der Fälle), wobei letzteres als eigenständige Erkrankung angesehen wird. Nach histologischer Sicherung erfolgt das **Staging (Stadienzuordnung).** Da die Therapie streng stadienabhängig erfolgt, ist die präzise Durchführung der Staginguntersuchungen zur Erfassung aller Manifestationsorte essenziell. Hierzu gehören neben Anamnese und körperlicher Untersuchung:

- **Labor:** Blutbild inkl. Differenzialblutbild, Nieren- und Leberfunktionsparameter, BSG, Harnsäure, LDH (Erhöhung bei vermehrtem Zellumsatz), Virusserologie (z. B. CMV, EBV, HIV, HBV, HCV).
- **Bildgebende Verfahren:** Röntgen-Thorax, Sonografie Abdomen (insbes. Leber und Milz, paraaortale und iliakale Lymphknoten sowie ggf. Ergüsse), Sonografie der peripheren Lymphknotenregionen (Hals, Supraklavikulargruben, Axillae, inguinal), CT Hals, CT Thorax, CT Abdomen, PET bzw. PET-CT zur Differenzierung zwischen stoffwechselaktivem und -inaktivem Gewebe.
- **Knochenmarkpunktion** mit Zytologie und Histologie.

Darüber hinaus sollten vor Therapieeinleitung die **allgemeinen Organfunktionen** der Lunge und des Herzens (Lungenfunktionsprüfung, EKG, Echokardiografie) evaluiert werden. Bei Kinderwunsch sollte außerdem eine Vorstellung in der Reproduktionsmedizin erfolgen (ggf. Spermien-/Oozytenkonservierung vor Therapiebeginn).

3. Stadieneinteilung

Hodgkin-Lymphome werden, wie alle nodulären Lymphome, anhand der **Ann-Arbor-Klassifikation** abhängig vom Ausbreitungsgrad in vier Stadien eingeteilt (➤ Tab. 71.1). Zum lymphatischen System gehören per Definition die Lymphknoten, der Waldeyer-Ra-

Tab. 71.1 Ann-Arbor-Klassifikation

Stadium	Definition und Befallmuster
I	I/N: eine einzige LK-Region oder I/E: ein extranodaler Herd
II	II/N: 2 oder mehr LK-Regionen auf **einer** Seite des Zwerchfells oder II/E: ein extranodaler Herd und ein oder mehrere LK-Regionen auf **einer** Seite des Zwerchfells
III	III/N: 2 oder mehr LK-Regionen auf **beiden** Seiten des Zwerchfells oder III/E: ein extranodaler Herd und ein oder mehrere LK-Regionen auf **beiden** Seiten des Zwerchfells
IV	Disseminierter Befall eines oder mehrerer extralymphatischer Organe mit/ohne LK-Befall
Ergänzung	
A	Ohne Allgemeinsymptome
B	Fieber > 38 °C und/oder Nachtschweiß und/oder Gewichtsverlust (> 10 % des Körpergewichts in 6 Monaten) = B-Symptomatik

chenring, der Thymus, die Milz, die Appendix und die Peyer-Plaques. Laut deutscher Hodgkin-Lymphom-Studiengruppe (GHSG) gibt es Faktoren, die selbst bei niedrigen Stadien die Prognose verschlechtern können **(Risikofaktoren):**

- Großer Mediastinaltumor: > ⅓ des maximalen horizontalen Thoraxdurchmessers.
- Hohe BSG: ≥ 50 mm in der 1. Stunde bei A-Stadium, ≥ 30 mm in der 1. Stunde bei B-Stadium.
- Extranodaler Befall (E-Stadium).
- ≥ 3 befallene Lymphknotenregionen.

4. Therapie

Das Hodgkin-Lymphom ist eine chemo- und strahlensensible Erkrankung. Nach Erstdiagnose besteht fast immer ein **kuratives Therapieziel.** Zur Verbesserung der Behandlungsergebnisse und Optimierung der Therapie sollte die Behandlung nach Möglichkeit an einem Zentrum im Rahmen von Studien erfolgen. Bei Erwachsenen werden abhängig von der Ann-Arbor-Klassifikation **drei Prognosegruppen** unterschieden:

- **Frühe Stadien:** Stadium I und II ohne Risikofaktoren.
- **Mittlere Stadien:** Stadium I und IIA mit Risikofaktoren, Stadium IIB, wenn kein extranodaler Befall und kein großer Mediastinaltumor vorliegen.
- **Fortgeschrittene Stadien:** Stadium IIB bei extranodalem Befall oder großem Mediastinaltumor, Stadium III und IV.

Zum Einsatz kommt in **frühen Stadien** eine Chemotherapie nach dem ABVD-Schema und die Involved-Field-Bestrahlung (nur Lymphknotenareale mit klinisch manifestem Befall). Die eingesetzten Chemotherapeutika sind Doxorubicin (Adriamycin), Bleomycin, Vinblastin und Dacarbazin.

In **mittleren Stadien** wird eine Chemotherapie nach dem eskalierten BEACOPP- und dem ABVD-Schema durchgeführt, gefolgt von einer Strahlentherapie. Die Substanzen des BEACOPP-Schemas sind Bleomycin, Etoposidphosphat, Doxorubicin (Adriamycin®), Cyclophosphamid, Vincristin (Oncovin®), Procarbazin und Prednison. Beim eskalierten BEACOPP-Schema erfolgt die Zugabe von G-CSF (Granulocyte-Colony Stimulating Factor).

In **fortgeschrittenen Stadien** wird eine alleinige Chemotherapie nach dem eskalierten BEACOPP-Schema durchgeführt. Nur bei PET-positiven Restlymphomen nach Chemotherapie erfolgt eine zusätzliche lokale Bestrahlung.

5. Akute Nebenwirkungen der Strahlentherapie

Als akute Nebenwirkungen der Bestrahlung werden am häufigsten **Entzündungsreaktionen** im bestrahlten Bereich beobachtet, die klinisch mit Übelkeit, Erbrechen oder Diarrhö einhergehen können. Darüber hinaus kann es zu folgenden Erscheinungen kommen:

- Strahlendermatitis.
- Strahlenmukositis.
- Strahlenzystitis.
- Strahlenpneumonie.
- Knochenmarkdepression bei großvolumiger Bestrahlung (ggf. Leuko-/Thrombozytopenie).

Zur Minimierung akuter Nebenwirkungen wird die Strahlendosis fraktioniert.

6. Prognose

Die Prognose ist abhängig vom Erkrankungsstadium und den Risikofaktoren. Unter einer stadienadaptierten Therapie können insgesamt > 80 % der Patienten geheilt werden, sodass das Hodgkin-Lymphom zu den onkologischen Erkrankungen im Erwachsenenalter mit den besten Heilungschancen gehört. In lokalisierten Frühstadien liegt die Heilungsrate bei > 90 % und selbst in fortgeschrittenen Stadien beträgt sie 60 %. Da Rezidive meist innerhalb von 5 Jahren auftreten, sind insbesondere in den ersten Jahren nach Therapieende engmaschige Nachsorgeuntersuchungen (Anamnese, körperliche Untersuchung, Laborkontrollen, Bildgebung, ggf. histologische Untersuchung) notwendig. Neben der frühzeitigen Erkennung von Rezidiven dient die Nachsorge auch der Entdeckung und ggf. Behandlung von Spätfolgen der Therapie, da die **Langzeittoxizität** von Strahlen- und Chemotherapie der günstigen Prognose gegenübersteht. Dabei kann es zu den nachstehenden Einschränkungen und Folgeschäden kommen:

- Risikoerhöhung für Zweitneoplasien: insbesondere Schilddrüsenkarzinom, Mammakarzinom, Non-Hodgkin-Lymphom, akute myeloische Leukämie.
- Kardiale Toxizität durch Anthrazykline (z. B. dilatative Kardiomyopathie) und mediastinale Bestrahlung (z. B. KHK).
- Pulmonale Toxizität durch Bleomycin (z. B. Lungenfibrose) und Bestrahlung (Pneumonitis z. B. mit Dyspnoe, Reizhusten).
- Schilddrüsenfunktionsstörung.
- Gonadentoxizität.
- Neurotoxizität durch Vincristin (z. B. Polyneuropathie).

ZUSAMMENFASSUNG

Beim **Hodgkin-Lymphom** handelt es sich um eine maligne Erkrankung des lymphatischen Systems, die histologisch durch einkernige Hodgkin- oder mehrkernige Hodgkin-Reed-Sternberg-Riesenzellen gekennzeichnet ist. Die klinischen **Symptome** können schmerzlose Lymphknotenschwellungen und B-Symptomatik (Fieber > 38 °C und/oder Nachtschweiß und/oder Gewichtsverlust > 10 % in 6 Monaten) umfassen. **Diagnostisch** steht zunächst der zwingende histologische Nachweis mittels Lymphknotenbiopsie im Vordergrund. Die anschließenden **Staginguntersuchungen** dienen zur Einteilung des Ausbreitungsgrads nach der Ann-Arbor-Klassifikation, die auch prognostische und therapeutische Bedeutung hat. Die **Therapiemaßnahmen** setzen sich stadienadaptiert aus einer häufig kombinierten Strahlen- und Polychemotherapie (ABVD- und/oder eskaliertes BEACOPP-Schema) zusammen. Die **Prognose** ist verglichen mit anderen malignen Erkrankungen gut, wird allerdings insbesondere bei jungen Patienten durch die Langzeittoxizität der Radio-/Chemotherapie beeinflusst.

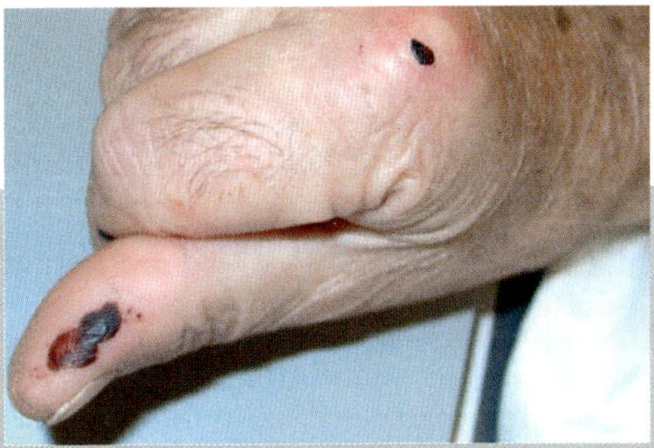

72 Fieber und Abgeschlagenheit

Anamnese

Ein 63-jähriger Patient stellt sich in der Notaufnahme vor, da er seit einer Erkältung vor 2 Monaten unter Abgeschlagenheit, Kopf- und Gliederschmerzen, wiederholtem Fieber bis 39 °C, nächtlichem Schwitzen, Appetitlosigkeit und einer ungewollten Gewichtsabnahme von 5 kg leidet. Unter dem Verdacht einer Polymyalgia rheumatica sei er mit Glukokortikoiden behandelt worden, was die Symptome aber nur geringfügig gebessert habe. An Vorerkrankungen ist ein Diabetes mellitus bekannt. Vor 9 Monaten wurde bei hochgradiger Aortenklappenstenose ein mechanischer Klappenersatz durchgeführt.

Untersuchungsbefunde

63-jähriger Patient in leicht reduziertem AZ und ausreichendem EZ (169 cm, 64 kg). HF 105/min, BD 135/85 mmHg, Temperatur 38,1 °C. Haut/Schleimhäute: blass, konjunktivale Petechien. Kopf/Hals: unauffällig. LK: unauffällig. Herz: HT rhythmisch, metallischer Öffnungs- und Schließungsklick bei mechanischer Aortenklappenprothese, keine pathologischen Geräusche. Lunge: sonorer Klopfschall, vesikuläres Atemgeräusch, keine RG. Abdomen: weich, kein DS, keine Resistenzen, positive Darmgeräusche, Leberrand nicht sicher tastbar, Milzunterrand in Inspiration 3 cm unter Rippenrand palpabel. Nierenlager: nicht klopfdolent. Extremitäten: kleine druckdolente Knötchen an der rechten Hand (➤ Bild [M181]), Petechien an beiden Waden, strichförmige Einblutungen unter beiden Großzehennägeln. Neurologisch unauffällig.

Laborbefunde

Leukozyten 14,4 Tsd/µl; Hb 11,3 g/dl; BSG 55 mm in 1. Stunde; CRP 138 mg/l; INR 2,8. Elektrolyte, Nieren- und Leberwerte im Normbereich.

1. **Wie lautet Ihre Verdachtsdiagnose? Welche Differenzialdiagnosen kommen in Betracht?**
2. **Wie wird die Erkrankung eingeteilt?**
3. **Beschreiben Sie die Pathogenese der Erkrankung und nennen Sie typische Erreger!**
4. **Nennen Sie mögliche Komplikationen!**
5. **Welche diagnostischen Maßnahmen sind durchzuführen? Kennen Sie die Diagnosekriterien?**
6. **Beschreiben Sie die Therapie! Was tun Sie, um dem Auftreten der Erkrankung vorzubeugen?**

1. Verdachtsdiagnose/Differenzialdiagnosen

Am ehesten liegt eine **infektiöse Endokarditis** der Aortenklappenprothese vor, die einen wesentlichen prädisponierenden Faktor darstellt. Die druckdolenten Effloreszenzen an den Fingern, bei denen es sich um **Osler-Knötchen** handelt, sowie die strichförmigen Einblutungen unter den Zehennägeln, die **Splinter-Hämorrhagien** entsprechen, sind typische Zeichen dieser Erkrankung. Untermauert wird die Verdachtsdiagnose durch das **Fieber,** die **Tachykardie,** die **Splenomegalie,** die **konjunktivalen Einblutungen** und die **petechialen Hautveränderungen.**

Die **Allgemeinsymptome** (Abgeschlagenheit, Nachtschweiß, Gliederschmerzen, Appetitlosigkeit und Gewichtsverlust) und die **Laborbefunde** (Leukozytose, Anämie, CRP- und BSG-Erhöhung) sind zwar typisch, aber wenig spezifisch für die infektiöse Endokarditis. Die INR-Erhöhung ist wahrscheinlich auf eine therapeutische Antikoagulation mit einem Vitamin-K-Antagonisten nach mechanischem Aortenklappenersatz zurückzuführen.

Weitere charakteristische Befunde der infektiösen Endokarditis wären:

- Ein **neu aufgetretenes Herzgeräusch** bzw. die Aggravierung eines vorbestehenden Herzgeräuschs.
- **Janeway-Läsionen:** schmerzlose, palmar oder plantar auftretende, hämorrhagische Läsionen.
- **Roth-Flecke:** ovale retinale Blutungen.

Differenzialdiagnostisch kommen alle Erkrankungen in Betracht, die chronisches Fieber oder sog. B-Symptome (Fieber > 38 °C, Nachtschweiß, ungewollter Gewichtsverlust > 10 % des Körpergewichts in 6 Monaten) hervorrufen können. Hierzu gehören vor allem Malignome, chronische Infektionen (z. B. Tuberkulose) sowie Erkrankungen aus dem rheumatischen Formenkreis (z. B. SLE, rheumatoide Arthritis, PMR).

MERKE

Leitsymptome der infektiösen Endokarditis sind **Fieber** und ein **neu aufgetretenes Herzgeräusch.**

2. Einteilung

Die foudroyant verlaufende **akute, septische Endokarditis** wird von der schleichend verlaufenden **subakuten Endokarditis (Endocarditis lenta)** abgegrenzt. Außerdem unterscheidet man zwischen **Nativ-** und **Prothesenklappenendokarditis.** Tritt die Endokarditis innerhalb eines Jahres nach einem Klappenersatz auf, spricht man von einer **frühen,** danach von einer **späten** Prothesenklappenendokarditis. Ferner wird die deutlich häufigere **Linksherzendokarditis,** bei der die Mitral- oder die Aortenklappe betroffen sind, von der prognostisch besser einzustufenden **Rechtsherzendokarditis** abgegrenzt (Risiko: i. v. Drogenabusus, ZVK, Port), die meist mit dem Befall der Trikuspidalklappe einhergeht. Außerdem kann es zu einer Endokarditis bei implantierten Herzschrittmacher- und Defibrillatorsystemen kommen.

3. Pathogenese und Erreger

Die infektiöse Endokarditis ist eine Erkrankung des Endokards und/oder der Herzklappen, die trotz optimaler Therapie mit einer hohen Letalität einhergeht (20–30 %). Pathogenetisch kommt es im Bereich von **Endokardläsionen,** die insbesondere an mechanisch stark beanspruchten Strukturen auftreten (v. a. Mitral- und Aortenklappe betroffen), zur Ablagerung von sterilen **thrombotischen Vegetationen,** die einen idealen Nährboden für Erreger bilden. Bei zusätzlicher **transitorischer Bakteriämie** (z. B. iatrogen oder bei Infektionskrankheiten) ist eine Besiedlung der initial keimfreien thrombotischen Auflagerung mit **permanenter Bakteriämie** möglich. In der Regel kommt es zur Destruktion des Klappenapparats mit Klappeninsuffizienz. Die häufigsten **Erreger** sind (➤ Tab. 72.1):

- **Staphylokokken:** ca. 50 %, Tendenz steigend.
- **Streptokokken:** ca. 30 %, tendenziell rückläufig, v. a. vergrünende Streptokokken (= *Streptococcus viridans*).
- **Enterokokken** und **gramnegative Bakterien:** ca. 10 %.
- **Pilze:** ca. 1 %.
- Selten: z. B. **Coxiella burnetii** und Bakterien der sog. **HACEK-Gruppe.**

4. Komplikationen

Im Rahmen einer infektiösen Endokarditis können u. a. folgende Komplikationen auftreten:

- **Kardial:** z. B. Herzinsuffizienz, paravalvulärer Abszess, Perforation, Pseudoaneurysma, Fistel, höhergradige AV-Blockierungen.
- **Extrakardial:** z. B. zentrale und periphere Embolisationen, septischer Schock, septische Milzruptur, Nephritis.

5. Diagnostische Maßnahmen/Diagnosekriterien

Bei klinischem Verdacht auf eine infektiöse Endokarditis sind die folgenden Maßnahmen am wichtigsten:

- **Abnahme serieller Blutkulturen: mindestens drei Sets** (jeweils aerob und anaerob) mit separaten Entnahmen in 30-minütigen Abständen **vor Therapiebeginn.** Nicht auf den Fieberanstieg warten (kontinuierliche Bakteriämie). Ziel ist der kulturelle Erregernachweis sowie die Resistenztestung, sodass eine erregergerechte antibiotische Therapie durchgeführt werden kann. Die Verdachtsdiagnose einer infektiösen Endokarditis muss dem Labor mitgeteilt werden, sodass eine ausreichend lange Bebrütungszeit zum Nachweis langsam wachsender Keime gewährleistet wird. Dennoch kann in 10–15 % der Fälle kein Keim nachgewiesen werden (z. B. häufig bei antibiotischer Vorbehandlung).
- **Transthorakale Echokardiografie (TTE):** empfohlen als primäres Bildgebungsverfahren bei Verdacht auf eine Endokarditis.
- **Transösophageale Echokardiografie (TEE):** bei allen Patienten mit klinischem Verdacht und unauffälligem oder unklarem TTE sowie bei Klappenprothese oder intrakardialem Fremdmaterial. Auch bei positivem TTE ist mit der TEE eine bessere Beurteilung der Herzklappen möglich, insbesondere linksseitig. Möglich ist auch der Nachweis von paravalvulären Abszessen oder weiteren Komplikationen.

Nach den aktuellen Leitlinien werden mit CT und PET/CT weitere bildgebende Methoden benannt, die in schwierigen Fällen ergänzende Darstellungen (z. B. paravalvuläre Abszesse oder Aneurysmata) liefern können.

Für die Diagnose der infektiösen Endokarditis werden die modifizierten **Duke-Kriterien** herangezogen (hier vereinfacht nach ESC-Leitlinien 2015). Aufgrund unterschiedlicher Gewichtung der einzelnen Aspekte werden Haupt- von Nebenkriterien abgegrenzt. Die Diagnose gilt als gesichert, wenn zwei Hauptkriterien oder ein Haupt- und drei Nebenkriterien oder fünf Nebenkriterien erfüllt werden.

Hauptkriterien:

- Gesicherter Erreger: zwei unabhängige positive Blutkulturen mit typischem Erreger.
- Positive Bildgebung: Echokardiografie (z. B. Vegetation, Abszess, Pseudoaneurysma, Klappenperforation) oder paravalvuläre Läsionen in der CT oder abnorme Aktivität im PET/CT am Rand von Klappenprothesen.

Nebenkriterien:

- Prädisposition: z. B. Klappenprothese, bekanntes Vitium oder i. v. Drogenabusus.
- Temperatur > 38,0 °C.
- Vaskuläre Befunde: z. B. arterielle Embolien, intrakranielle oder konjunktivale Blutungen, Janeway-Läsionen.
- Immunologische Phänomene: z. B. Osler-Knötchen, Roth-Flecke, Glomerulonephritis, positiver Rheumafaktor.
- Mikrobiologische Befunde, die nicht die Hauptkriterien erfüllen.

6. Therapie/Endokarditisprophylaxe

Grundsätzlich sollte die Behandlung der infektiösen Endokarditis interdisziplinär durch Kardiologen, Herzchirurgen, Mikrobiologen und Infektiologen erfolgen. In den aktuellen Leitlinien wird die Bedeutung eines sog. „Endokarditis-Teams" betont und die Therapie an einem Referenzzentrum empfohlen, an dem eine Herzchirurgie unmittelbar verfügbar ist.

Die antibiotische Therapie erfolgt intravenös für **mindestens 2–6 Wochen.** Bei klinischem Verdacht auf eine akute Endokarditis wird unverzüglich nach Abnahme serieller Blutkulturen mit einer **empirischen Antibiotikagabe** begonnen. Die **Medikamentenauswahl** richtet sich nach dem **Klappenstatus** des Patienten (Nativ- vs.

Tab. 72.1 Empirische Initialtherapie bei klinischem Verdacht auf infektiöse Endokarditis.

	Häufigste Erreger	Empfohlene Antibiose
Nativklappenendokarditis	(Methicillinsensible) *Staph. aureus,* Streptokokken, *Enterococcus faecalis*	Ampicillin + (Flu)cloxacillin + Gentamicin oder Vancomycin + Gentamicin
Frühe Klappenprothesenendokarditis (< 12 Monate nach OP)	(Methicillinresistente) *Staph. aureus,* koagulasenegative Staphylokokken, gramnegative Bakterien	Vancomycin + Gentamicin + Rifampicin
Späte Klappenprothesenendokarditis (> 12 Monate nach OP)	Wie Nativklappenendokarditis	Wie Nativklappenendokarditis

Klappenprothese). In ➤ Tab. 72.1 sind Antibiotikakombinationen einer kalkulierten Initialtherapie aufgeführt, wenn der Erreger noch nicht bekannt ist. Bei positiven Kulturergebnissen wird die Auswahl resistenzgerecht optimiert. Bei Gabe potenziell toxischer Substanzen z. B. Vancomycin oder Gentamicin muss deren Spiegel regelmäßig bestimmt und die Nierenfunktion überwacht werden (ggf. Dosisanpassung). Aminoglykoside werden bei Nativklappenendokarditis mit nachgewiesenen Staphylokokken nicht mehr empfohlen, da die Nephrotoxizität den klinischen Nutzen nicht rechtfertigt. Nach Therapiebeginn sollten weitere Blutkulturen abgenommen werden bis diese kein Wachstum mehr zeigen.

Ein Ersatz für Vancomycin wären Daptomycin oder Teicoplanin.

Bei etwa der Hälfte der Patienten ist zusätzlich ein **operativer Klappenersatz** bzw. die chirurgische Entfernung des infizierten Gewebes indiziert, weshalb die Kardiochirurgie frühzeitig in die Therapie eingebunden werden sollte. Eine **OP-Indikation** ist z. B. die paravalvuläre Abszessbildung, bei der im Abszessbereich in der Regel keine ausreichenden Antibiotikakonzentrationen erreicht werden, sodass eine Sanierung nur chirurgisch gelingen kann.

Zur **Endokarditisprophylaxe** sollten **Hochrisikopatienten** 30–60 Minuten vor bestimmten Prozeduren (z. B. zahnärztliche Eingriffe mit Perforation der Gingiva oder oralen Mukosa) eine Einzeldosis **Amoxicillin** oral (oder Ampicillin i. v.) erhalten. Bei einer Penicillinallergie kann alternativ Clindamycin oral oder i. v. gegeben werden. Indikationen sind vorhandene Klappenprothesen (biologisch und mechanisch), mit prothetischem Material rekonstruierte Klappen, eine durchgemachte Endokarditis, angeborene zyanotische Vitien sowie mit Fremdmaterial korrigierte angeborene Vitien (für 6 Monate) sowie lebenslang bei verbleibendem Shunt oder Klappeninsuffizienz.

MERKE

Die infektiöse Endokarditis endet **unbehandelt tödlich.** Da sich der Erregernachweis häufig schwierig gestaltet, muss auch bei klinischer Verdachtsdiagnose ohne positive Blutkulturen mit einer empirischen Antibiotikatherapie begonnen werden.

ZUSAMMENFASSUNG

Die **infektiöse Endokarditis** ist eine meist bakteriell verursachte entzündliche Erkrankung des Endokards, der Herzklappen und kardialer Implantate. Am häufigsten betroffen sind die Aorten- und die Mitralklappe. Das **Leitsymptom** ist Fieber in Kombination mit einem neu aufgetretenen Herzgeräusch. Die Abnahme serieller Blutkulturen sowie die Echokardiografie (TTE/TEE) stellen die wichtigsten **diagnostischen Maßnahmen** dar. Zur **Diagnosestellung** werden die modifizierten Duke-Kriterien verwendet. Die **Behandlung** besteht aus einer möglichst erregergerechten antibiotischen Therapie über 2–6 Wochen, die bei bestimmten Indikationen durch eine operative Sanierung ergänzt werden muss (betrifft etwa 50 % der Patienten). Unbehandelt ist die **Prognose** infaust, bei optimaler Therapie überleben über 75 % der Patienten. Zur **Endokarditisprophylaxe** sollten Hochrisikopatienten (z. B. nach Klappenersatz) vor bestimmten Eingriffen einmalig ein Antibiotikum (z. B. Amoxicillin) erhalten.

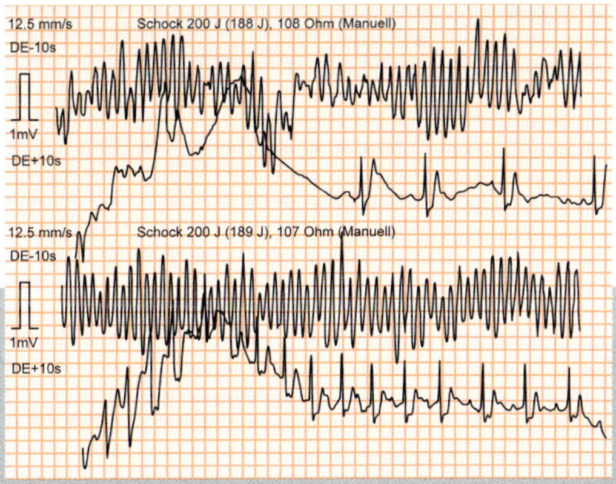

73 Nächtlicher Notfall

Anamnese

Sie haben Nachtdienst auf der internistischen Intensivstation und sind für die innerklinische Notfallversorgung zuständig. Um 2 Uhr nachts gibt es einen Reanimationsalarm. Gemeinsam mit einem Intensivpfleger eilen Sie zu einer 58-jährigen vorgealterten Patientin, die auf einer onkologischen Normalstation liegt.

Die Krankenpflegerin, die den Reanimationsalarm auslöste, berichtet, dass sie von der Zimmernachbarin gerufen wurde, weil die Patientin plötzlich nicht mehr richtig geatmet habe und nicht mehr ansprechbar gewesen sei. Sie habe umgehend den Reanimationsalarm ausgelöst und mit Thoraxkompressionen begonnen (➤ Bild [L231]). Die Patientin sei wegen einer Pneumonie stationär. An Vorerkrankungen bestehen ein metastasiertes Mammakarzinom und eine koronare Herzerkrankung mit Stentimplantation vor 5 Jahren. Von einer DNR-Anordnung sei ihr nichts bekannt.

Unter Fortführung der Thoraxkompressionen werden Defibrillationselektroden angebracht und die Reanimation nach Algorithmus mit mehrfacher Defibrillation fortgesetzt. Acht Minuten nach Beginn der Maßnahmen zeigt sich bei der Rhythmusanalyse 2 Minuten nach der letzten Defibrillation ein ROSC (return of spontaneous circulation) mit tastbaren Pulsen und Anstieg der endtidalen CO_2-Konzentration.

Arterielle Blutgasanalyse nach ROSC

pH 7,08; $PaCO_2$ 59,7 mmHg; PaO_2 79,9 mmHg; SaO_2 90,4 %; Standardbicarbonat 13,8 mmol/l; Basenüberschuss −11,5 mmol/l; Hb 12,4 g/dl; Natrium 116 mmol/l; Kalium 6,5 mmol/l; Kalzium 1,15 mmol/l; Chlorid 92 mmol/l; Laktat 9,5 mmol/l; Glukose 191 mg/dl.

1. **Die Krankenschwester verwendet den Begriff „DNR-Anordnung". Was ist das?**
2. **Befunden Sie das EKG! Was bedeutet das für Sie und Ihr Team?**
3. **Unter Reanimation wird die Patientin intubiert. Warum wird sie im Anschluss an die Kapnografie angeschlossen?**
4. **An welche Ursachen für die Reanimation denken Sie? Was organisieren Sie in diesem Zusammenhang?**
5. **Im Verlauf nach ROSC wird bei der Patientin eine arterielle Blutgasanalyse abgenommen. Befunden Sie diese!**
6. **Was ist ein Debriefing?**

1. DNR-Anordnung

Grundsätzlich gelten für Reanimationsmaßnahmen die gleichen Regelungen wie für andere medizinische Eingriffe, das heißt auch sie bedürfen der **Zustimmung** des Patienten bzw. des gesetzlichen Betreuers. Ist der Entschluss des Patienten in der Notfallsituation nicht bekannt, muss der Lebenswille angenommen werden und bei entsprechender Indikation eine kardiopulmonale Reanimation (CPR) begonnen werden. **DNR-Anordnungen (do not resuscitate)** können helfen, in derart zeitkritischen Situationen ungewollte oder nicht indizierte medizinische Maßnahmen zu vermeiden. DNR-Anordnungen:

- Bieten die Möglichkeit, den Willen des Patienten **strukturiert, nachvollziehbar** und **schnell ersichtlich** zu dokumentieren.
- Richten sich insbesondere an **medizinische Fachkräfte** (Ärzte und Pflege), die nicht primär mit der Versorgung des Patienten betraut sind (z. B. Nacht- oder Wochenenddienst).
- Sollen den Adressaten **entlasten** und von einer erneuten ausführlichen ethischen Prüfung entbinden, die in der Notfallsituation nicht möglich ist.
- Dienen dem **Schutz des Patienten** vor nicht indizierten oder nicht erwünschten medizinischen Maßnahmen. Sie dürfen nicht dazu führen, dass dem Patienten medizinische Eingriffe vorenthalten werden.

Der **Verfasser** (Arzt) einer DNR-Anordnung muss klar ersichtlich sein. Des Weiteren muss **eindeutig dokumentiert** werden, welche Maßnahmen gewünscht bzw. unerwünscht sind. Da DNR-Anordnungen an Situationen gebunden sind und auch widerrufen werden können, muss die **Gültigkeit** stets sichergestellt werden.

In diesem Fall einer Patientin mit metastasiertem Mammakarzinom sollte das primäre onkologische Behandlungsteam den Wunsch der Patientin im Hinblick auf eine Therapiebegrenzung bzw. den Verzicht von Reanimationsmaßnahmen ansprechen und dokumentieren. Die Entscheidung setzt eine **intensive Auseinandersetzung** des Behandlungsteams sowie der Patientin (häufig auch der Angehörigen) mit der Erkrankung und der Prognose voraus und sollte nicht unter Zeitdruck gefällt werden. Eine DNR-Anordnung scheint zumindest bislang nicht vorzuliegen, was anhand der Akte verifiziert werden sollte.

2. Befundung EKG

Der EKG-Ausdruck des Defibrillators (➤ Bild) zeigt **Kammerflimmern,** eine erfolgreiche Schockabgabe und anschließend einen Rhythmus mit schmalen Kammerkomplexen. Charakteristisch für das Kammerflimmern sind die unregelmäßigen Undulationen ohne abgrenzbare Kammerkomplexe. Sie sind das Korrelat chaotisch ablaufender elektrischer Entladungen im Bereich der Ventrikel (Frequenz > 320/min). Diese führen dazu, dass die Herzkammern kein Blut mehr auswerfen, mit der Folge eines Herz-Kreislauf-Stillstands. Kammerflimmern ist die häufigste Ursache des plötzlichen Herztodes.

Die pulslose ventrikuläre Tachykardie und Kammerflimmern werden als **„defibrillierbare Rhythmen"** zusammengefasst. Entsprechend bedeutet dies, dass Sie und Ihr Team umgehend defibrillieren müssen.

MERKE

Bei Vorliegen einer pulslosen ventrikulären Tachykardie oder Kammerflimmern ist die **frühzeitige Defibrillation** ein entscheidender prognostischer Faktor. Je schneller die Schockabgabe erfolgt, desto höher ist die Chance für eine erfolgreiche Defibrillation und damit für das Überleben.

3. Kapnografie

Unter **Kapnografie** versteht man die Messung und grafische Darstellung des **CO_2-Partialdrucks** während des Atemzyklus. Die **endtidalen CO_2-Werte** sind unter CPR zwar häufig niedrig, in aller Regel aber messbar. Sofern verfügbar, wird heute die Verwendung einer **Kapnografie** unter Reanimation empfohlen, die wesentliche Informationen liefern kann:

- **Verifizierung der Tubuslage:** Durch Nachweis von endtidalem CO_2 kann eine ösophageale Fehlintubation ausgeschlossen werden. Die Schlussfolgerung einer korrekten endotrachealen Tubuslage ist nicht zulässig, denn auch im Falle einer zu tiefen endobronchialen Intubation kommt CO_2 zurück. Die Kapnografie kann die zusätzliche Auskultation zur Lagekontrolle des Tubus also nicht ersetzen.

- **Erkennen eines ROSC ohne Unterbrechung der Thoraxkompressionen:** Tritt ein ROSC ein, steigt die endtidale CO_2-Konzentration an. Ein ROSC kann mithilfe der Kapnografie frühzeitig erkannt und so ggf. auf die (weitere) potenziell schädliche Gabe von Adrenalin verzichtet werden.
- **Monitoring der Qualität der Thoraxkompressionen:** Die endtidalen CO_2-Werte korrelieren mit der Kompressionstiefe.
- **Monitoring der Beatmungsfrequenz:** während CPR zur Vermeidung einer Hyperventilation.
- **Prognostische Einschätzung:** Sind die endtidalen CO_2-Werte unter CPR anhaltend niedrig, kann das auf eine schlechte Prognose hindeuten.

4. Potenziell reversible Ursachen

Bei jedem Herz-Kreislauf-Stillstand sollten die potenziell reversiblen Ursachen berücksichtigt werden, da für sie spezifische Behandlungsmöglichkeiten bestehen. Um sie sich besser merken zu können, werden sie als **„4 Hs und HITS“** abgekürzt:

- **4 Hs:**
  - Hypoxie.
  - Hypo-/Hyperkaliämie und andere Elektrolytentgleisungen.
  - Hypovolämie.
  - Hypo-/Hyperthermie.
- **HITS:**
  - Herzbeuteltamponade.
  - Intoxikation.
  - Thromboembolie (Herzinfarkt, Lungenembolie).
  - Spannungspneumothorax.

Die häufigste Ursache für Kammerflimmern ist die koronare Herzerkrankung (KHK). Bei dieser Patientin mit erfolgreicher Defibrillation stellt eine Progression der KHK mit möglichem akutem Koronarsyndrom die wahrscheinlichste Ursache für das Kammerflimmern dar. Folglich benötigt die Patientin notfallmäßig eine **Koronarangiografie.** Sie müssen so schnell wie möglich (falls personell machbar bereits während der Reanimation) mit dem diensthabenden interventionellen Kardiologen Kontakt aufnehmen, um die Koronarangiografie rasch durchführen zu können. Nach ROSC sollten Sie außerdem ein **12-Kanal-EKG** mit der Frage nach ischämietypischen Veränderungen (z. B. Hebungen) schreiben.

Andere Ursachen sind unwahrscheinlicher, aber ebenfalls möglich z. B. eine Hypoxie im Rahmen der Pneumonie oder eine Lungenembolie bei onkologischer Grunderkrankung. Da die Patientin wegen einer Pneumonie stationär ist und zahlreiche Antibiotika die QT-Zeit verlängern (z. B. Clarithromycin), sollte auch die Möglichkeit einer medikamentösen Ursache des Kammerflimmerns bedacht werde, insbesondere wenn sich in der Koronarangiografie kein das Kammerflimmern erklärender Befund zeigt.

5. Arterielle Blutgasanalyse

Die arterielle Blutgasanalyse der Patientin kann folgendermaßen interpretiert werden:

- **Schwere kombinierte metabolische und respiratorische Azidose:**
  - **Metabolische Komponente:** hypoxisch bedingte Laktatazidose, erkennbar am stark erhöhten Laktatwert, dem erniedrigten Standardbikarbonat und dem stark negativen Basenüberschuss.
  - **Respiratorische Komponente:** Hyperkapnie durch Hypoventilation, erkennbar am erhöhten CO_2-Wert.
- Grenzwertige Oxygenierung.
- Schwere Hyperkaliämie.
- Schwere Hyponatriämie.
- Erhöhte Blutglukose.

6. Debriefing

Nach Reanimationen und anderen emotional belastenden Notfällen sollte immer eine kurze **Nachbesprechung (Debriefing)** mit dem gesamten Team erfolgen. Ziel ist es, die Ereignisse gemeinsam aufzuarbeiten, um emotionalen Stress zu reduzieren, möglicherweise entstandene Konflikte zu klären und die Abläufe zukünftig weiter zu optimieren. Die Leitung wird von einer erfahrenen Person (Arzt oder Pflege) übernommen, die das Debriefing strukturiert. Neben subjektiven Einschätzungen der Gesamtsituation (wie war es?) sollten die Zusammenarbeit und die Kommunikation im Team angesprochen und die Befolgung von Algorithmen reflektiert werden. Neben konstruktiver Kritik sollten auch positive Aspekte herausgearbeitet werden.

ZUSAMMENFASSUNG

Unter dem Begriff **kardiopulmonale Reanimation (CPR)** werden Wiederbelebungsmaßnahmen bei einem Herz-Kreislauf-Stillstand zusammengefasst. Ziel ist es, die zerebrale und myokardiale Sauerstoffversorgung aufrechtzuerhalten, um im Verlauf wieder einen Spontankreislauf etablieren zu können (ROSC). Die Wiederbelebungsmaßnahmen sollten nach den Algorithmen des **European Resucitation Council (ERC)** erfolgen, welches seine Empfehlungen alle 5 Jahre überarbeitet. Es wird unterschieden zwischen dem **Basic Life Support (BLS),** der von Laienhelfern durchgeführt werden sollte, und dem **Advanced Life Support (ALS),** der professionellen Helfern vorbehalten ist, da er unter anderem die Atemwegssicherung sowie die Gabe von Medikamenten einschließt. Insbesondere für die leitliniengerechte Durchführung von Thoraxkompressionen sowie die Defibrillation konnte eine Verbesserung des Überlebens gezeigt werden.

WAS WÄRE WENN ...

... nach 30-minütiger Reanimation immer noch kein ROSC eingetreten wäre?

Die Frage, wann eine CPR abgebrochen werden sollte, muss **individuell von Fall zu Fall** abgewogen werden. Die Entscheidung sollte unter Berücksichtigung der Prognose, der aktuellen Leitlinien und des Patientenwillens vom Teamleiter (Arzt) gefällt werden. Hierbei ist zu bedenken, dass es sich für das gesamte Team um eine emotionale Belastungssituation handelt und der Patient auch in dieser Situation eine respektvolle Behandlung verdient.

Allgemein sollte der **Abbruch von Reanimationsmaßnahmen** erwogen werden, wenn:

- Eine **Asystolie > 20 Minuten** vorliegt trotz leitlinienkonformer CPR und ohne das Vorliegen reversibler Ursachen.
- Sich herausstellt, dass der Patient Reanimationsmaßnahmen ablehnt **(„DNR-Anordnung").**
- Die Maßnahmen als **aussichtslos** betrachtet werden.

Liegen **potenziell reversible Ursachen** vor (z. B. Hypothermie), sollten die Reanimationsmaßnahmen prolongiert fortgesetzt werden. Bei **Kammerflimmern** oder einer **pulslosen ventrikulären Tachykardie** ist eine Reanimation allgemein fortzuführen.

Die Frage, ob nach 30-minütiger CPR die Reanimation abgebrochen oder fortgesetzt werden sollte, hängt also unter anderem vom Herzrhythmus ab. Besteht durchgehend eine Asystolie, ist die Prognose schlecht und ein Abbruch der Reanimationsmaßnahmen kann gerechtfertigt sein. Liegt ein defibrillierbarer Rhythmus vor, kann eine Fortführung der Reanimation gerechtfertigt sein und eine Koronarangiografie unter fortgesetzten Reanimationsmaßnahmen (ggf. unter Zuhilfenahme einer mechanischen Reanimationshilfe) erwogen werden. In manchen Zentren kann vor ROSC der Einsatz einer extrakorporalen Herz-Lungen-Maschine (extracorporeal life support, ECLS) erwogen werden, um Zeit für eine kausale Therapie zu gewinnen (z. B. koronare Intervention bei Myokardinfarkt).

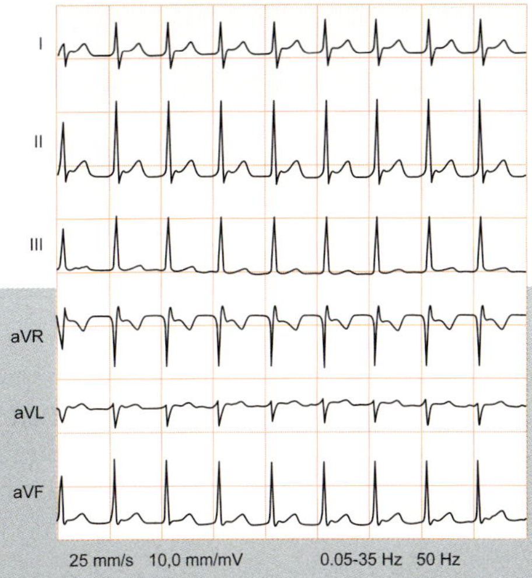

74

Herzrasen

Anamnese

Eine 28-jährige Erzieherin stellt sich mit Herzrasen, das vor 45 Minuten beim Fernsehen begonnen hat, in der medizinischen Notaufnahme vor. Derartige „Attacken" seien in den vergangenen Jahren in unregelmäßigen Abständen und in ganz verschiedenen Situationen immer wieder plötzlich und ohne Vorwarnung aufgetreten. Inzwischen habe sie Angst vor wichtigen Terminen, da ihr Herz jederzeit „verrückt" spielen könne. Die Episoden endeten so schnell und unvermittelt wie sie kämen. Die Dauer sei unterschiedlich, zwischen 5 Minuten und 4 Stunden sei schon alles vorgekommen. Unangenehm sei auch, dass sie während und nach den Episoden immer wieder Wasser lassen müsse. Ansonsten sei sie gesund. Ohnmächtig geworden sei sie noch nie. In der Familie seien weder Herzerkrankungen bekannt noch plötzliche Todesfälle aufgetreten. Der Hausarzt habe bereits mehrfach ein EKG geschrieben als es ihr gut ging, hätte aber nichts Besonderes feststellen können.

Untersuchungsbefunde

28-jährige Frau in gutem AZ und schlankem EZ (168 cm, 57 kg). HF 146/min, BD 115/70 mmHg. Herz: regelmäßig, Herztöne rein, keine Herzgeräusche. Lungen: sonorer KS, vesikuläres Atemgeräusch bds., keine RG. Abdomen: Darmgeräusche über allen vier Quadranten, kein Druckschmerz, keine Resistenzen. Nierenlager beidseits frei. Keine Ödeme. Neurologische Untersuchung orientierend unauffällig. Die aufnehmende Pflegekraft hat bereits ein EKG geschrieben (➤ Bild [T578]).

1. **Wie lautet Ihre Verdachtsdiagnose? Beschreiben Sie die Pathophysiologie der Erkrankung!**
2. **Wie behandeln Sie die Patientin?**
3. **Welche Formen von tachykarden Herzrhythmusstörungen kennen Sie?**
4. **Welche Antiarrhythmika gibt es? Nennen Sie die gängige Einteilung!**
5. **Was tun Sie bei einem hämodynamisch instabilen Patienten mit einer tachykarden Herzrhythmusstörung?**

1. Verdachtsdiagnose und Pathophysiologie

Das EKG zeigt eine regelmäßige Tachykardie mit schmalen QRS-Komplexen und einer Frequenz von 146/min. P-Wellen sind nicht nachweisbar. Dieser EKG-Befund ist typisch für eine **AV-Knoten-Reentry-Tachykardie (AVNRT).** Charakteristisch sind neben regelmäßigen schmalen QRS-Komplexen die Frequenz (bei AVNRT typischerweise 150–220/min) und das Fehlen von P-Wellen (da Kammern und Vorhöfe gleichzeitig erregt werden, verschwinden die P-Wellen in den QRS-Komplexen). Gelegentlich können P-Wellen nach dem QRS-Komplex als Zeichen einer retrograden Erregung der Vorhöfe erkennbar sein. Zu dieser Verdachtsdiagnose passt die von der Patientin geschilderte Symptomatik bestehend aus paroxysmal auftretendem Herzrasen mit plötzlichem Beginn und Ende (sog. **On-off-Phänomen**). Typisch sind auch die **geringe hämodynamische Auswirkung** der Rhythmusstörung, das **Alter** der Patientin (Erstdiagnose häufig im jüngeren und mittleren Erwachsenenalter, meist zwischen dem 20. und 30. Lebensjahr), das **Geschlecht** (Frauen sind doppelt so häufig betroffen wie Männer), die **unauffällige Familienanamnese** (keine familiäre Häufung) und das **Fehlen kardialer Vorerkrankungen** (keine Korrelation mit anderen strukturellen Herzerkrankungen). Des Weiteren sprechen die **Dauer** (typisch sind Minuten bis Stunden) und der **Harndrang** (verursacht durch eine Vorhofdehnung mit Ausschüttung von atrialem natriuretischem Peptid) für diese Verdachtsdiagnose. Charakteristisch ist außerdem, dass **im Intervall** zwischen den Episoden ein komplett **unauffälliges EKG** vorliegt.

Die AVNRT ist die häufigste Form einer paroxysmalen supraventrikulären Tachykardie. Als Normvariante besteht bei vielen Menschen kongenital eine **funktionelle Zweiteilung des AV-Knotens** mit zwei separaten Leitungsbahnen zwischen Vorhöfen und Kammern. Eine AVNRT kann auftreten, wenn die beiden Bahnen deutlich unterschiedliche Leitungsgeschwindigkeiten und Refraktärzeiten aufweisen. Ausgelöst werden die Tachykardie-Episoden meist durch eine supraventrikuläre Extrasystole. Bei der typischen Form der AVNRT (> 90 % der Fälle) werden die Kammern antegrad über den **„Slow-Pathway"** erregt, über den **„Fast-Pathway"** erfolgt die retrograde Leitung zurück zu den Vorhöfen.

2. Therapie

Häufig terminiert eine AVNRT spontan. Ist dies nicht der Fall, sollte bei hämodynamisch stabilen Patienten zunächst eine Reizung des N. vagus (z. B. Valsalva-Pressversuch, einseitige Karotissinusmassage, kaltes Wasser trinken) versucht werden. Kommt es dadurch nicht zu einer Terminierung der Rhythmusstörung, kann ein medikamentöser Therapieversuch erfolgen. Mittel der Wahl ist **Adenosin,** das nach intravenöser Bolusgabe temporär für einige Sekunden einen kompletten AV-Block hervorruft (Vorteil: kurze Halbwertszeit). Liegen Kontraindikationen für Adenosin vor wie z. B. eine obstruktive Ventilationsstörung, kann alternativ Verapamil i. v. verabreicht werden. Sollte eine Breitkomplextachykardie vorliegen (z. B. bei aberrierender Überleitung auf die Kammer), ist die Abgrenzung von supraventrikulärer und ventrikulärer Tachykardie erschwert. In diesen Fällen ist Ajmalin bei Patienten ohne Herzinsuffizienz das Mittel der Wahl, ansonsten Amiodaron. Versagt auch die medikamentöse Therapie, besteht die Möglichkeit einer Überstimulation oder **elektrischen Kardioversion.**

Diese Akutmaßnahmen sollten unter EKG-Kontrolle erfolgen, da das darunter zu beobachtende EKG wichtige Hinweise auf die zugrunde liegende Rhythmusstörung liefern kann, selbst wenn die Tachykardie nicht terminiert wird.

Eine **Langzeittherapie** ist indiziert bei häufigen Tachykardie-Episoden und hohem Leidensdruck. Möglich ist eine **medikamentöse Rezidivprophylaxe,** z. B. mit einem gering dosierten Betablocker. Als definitives Therapieverfahren hat sich die elektrophysiologische Untersuchung mit **Katheterablation** (Verödung des Slow-Pathways bei der typischen AVNRT) etabliert. Die Erfolgsrate ist mit > 95 % hoch. Da die zu abladierende Leitungsbahn im Bereich des AV-Knoten liegt, tritt als Komplikation in ca. 1 % der Fälle ein kompletter AV-Block auf, der dann eine Indikation zur Schrittmacheranlage darstellt.

3. Tachykarde Herzrhythmusstörungen

Abhängig vom Ursprungsort unterscheidet man zwischen **supraventrikulären (SVT)** und **ventrikulären Tachykardien (VT):**

- **SVT:** Hierunter versteht man eine heterogene Gruppe von Herzrhythmusstörungen, deren Ursprung in den Herzvorhöfen liegt. Hierzu zählen neben der AVNRT u. a. Tachykardien bei akzessorischen Leitungsbahnen (z. B. Wolff-Parkinson-White[W-PW]-Syndrom), fokale atriale Tachykardien, ektope atriale Tachykardien sowie Vorhofflimmern und -flattern.
- **VT:** Sie sind häufig Ausdruck einer strukturellen Herzerkrankung (z. B. KHK, Herzinfarkt, Kardiomyopathie). Abhängig von der Dauer unterscheidet man zwischen einer nicht anhaltenden VT (≤ 30 s) und einer anhaltenden VT (> 30 s). Zu den anhaltenden VTs zählen auch Kammerflattern (Kammerfrequenzen > 250/min), Kammerflimmern (chaotische Kammeraktionen) sowie die Torsade-de-pointes-Tachykardie, die sich durch eine periodische Zu- und Abnahme der QRS-Amplitude um die isoelektrische Linie auszeichnet.

Bei einer Tachykardie mit schmalen Kammerkomplexen (QRS < 120 ms) liegt fast immer eine SVT vor. Im Gegensatz dazu kommt bei breiten Kammerkomplexen (> 120 ms) neben einer VT auch eine SVT infrage, z. B. bei vorbestehender Schenkelblockierung. Zur Differenzierung sollte im EKG nach den charakteristischen Kriterien einer VT gesucht werden. Beweisend für eine VT sind:

- **AV-Dissoziation:** Vorhöfe und Kammern schlagen unabhängig voneinander, sodass unregelmäßig P-Wellen auftauchen ohne Bezug zu den QRS-Komplexen.
- **Fusionsschläge:** Sinuserregung erreicht die Kammer in dem Moment, in dem auch die kreisende Erregung eine erneute Ventrikeldepolarisation verursacht, sodass ein kombinierter Schlag entsteht (QRS-Komplex Mischbild aus supraventrikulärem und ventrikulärem Schlag).
- **Capture Beats:** Sinuserregung erreicht die Kammer und trifft auf nichtrefraktäres Myokard, sodass ein schmaler QRS-Komplex inmitten von zahlreichen ventrikulären Schlägen auftritt.

MERKE

Ventrikuläre Tachykardien sind eine vitale Bedrohung. Daher sollte jede Breitkomplextachykardie bis zum Beweis des Gegenteils wie eine VT behandelt werden.

4. Antiarrhythmika

Antiarrhythmika werden anhand ihres Wirkmechanismus nach Vaughan-Williams eingeteilt (➤ Tab. 74.1). Weitere Medikamente, die zur Therapie von Herz-

Tab. 74.1 Einteilung der Antiarrhythmika nach Vaughan-Williams

Gruppe	Wirkung	Mechanismus	Beispiele
Ia	Natriumkanalblocker	Verlängern die Repolarisation	Chinidin, Ajmalin, Procainamid
Ib		Verkürzen die Repolarisation	Lidocain, Phenytoin (keine klinische Bedeutung mehr)
Ic		Repolarisation unverändert	Propafenon, Flecainid
II	Betablocker	Vermindern die sympathoadrenerge Stimulation des Herzens	Metoprolol, Bisoprolol, Carvedilol
III	Kaliumkanalblocker	Verlängern die Refraktärzeit und das Aktionspotenzial	Amiodaron, Dronedaron, Sotalol
IV	Kalziumantagonisten (Nicht-Dihydropyridine)	Bremsen die Sinus- und AV-Knotendepolarisation	Verapamil, Diltiazem

rhythmusstörungen eingesetzt, in der Klassifikation nach Vaughan-Williams aber nicht berücksichtigt werden, sind **Herzglykoside** und **Adenosin** zur Behandlung von SVTs sowie **Vagolytika** (u. a. Atropin) zur Therapie bradykarder Herzrhythmusstörungen.

5. Therapie der hämodynamisch instabilen Tachykardie

Bei hämodynamischer Instabilität im Rahmen einer tachykarden Herzrhythmusstörung ist eine **sofortige elektrische synchronisierte Kardioversion** indiziert, unabhängig davon, ob es sich um eine supraventrikuläre oder ventrikuläre Tachykardie handelt. Der Eingriff erfolgt nach Möglichkeit in Kurznarkose. Bei einem Herz-Kreislauf-Stillstand müssen Reanimationsmaßnahmen leitliniengerecht durchgeführt werden.

ZUSAMMENFASSUNG

Die **AV-Knoten-Reentry-Tachykardie (AVNRT)** ist die häufigste Form der paroxysmalen supraventrikulären Tachykardie. Als **Ursache** liegen kongenital im AV-Knoten zwei voneinander getrennte Leitungsbahnen mit unterschiedlichen Leitungsgeschwindigkeiten und Refraktärzeiten vor. Bei der typischen AVNRT (> 90 %) wird die Erregung von den Vorhöfen antegrad über den Slow-Pathway auf die Kammern übergeleitet, die retrograde Leitung erfolgt über den Fast-Pathway. Die **Symptomatik** besteht aus episodisch auftretendem Herzrasen mit abruptem Beginn und Ende (sog. On-off-Phänomen). Die Erstdiagnose erfolgt gehäuft zwischen dem 20. und 30. Lebensjahr. Frauen sind doppelt so häufig betroffen wie Männer. Für die **Diagnosestellung** ist das Anfalls-EKG wegweisend. Dieses zeigt eine regelmäßige Schmalkomplextachykardie mit einer Frequenz typischerweise zwischen 150 und 220/min. P-Wellen sind normalerweise nicht zu erkennen, da die Vorhöfe und Kammern gleichzeitig erregt werden und die P-Wellen daher in den QRS-Komplexen verschwinden. Kommt es nicht zu einer spontanen Konversion, sollte bei hämodynamisch stabilen Patienten **therapeutisch** zunächst eine Vagusreizung durchgeführt werden. Bei Versagen kann ein medikamentöser Konversionsversuch (in der Regel mit Adenosin) erfolgen. Als letzte Option besteht die Möglichkeit der elektrischen Kardioversion. In der **Langzeitbehandlung** stark symptomatischer Patienten ist die Katheterablation mit Verödung des Slow-Pathways einer medikamentösen Rezidivprophylaxe überlegen.

75

Vorsorgeuntersuchung

Anamnese

Eine 45-jährige Einzelhandelskauffrau stellt sich morgens in Ihrer hausärztlich internistischen Praxis für einen Gesundheitscheck vor. Seit Monaten habe sie Schmerzen in der linken Schulter. Zu der vom Orthopäden empfohlenen Operation habe sie sich bislang nicht durchringen können. Sport sei in der letzten Zeit zu kurz gekommen, weshalb sie zugenommen habe. Ansonsten gehe es ihr gut. Sie nimmt täglich Citalopram, Valsartan und HCT ein. Leider habe sie sich das Rauchen bislang nicht dauerhaft abgewöhnen können (aktuell 10 Zigaretten täglich, 25 py). Alkohol trinke sie selten.

Die Patientin ist verheiratet und hat einen 6-jährigen Sohn. Ihre Mutter sei zuckerkrank, ansonsten aber noch rüstig, der Vater sei bereits vor Jahren an Leberkrebs verstorben. In der Akte der Patientin haben Sie folgende Diagnosen notiert: arterielle Hypertonie, Zustand nach depressiver Episode, Kniearthrose links, Rotatorenmanschettenruptur links, Nikotinabusus.

Untersuchungsbefunde

45-jährige Frau in adipösem EZ (164 cm, 90 kg, BMI 33,5 kg/m^2). HF 73/min, BD 155/95 mmHg. Kopf und Hals: unauffällig. Herz: HT rhythmisch, kein Herzgeräusch. Lunge: sonorer KS, VAG beidseits. Abdomen: adipös, weich, kein DS, DG positiv. Nierenlager: nicht klopfschmerzhaft. Extremitäten: periphere Pulse seitengleich tastbar, keine Ulzerationen, Hallux valgus beidseits, Varikosis beidseits, keine Ödeme. Neurologie: orientierend unauffällig.

Laborbefunde

Kleines Blutbild, Elektrolyte und Nierenretentionswerte unauffällig. BZ nüchtern 149 mg/dl; Triglyzeride 175 mg/dl; Gesamtcholesterin 241 mg/dl; HDL-Cholesterin 57 mg/dl; LDL-Cholesterin 151 mg/dl.

1. **Aktualisieren Sie die Diagnosenliste anhand der Befunde! Gehen Sie auf Diagnosekriterien ein!**
2. **Sie fragen die Patientin nach Auffälligkeiten während der Schwangerschaft und der Geburt des Sohnes. Warum?**
3. **Was wissen Sie über die Therapie des Diabetes mellitus Typ 2?**
4. **Sie geben der Patientin eine Überweisung mit! Für welche Fachdisziplin? Erläutern Sie dies!**
5. **Die Patientin fragt, ob man mit Diabetes mellitus Auto fahren darf. Was sagen Sie ihr?**

1. Diagnosenliste

Folgende Diagnosen können ergänzt werden:

- **Adipositas:** mit einem BMI 33,5 kg/m² liegt eine Adipositas Grad I (BMI 30–35 kg/m²) vor.
- **Hypercholesterinämie:** liegt definitionsgemäß bei einem Gesamtcholesterin von > 200 mg/dl vor.
- **Diabetes mellitus:** die Diagnose darf gestellt werden bei:
  - HbA_{1c} ≥ 6,5 %.
  - Nüchternplasmaglukose ≥ 126 mg/dl, wie bei dieser Patientin.
  - Gelegenheitsplasmaglukose ≥ 200 mg/dl.
  - Oraler Glukosetoleranztest (oGTT): 2-Stunden-Plasmaglukose ≥ 200 mg/dl.

HbA_{1c} entsteht durch nichtenzymatische Glykosylierung von Hämoglobin und spiegelt die Blutzuckereinstellung der letzten 8 Wochen wider. Der Wert bietet für die Diagnose des Diabetes mellitus Vorteile gegenüber anderen Parametern (z. B. keine Nüchternheit bei Blutentnahme erforderlich, weniger aufwendig als oGTT). Er kann aber durch einige Faktoren verfälscht werden, z. B. Schwangerschaft, Leber- und Nierenerkrankungen, Eisenmangel und Hämoglobinopathien.
Sehr wahrscheinlich handelt es sich bei dieser Patientin um einen **Diabetes mellitus Typ 2.** Hierfür sprechen das Alter (Erstdiagnose typischerweise im mittleren und höheren Erwachsenenalter), die positive Familienanamnese, die Adipositas und die Beschwerdefreiheit.

MERKE
Unauffällige Nüchternglukosewerte schließen einen Diabetes mellitus nicht aus. Umgekehrt können in bestimmten Situationen (z. B. SIRS, Schlaganfall, Herzinfarkt, Katecholamingabe) erhöhte Blutzuckerwerte auftreten, ohne dass ein manifester Diabetes mellitus vorliegt **(„Stresshyperglykämie“).** Eine Differenzierung ist durch eine HbA_{1c}-Bestimmung möglich.

2. Risikofaktoren für Diabetes mellitus Typ 2

Sie wollen herausfinden, ob weitere **Risikofaktoren** für einen Diabetes mellitus Typ 2 vorliegen. Hierzu zählen ein **Gestationsdiabetes** und die **Geburt eines Kindes mit einem Gewicht > 4000 g.** Weitere Risikofaktoren sind unter anderem eine positive Familienanamnese (Erkrankung bei Verwandten ersten Grades), ein BMI > 25 kg/m², Bewegungsmangel und ein polyzystisches Ovarialsyndrom.
Auch bei Vorliegen eines **„Prädiabetes“** besteht ein hohes Risiko, einen manifesten Diabetes mellitus Typ 2 zu entwickeln. Dies ist der Fall bei:

- Nüchternplasmaglukose ≥ 100–125 mg/dl, sog. abnorme Nüchternglukose.
- 2-Stunden-Plasmaglukosewert ≥ 140–199 mg/dl im 75 g-oGTT, sog. gestörte Glukosetoleranz.

3. Therapie

Ziel der Behandlung ist die **Verhinderung mikro- und makrovaskulärer Langzeitkomplikationen** (z. B. Erblindung, Niereninsuffizienz, KHK, pAVK, Schlaganfall) bei optimaler Lebensqualität. Als Behandlungsziel wird ein **individueller HbA_{1c}-Korridor** festgelegt, der unter anderem von Alter, Komorbiditäten und Patientenwunsch abhängt und regelmäßig re-evaluiert werden sollte. Generell wird zur Vermeidung von Langzeitkomplikationen ein **HbA_{1c}-Zielbereich von 6,5–7,5 %** angestrebt. Ein niedrigerer Zielwert kann sinnvoll sein, wenn dieser durch eine alleinige Lebensstilintervention oder nebenwirkungsarme Medikamente erreicht werden kann. Bei multimorbiden Patienten kann auch ein HbA_{1c}-Zielwert von > 7,5 % gerechtfertigt sein.
Darüber hinaus sollten für weitere Parameter **Zielgrößen** definiert werden, z. B. für Blutdruck (< 140/80 mmHg), LDL-Cholesterin (< 100 mg/dl, bei diabetischen Komplikationen oder manifester kardiovaskulärer Erkrankung < 70 mg/dl), Körpergewicht (bei Übergewicht Gewichtsreduktion um 5–10 %, abhängig vom Ausgangsgewicht), Nüchternplasmaglukose (100–125 mg/dl) und postprandiale Plasmaglukose (140–199 mg/dl).
Das in ➤ Abb. 75.1 dargestellte Flussdiagramm zeigt den von der Deutschen Diabetesgesellschaft empfohlenen Therapiealgorithmus. An erster Stelle steht eine **Lebensstiländerung** (Ernährungsumstellung, regelmäßige körperliche Aktivität, Gewichtsreduktion und ggf. Tabakentwöhnung), die durch Schulungen unterstützt wird. Reicht

dies nicht aus, stehen Antidiabetika zur Verfügung, von denen einige im Folgenden vorgestellt werden:

- **Metformin:** hemmt die hepatische Glukoneogenese und verbessert die Insulinresistenz. **Medikament der ersten Wahl.** KI: u. a. Leber- und Niereninsuffizienz. Vorteile: kein Hypoglykämierisiko, keine Gewichtszunahme.

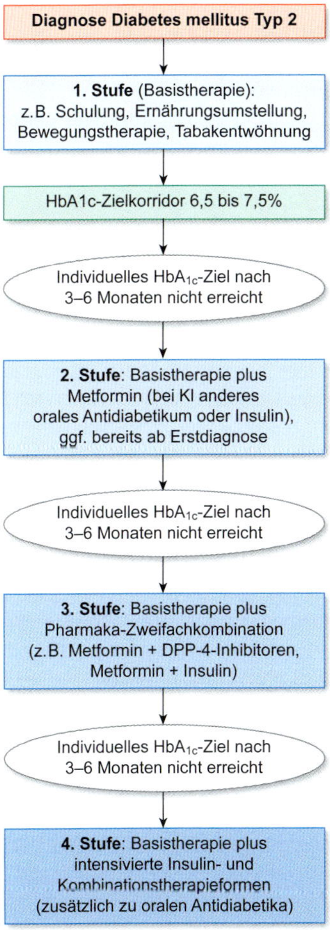

Abb. 75.1 Flussdiagramm zur Therapie des Diabetes mellitus Typ 2 (zusammengefasst und modifiziert nach Empfehlungen der Deutschen Diabetes Gesellschaft 10/2013). [L231]

- **Sulfonylharnstoffe** (z. B. Glibenclamid, Glimepirid): stimulieren die Insulinsekretion der ß-Zellen. Nachteil: Hypoglykämierisiko und Gewichtszunahme. KI: Leber- und Niereninsuffizienz.
- **GLP-1-Mimetika** (z. B. Exenatid, Liraglutid): GLP-1 ist ein intestinal gebildetes Hormon, das die Insulinsekretion stimuliert, die Glukagonsekretion inhibiert, die Betazellproliferation stimuliert und zentral ein Sättigungsgefühl hervorruft. GLP-1-Mimetika aktivieren den GLP-1-Rezeptor. Vorteile: gute Wirksamkeit, Gewichtsreduktion, kein intrinsisches Hypoglykämierisiko. Subkutane Applikation. NW: Übelkeit, Erbrechen.
- **DPP-4-Inhibitoren** (z. B. Sitagliptin, Vildagliptin): GLP-1 wird normalerweise schnell von der **Dipeptidylpeptidase 4 (DPP 4)** abgebaut. Hemmstoffe dieses Enzyms erhöhen den endogenen GLP-1-Spiegel. Vorteile: gute Wirksamkeit und Verträglichkeit, kein Hypoglykämierisiko, orale Applikation.
- **SGLT2-Hemmer** (Gliflozine, z. B. Dapagliflozin, Empagliflozin): neue Substanzklasse, die den „Sodium Glucose Cotransporter 2"(SGLT2) der Nierentubuli hemmt und die Glukoseausscheidung im Urin steigert. Orale Applikation. NW: Genital- und Harnwegsinfektionen, Hypoglykämien bei Kombinationstherapie, Volumenverlust.

Kann das individuell festgelegte Therapieziel auch mit oralen Antidiabetika nicht erreicht werden oder bestehen Kontraindikationen, ist eine **Insulintherapie** indiziert.

4. Überweisung

Die Patientin erhält von Ihnen eine Überweisung zum **Augenarzt** mit der Frage nach einer **diabetischen Retinopathie/Makulopathie.** Augenärztliche Kontrollen werden bei Diabetespatienten ohne diabetische Netzhautveränderungen und ohne Risikofaktoren (z. B. Nephropathie) alle zwei Jahre empfohlen, bei Vorliegen von Risikofaktoren jährlich. Bei Diabetes Typ 2 sollte die erste ophthalmologische Vorstellung mit der Erstdiagnose, bei Typ 1 erstmalig 5 Jahre nach Diagnosestellung erfolgen. Ziel ist es, Veränderungen zu erkennen, noch bevor diese zu Sehbeeinträchtigungen geführt haben und diese frühzeitig zu behandeln.

Ein Überblick über weitere diabetische Spätkomplikationen ist in ➤ Fall 39, Frage 5 zu finden.

5. Fahreignung

Im Hinblick auf die Fahreignung sind **Hypoglykämien** gefürchtet. Grundsätzlich gilt, dass Diabetespatienten mit stabiler Stoffwechsellage einen Pkw führen dürfen. Voraussetzung ist neben einer **Schulung** die Fähigkeit, Hypoglykämien früh wahrnehmen zu können. Werden Medikamente eingenommen, die mit einem hohen Hypoglykämierisiko einhergehen (Sulfonylharnstoffe, Insulin), wird eine **Blutzuckerselbstkontrolle** vor einer Fahrt bzw. während langer Fahrten empfohlen. Zusätzlich sollte z. B. Traubenzucker mitgeführt werden. Für das Führen von Lkws und zur Personenbeförderung (Taxis und Busse) gelten ähnliche Grundsätze, insgesamt sind die Auflagen strenger.

Die Fahreignung ist **nicht** gegeben bei Diabetespatienten, die neu eingestellt werden, nach Stoffwechseldekompensation und wenn es im letzten Jahr zu zwei oder mehr hypoglykämischen Episoden gekommen ist, die fremde Hilfe erforderten.

Neben Hypoglykämien schränken vor allem **Komplikationen** des Diabetes (z. B. diabetische Retinopathie) die Fahreignung ein.

ZUSAMMENFASSUNG

Mehr als 90 % aller erwachsenen Patienten mit Diabetes haben einen **Diabetes mellitus Typ 2,** der gehäuft im Rahmen eines metabolischen Syndroms auftritt. **Ursächlich** ist ein relativer Insulinmangel bedingt durch eine verminderte Insulinsekretion bei gleichzeitiger Insulinresistenz. **Risikofaktoren** sind Dyslipidämie, arterielle Hypertonie, Übergewicht, Gestationsdiabetes sowie ein Verwandter ersten Grades mit der Erkrankung. Die **diagnostischen Kriterien** sind unter anderem erfüllt bei einem $HbA_{1c} \geq 6{,}5\,\%$, einer Nüchternplasmaglukose ≥ 125 mg/dl oder einer Gelegenheitsplasmaglukose ≥ 200 mg/dl. Um Spätkomplikationen zu vermeiden, wird als **Therapieziel** ein individueller HbA_{1c}-Wert festgelegt, der meist zwischen 6,5 und 7,5 % liegt. Die Behandlung erfolgt nach einem von der Deutschen Diabetesgesellschaft veröffentlichten **Therapiealgorithmus.** Neben nichtmedikamentösen Ansätzen mit Lebensstiländerung (u. a. Patientenschulung, Ernährungsumstellung, regelmäßige körperliche Aktivität) gilt Metformin als Medikament der Wahl. In fortgeschrittenen Erkrankungsstadien ist häufig eine zusätzliche oder alleinige Insulintherapie erforderlich. Die **Prognose** wird durch das Auftreten mikro- und makrovaskulärer Spätkomplikationen (z. B. diabetische Nephropathie, KHK) bestimmt.

WAS WÄRE WENN …

… sich die Patientin im Verlauf doch für die Schulter-OP entscheiden würde?

Diabetespatienten weisen eine **erhöhte perioperative Mortalität** auf, die insbesondere durch diabetische Folgeerkrankungen (z. B. diabetische Mikro- und Makroangiopathie, Nephropathie) und eine präoperativ instabile Stoffwechsellage bedingt ist. Hinzu kommt, dass die **präoperativ geforderte Nüchternheit** sowie der chirurgische Stress eine Blutzuckerentgleisung verursachen und das Ergebnis negativ beeinflussen können. Um die Risiken zu minimieren, sollten perioperativ von allen beteiligten Fachdisziplinen folgende Aspekte berücksichtigt werden:

- Planung der Operation möglichst **an erster Stelle morgens** (insbesondere bei Insulinpflichtigkeit), um die Nüchternheitsphase zu minimieren.
- **Metformin** am Vorabend der OP oder spätestens am OP-Tag pausieren (**cave:** Laktatazidose), alle anderen oralen Antidiabetika nach der letzten Mahlzeit.
- Bei insulinpflichtigen Diabetikern am OP-Tag die Basalinsulintherapie fortsetzen oder ein Viertel des sonstigen täglichen Insulinbedarfs morgens als Basalinsulin s. c. verabreichen. **Blutzuckerwerte von 140–180 mg/dl anstreben,** bei Werten darüber Korrektur mit Normalinsulin.
- **Engmaschige Blutzuckerkontrollen prä-, intra- und postoperativ.**
- Elektive OPs bei präoperativen Blutzuckerwerten von > 300 mg/dl verschieben.
- Bevorzugung **regionalanästhetischer Verfahren,** da postoperativ die Nahrungsaufnahme und die orale medikamentöse Therapie schneller wieder aufgenommen werden kann.
- Wiederbeginn oraler Antidiabetika mit der ersten postoperativen Mahlzeit, Metformin erst am 2. postoperativen Tag.

76

Belastungsdyspnoe, Angina pectoris und Synkope

Anamnese

Sie nehmen einen 84-jährigen ehemaligen Polizisten stationär auf, der seit 3 Monaten über starke Luftnot und ein rezidivierendes thorakales Engegefühl beim Spazierengehen mit dem Hund berichtet. Bei körperlicher Belastung bestehe häufig Schwindel und vor 6 Wochen sei er auf einer Geburtstagsfeier kurz ohnmächtig geworden. Der Akte entnehmen Sie, dass sich der Patient vor 9 Jahren bei koronarer 3-Gefäßerkrankung einer Bypassoperation unterziehen musste. Bekannt sind außerdem eine chronisch-obstruktive Lungenerkrankung, ein arterieller Hypertonus, ein insulinpflichtiger Diabetes mellitus Typ 2 und eine Hypercholesterinämie. Auf die Frage nach weiteren Vorerkrankungen berichtet der Patient, dass der Hausarzt mit den Nierenwerten in den letzten Monaten alles andere als zufrieden gewesen sei. Es besteht eine Dauermedikation mit ASS, Bisoprolol, Olmesartan, Simvastatin und Insulin (Insulin glargin zur Nacht, Normalinsulin vor den Mahlzeiten)

Untersuchungsbefunde

84-jähriger Mann in leicht reduziertem AZ und adipösem EZ (177 cm, 96 kg; BMI 30,6 kg/m^2). HF 98/min, BD 145/90 mmHg. Herz: rhythmisch, spindelförmiges 4/6-Systolikum mit Punctum maximum über dem 2. ICR rechts mit Fortleitung in die Karotiden. Keine Halsvenenstauung. Lungen: sonorer KS, vesikuläres AG bds., keine RG. Abdomen: träge DG über allen vier Quadranten, kein DS, keine Resistenzen. Nierenlager bds. frei. Keine Ödeme. Neurologische Untersuchung orientierend unauffällig.

Laborbefunde

Leukozyten 5,2 Tsd/µl; Erythrozyten 4,56 Mio/µl; Hb 13,5 g/dl; Hkt 39,7 %; Thrombozyten 287 Tsd/µl; INR 1,08; PTT 29 sec; GOT 54 U/l, GPT 48 U/l, Natrium 138 mmol/l; Kalium 4,7 mmol/l; Harnstoff 169 mg/dl; Serumkreatinin 2,1 mg/dl.

1. **Wie lautet Ihre Verdachtsdiagnose?**

2. **Welche diagnostischen Maßnahmen leiten Sie ein?**

3. **Beschreiben Sie die Pathogenese und die Ätiologie der Erkrankung!**

4. **Welche Therapieoptionen gibt es? Welche favorisieren Sie bei dem vorgestellten Patienten?**

5. **Der Patient entscheidet sich gegen ärztlichen Rat für eine konservative Therapie. Wie sehen Sie seine Prognose?**

1. Verdachtsdiagnose

Die Beschwerden sind am ehesten auf eine **symptomatische, höhergradige Aortenklappenstenose (AKS)** zurückzuführen. Hierfür sprechen der klassische Auskultationsbefund und die typische klinische Symptomatik aus Dyspnoe, Angina pectoris, rezidivierendem Schwindel und Synkope. Differenzialdiagnostisch kommt bei Dyspnoe und Angina pectoris auch eine **Progression der bekannten KHK** in Betracht, zumal hier zahlreiche kardiovaskuläre Risikofaktoren vorliegen (arterielle Hypertonie, insulinpflichtiger Diabetes mellitus Typ 2, Adipositas, Dyslipidämie).

2. Diagnostik

Bei Verdacht auf eine Aortenklappenstenose werden neben Anamnese und körperlicher Untersuchung folgende diagnostische Schritte eingeleitet:

- **EKG:** Möglich sind ein pathologischer Sokolow-Lyon-Index (> 3,5 mV) als Zeichen einer linksventrikulären Hypertrophie, ST-Streckensenkungen bzw. T-Negativierungen in den anterolateralen Ableitungen (I, aVL, V_5, V_6) und ein Links- oder überdrehter Linkslagetyp. Vorhofflimmern kann im Spätverlauf auftreten und gilt als prognostisch ungünstig.
- **Echokardiografie transthorakal und transösophageal:** entscheidendes diagnostisches Verfahren. Zur Schweregradbeurteilung werden neben morphologischen Kriterien (Taschen kalzifiziert? Hypo-/immobil?) in erster Linie der mittlere und maximale Gradient über der Klappe mit der Doppler-Echokardiografie bestimmt, ebenso wie die Flussgeschwindigkeiten und die Abschätzung des Schlagvolumens. Die Klappenöffnungsfläche kann mittels Kontinuitätsgleichung berechnet oder planimetrisch gemessen werden. Außerdem werden linksventrikuläre Funktion und Wanddicke sowie andere Klappen- oder aortale Pathologien beurteilt.
- **Linksherzkatheter:** Bestimmung des Schweregrads durch invasive Druckmessung in Aorta ascendens und linkem Ventrikel. Diese Methode ist in der Routine nicht erforderlich und sollte nur in Zweifelsfällen eingesetzt werden. Vor einem Klappenersatz ist meistens eine Koronarangiografie zur Beurteilung des Koronarstatus erforderlich, gelegentlich genügt diesbezüglich auch eine Kardio-CT.
- **Ggf. Stressechokardiografie:** bei symptomatischer hochgradiger Aortenklappenstenose kontraindiziert. Bei asymptomatischen Patienten mit hämodynamisch relevanter Stenose zur Demaskierung von Symptomen und zur echokardiografischen Beurteilung unter Belastung (unter ärztlicher Aufsicht und mit entsprechender Überwachung), insbesondere als Dobutamin-Stressechokardiografie bei nicht eindeutigen Echobefunden in Ruhe (sog. Low-flow-low-gradient-Stenose).
- **CT und MRT:** CT in der Regel bei der Vorbereitung einer geplanten TAVI z. B. zur Beurteilung von Verkalkungsgrad, Aorta ascendens, Abstand des Anulus zu den Koronarostien und Bestimmung der Klappendiameter (s. u.). Das MRT kann bei der Entdeckung und Quantifizierung von myokardialer Fibrose hilfreich sein.

Bei dem 84-jährigen Patienten liegt eine schwere, symptomatische Aortenklappenstenose bei normaler linksventrikulärer Funktion vor (EF 56 %, maximaler transvalvulärer Doppler-Gradient 64 mmHg, mittlerer 50 mmHg, entsprechend einer kalkulierten Klappenöffnungsfläche von 0,7 cm^2). Koronarangiografisch besteht ein nicht interventionsbedürftiger, stabiler Befund mit offenen Bypässen.

3. Pathogenese und Ätiologie

Die Aortenklappenstenose ist eine meist erworbene (selten angeborene) Obstruktion der Aortenklappe, die in der Regel trikuspid, jedoch auch bikuspid angelegt sein kann. Pathogenetisch kommt es zu einer **Druckbelastung des linken Ventrikels** mit in vielen Fällen **konzentrischer linksventrikulärer Hypertrophie** bei zunächst noch erhaltener linksventrikulärer systolischer Funktion. Bei unbehandelter Aortenklappenstenose kommt es im weiteren Verlauf zur Dilatation des linken Ventrikels mit Abnahme der linksventrikulären Auswurffraktion und schließlich zur Linksherzdekompensation.

Die erworbene Aortenklappenstenose ist die **häufigste Herzklappenerkrankung** in der westlichen Welt. Die

Prävalenz steigt exponentiell mit dem Alter. Mehr als 3 % der über 65-Jährigen sind betroffen. Abhängig von der Ätiologie werden folgende Formen unterschieden:

- **Degenerative kalzifizierende Genese:** häufigste Form mit langsam progredientem Verlauf und Manifestation in der Regel in der 6.–9. Dekade. Ausgehend von einer Klappensklerose (Verkalkung ohne hämodynamische Relevanz) schreitet die Kalzifizierung vom Anulus in Richtung Klappenränder fort mit der Folge einer progredienten Einschränkung der Öffnungsfläche.
- **Aortenklappenstenose bei bikuspider Klappe:** Eine bikuspide Aortenklappe besteht aus zwei statt drei Taschen. Bikuspide Klappen kommen anlagebedingt vor, häufig mit echokardiografisch noch sichtbarer Fusion einer Kommissur (z. B. links- und rechtskoronare Tasche). Betroffen sind 1–2 % der Bevölkerung. Wegen der erhöhten mechanischen Beanspruchung liegt bei bikuspiden Klappen eine Prädisposition für eine progrediente Kalzifizierung und Stenose vor. Häufig besteht bereits in der 5.–7. Dekade eine Therapieindikation.
- **Rheumatische Aortenklappenstenose:** Spätfolge des rheumatischen Fiebers, wobei häufig weitere Herzklappen betroffen sind (meist Mitralklappenstenose). Nach einer Infektion mit β-hämolysierenden Streptokokken der Gruppe A kommt es durch eine infektbedingte Autoimmunreaktion zu Adhäsionen der Kommissuren mit Schrumpfung der Segel und sekundären Verkalkungen. Die Erkrankung ist in westlichen Ländern selten geworden aufgrund der konsequenten antibiotischen Therapie bei Streptokokkeninfekten.

4. Therapie

Bei der Aortenklappenstenose stehen folgende Therapiemaßnahmen zur Verfügung:

- **Chirurgischer Klappenersatz:** Eine Indikation besteht bei symptomatischer, schwerer Aortenklappenstenose sowie bei asymptomatischer schwerer Aortenklappenstenose, die wegen einer anderen kardialer Erkrankung offen operiert werden müssen (z. B. Bypass-OP), bei bereits eingeschränkter linksventrikulärer Funktion ohne andere Ursache und bei Symptomen im Belastungstest. Bei jüngeren Patienten werden eher mechanische Klappen eingesetzt (lange Haltbarkeit, aber orale Antikoagulation erforderlich), während bei älteren Patienten biologische Klappen favorisiert werden (keine orale Antikoagulation erforderlich, aber eingeschränkte Haltbarkeit).
- **Katheterinterventioneller Klappenersatz** (= **TAVI,** Transcatheter Aortic Valve Implantation): Eine biologische Klappe, die in einen Stent eingenäht ist, wird meist transfemoral über einen Katheter in Aortenklappenposition gebracht und dort unter fluoroskopischer Kontrolle entweder mittels Ballon dilatiert oder selbstexpandierend abgesetzt. Postinterventionell ist manchmal eine Schrittmacherimplantation erforderlich. Ein derartiger Eingriff sollte durch ein „Heart-Team" evaluiert werden bei Patienten mit hochgradiger, symptomatischer Aortenklappenstenose und erhöhtem perioperativem Risiko (STS-Score) aufgrund von Begleiterkrankungen.
- **„Zuwarten":** Bei asymptomatischen Patienten, die oben aufgeführte Kriterien nicht erfüllen, kann in der Regel abgewartet werden. Aufgrund des interindividuell unterschiedlich langen asymptomatischen Intervalls müssen regelmäßige Verlaufskontrollen erfolgen (Echokardiografie und Fragen nach Symptomen). Bei hochgradiger asymptomatischer Aortenklappenstenose sollten diese Kontrollen mindestens alle 6 Monate durchgeführt werden, bei leichtgradiger Stenose genügt eine Kontrolle alle 2 bis 3 Jahre.
- **Medikamentöse Behandlung** (nach Herzinsuffizienz-Leitlinien): Medikamente können weder die Progression einer Aortenklappenstenose aufhalten noch die Lebenserwartung verbessern. Eine rein medikamentöse Therapie ist bei hochgradiger, symptomatischer Aortenklappenstenose nur indiziert, wenn der Patient nicht für einen chirurgischen oder interventionellen Klappenersatz infrage kommt oder diesen ablehnt.

Bei dem vorgestellten Patienten besteht eine klare Therapieindikation. Aufgrund der zahlreichen Komorbiditäten, der Niereninsuffizienz und der vorangegangen Herzoperation liegt ein erhöhtes perioperatives Risiko vor, das innerhalb des interdisziplinären „Heart-Teams" bestehend aus Kardiologen, Herzchirurgen und Kardioanästhesisten besprochen werden sollte. Nach gemeinsamer Entscheidung wird diesem Patienten eine TAVI empfohlen.

MERKE

Nach den aktuellen Leitlinien besteht bei Aortenklappenstenose (unabhängig vom Schweregrad) keine Indikation mehr für eine Endokarditisprophylaxe, wohl aber nach Klappenersatz.

5. Prognose

Die Prognose bei hämodynamsich relevanter Aortenklappenstenose wird im Wesentlichen durch die Symptomatik bestimmt. Während asymptomatische Patienten eine gute **Lebenserwartung** aufweisen (plötzlicher Herztod < 1 %/Jahr), beträgt die mittlere Lebenserwartung nach Einsetzen von Symptomen 2–3 Jahre (hohes Risiko für plötzlichen Herztod und kardiale Dekompensationen). Bei hochgradiger symptomatischer Aortenklappenstenose ist die Prognose ohne Klappenersatz schlecht, drei Jahre nach Diagnose überleben nur ca. 30 % der Patienten.

ZUSAMMENFASSUNG

Die **Aortenklappenstenose** ist die häufigste Herzklappenerkrankung in westlichen Ländern. **Ätiologisch** handelt es sich meist um eine degenerativ kalzifizierende Aortenklappenstenose, deren **Prävalenz** mit steigendem Alter stark zunimmt. Eine bikuspide Klappenanlage gilt als Prädisposition, rheumatisches Fieber als Ursache ist heute in Industrienationen selten geworden. **Hämodynamisch** kommt es zunächst zu einer Druckbelastung des linken Ventrikels mit konzentrischer Hypertrophie, erst im Verlauf nimmt die linksventrikuläre systolische Funktion ab. Typische **Symptome** sind Dyspnoe, Angina pectoris, Schwindel und Synkopen. Charakteristisch ist der **Auskultationsbefund** mit spindelförmigem Systolikum mit Punctum maximum über 2. ICR rechts und Fortleitung in die Karotiden. Für die **Diagnose** spielt die Echokardiografie die entscheidende Rolle. **Therapeutisch** sollte bei symptomatischen Patienten ein chirurgischer Klappenersatz durchgeführt werden. Bei den Patienten, die aufgrund von Begleiterkrankungen ein hohes Operationsrisiko aufweisen, kann ein katheterinterventioneller Klappenersatz (TAVI) diskutiert werden. Die **Prognose** bei asymptomatischen Patienten ist gut, bei symptomatischen Patienten ist sie ohne Therapie schlecht (nach 3 Jahren leben noch ca. 30 % der Patienten).

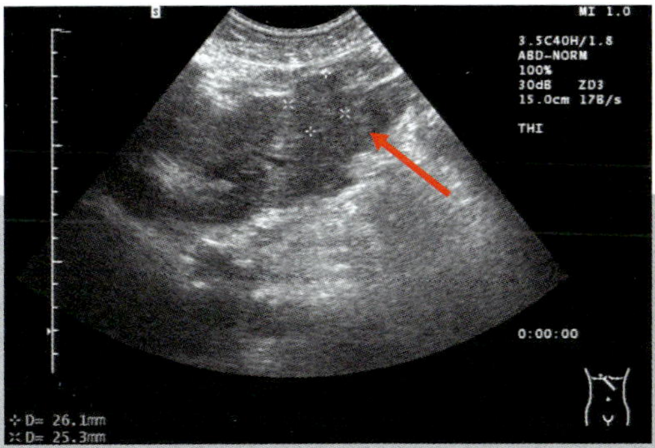

77

Gewichtsverlust

Anamnese

Ein 46-jähriger Musiker einer Rockband wird Ihnen über die gastroenterologische Ambulanz zur weiteren Abklärung eines sonografisch auffälligen Leberherds (➤ Bild [T598]) stationär zugewiesen. In den letzten 7 Monaten habe der Patient einen Gewichtsverlust von 13 kg bemerkt. Außerdem bestünden häufig eine Übelkeit sowie vermehrtes Schwitzen und Schlafstörungen. Anamnestisch bestehen ein Zustand nach intravenösem Drogenabusus und eine Hepatitis C, die vor etwa 12 Jahren erstmals festgestellt worden sei. Vor etwa 10 Tagen habe ihn eine Katze am Zeigefinger der linken Hand gebissen. Noxen: Alkohol (3–5 Bier/Tag), Nikotin (ca. 40 py).

Untersuchungsbefunde

46-jähriger Patient in gutem AZ und schlankem EZ (183 cm, 71 kg), wach, zu Person, Ort und Zeit orientiert. Haut: kein Ikterus, verteilte Tätowierungen, Schleimhäute feucht. LK: unauffällig. Kopf/Hals: Normalbefund. Lunge: über allen Lungenabschnitten vesikuläres Atemgeräusch, keine RG. Herz: HT rhythmisch, keine Herzgeräusche. Abdomen: Bauchdecke weich, diffuser DS im rechten Oberbauch, DG vorhanden. Extremitäten: periphere Pulse seitengleich tastbar, warm. Hand links, Digitus II deutlich geschwollen, gerötet, nicht überwärmt. Neurologie: Tremor, sonst neurologisch orientierend unauffällig, seitengleiche Spontanmotorik.

1. **Welche Verdachtsdiagnose kommt in Betracht? Erläutern Sie die wahrscheinlichste Ursache!**
2. **Welche weiteren diagnostischen Schritte sollten folgen? Begründen Sie diese!**
3. **Nennen Sie Differenzialdiagnosen von Leberraumforderungen!**
4. **Beschreiben Sie die Therapieoptionen der neu aufgetretenen Erkrankung! Wie ist die Prognose?**
5. **Was ist Ihnen über die Hepatitis C bekannt? Beschreiben Sie die Ätiologie und mögliche Verlaufsformen!**
6. **Wie therapieren Sie eine Hepatitis C? Über welche Informationen sollten Sie vorher verfügen?**

1. Verdachtsdiagnose

Die Vorgeschichte mit Zustand nach intravenösem Drogenabusus, die bekannte Hepatitis C und die deutliche Gewichtsabnahme sowie der erhöhte Alkoholkonsum müssen bei der sonografisch festgestellten Raumforderung an ein **hepatozelluläres Karzinom** (HCC) denken lassen. Weitere Hinweise darauf finden sich bei der körperlichen Untersuchung, bei der ein Druckschmerz im rechten Oberbauch auffällt, sowie anhand des sonografischen Befunds mit isoechogener Raumforderung, die einen soliden Lebertumor mit einer Größe von 2,6 × 2,5 cm zeigt (roter Pfeil in ➤ Bild).

Die wahrscheinlichste Ursache des HCC ist die Hepatitis C, über die anhand der bisher gemachten Angaben noch keine Aussage bezüglich der Aktivität und Viruspersistenz getroffen werden kann. Denkbar wäre eine chronische Hepatitis C und ggf. eine Leberzirrhose, die zu dem malignen Tumor geführt haben könnten. Eine Leberzirrhose, die hier sonografisch aufgrund des inhomogenen Parenchyms, der höckerigen Oberfläche und den rarefizierten Lebervenen zu vermuten ist, wäre auch in Zusammenhang mit dem erhöhten Alkoholkonsum möglich.

Nebenbefundlich besteht der Verdacht auf einen **Weichteilinfekt** des linken Zeigefingers bei Zustand nach Katzenbiss.

2. Weitere Diagnostik

Bei sonografischem Verdacht auf ein HCC und gleichzeitiger Leberzirrhose sollten weitere diagnostische Schritte folgen, um zum einen die Diagnose zu sichern und zum anderen die Ursache genauer abzuklären. Dabei ist die Größe des Leberherds von Bedeutung:

- **Kontrastmittelgestütztes bildgebendes Verfahren (KM-Sonografie oder CT/MRT Abdomen mit KM):** mit charakteristischen Kriterien (arterielle Hypervaskularisation, rasche Auswaschung und relative Kontrastumkehr), die für die Diagnose eines HCC ausreichen. Gegenüber den Schnittbildverfahren gelten für die KM-Sonografie die Untersucherabhängigkeit und erschwerte Darstellung bei schwierigen anatomischen Verhältnissen als Einschränkung.
- **Laboruntersuchung:** Blutbild, Retentionsparameter, Elektrolyte, Transaminasen, Cholestaseparameter, Gerinnungsparameter, Albumin. Die Parameter dienen teilweise (Albumin, Quick, Bilirubin) zur Einteilung des Schweregrads einer möglichen Leberzirrhose anhand der Child-Pugh-Klassifikation (➤ Fall 33, Frage 3). Außerdem kann das α-**Fetoprotein (AFP)** bestimmt werden, das bei Verdacht auf ein HCC bei typischer Bildgebung in der Höhe > 200 ng/ml eine hohe Spezifität, allerdings geringe Sensitivität besitzt. Daher schließt ein negatives AFP ein HCC nicht aus. Aus diagnostischen Gründen wird die Bestimmung von AFP daher nicht mehr empfohlen.
- **Serologische Untersuchung:** Bestimmung von HCV-RNA (auch quantitativ), Anti-HCV-Antikörpern und des HCV-Genotyps, der therapeutische und prognostische Bedeutung hat, zudem Ausschluss einer Hepatitis B.
- **Leberpunktion:** Bei fehlenden oder untypischen radiologischen Kriterien sollte die Biopsie angestrebt werden, auch wenn potenziell das Risiko von Implantationsmetastasen durch die Punktion besteht. Außerdem kann die entzündliche Aktivität und Fibroseentwicklung histologisch beurteilt werden. Prinzipiell soll eine Biopsie nur erfolgen, wenn daraus eine therapeutische Konsequenz abgeleitet werden kann.
- **Ggf. Elastografie:** sonografisches Verfahren mit niederfrequenter Impulswelle, das den Fibrosierungsgrad anhand der Verformbarkeit des Lebergewebes bestimmt.

MERKE

Entscheidend ist die **Früherkennung** eines hepatozellulären Karzinoms, sodass Risikopatienten mit Hepatitis-B-Infektion, Leberzirrhose und Fettleberhepatitis halbjährlich sonografisch untersucht werden sollten.

3. Leberraumforderungen

Grundsätzlich lassen sich benigne von malignen Leberraumforderungen abgrenzen. Die häufigsten **benignen Raumforderungen** sind:

- **Leberhämangiom:** häufig als symptomloser, sonografischer Zufallsbefund.
- **Fokal-noduläre Hyperplasie:** überwiegend bei Frauen als Zufallsbefund, nur in etwa 10 % der Fälle symptomatisch (z. B. Oberbauchschmerz, Appetitlosigkeit).
- **Leberzelladenom:** steht ätiologisch in Zusammenhang mit der Einnahme östrogenhaltiger Kontrazeptiva, kann zu Komplikationen führen (z. B. Rupturgefahr und Blutung, maligne Entartung), sodass elektiv eine Resektion erfolgen sollte.
- **Zystische Läsionen:** z. B. kongenitale Zysten, Echinokokkose (kann infiltrativ wachsen), Leberabszess.
- Fokale Mehr-/Minderverfettung.
- Regeneratknoten bei Leberzirrhose.

Die häufigsten **malignen Raumforderungen** sind:

- Hepatozelluläres Karzinom.
- Cholangiozelluläres Karzinom (Tumor der Gallenwege, nicht der Leber selbst).
- Sekundäre Lebermalignome: Metastasen von Tumoren z. B. des Kolons oder der Bronchien.

4. Therapie hepatozelluläres Karzinom/Prognose

Je nach Ausmaß des HCC (uni- vs. multilokulär), Stadium der Leberzirrhose (Child A–C) und Allgemeinzustand des Patienten gibt es verschiedene therapeutische Optionen. Das individuelle Vorgehen sollte in einer interdisziplinären Tumorkonferenz besprochen werden:

- **Leberteilresektion:** Therapie erster Wahl mit kurativem Ansatz bei Patienten mit einzelnem Tumor (< 2 cm) ohne Leberzirrhose.
- **Lebertransplantation:** Therapie erster Wahl, wenn die **Mailand-Kriterien** eingehalten werden können: einzelner Tumor ≤ 5 cm oder maximal drei Herde von je ≤ 3 cm Größe.
- **Lokal-ablative Verfahren:** haben bei kleinen Herden potenziell kurativen Ansatz, bei denen eine Operation nicht möglich ist. Erste Wahl ist die Radiofrequenzablation (RFA) bei Tumoren < 5 cm. Nur wenn Resektion oder RFA nicht möglich sind, kann eine perkutane Ethanolinjektion (PEI) erfolgen.
- **Transarterielle Chemoembolisation (TACE):** wenn ein kuratives Verfahren nicht möglich ist oder zum Bridging.
- Ggf. **systemische Therapie:** In palliativer Absicht kann **Sorafenib** (Multi-Tyrosinkinase-Inhibitor) angeboten werden (nur Child-Pugh Stadium A). **Systemische Chemotherapie, Hormontherapie oder Immuntherapie haben bisher** keine lebensverlängernde Wirkung gezeigt.

Die **Prognose** des HCC hängt stark vom Tumorstadium ab. Durch die verschiedenen Verfahren wird in 30–40 % der Fälle eine Heilung erreicht. Bei fehlenden kurativen Möglichkeiten ist die Prognose mit einer mittleren Überlebenszeit von 6–12 Monaten nach Diagnosestellung schlecht.

5. Hepatitis C

Die Hepatitis C ist eine durch das **Hepatitis-C-Virus** (HCV, RNA-Virus aus der Gruppe der Flaviviren) ausgelöste Infektionskrankheit, von dem mindestens sechs Genotypen und etwa 100 Subtypen bekannt sind. In Deutschland am häufigsten sind die Genotypen 1a, 1b und 3a, die therapeutisch und prognostisch Bedeutung haben. Bezüglich der **Verbreitung** gibt es in Europa ein Nord-Süd-Gefälle mit einer im Mittelmeerraum höheren Prävalenz (1–5 %). Eine große Prävalenz besteht zudem in Russland und in osteuropäischen Ländern. Die chronische Hepatitis C ist weltweit für etwa 27 % der Fälle von Leberzirrhose und 25 % der primären HCC verantwortlich.

Die Infektion erfolgt in etwa der Hälfte der Fälle parenteral, auch die sexuelle und perinatale Übertragung sind möglich, aber selten. Bei etwa 45 % der Patienten bleibt der Infektionsweg unbekannt. Ein erhöhtes Übertragungsrisiko besteht bei i. v. Drogenabhängigen, unsterilem Tätowieren und Piercen, Patienten mit Übertragung von Blutprodukten, medizinischem Personal und Personen mit häufig wechselnden Sexualpartnern. In stabilen Partnerschaften ist das Ansteckungsrisiko extrem gering.

Eine akute Hepatitis C verläuft in etwa 85 % der Fälle asymptomatisch und in etwa 15 % symptomatisch (z. B. mit Ikterus, Abgeschlagenheit, Übelkeit). Etwa 50–85 % aller HCV-Infektionen nehmen einen chronischen Verlauf, der durch eine mehr als 6 Monate dauernde Hepatitis und Viruspersistenz definiert ist. Die chronische Hepatitis C führt nach 30 Jahren in 20–30 % der Patienten zu einer Leberzirrhose, aus der sich mit einer jährlichen Inzidenz von ca. 4 % ein HCC entwickelt.

MERKE

Eine abgelaufene HCV-Infektion (Viruselimination) schützt nicht vor einer Reinfektion, da Mehrfachinfektionen mit verschiedenen Subtypen der Hepatitis C möglich sind!

6. Therapie der Hepatitis C

Da eine akute Hepatitis C aufgrund des häufig asymptomatischen Verlaufs nur selten entdeckt wird, handelt es sich meist um eine **Therapie einer vorher unbehandelten chronischen Hepatitis C.** Grundsätzlich stellt die chronische Hepatitis C eine Indikation zur antiviralen Therapie dar. Vor einem Therapiebeginn sollten die quantitative Viruslast und der Genotyp bekannt sein. Das Therapieziel besteht in der dauerhaften Viruselimination. Für die Therapieplanung spielen das Stadium der Lebererkrankung (z. B. kompensierte versus dekompensierte Leberzirrhose), der Genotyp, eine eventuelle Vorbehandlung und die Viruslast eine Rolle. Eine virale Resistenzanalyse sollte vor einer Ersttherapie nicht generell erfolgen.

Seit 2011 sind **direkte antivirale Agenzien (DAA)** verfügbar, von denen neue Präparate zugelassen werden. Die zuvor bestehende Standardtherapie aus pegyliertem Inferon α und Ribavirin in Kombination mit einem Proteaseinhibitor (Telaprevir oder Boceprevir) kann daher nicht mehr empfohlen werden. Die wichtigsten Nebenwirkungen waren dabei grippeähnliche Symptome sowie Blutbildveränderungen (Interferon α) und eine Hämolyse mit Abfall der Hb-Konzentration (Ribavirin).

Heute erfolgt die Therapie der Hepatitis C **interferonfrei** mit Inhibitoren der RNA-abhängigen RNA-Polymerase (nukleotidisch [Sofosbuvir] und nichtnukleotidisch [Dasabuvir]), der NS3/4A-Protease (z. B. Simeprevir) und des NS5A-Proteins des HCV (z. B. Daclastavir, Ledipasvir) sowie Ribavirin. Die DAA erlauben in Abhängigkeit des Genotyps eine Verkürzung der Therapiedauer und eine Verbesserung von Ansprechraten, Sicherheit und Verträglichkeit.
Sowohl die akute Hepatitis C als auch die chronische Hepatitis C lassen sich mit den DAA erfolgreich behandeln. Zur Anwendung kommen die Substanzen entweder in **fixer Kombination** (z. B. Genotyp-1 Velpatasvir + Sofosbuvir) oder in **individueller Kombination** (z. B. Genotyp-1, -2, -4 Sofosbuvir + Daclatasvir), je nach Schema und individueller Situation mit oder ohne Ribavirin. Es existiert eine Vielzahl von Kombinationen, die entsprechend den gültigen Leitlinien ausgewählt werden sollten. In den meisten Fällen genügt eine Therapiedauer von 12 Wochen. Den beschriebenen Vorteilen der DAA gegenüber stehen die derzeit hohen Kosten. Ein anhaltendes virologisches Ansprechen liegt vor, wenn nach frühestens 12 Wochen nach Therapieende keine relevante Menge HCV-RNA nachweisbar ist. Ein Therapieversagen der DAA ist möglich, sodass andere Kombinationstherapien sowie zukünftig speziell darauf zugeschnittene DAA-Kombinationen eingesetzt werden können.

ZUSAMMENFASSUNG

Das **hepatozelluläre Karzinom** wird weltweit in ca. 25 % der Fälle durch eine chronische Hepatitis C ausgelöst, **ätiologisch** sind zudem die weiteren Ursachen einer Leberzirrhose relevant (z. B. chronische Hepatitis B, chronischer Alkoholabusus, Hämochromatose). Bei häufig unspezifischen Symptomen (rechter Oberbauchschmerz, Gewichtsverlust) stehen **diagnostisch** bildgebende Verfahren mit Kontrastmittel (Sonografie, CT, MRT) im Vordergrund, die abhängig von der Größe (> 2 cm) über typische radiologische Kriterien eine Diagnose erlauben. Eine Leberpunktion mit histologischer Untersuchung ist bei Leberherden mit einer Größe von 1–2 cm notwendig. Die wichtigsten **therapeutischen Maßnahmen** sind eine Leberteilresektion oder Lebertransplantation in frühen Stadien und lokal-ablative Verfahren, die bei kleinen Herden kurativen Charakter haben können. Die **Prognose** nicht kurativ behandelbarer hepatozellulärer Karzinome ist schlecht (etwa 6–12 Monate mittlere Überlebenszeit nach Erstdiagnose).
Eine Infektion mit dem **Hepatitis-C-Virus** erfolgt in etwa der Hälfte der Fälle auf parenteralem Weg, insbesondere i. v. Drogenabhängige stellen eine Risikogruppe dar. Im akuten Stadium verläuft die Infektion in etwa 85 % **klinisch** asymptomatisch und in etwa 15 % symptomatisch (z. B. mit Ikterus, Abgeschlagenheit, Übelkeit). In etwa 50–85 % aller Fälle kommt es zu einer **chronischen Hepatitis C,** die ebenfalls häufig asymptomatisch verläuft, aber nach 20–25 Jahren in bis zu 35 % der Fälle in einer Leberzirrhose münden kann, aus der sich in ca. 4 % der Fälle pro Jahr ein HCC entwickelt. Grundsätzlich stellt die chronische Hepatitis C eine Indikation zur antiviralen **Therapie** dar. Durch die Verfügbarkeit direkter antiviraler Agenzien (DAA, z. B. Sofosbuvir, Simeprevir, Daclastavir) ist eine Verkürzung der Therapiedauer und Verbesserung der Ansprechraten möglich. Die Auswahl der Therapiekombination erfolgt vor allem in Abhängigkeit des Genotyps, des Vortherapiestatus und des Stadiums der Lebererkrankung.

78

Allgemeine Abgeschlagenheit

Anamnese

Ein 41-jähriger Krankenpfleger stellt sich bei Ihnen zu einer betriebsärztlichen Routineuntersuchung vor. Abgesehen von einer allgemeinen Abgeschlagenheit, die er auf die unregelmäßigen Arbeitszeiten und den Stress im Krankenhaus zurückführt, fühle er sich gesund. Auf Nachfrage berichtet er, dass er im letzten halben Jahr 6 kg an Gewicht verloren habe. Vorerkrankungen seien nicht bekannt. Alkohol- und Nikotinkonsum werden verneint.

Untersuchungsbefunde

41-jähriger Patient in gutem AZ und schlankem EZ (184 cm, 71 kg). HF 70/min, BD 130/80 mmHg, Temperatur 36,9 °C. Haut/Schleimhäute: unauffällig. Kopf/Hals: unauffällig. Herz: HT rein und rhythmisch, keine Herzgeräusche. Lunge: sonorer KS, vesikuläres Atemgeräusch, keine RG. Abdomen: lebhafte Darmgeräusche, Bauchdecke weich, kein Druckschmerz, keine Resistenzen, Leber in der Medioklavikularlinie 2 cm unter dem Rippenbogen tastbar, Milz in Rechtsseitenlage 2 cm unter dem Rippenbogen palpabel. LK: unauffällig. Nierenlager: frei. Extremitäten: unauffällig. Neurologisch orientierend unauffällig.

Laborbefunde

Leukozyten 86,3 Tsd/µl; Erythrozyten 3,45 Mio/µl; Hb 11,1 g/dl; Hkt 33,0 %; MCV 93,5 fl; MCH 31,4 pg; MCHC 33,6 g/dl; Thrombozyten 472 Tsd/µl; LDH 432 U/l; Harnsäure 8,1 mg/dl. Serumelektrolyte, Serumkreatinin, GOT, GPT und Bilirubin im Normbereich. Differenzialblutbild: Myeloblasten 1 %; Promyelozyten 6 %; Myelozyten 8 %; Metamyelozyten 14 %; Stabkernige 10 %; segmentkernige Neutrophile 46 %; Eosinophile 3 %; Basophile 4 %; Monozyten 4 %; Lymphozyten 4 %.

1. **Wie lautet Ihre Verdachtsdiagnose? In welcher Phase der Erkrankung befindet sich der Patient?**

2. **Welche zyto- und molekulargenetischen Abnormalitäten liegen der Erkrankung zugrunde?**

3. **Welche weiterführende Diagnostik leiten Sie in die Wege?**

4. **Mit welchen Komplikationen müssen Sie bei der Erkrankung rechnen?**

5. **Wie therapieren Sie die Erkrankung?**

6. **Zu welchem Formenkreis gehört die Krankheit? Nennen Sie andere Entitäten sowie deren Gemeinsamkeiten und Unterschiede!**

1. Verdachtsdiagnose/Krankheitsphase

Die Ergebnisse der Laboruntersuchung passen am ehesten zu einer **chronischen myeloischen Leukämie (CML).** Neben der **deutlichen Leukozytose,** welche in diesem Ausmaß in der Regel nur bei Neoplasien beobachtet wird (nicht selten im Bereich > 100 Tsd/µl), spricht vor allem die pathologische **Linksverschiebung** mit Auftreten sämtlicher unreifer Vorstufen der myeloischen Reihe bis zu den Myeloblasten im peripheren Blut für diese Verdachtsdiagnose. Die **Erhöhung von LDH und Harnsäure** weist auf einen gesteigerten Zellumsatz hin und passt ebenfalls gut zur Diagnose CML. Charakteristisch sind außerdem die **Thrombozytose,** die vor allem in frühen Erkrankungsstadien beobachtet wird, die **Anämie,** die bei etwa 60 % der Patienten auftritt sowie die **Basophilie.** Die **Splenomegalie** ist ein weiteres Leitsymptom der Erkrankung und wird von manchen Patienten als Druckgefühl im Oberbauch wahrgenommen. Typisch sind außerdem die **unspezifischen Beschwerden** (Abgeschlagenheit, Gewichtsverlust), die erklären, warum die Diagnose der CML in mehr als der Hälfte der Fälle ein Zufallsbefund ist.

Der klassische klinische Verlauf der Erkrankung ist **dreiphasig.** Es werden unterschieden:

- **Chronische Phase:** ca. 3–6 Jahre, erhaltene normale Hämatopoese (Blasten < 10 % im peripheren Blut/Knochenmark), Leitsymptome: Splenomegalie und Leukozytose. Häufig asymptomatisch.
- **Akzelerationsphase:** ca. 3–6 Monate, Verdrängung der normalen Hämatopoese durch Blasten (10–19 % Blasten im peripheren Blut/Knochenmark), vermehrt Leukozytose, Anämie und Thrombopenie, zunehmendes Krankheitsgefühl mit sog. B-Symptomatik, Splenomegalie progredient.
- **Blastenkrise:** Terminalstadium, imponiert klinisch wie akute Leukämie (≥ 20 % Blasten im peripheren Blut/Knochenmark oder Nachweis extramedullärer Blasten), unbehandelt rasch letaler Ausgang.

Mit einem Blastenanteil von 1 % im peripheren Blut und unspezifischen Allgemeinsymptomen befindet sich dieser Patient in der **chronischen Phase** der CML. Die meisten Patienten werden in diesem Stadium der Erkrankung diagnostiziert.

2. Zyto- und molekulargenetische Veränderungen

Der klassischen CML liegt pathogenetisch eine **balancierte, reziproke Translokation** der langen Arme der Chromosomen 9 und 22 zugrunde. Auf molekulargenetischer Ebene führt diese Veränderung zur Bildung eines Fusionsgens zwischen dem bcr-Gen (Chromosom 22) und dem abl-Gen (Chromosom 9). Letzteres codiert für ein Fusionsprotein mit Tyrosinkinase-Aktivität und ist wesentlich an der zellulären Wachstumsregulation beteiligt (proliferationsfördernd und apoptosehemmend). Durch die Bildung des **bcr-abl-Fusionsgens** kommt es zu einer dauerhaften Aktivierung der abl-Tyrosinkinase mit der Folge einer **unkontrollierten Zellproliferation.** Zytogenetisch ist bei 90 % der CML-Patienten das aufgrund der Translokation verkürzte Chromosom 22 **(Philadelphia-Chromosom)** nachweisbar.

3. Diagnostik

Neben Anamnese und körperlicher Untersuchung sowie den bereits durchgeführten laborchemischen Untersuchungen wie Blutbild, Differenzialblutbild (➤ Abb. 78.1 als Beispiel eines peripheren Blutausstrichs in der chronisch stabilen Phase), LDH- und Harnsäurebestimmung sollten folgende diagnostische Maßnahmen ergriffen werden:

- **Knochenmarkbiopsie** einschließlich Aspirationszytologie: Charakteristisch ist eine massiv gesteigerte, linksverschobene neutrophile Granulopoese. Dabei sind die basophilen und eosinophilen Vorstufen typischerweise mitbetroffen. Außerdem wird häufig eine Hyperplasie der Megakaryopoese beobachtet.
- **Zytogenetische und molekulare Diagnostik:** Untersuchungsmaterial ist peripheres Blut oder Knochenmark. Nachweis des Philadelphia-Chromosoms (in etwa 90 % der Fälle nachweisbar, Prognose der CML ungünstiger wenn Philadelphia-Chromosom fehlt) und des bcr-abl-Fusionsgens.
- **Aktivitätsbestimmung der alkalischen Leukozytenphosphatase (ALP-Index)** im peripheren Blutausstrich: Wert in > 90 % der Fälle **erniedrigt,** wichtiger differenzialdiagnostischer Parameter zur Ab-

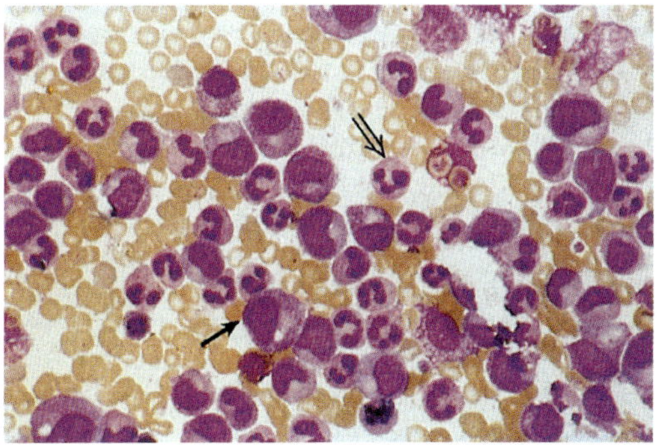

Abb. 78.1 Chronisch stabile Phase einer CML im peripheren Blutausstrich mit massiver Leukozytose, Promyelozyten mit zytoplasmatischer Granulation (Pfeil geschlossen) und segmentkernigem Neutrophilen (Pfeil offen) [M349]

grenzung von anderen myeloproliferativen Erkrankungen, bei denen der Wert typischerweise erhöht ist.

- **Abdomensonografie:** Frage nach Hepatosplenomegalie, auch als Verlaufsparameter geeignet.

4. Komplikationen

Folgende Komplikationen können bei einer CML auftreten:

- **Rezidivierende Infekte** bei eingeschränktem Immunsystem.
- **Thrombosen** bei Thrombozytose.
- **Blutungen** infolge Thrombozytopenie oder auch bei normalen und erhöhten Thrombozytenzahlen, da häufig eine Thrombozytopathie vorliegt.
- **Leukämische Thromben** im Rahmen eines Leukostasesyndroms (selten) bei hohen Leukozytenzahlen > 200 Tsd/µl.

MERKE

Unter allen Leukämieformen verursacht die CML die höchsten Leukozytenzahlen (bis 500 Tsd/µl). In der Folge können leukämische Thromben auftreten mit dem Risiko z. B. für **Milzinfarkte, Priapismus** oder eine **Zentralvenenthrombose der Retina.**

5. Therapie

Die Entwicklung des **Tyrosinkinase-Inhibitors Imatinib** hat die Behandlung der bcr-abl-positiven CML revolutioniert. Der Wirkstoff hemmt selektiv die bcr-abl-Tyrosinkinase und führt bei > 95 % der Patienten in der chronischen Phase zur hämatologischen (Normalisierung von Blutbild und Milzgröße sowie Rückbildung der Symptome) und bei > 80 % zur zytogenetischen Remission (d. h. Philadelphia-Chromosom nicht mehr nachweisbar). Mit Nilotinib und Dasatinib sind zwei weitere Tyrosinkinase-Inhibitoren mit verbesserter Wirksamkeit für den Erstlinieneinsatz bei der CML zugelassen. Die Gabe eines **Tyrosinkinase-Inhibitors** ist die Therapie der ersten Wahl und der vorherigen Standardbehandlung (Interferon-α in Kombination mit Hydroxyurea oder Cytarabin) hinsichtlich Remissionsrate und Nebenwirkungsprofil deutlich überlegen. Es sollte eine Multiplex-PCR auf bcr-abl-Transkripte als Ausgangspunkt für molekulare Therapieverlaufskontrollen erfolgen.

Bei unzureichendem Ansprechen, Intoleranz oder Resistenzen können alternativ die jeweils anderen Tyrosinkinase-Inhibitoren (Dasatinib und Nilotinib) gegeben werden. Alternativ sind in der Zweitlinientherapie weitere neue Tyrosinkinase-Inhibitoren (Bosutinib und Ponatinib) zugelassen. Bei anhaltender Remission wird aktuell auch ein Absetzen des Tyrosinkinase-Inhibitors im Rahmen klinischer Studien evaluiert.

Die **allogene Stammzelltransplantation** ist nach den aktuellen Leitlinien nur bei Versagen der Therapie mit Tyrosinkinase-Inhibitoren indiziert. Da die Letalität dieser Verfahren in fortgeschrittenen Stadien hoch ist, sollte die Indikation bei im Verlauf fehlender Wirksamkeit von Tyrosinkinase-Inhibitoren frühzeitig geprüft werden und eine HLA-Typisierung und Spendersuche erfolgen. Wegen der im höheren Alter gehäuft auftretenden Komplikationen werden diese Behandlungen vorwiegend bei Patienten < 55 Jahren durchgeführt.

Supportive Therapie:

- Bei Hyperurikämie Therapie mit Allopurinol sowie Harnalkalisierung.
- Bei sehr hohen Leukozytenzahlen mit Risiko für leukämische Thromben sollte eine Leukapherese er-

wogen werden. Erythrozyten und Thrombozyten sind bei Bedarf zu substituieren.
- Infekte müssen frühzeitig und gezielt behandelt werden.

6. Chronisch-myeloproliferative Erkrankungen
Die CML ist eine chronisch-myeloproliferative Erkrankung (myeloproliferatives Syndrom, MPS), ebenso wie folgende Krankheitsbilder:
- Osteomyelofibrose (OMF).
- Polycythaemia vera (PV).
- Essenzielle Thrombozythämie (ET).

Allen vier Erkrankungen liegt eine maligne Transformation der myeloischen Knochenmarkstammzelle zugrunde, die mit einer **klonalen Proliferation** einer oder mehrerer **hämatopoetischer Zellreihen** (Granulopoese, Erythropoese, Thrombopoese) einhergeht. In der Folge kommt es zu einer autonomen Vermehrung und Ausschwemmung reifer und unreifer Blutzellen ins periphere Blut. Die chronisch-myeloproliferativen Erkrankungen haben folgende **gemeinsame Merkmale:**
- Im Initialstadium häufig **Vermehrung aller drei Zellreihen** (Leuko-, Erythro- und Thrombozytose) mit Basophilie und häufig **funktionellen Defekten** der Blutzellen (Blutungsneigung trotz Thrombozytose, Infektanfälligkeit trotz Granulozytose).
- **Extramedulläre Blutbildung** in Leber und Milz **(Splenomegalie),** v. a. bei OMF.
- Tendenz zur **Fibrosierung und Sklerosierung des Knochenmarks,** v. a. bei OMF.
- **Chronischer Verlauf** mit stetiger Progredienz.
- **Möglicher Übergang in terminalen Blastenschub,** der wie eine akute Leukämie verläuft (v. a. bei CML, selten bei den anderen drei Erkrankungen).

MERKE
Im Gegensatz zur CML kommt es bei den drei anderen myeloproliferativen Erkrankungen zu einer erhöhten Aktivität der **alkalischen Leukozytenphosphatase,** sodass ein niedriger ALP-Index auf eine CML hinweist.

ZUSAMMENFASSUNG
Die **chronische myeloische Leukämie (CML)** ist eine unkontrollierte, klonale Proliferation der myeloischen Knochenmarkstammzelle mit erhaltener Differenzierungsfähigkeit. Sie zählt zu den chronisch-myeloproliferativen Erkrankungen und tritt bevorzugt zwischen der 5. und 6. Lebensdekade auf. Der **Verlauf** ist klassischerweise dreiphasig (chronische Phase, Akzelerationsphase, Blastenkrise). **Leitsymptome** sind unspezifische Allgemeinbeschwerden und eine Splenomegalie. Aus **diagnostischer Sicht** sind Blutbild (massive Leukozytose), Differenzialblutbild (pathologische Linksverschiebung) sowie zyto- und molekulargenetische Untersuchungen (Philadelphia-Chromosom, bcr-abl-Fusionsgen) wegweisend. **Therapie** der Wahl ist die Gabe eines Tyrosinkinase-Inhibitors, z. B. Imatinib. Die **Prognose** hat sich seit der Einführung dieser Medikamentengruppe deutlich verbessert, mittlerweile stehen zahlreiche weitere Substanzen zur Verfügung. Eine kurative Therapie ist nur durch eine allogene hämatopoetische Stammzelltransplantation möglich.

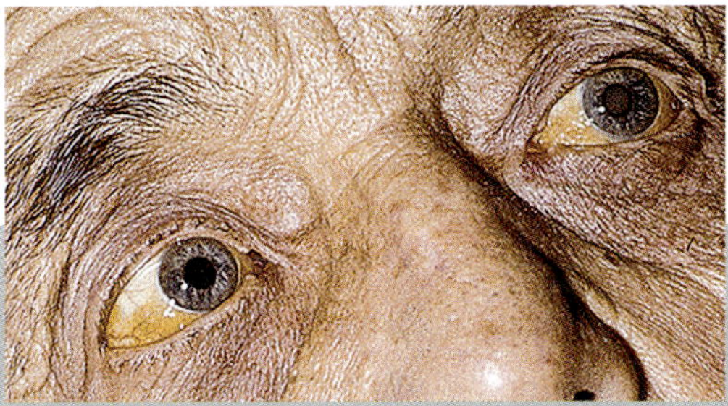

79

Gelbfärbung der Skleren und Juckreiz

Anamnese

Ein 63-jähriger Einzelhandelskaufmann stellt sich in Ihrer internistischen Praxis vor. Er berichtet Ihnen, dass er vor ca. 2 Wochen erstmals von seiner Frau auf eine Gelbfärbung der Skleren angesprochen wurde, was er zunächst nicht ernst nahm. Innerhalb der folgenden Tage habe sich aber die Haut ebenfalls gelblich verfärbt. Darüber hinaus bestehe ein sehr starker Juckreiz insbesondere der Handflächen, weshalb er nachts nicht mehr schlafen könne. Der Patient berichtet Ihnen, er habe sich deshalb bereits bei einem niedergelassenen Dermatologen vorgestellt, der ihm eine rückfettende und kühlende Creme rezeptierte sowie eine internistische Abklärung empfahl.

Untersuchungsbefunde

63-jähriger Patient in leicht reduziertem AZ und adipösem EZ. HF 80/min, BD 135/85 mmHg, wach, zu Person, Ort und Zeit orientiert. Kopf: Gelbverfärbung der Skleren (➤ Bild [R101]). Haut: Gelbverfärbung mit multiplen Exkoriationen. Enoral: Schleimhäute feucht, keine Einblutungen, keine Läsionen. LK: keine Lymphadenopathie tastbar. Lunge: über allen Lungenabschnitten vesikuläres Atemgeräusch, keine RG. Herz: HT rein und regelmäßig, keine Herzgeräusche. Abdomen: Bauchdecke weich, kein Druckschmerz, Darmgeräusche vorhanden. Extremitäten: periphere Pulse seitengleich tastbar, keine Unterschenkelödeme. Neurologie: orientierend unauffällig.

Laborbefunde

Leukozyten 6,04 Tsd/µl; Erythrozyten 3,75 Mio/µl; Hb 9,9 g/dl; Hkt 29,2 %; MCV 77,9 fl; MCH 26,4 pg; MCHC 33,9 g/dl; Thrombozyten 387 Tsd/µl; Quick 125 %; PTT 28 s; Natrium 139 mmol/l; Kalium 4,4 mmol/l; Serumkreatinin 0,6 mg/dl; Harnstoff 23 mg/dl; GOT (AST) 94 U/l; Alk. Phosphatase (AP) 445 U/l; γ-GT 176 U/l; Bilirubin gesamt 11,1 mg/dl; Lipase 35 U/l; Pankreasamylase 108 U/l.

1. **Welche Aspekte sind in der Anamneseerhebung besonders wichtig?**
2. **Welche weitere Diagnostik führen Sie durch?**
3. **Benennen Sie mögliche Ursachen des Ikterus!**
4. **Nennen Sie typische Charakteristika des cholestatischen Juckreizes!**
5. **Nennen Sie weitere Differenzialdiagnosen des Juckreizes!**
6. **Wie therapieren Sie den Juckreiz?**

1. Anamneseerhebung

Zur ersten Eingrenzung möglicher Ursachen des Ikterus (➤ Abb. 79.1) kommt der **Anamneseerhebung** eine zentrale Bedeutung zu. Zunächst sollten mögliche **Schmerzen** inklusive deren Charakter erfragt werden. Ein **schmerzloser Ikterus** muss primär an eine Neoplasie denken lassen, insbesondere, wenn Allgemeinsymptome wie Gewichtsverlust, Abgeschlagenheit und Nachtschweiß hinzukommen. **Kolikartige Schmerzen** hingegen deuten eher auf eine Choledocholithiasis hin. Die **vegetative Anamnese** lässt mögliche Rückschlüsse auf die Lokalisation zu. Bei erhöhtem konjugiertem (wasserlöslichem) Bilirubin kommt es zu einer **Entfärbung des Stuhls** mit **Dunkelfärbung des Urins.** Eine Änderung der Stuhl- und Urinfarbe tritt hingegen im Falle eines Anstiegs des unkonjugierten (wasserunlöslichen) Bilirubins in der Regel nicht auf. Die Frage nach Infektzeichen oder **Symptomen** wie Fieber, Nachtschweiß, Erbrechen, Gewichtsverlust oder Übelkeit kann Hinweise auf eine zugrunde liegende infektiöse Genese oder systemische Erkrankung liefern. Auch der strukturierten Erfassung von **Komorbiditäten** sowie der **Medikamentenanamnese** kommt eine wichtige Bedeutung zu. Neben möglichen Medikamentennebenwirkungen können sich so Hinweise auf weitere Ursachen wie beispielsweise vorherige Chemotherapien oder operative Eingriffe ergeben. Wenn **Juckreiz** vom Patienten nicht direkt berichtet wird, sollte danach auch immer gezielt gefragt werden, da dieser häufig mit einer erheblichen Einbuße an Lebensqualität einhergeht.

MERKE

In der Abklärung eines Ikterus spielt die Anamneseerhebung eine zentrale Rolle. So kann häufig bereits vor weiterer Abklärung auf eine mögliche Ursache des Ikterus geschlossen und eine **spezifische Diagnostik** eingeleitet werden.

2. Weitere Untersuchungen

Nach der Anamneseerhebung dient die laborchemische Diagnostik der weiteren Einordnung und Lokalisation der Ursache des Ikterus. Neben **Transaminasen** (GPT, GOT) und **Cholestaseparametern** (AP, γ-GT, Bilirubin gesamt, Bilirubin direkt) sollten **Hämolyse-** (Blutbild, LDH, Haptoglobin) sowie **Gerinnungsparameter** (INR, PTT) bestimmt werden. Je nach Verdachtsdiagnose werden weitere spezifischere Untersuchungen, z. B. eine Virusserologie ergänzt. In der weiteren Abklärung folgen je nach Verdachtsdiagnose bildgebende Verfahren, initial kommt meist die **Sonografie des Abdomens** zum Einsatz. Je nach Befund folgen ggf. **Schnittbildverfahren** (CT oder MRT) oder **endoskopische Verfahren** wie die endoskopisch retrograde Cholangiopankreatikografie **(ERCP).** Sollte durch die genannten diagnostischen Maßnahmen weiterhin keine Diagnosestellung möglich sein, kann im letzten Schritt eine **Leberblindpunktion** durchgeführt werden.

3. Ursachen des Ikterus

Es gibt zahlreiche mögliche Ursachen für einen Ikterus. Die Einteilung erfolgt häufig nach dem zugrunde liegenden Pathomechanismus. Folgende Formen werden demnach unterschieden:

- **Prähepatischer Ikterus:** Laborchemisch zeigt sich hier ein erhöhtes **indirektes (unkonjugiertes) Bilirubin.** Mögliche Ursachen sind:
  - **Vermehrter Anfall von Bilirubin,** z. B. bei Hämolyse.
  - **Eingeschränkte Aufnahme in die Hepatozyten,** z. B. bei Leberfunktionsstörungen, Rechtsherzversagen, portosystemischem Shunt oder als Medikamentennebenwirkung.
  - **Eingeschränkte Glukuronidierung:** bei genetischen Erkrankungen wie z. B. dem Morbus Meulengracht sowie bei Hyperthyreose, fortgeschrittener Leberzirrhose oder als Medikamentennebenwirkung.
- **Intrahepatischer Ikterus:** Die Ursache liegt hier in einer gestörten **Verarbeitung des Bilirubins.** Laborchemisch zeigt sich – abhängig vom Ort der Schädigung des Hepatozyten – ein Anstieg sowohl des **direkten (konjugierten)** als auch des **indirekten (unkonjugierten) Bilirubins.** Die häufigsten Ursachen für den hepatozellulären Schaden sind al-

koholische/nichtalkoholische Steatohepatitis, Autoimmunhepatitis, Virushepatitis, hepatozelluläres Karzinom, Lymphome, Sarkoidose, Rechtsherzinsuffizienz sowie verschiedene hepatotoxische Medikamente.

- **Extrahepatischer Ikterus:** Durch Verlegung der intra- oder extrahepatischen Gallengänge besteht hier ein **gestörter Bilirubinabfluss.** Laborchemisch fällt hierbei ein Anstieg des **direkten (konjugierten) Bilirubins** auf. Die häufigsten Ursachen sind Tumoren (z. B. Pankreaskarzinom, hepatozelluläres Karzinom, cholangiozelluläres Karzinom, Lymphome), Choledocholithiasis, primär sklerosierende Cholangitis (PSC), Pankreatitis oder gutartige Stenosen der Gallengänge.

4. Pathophysiologie des Juckreizes

Der **cholestatische Juckreiz** weist als Abgrenzung zu Hautkrankheiten einige Besonderheiten auf. Bei Lebererkrankungen ist er häufig an den **Extremitäten** lokalisiert (vor allem Handinnenflächen und Fußsohlen), kann aber auch generalisiert auftreten. Es besteht häufig eine **zirkadiane Rhythmik** mit maximaler Intensität in den Abend- und frühen Nachtstunden. In der Regel liegen keine primären Hautveränderungen vor, durch intensives Kratzen kann es aber zu **Exkoriationen, Abschürfungen, kleinen Wunden** sowie bei längerem Verlauf auch zu sogenannten **Juckreizknötchen (Prurigo nodularis)** kommen. Häufig tritt der cholestatische Juckreiz bereits in frühen Krankheitsstadien auf. Die exakte Pathophysiologie des Juckreizes ist derzeit noch nicht vollständig geklärt, unterschiedlichste Mediatoren z. B. **Histamin, Serotonin und Gallensäuren** scheinen dabei eine Rolle zu spielen.

5. Differenzialdiagnosen des Juckreizes

Neben **cholestatischen Lebererkrankungen** kann Pruritus folgende weitere Ursachen haben:

- **Dermatosen:** z. B. bullöses Pemphigoid oder Dermatitis herpetiformis. Im Anfangsstadium dieser Erkrankungen kann der Juckreiz auch ohne die typischen Hauteffloreszenzen auftreten.
- **Unerwünschte Arzneimittelwirkungen.**
- **Chronische Niereninsuffizienz.**
- **Hämatologische Erkrankungen:** z. B. (Non-)Hodgkin-Lymphom, Mycosis fungoides, Mastozytose, Eisenmangel oder Polycythaemia vera.
- **Onkologische Erkrankungen:** z. B. Kolon-, Prostata- oder Zervixkarzinom.
- **Endokrinologische Erkrankungen:** z. B. Hyper- oder Hypothyreose, Diabetes mellitus, Hyperparathyreodismus oder Karzinoidsyndrom.
- **Neurologische/psychiatrische Erkrankungen:** z. B. multiple Sklerose, Schizophrenie oder Zwangsstörungen.
- **Infektionen:** z. B. HIV, Parasitosen oder Parvovirus B19.

6. Therapie des Juckreizes

Die **Basisempfehlungen** beinhalten das regelmäßige Einreiben mit **rückfettenden Cremes** sowie **lockere Kleidung,** vorzugsweise aus Baumwolle. Darüber hinaus sollte nach Möglichkeit die zum Ikterus führende Erkrankung therapiert werden. Das Austauscherharz **Colestyramin** stellt die erste Wahl bei der Behandlung des cholestatischen Juckreizes dar. Alternativ kommen z. B. **Rifampicin, Antihistaminika** und/oder **Antidepressiva** zum Einsatz. Der nicht absorbierbare **Anionenaustauscher Ursodesoxycholsäure (UDCA)** stellt zwar die Basistherapie zahlreicher cholestatischer Erkrankungen dar, auf den Juckreiz hat dieses Medikament aber zumeist keinen Einfluss.

MERKE

Patienten mit Ikterus leiden häufig an ausgeprägtem Juckreiz, der mit einer deutlichen Einschränkung der **Lebensqualität** einhergeht. Neben der Therapie der Grunderkrankung sollte daher eine sorgfältige Anamnese und ggf. rasche symptomatische Behandlung erfolgen.

ZUSAMMENFASSUNG

Von einem **Ikterus** spricht man bei einer Erhöhung der Bilirubinkonzentration im Blut. Ursächlich können verschiedene Störungen des Bilirubinstoffwechsels sein. Im differenzialdiagnostischen Algorithmus kommt der **Anamnese** eine zentrale Bedeutung zu. Schmerzcharakter, vegetative Anamnese, Allgemeinsymptome sowie mögliche Begleiterkrankungen oder Medikamente erlauben häufig wichtige Rückschlüsse auf das zugrunde liegende Krankheitsbild. Ein schmerzloser Ikterus ist immer verdächtig auf das Vorliegen einer Neoplasie. Kolikartige Schmerzen sind typische **Symptome** einer Choledocholithiasis. Die weitere Abklärung beinhaltet eine laborchemische **Diagnostik** inklusive Transaminasen, Cholestase- und Hämolyseparameter. Je nach Verdachtsdiagnose werden diese Untersuchungen durch Spezialdiagnostik ergänzt. In der weiteren Diagnostik kommen Schnittbildverfahren (Sonografie des Abdomens, CT oder MRT) oder endoskopische Verfahren zum Einsatz. Ist durch die genannten Untersuchungen keine Diagnosestellung möglich, kann als Ultima Ratio eine Leberblindpunktion durchgeführt werden. Die **Einteilung** des Ikterus erfolgt anhand der Pathophysiologie in den prähepatischen, intrahepatischen sowie extrahepatischen Ikterus, denen jeweils unterschiedliche Ursachen und Erkrankungen zugrunde liegen können. Juckreiz ist ein Symptom zahlreicher Leber- und Gallenwegserkrankungen, welcher zum Teil sehr belastend für den Patienten ist. Die Ursachen sind noch nicht umfassend geklärt, die **Therapie** der ersten Wahl bei Juckreiz ist Colestyramin. Alternativ oder ergänzend kommen häufig auch Rifampicin, Antihistaminika oder Antidepressiva zum Einsatz.

80

Rezidivierende Synkopen

Anamnese

Eine 72-jährige ehemalige Laborantin wird von ihrem Sohn in die medizinische Notaufnahme gebracht, nachdem sie in der letzten Woche mehrfach das Bewusstsein verloren habe. Ihr sei jeweils plötzlich „schwarz vor Augen" geworden und sie habe vorher über Schwindel und Übelkeit geklagt. Dann sei sie für schätzungsweise eine halbe Minute nicht ansprechbar gewesen. Einmal sei sie auch gestürzt, verletzt habe sie sich aber nicht. Der Akte entnehmen Sie, dass eine KHK bekannt ist und vor 2 Jahren bei einem Nicht-ST-Hebungsinfarkt eine Stentimplantation in den Ramus interventricularis anterior erfolgt war. Als kardiovaskuläre Risikofaktoren liegen eine arterielle Hypertonie und eine Hypercholesterinämie vor. Weitere Vorerkrankungen werden verneint. Als Dauermedikation nimmt die Patientin ASS, Bisoprolol, Ramipril und Simvastatin ein.

Untersuchungsbefunde

72-jährige Patientin in leicht reduziertem AZ und leicht übergewichtigem EZ, wach, zu Person, Ort und Zeit orientiert. Haut: normale Farbe, Schleimhäute feucht. Normalbefund für Kopf und Hals. Lunge: über allen Lungenabschnitten vesikuläres Atemgeräusch, keine RG. Herz: HF 45/min, HT rhythmisch, keine Herzgeräusche. Abdomen: Bauchdecke weich, kein Druckschmerz, Darmgeräusche vorhanden. Extremitäten: periphere Pulse seitengleich tastbar, warm, keine peripheren Ödeme. Neurologie: orientierend unauffällig. Nach der körperlichen Untersuchung schreiben Sie ein EKG (➤ Bild [L231]).

II
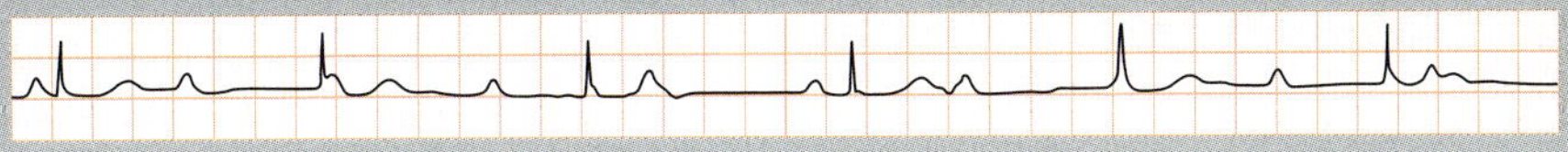

1. **Welche Diagnose stellen Sie? Befunden Sie das EKG!**

2. **Beschreiben Sie die Einteilung der Rhythmusstörung und die Pathophysiologie!**

3. **Welche Ursachen der hier vorliegenden Rhythmusstörung kennen Sie?**

4. **Was versteht man unter einer Synkope? Welche Formen sind Ihnen bekannt?**

5. **Welche diagnostischen Maßnahmen führen Sie im Rahmen einer Synkopenabklärung durch?**

6. **Wie werden die verschiedenen Formen dieser Rhythmusstörung behandelt? Nehmen Sie kurz Stellung zu Schrittmachersystemen!**

1. Diagnose

Der Schwindel, der plötzliche Bewusstseinsverlust und der bisher einmalige Sturz sind Merkmale einer **Synkope,** die unter Berücksichtigung des EKGs bei unauffälliger neurologischer Untersuchung am ehesten durch einen **AV-Block 3. Grades** erklärbar ist. Die Patientin leidet unter **rezidivierenden Synkopen,** denen als typische **Prodromi** Übelkeit und Schwindel vorangehen. Im Rhythmusstreifen (hier Ableitung II) erkennt man einen AV-Block Grad 3. Vorhöfe und Kammern schlagen regelmäßig, aber unabhängig voneinander (komplette AV-Dissoziation). Bei einer Aufzeichnungsgeschwindigkeit von 25 mm/s beträgt die Kammerfrequenz 45/min, die Vorhoffrequenz liegt bei 79/min. Die Blockade ist hier proximal des His-Bündels lokalisiert, da die QRS-Komplexe schmal sind (s. u.). Die Pfeile in ➤ Abb. 80.1 kennzeichnen die P-Wellen, die teilweise im QRS-Komplex und der T-Welle verborgen sind.

MERKE

Eine Synkope infolge bradykarder Herzrhythmusstörungen bezeichnet man auch als (hypodynamen) **Adams-Stokes-Anfall.** Je nach Asystoliedauer kommt es zu unterschiedlichen Symptomen, die von Schwindel über Synkopen bis hin zum Krampfanfall (infolge längerer zerebraler Minderperfusion) und Atemstillstand reichen können.

2. Einteilung/Pathophysiologie

Bei einem AV-Block kommt es zu einer Leitungsverzögerung oder -unterbrechung der Erregungsweiterleitung von den Vorhöfen auf die Kammern. Anhand des Musters der Erregungsweiterleitung und der Lage des Blocks lassen sich drei Schweregrade unterscheiden:

- **AV-Block Grad 1:** konstante Verzögerung der Erregungsleitung im AV-Knoten mit Verlängerung der PQ-Zeit > 0,2 s, keine Symptome, EKG-Befund.
- **AV-Block Grad 2:** intermittierender Ausfall der Erregungsweiterleitung.
  - **Typ Wenckebach** (Mobitz 1): Die Blockierung ist oberhalb des His-Bündels lokalisiert, die PQ-Zeit nimmt bei konstanten PP-Intervallen zu, bis eine Überleitung ausfällt. Die so entstehende Pause ist kürzer als ein doppeltes PP-Intervall, die PQ-Zeit kann nach der Pause < 0,2 s sein.
  - **Typ Mobitz** (Mobitz 2): Die Blockierung ist innerhalb oder unterhalb des His-Bündels lokalisiert, intermittierendes Aussetzen ohne vorangegangene Zunahme der PQ-Zeit mit fixierter Blockierung, sodass z. B. nur jede zweite (2 : 1-Block) oder jede dritte Vorhoferregung (3 : 1-Block) auf die Kammern übergeleitet wird. Es besteht die Gefahr der Progredienz zum AV Block Grad 3.
- **AV-Block Grad 3:** komplette Unterbrechung der Erregungsüberleitung, sodass Vorhöfe und Kammern unabhängig voneinander schlagen. Dabei sind die P-Wellen regelmäßig, aber ohne Beziehung zu den QRS-Komplexen. Je nach Ebene der kompletten Leitungsunterbrechung resultiert eine unterschiedliche Herzfrequenz. Übernehmen **sekundäre Reizbildungszentren** im AV-Knoten oder im His-Bündel die Schrittmacherfunktion, bestehen schmale QRS-Komplexe und eine HF > 40/min. Bei **tertiären Reizbildungszentren** im Kammermyokard unterhalb des His-Bündels bestehen breite QRS-Komplexe (schenkelblockartig) und eine HF < 40/min. Bei fehlendem ventrikulärem Ersatzrhythmus kommt es zur Asystolie.

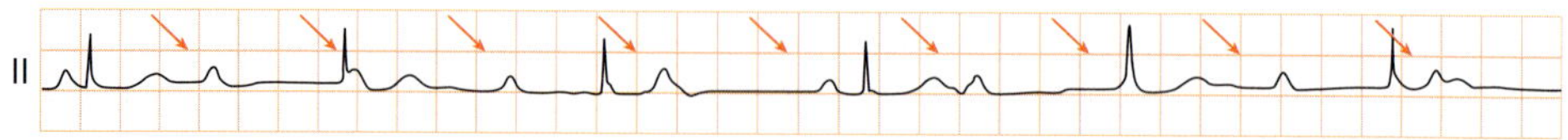

Abb. 80.1 AV-Block 3. Grades in Ableitung II. [L231]

3. Ursachen

Ein AV-Block Grad 1 kann bei Ausdauerathleten als Ausdruck eines erhöhten Vagotonus festgestellt werden und hat keine pathologische Bedeutung (reversibel unter Zunahme des Sympathikotonus bei Belastung). Weitere Ursachen für atrioventrikuläre Erregungsleitungsstörungen sind:

- **Medikamentös-toxisch** bei Überdosierungen: z. B. Antiarrhythmika (Kalziumantagonisten, Betablocker), Digitalis.
- **Elektrolytentgleisungen:** z. B. bei Hyperkaliämie.
- **Strukturelle Herzerkrankung:** z. B. KHK, Myokardinfarkt, Kardiomyopathie, Myokarditis (einschließlich Borreliose), als Komplikation nach kardiochirurgischer OP sowie nach Ablationstherapie.
- **Perioperativ:** im Rahmen herzchirurgischer Eingriffe.

4. Synkopen

Eine **Synkope** ist ein plötzlicher, vorübergehender Bewusstseinsverlust (meist < 20 s) durch eine transiente globale zerebrale Minderperfusion mit spontaner und vollständiger Erholung. Oft gehen **Prodromi** voraus (z. B. Schwindel, Blässe, Übelkeit, Schwitzen und Schwäche), häufig fehlen diese Warnsignale aber auch. Da auch ein Sturz möglich ist und eine länger andauernde zerebrale Minderperfusion zu Krampfanfällen führen kann, darf dies nicht mit einer Epilepsie gleichgesetzt werden. Möglich ist eine retrograde Amnesie für das Ereignis. Synkopen werden nach ihren Ursachen eingeteilt in:

- **Reflexvermittelte Synkope:** häufigste Synkopenform. Autonome kardiovaskuläre Reflexe, die normalerweise der Kreislaufsteuerung dienen, sind vorübergehend als Antwort auf einen Reiz fehlgeschaltet (führt zu Vasodilatation und/oder Bradykardie):
  - **Vasovagale Synkope (neurokardiogen):** Auslöser sind z. B. Angst, Stress oder Schmerz.
  - **Karotissinus-Synkope:** Überempfindlichkeit der Barorezeptoren bei Reizung der Karotisgabel.
  - **Situationsbedingte Synkope:** z. B. bei Husten, Miktion, Defäkation, postprandial oder nach körperlicher Belastung.
- **Orthostatische Synkope:** Aufgrund einer autonomen Dysregulation fehlt beim plötzlichem Aufstehen aus liegender Position oder beim längeren Stehen eine adäquate Vasokonstriktion. Diese Form ist bei Patienten < 40 Jahren eher selten und häufiger bei sehr alten Patienten.
- Kardiovaskuläre Synkope:
  - **Arrhythmogene Synkope:** bei Bradykardien (z. B. bei höhergradigem AV-Block, Sick-Sinus-Syndrom, medikamenteninduziert) oder Tachykardien (z. B. ventrikuläre Tachykardie).
  - **Strukturelle Herz-/Gefäßerkrankung:** z. B. bei Aortenklappenstenose, hypertropher Kardiomyopathie, akutem Myokardinfarkt oder Lungenembolie.

5. Diagnostik/Synkopenabklärung

Neben einem 12-Kanal-EKG stehen folgende diagnostische Maßnahmen zur Synkopenabklärung zur Verfügung, die anhand der Risikostratifizierung und einer Verdachtsdiagnose ausgewählt werden. Daher kommt insbesondere der gründlichen Anamnese (ggf. von Zeugen der Synkope) eine große Bedeutung zu:

- **Labor:** Blutbild, Elektrolyte, Blutzucker, Infektwerte, Herzenzyme, TSH, ggf. BGA. Bei Verdacht auf Überdosierung z. B. Bestimmung des Digitalis- oder Amiodaronspiegels. Serologische Untersuchungen nur im Einzelfall bei begründetem Verdacht (z. B. Borrelien-Antikörper-Bestimmung).
- **Echokardiografie:** zur Beurteilung struktureller Herzerkrankungen.
- **Ergometrie:** Indikation bei Auftreten der Synkope bei oder kurz nach körperlicher Belastung sowie zur Abschätzung der chronotropen Kompetenz.
- **Ischämiediagnostik:** bei Verdacht/Hinweisen auf KHK Stress-Echokardiografie, ggf. Koronarangiografie.
- **Kipptisch-Untersuchung:** zur Evaluation einer reflexvermittelten Synkope und ggf. Abgrenzung gegenüber orthostatischer Genese.
- **Schellong-Test:** zur Abklärung einer orthostatischen Dysregulation.

- **Karotissinus-Druckversuch:** zur Detektion von hypersensiblen Druckrezeptoren des Karotissinus bei Patienten mit ungeklärter Synkope > 40. Lebensjahr (nicht innerhalb von 3 Monaten nach TIA/Schlaganfall und bei hämodynamisch relevanten Stenosen der A. carotis).
- **Nichtinvasives oder invasives EKG-Monitoring:** Langzeit-EKG, Monitorüberwachung, Event-Rekorder oder implantierbare Loop-Rekorder, selten elektrophysiologische Untersuchung (EPU) zur Lokalisation des Blocks, wenn klinische oder EKG-Merkmale eine arrhythmogene Synkope nahelegen.
- **Karotisduplex-Untersuchung:** zur Abklärung vaskulärer Ursachen einer Synkope. Liegt dem Bewusstseinsverlust eine hämodynamisch relevante Karotisstenose zugrunde, spricht man definitionsgemäß allerdings nicht von einer Synkope, da keine globale Minderperfusion des Gehirns vorliegt.
- **Neurologische Abklärung:** u. a. Ausschluss Epilepsie als Differenzialdiagnose der Synkope je nach Anamnese und klinischer Situation.

6. Therapie/Schrittmacher

Während ein AV-Block Grad 1 nicht therapiebedürftig ist, empfiehlt sich bei höhergradigen AV-Blockierungen folgendes Vorgehen:

- **Kausale Therapie:** Absetzen bradykardisierender Medikamente, Ausgleich von Elektrolytstörungen, Therapie kardialer Erkrankungen (z. B. Revaskularisation bei akutem Myokardinfarkt). In diesen Fällen empfiehlt sich zunächst ein abwartendes Vorgehen bezüglich der Implantation eines permanenten Schrittmachers.
- **Symptomatische Therapie:** bei AV-Block Grad 2 Typ Mobitz und Grad 3, in Abhängigkeit des Ausmaß einer persistierenden Symptomatik Anlage einer passageren Schrittmachersonde bis zur definitiven Versorgung mit permanentem Schrittmacher. Gefahr des kompletten AV-Blocks bei Gabe von Atropin bei AV-Block Grad 2 Typ Mobitz.

Zur Therapie eines höhergradigen AV-Blocks werden in der Regel **Zweikammersysteme als AV-sequenzielle Schrittmacher (DDD)** eingesetzt, bei denen je eine Elektrode im rechten Vorhof und der rechten Kammer platziert wird, die nach Unterschreiten einer festgelegten Frequenz in physiologischer Folge stimuliert werden.

Die **Schrittmachercodierung** lässt die Funktion erkennen, die Buchstaben stehen der Reihenfolge nach für:

- **Stimulationsort** (1. Buchstabe): Vorhof (A), Ventrikel (V) oder beide (D).
- **Wahrnehmungsort** (2. Buchstabe): Vorhof (A), Ventrikel (V) oder beide (D).
- **Betriebsart** (3. Buchstabe): Inhibition (I), Triggerung (T) oder Dual (D, also I und T).
- Optionale Buchstaben:
  - Frequenzmodulation unter körperlicher Belastung (R = 4. Buchstabe).
  - Multifokale Stimulation (5. Buchstabe): Codierung wie beim Stimulationsort.

Die am häufigsten verwendeten Systeme sind der DDD- und der VVI-Schrittmacher, Letzterer wird bei Bradyarrhythmien bei Vorhofflimmern eingesetzt.

ZUSAMMENFASSUNG

Ein **AV-Block** ist eine Rhythmusstörung mit Verzögerung oder -unterbrechung der Erregungsweiterleitung von den Vorhöfen auf die Kammern. Abhängig von Lage des Blocks und Muster der Weiterleitung werden drei Schweregrade unterschieden (AV-Block Grad 1–3). **Klinisch** kommt es vor allem beim AV-Block Grad 3 abhängig von der Länge der Pause zwischen Beginn des Blocks und Beginn des Ersatzrhythmus zu Symptomen, die von Schwindel über Synkopen bis hin zu Krampfanfall und Atemstillstand reichen. Zur **Diagnostik** gehören Laboruntersuchungen, Echokardiografie und (Langzeit-)EKG. Die **Therapie** erfolgt kausal (z. B. Absetzen bradykardisierender Medikamente) und bei höhergradigen, persistierenden AV-Blockierungen durch einen permanenten Schrittmacher (DDD-Schrittmacher).

Synkopen sind plötzliche, kurzzeitige und vollständig reversible Bewusstseinsverluste durch eine globale zerebrale Minderperfusion. **Ätiologisch** sind reflexvermittelte, orthostatische und kardiovaskuläre Ursachen zu unterscheiden. Die **Therapie** erfolgt je nach Ursache kausal oder symptomatisch. Reflexvermittelte und orthostatische Synkopen haben eine gute **Prognose,** während arrhythmogene Synkopen vom Schweregrad und von der Therapie der verursachenden Erkrankung abhängen.

Register

Symbole
α_1-Antitrypsin 158

A
Abatacept 184
ABCD-Klassifikation 147
Abdomen, akutes 2
Abgeschlagenheit 47, 69, 103, 173, 209, 221, 225, 295, 321
ACE-Hemmer 102
ACTH-Produktion, ektope 35
ACTH-Stimulationstest 211
Adalimumab 184
Adams-Stokes-Anfall 330
Addison-Krankheit 209, 210
- ACTH-Stimulationstest 211
- Diagnostik 211
- Labordiagnostik 211
- Symptomatik 210
- Therapie 211
Addison-Krise 212
- Symptomatik 212
- Therapie 212
Adenom-Karzinom-Sequenz 276
Aderlass 192
Adipositas
- Klassifikation 151
- stammbetonte 34
- Therapie 151
Advanced Life Support (ALS) 302
Afrikanische Trypanosomiasis 290
Agitiertheit 89
Agranulozytose 134
AIDS 230
AIDS-definierende Erkrankungen 231
Aktivierte partielle Thromboplastinzeit (aPTT) 186
Akzelerationsphase 322
Algurie 246
Alkalische Leukozytenphosphatase 322
Alkoholabhängigkeitssyndroms 273
Alkoholabusus 272
- Akuttherapie 274
- CAGE-Test 273
- Diagnostik 273
- Entwöhnung 274
- Komplikationen 271, 273
- Labordiagnostik 272
- Rückfallprophylaxe 274
Alkoholentzugsdelir 272
Alkoholentzugssyndrom
- Delirium tremens 272
- Differenzialdiagnosen 272
- epileptischer Anfall 272
- Komplikationen 272
- pontine Myelinolyse 272
- Symptome 272
- Wernicke-Enzephalopathie 272
Alkoholkonsum 273
Allergie 205
Allergiediagnostik 92
Allgemeine Schwäche 189
Amenorrhö 33
Amiodaron 180
Amöbenabszess der Leber 290
Anämie 29, 30, 322
- chronische Erkrankungen 49
- Definition 48
- Differenzialdiagnosen 30
- Eisenmangel 47, 278
- Gewebehypoxie 30
- Hämoglobinwert 30
- makrozytäre hyperchrome 74
- mikrozytäre hypochrome 48, 49
- perniziöse 73
- sideroblastische 49
- Symptomatik 30, 48
- Transfusionstrigger 30
Anaphylaktische Reaktion 205
- Akutmaßnahmen 207
- Anaphylaxie-Pass 208
- Differenzialdiagnosen 206
- medikamentöse Therapie 207
- Notfallset 208
- Schwergrade 206
- Symptome 206
- Ursachen 206
Anaphylaxie-Pass 208
Angina pectoris 311
- Akuttherapie 122
- Belastungs-EKG 121, 122
- Crescendo-Angina 120
- Diagnostik 121
- instabile 120
- Koronarangiografie 122
- Myokardszintigrafie 121
- Positronenemissionstomografie 121
- Revaskularisation 123
- Risikofaktoren 120
- Sekundärprävention 122
- stabile 120
- Stress-Echokardiografie 121
- Symptomatik 120
- Verlaufsformen 120
Ankle-Brachial-Index (ABI) 113
Ann-Arbor-Klassifikation 292, 293
Antiarrhythmika 305
- Vaughan-Williams-Klassifikation 305
Antihypertensiva 102
Antikoagulanzien 12
- Fondaparinux 66
- neue Substanzen 180
- tiefe Beinvenenthrombose 66
Antiphospholipidsyndrom 228
Antithrombin-III-Mangel 66
Antituberkulotika 118
Aortendissektion 268
Aortenklappenstenose 311
- bikuspide Klappe 313
- degenerative kalzifizierende 313
- Diagnostik 312
- Echokardiografie 312
- Pathogenese 312
- Prognose 314
- rheumatische 313
- Symptomatik 312
- Therapie 313
APC-Resistenz 66
Aphthen 226
aPTT-Verlängerung 185
- Anamnese 186
- Diagnose 187
- Prophylaxe 187
- Therapie 187
- Ursachen 186
Arterielle Blutgasanalyse 301
Arterielle Verschlusskrankheit 111, 112
- Ankle-Brachial-Index 113
- Diagnostik 113, 114
- Lokalisationstypen 112
- Ratschow-Lagerungsprobe 113
- Risikofaktoren 112
- Stadieneinteilung 112
- Symptomatik 112
- Therapie, stadienadaptierte 114
Arthralgie 55, 217
Asthma bronchiale 89, 90
- Akutmaßnahmen im Anfall 90
- Allergiediagnostik 92
- Blutgasanalyse im Anfall 90
- exogen-allergisches 91
- extrinsisches 91
- intrinsisches 91
- Lungenfunktionsdiagnostik 91
- nichtallergisches 91
- Stufentherapie 93
- Symptomatik 90

Register

Aszites 137
- Punktion 138
Atemnot 5, 253
Äußern von konstruktiver Kritik 265
Autodigestion 2
Autoimmunadrenalitis 211
Autoimmunthyreoiditis 242
AV-Block 329, 330
- Pathophysiologie 330
- Schweregrade 330
AV-Block 1. Grades 330
AV-Block 2. Grades 330
- Typ Mobitz 330
- Typ Wenckebach 330
AV-Block 3. Grades 330
- EKG-Befund 330
AV-Knoten-Reentry-Tachykardie 304
Azidose, metabolische 162

B
Backwash Ileitis 56
Bakteriurie, asymptomatische 60
Barrett-Ösophagus 171, 172
Basedow-Krankheit 17
- Diagnostik 18
- Differenzialdiagnosen 18
- Symptomatik 18
- Therapie 19
Basic Life Support (BLS) 302
Basis-Bolus-Konzept 164
Basisches natriuretisches Peptid 11
Bauchglatze 138
bcr-abl-Fusionsgen 322
Bedside-Test 31
Befund 96
Befundbesprechung 96
Beinödeme 237
Beinschmerzen 63
Beinvenenthrombose, tiefe 63
- Antikoagulation 66
- Diagnostik 64
- Komplikationen 65
- Risikofaktoren 65
- Therapie 66
Belastungsdyspnoe 85, 149, 237, 311
- Diagnostik 150
- Symptome 150
Belastungs-EKG 121
- Kontraindikationen 122
Bence-Jones-Myelom 83
Bence-Jones-Proteinurie 82
Betablocker 305
Blastenkrise 322
Blastenschub, terminaler 324
Blutdruckmessung 100
Blutgasanalyse 90
Blutgerinnung 185
Body Mass Index (BMI) 151
Bronchialkarzinom 25, 26
- Diagnostik 26
- Einteilung 26
- histologische Einteilung 27
- Hyponatriämie 28
- kleinzelliges (SCLC) 26
- Metastasen 26
- nichtkleinzelliges (NSCLC) 26
- paraneoplastische Syndrome 28
- Stadieneinteilung 27
- Therapie 27
Bronchialkarzinom, kleinzelliges (SCLC)
- Stadieneinteilung 27
- Therapie 28
Bronchialkarzinom, nichtkleinzelliges (NSCLC)
- Stadieneinteilung 27
- Therapie 27
Bronchitis, chronische 146
Bronzediabetes 190
B-Symptomatik 18, 292, 293
Burkitt-Lymphom 236

C
CAGE-Test 273
Capture Beats 305
Carbimazol 19
CCR5-Inhibitoren 232
CDC-Klassifikation 231
Charcot-Trias 261
Chemotherapie 294
- Hodgkin-Lymphom 293
- Langzeittoxizität 294
Chikungunya-Fieber 290
Child-Pugh-Klassifikation 139
Choledocholithiasis 261
- Therapie 262
Cholelithiasis 261
Cholestase, laborchemische 2
Cholesterinsteine 261
Cholezystitis 259, 260
- 6-F-Regel 261
- akute 261
- Ätiologie 261
- chronisch rezidivierende 261
- Diagnostik 260
- Labordiagnostik 260
- Therapie 262
Cholezystolithiasis 260
- Komplikationen 261
- Pigmentsteine 261
- Therapie 262
Chronische lymphatische Leukämie (CLL) 221
- Diagnosekriterien 223
- Diagnostik 222
- Differenzialdiagnosen 222
- Komplikationen 224
- Stadieneinteilung 223
- Therapie 223
Chronische Myeloische Leukämie (CML) 321, 322
- alkalische Leukozytenphosphatase 322
- Aspirationszytologie 322
- Diagnostik 322
- Imatinib 323
- Komplikationen 323
- molekulargenetische Veränderungen 322
- Phasen 322
- Philadelphia-Chromosom 322
- Symptomatik 322
- Therapie 323
- zytogenetische Veränderungen 322
Chronische Niereninsuffizienz 95
- Hämodialyse 96, 97
- Hämofiltration 97
- Nierenersatztharpie 96
- Nierenersatzverfahren 97
- Nierentransplantation 97
- Peritonealdialyse 97
Chronisch entzündliche Darmerkrankungen 55
- Differenzialdiagnosen 56
Chronisch-myeloproliferative Erkrankungen 324
Chronisch-obstruktive Lungenerkrankung 145
- Cor pulmonale 148
- Definition 146
- Exazerbation 147
- Röntgenbefund 146
- Schweregrade 147
- Symptomatik 146
- Therapie 147
Churg-Strauss-Syndrom 218
Claudicatio intermittens 112
Cobalaminmangel *siehe* Vitamin-B_{12}-Mangel
Colitis ulcerosa 55, 56
- Differenzialdiagnosen 56
- Symptomatik 56
Cor pulmonale 148, 159
Cough-Variant-Asthma 91
CRB-65-Index 285
Crescendo-Angina 120
CRH-Test 35
Crohn-Krankheit 55
- Diagnostik 57
- Differenzialdiagnosen 56
- extraintestinale Manifestationen 57
- Symptomatik 56
- Therapie 58

Cushing-Krankheit 34
- Therapie 35
Cushing-Schwellendosis 35
Cushing-Syndrom 33
- ACTH-abhängiges 34
- ACTH-unabhängiges 34
- adrenales 34
- Ätiologie 34
- CRH-Test 35
- Definition 34
- Dexamethason-Hemmtest 34, 35
- Diagnostik 34
- endogenes 34
- exogenes 34
- iatrogenes 34
- Komplikationen 36
- Kortisol-Tagesprofil 35
- Lokalisationsdiagnostik 35
- paraneoplastisches 34
- Plasma-ACTH-Spiegel 35
- Symptomatik 34
- Therapie 35
- zentrales 34

D
Dasatinib 323
D-Dimere 11, 64
- tiefe Venenthrombose 64
Delir 141
- Diagnostik 142
- Differenzialdiagnosen 142
- nicht einwilligungsfähiger Patient 143
- Risikofaktoren 142
- Sturzprophylaxe 143
- Therapie 142
- Ursachen 142
Delirium tremens 272
Demers-Katheter 97
Dengue-Fieber 290
Depression 33, 77
De-Ritis-Quotient 104, 138
Dermatomyositis 226
Dexamethason-Hemmtest 34, 35
- hoch dosierter 35
- niedrig dosierter 34
Diabetes mellitus 192
Diabetes mellitus Typ 1 161
- Ätiologie 163
- Basis-Bolus-Konzept 164
- Hyperglykämie 162
- Insulinpumpentherapie 164
- Intensivierte konventionelle Therapie 164
- Ketoazidose 162
- Komplikationen 163
- Labordiagnostik 162
- metabolische Azidose 162
- Pathogenese 163
- Symptomatik 162
- Therapie 164
Diabetes mellitus Typ 2 150, 307
- Diagnostik 308
- Fahreignung 310
- Komplikationen 309
- Lebensstiländerung 308
- metabolisches Syndrom 150
- Risikofaktoren 308
- Stresshyperglykämie 308
- Therapie 308, 309
Diabetische Nephropathie 97
Diarrhö 55, 165
- antibiotikabedingte 166
- chronische 168
- Einteilung 168
Dickdarmkrebs *siehe* Kolorektales Karzinom
Disease Modifying Antirheumatic Drugs (DMARDs) 183
Divertikulitis 153
- Computertomografie 154
- Diagnostik 154
- Differenzialdiagnosen 154
- Koloskopie 154
- Komplikationen 155
- Symptomatik 154
- Therapie 155
Divertikulose 154
DNR-Anordnung 300
Dressler-Syndrom 270
Duke-Kriterien 297
Dupuytren-Kontraktur 138
Durchfall 73
Dysarthrie 177
Dyslipidämie 107
Dysphagie 63
Dyspnoe 9, 29, 37, 125, 145, 213
- akute 214
- Anamneseerhebung 214
- chronische 214
- Diagnostik 215
- medikamenteninduzierte 216

E
Eisenmangelanämie 47, 278
- Ätiologie 48
- Therapie 49
Emphysem, bullöses 159
Endocarditis lenta 295
- Ätiologie 296
- Blutkulturen 297
- Diagnostik 297
- Differenzialdiagnosen 296
- Duke-Kriterien 297
- Janeway-Läsionen 296
- Komplikationen 297
- Osler-Knötchen 296
- Pathogenese 296
- Roth-Flecke 296
- Splinter-Hämorrhagien 296
- Symptomatik 296
- Therapie 297
- transösophageale Echokardiografie 297
- transthorakale Echokardiografie 297
Endokarditis, infektiöse 295
- Ätiologie 296
- Blutkulturen 297
- Diagnostik 297
- Differenzialdiagnosen 296
- Duke-Kriterien 297
- Einteilung 296
- Komplikationen 297
- Linksherzendokarditis 296
- Pathogenese 296
- Rechtsherzendokarditis 296
- subakute 296
- Symptomatik 296
- Therapie 297
- transösophageale Echokardiografie 297
- transthorakale Echokardiografie 297
Endokarditisprophylaxe 298
Enteritis, infektiöse 56, 166
- Ätiologie 168
- Therapie 166
Enteropathie, glutensensitive 56
Epistaxis 217
Erbrechen 161
Erosion 203
Erosive Refluxkrankheit (ERD) 170
Essenzielle Thrombozythämie 324
Etanercept 184
Euler-Liljestrand-Effekt 90, 148, 159
Exenatid 309
Exophthalmus 18
Exsudat 6

F
Faktor-V-Leiden-Mutation 66
Faktor-XI-Mangel 186
Familiäres adenomatöses Polyposissyndrom (FAP) 276
Ferritin 48
Fettstoffwechselstörung 107, 108
- Prävention 110
- primäre 108
- sekundäre 108
- Sekundärprävention 108
- Therapie 109
- Ursachen 108
- Xanthelasmen 110
Fibrinolyse 270

Fieber 51, 115, 245, 287, 295
- Amöbenabszess der Leber 290
- Anamneseerhebung 288
- Chikungunya- 290
- Dengue- 290
- Diagnostik 288
- Differenzialdiagnosen 289
- Gelb- 290
- hämorrhagisches 290
- Katayama- 290
- Malaria 290
- Malaria quartana 53
- Malaria tertiana 53
- Malaria tropica 53
- Schlafkrankheit 290
- Typen 288
- unklarer Ursache (FUO) 289
Flankenschmerzen 245
Flimmerwelle 178
Fokal-noduläre Hyperplasie 317
Fondaparinux 66
Forrest-Klassifikation 204
Frieren 241
Fusionsinhibitoren 232
Fusionsschläge 305

G
Gaenslen-Zeichen 181
Gallenblasenkarzinom 261
Gallensteine 260, 261
- Komplikationen 261
- Pankreatitis 2
- Pigmentsteine 261
- Therapie 262
Gangunsicherheit 73
Ganzkörperplethysmografie 158
Gastrinom 203
Gastrointestinale Blutung, obere 201, 202
- Forrest-Klassifikation 204
- Sofortmaßnahmen 202
- Ulcus ventriculi 202
- Ursachen 204
Gastrointestinale Blutung, untere 156, 275
Gastroösophageale Refluxkrankheit (GERD) 169
- 24 h-pH-Metrie 171
- Anamnese 170
- Barrett-Ösophagus 171, 172
- Diagnostik 170
- Formen 170
- Medikamentenanamnese 170
- Montreal-Klassifikation 170
- Ösophago-Duodenoskopie (ÖGD) 170
- Ösophagus-Manometrie 171
- Symptome 170
- Therapie 171
Gelbfieber 290
Gelenkschmerzen 181
Gerinnungsstörung 185
Gestationsdiabetes 308
Gewichtsverlust 63, 69, 77, 115, 209, 221, 315
Gewichtszunahme 33
Gicht 21
- Diagnostik 22
- primäre 22
- sekundäre 22
- Therapie 22, 23
Gichtanfall, akuter 22
Glomerulonephritis 195
GOLD-Klassifikation 147
Granulomatose mit Polyangiitis (GPA) 217, 218
- Diagnostik 219
- Differenzialdiagnosen 218
- früh systemische 218
- generalisierte 218
- lokalisierte 218
- Prognose 220
- refraktäre 218
- schwere 218
- Stadieneinteilung 218
- Symptomatik 218
- Therapie 220
Gumprecht-Kernschatten 222

H
Halsvenenstauung 37
Hämatemesis 201
Hämatochezie 156
Hammerzehe 182
Hämochromatose 189
- Aderlass 192
- Chelatbildner 192
- Diagnostik 191
- Epidemiologie 190
- Genanalyse 191
- HFE-assoziierte 190
- Labordiagnostik 190
- Leberbiopsie 191
- Organmanifestationen 191
- Screening-Untersuchungen 191
- sekundäre 190
- Symptomatik 190
- Therapie 191
Hämodiafiltration 97
Hämodialyse 95, 96, 97
- Demers-Katheter 97
- native arteriovenöse Fistel 97
- Prothesenshunt 97
- Shaldon-Katheter 97
Hämofiltration 97
Hämophilie A 186
Hämophilie B 186
Hämoptysen 25
Harnwegsinfektion 59
- Diagnostik 60
- Erreger 60
- Honeymoon-Zystitis 60
- komplizierte 60
- Pyelonephritis 60, 61
- Therapie 60
- Urinprobe 62
- Zystitis 60
Hashimoto-Thyreoiditis 242
Helicobacter pylori 203
Hemiparese 177
Hemmkörper-Hämophilie 186
Hepatische Enzephalopathie 140
Hepatitis 103
Hepatitis B 104
- aktive Immunisierung 106
- allgemeine Therapie 105
- antivirale Therapie 105
- Diagnostik 104
- Epidemiologie 105
- Komplikationen 105
- Leberzellkarzinom 105
- Leberzirrhose 105
- Neugeborene 105
- Nukleosidanaloga 105
- Nukleotidanaloga 105
- passive Immunisierung 106
- Prophylaxe 106
- Serologie 104
- Verlaufsformen 104
- α-Interferone 105
Hepatitis-B-Virus 105
Hepatitis C 317
- Ätiologie 317
- Epidemiologie 317
- Serologie 316
- Symptomatik 318
- Übertragung 318
Hepatozelluläres Karzinom 315, 316
- Ätiologie 316
- Chemotherapie 317
- chirurgische Therapie 317
- Diagnostik 316
- Leberpunktion 316
- Lebertransplantation 317
- lokal-ablative Therapie 317
- Prognose 317
- Symptomatik 316
- Therapie 317
- α-Fetoprotein 316
Hereditäres nichtpolypöses kolorektales Karzinomsyndrom 276
Herpes labialis 284
Herpes zoster 230
Herzbeuteltamponade 87
Herzenzyme 269
Herzinfarkt *siehe* Myokardinfarkt

Herzinsuffizienz 37, 238
- Akuttherapie bei Dekompensation 38
- Ätiologie 38
- Diagnostik 39
- implantierbarer Kardioverter-Defibrillator 41
- NYHA-Klassifikation 39
- Pathogenese 39
- Prognose 41
- Symptomatik bei Linksherz-insuffizienz 38
- Symptomatik bei Rechtsherz-insuffizienz 38
Herz-Kreislauf-Stillstand
- 4 Hs und HITS 301
- Koronarangiografie 301
Herztod, plötzlicher 239
Hibernating myokardium 121
Hirsutismus 34
HIV-Infektion 229, 230
- AIDS-definierende Erkrankungen 231
- Differenzialdiagnosen 230
- Pathogenese 230
- Stadieneinteilung 231
- Therapiekontrolle 232
Hochaktive antiretrovirale Therapie 231
Hochauflösende Computertomografie (HR-CT) 158
Hodgkin-Lymphom 291, 292
- Ann-Arbor-Klassifikation 292
- B-Symptomatik 292
- Chemotherapie 293
- Diagnostik 292
- Differenzialdiagnosen 292
- Prognose 294
- Rezidive 294
- Risikofaktoren 293
- Stadieneinteilung 292
- Strahlentherapie 293
- Symptomatik 292
- Therapie 293
Homans-Zeichen 10
Honeymoon-Zystitis 60, 246
Hunter-Glossitis 74
Husten 25, 115, 145
- produktiver 283
Hypercholesterinämie 108
Hyperglykämie 162
Hyperkaliämie
- Diagnostik 264
- Pseudo- 264
- Therapie 265
- Ursachen 264
Hyperlipidämie 108
Hyperpigmentierung 211
Hypertensiver Notfall 102
Hyperthermie 288
Hyperthyreose 17
- Diagnostik 18
- Differenzialdiagnosen 18
- Symptomatik 18
- Therapie 19
Hyperthyreosis facticia 18
Hypertonie
- Blutdruckmessung 100
- blutdrucksenkende Therapie 101
- Diagnostik 101
- essenzielle 100
- Formen 100
- Klassifikation 100
- Notfallbehandlung 102
- Symptomatik 100
Hypertonie, primäre 99, 100
- Diagnostik 101
- Therapie 101
Hypertonie, sekundäre
- Diagnostik 101
- Ursachen 101
Hypertriglyzeridämie 108
Hypertrophie, exzentrische 126
Hyperurikämie, asymptomatische 23
Hypokortisolismus 210
Hypometabolismus 242
Hyponatriämie 210, 249
- akute 250
- bei Bronchialkarzinom 28
- chronische 250
- Diagnostik 251
- Einteilung 250
- Komplikationen 252
- milde 250
- moderate 250
- pontine Myelinolyse 252
- Pseudo- 251
- schwere 250
- Ursachen 210, 250
Hypoproteinämie 194
Hypothyreose 241
- Diagnostik 243
- kongenitale 242
- Symptomatik 242
- Therapie 243
Hypovolämie 174

I

Ikterus 69, 325
- Anamnese 326
- Courvoisier-Zeichen 70
- Diagnostik 326
- extrahepatischer 327
- Formen 326
- intrahepatischer 326
- Juckreiz 326
- prähepatischer 326
- Schmerzen 326
- Symptome 326
- Ursachen 326
Imatinib 323
Immunsuppression 133
- Neutropenie 134
Implantierbarer Kardioverter-Defibrillator 41
Inappetenz 43
Infliximab 184
Insulinmangel 162
Insulinpumpentherapie 164
Insulinresistenz 150
Integrase-Inhibitoren 232
Intensivierte konventionelle Therapie 164
Interleukin-6-Rezeptorantagonist 184
Internationaler prognostischer Index (IPI) 234
Intrinsic-Factor-Mangel 74

J

Janeway-Läsionen 296
Juckreiz 325, 326
- cholestatischer 327
- Differenzialdiagnosen 327
- Therapie 327

K

Kaliumkanalblocker 305
Kalziumantagonisten 305
Kammerflimmern 300
- Ursachen 301
Kapnografie 300
Kardiomyopathie 237, 238
- arrhythmogene rechtsventrikuläre 238
- Diagnostik 239
- hypertrophe 238
- Komplikationen 239
- nicht klassifizierbare 239
- primäre 238
- restriktive 238
Kardiomyopathie, dilatative 238
- Diagnostik 239
- Komplikationen 239
- plötzlicher Herztod 239
- Therapie 239
Kardiopulmonale Reanimation (CPR) 300
Kardiovaskuläres Risiko 110
Kardioversion 179
- externe elektrische 179
- medikamentöse 179
Karpaltunnelsyndrom 182
Karzinoembryonales Antigen 277
Kas-Zahl 247
Katayama-Fieber 290
Kayser-Fleischer-Kornealring 192

Ketoazidose, diabetische 162
- Pathogenese 162
- Therapie 162
Kieferosteonekrose 200
Knochenmarkpunktion 235
Knopflochdeformität 182
Knowlesi-Malaria 53
Kolitis, pseudomembranöse 166
Kollagenosen 226
Kolorektales Karzinom 275, 276
- Diagnostik 276
- Differenzialdiagnosen 276
- Epidemiologie 276
- Metastasierung, hämatogene 277
- Metastasierung, lymphogene 277
- Pathogenese 276
- Risikofaktoren 276
- Stadieneinteilung 277
- Therapie 277
- UICC-Klassifikation 277
- Vorsorgeuntersuchungen 278
Kopfschmerzen 51, 173
- morgendliche 99
Koronarangiografie 122, 301
Koronare Herzkrankheit 119
- Belastungs-EKG 121, 122
- Diagnostik 121
- Koronarangiografie 122
- Myokardszintigrafie 121
- Positronenemissionstomografie 121
- Revaskularisation 123
- Risikofaktoren 120
- Stress-Echokardiografie 121
- Symptomatik 120
- Verlaufsformen 120
Koronarsyndrom, akutes 120
Krallenzehe 182
Krampfanfall 271, 272
Kreuzprobe 32
Kußmaul-Atmung 162

L
Lackzunge 138
Landouzy-Sepsis 117
Leberhämangiom 317
Leberraumforderungen 317
Leberzelladenom 317
Leberzellkarzinom, primäres 105
Leberzirrhose 105, 137
- Child-Pugh-Klassifikation 139
- Enzephalopathie 140
- Komplikationen 140
- Labordiagnostik 138
- Laktulosegabe 139
- MELD-Score 139
- Sonografie 138
- Symptomatik 138
- Therapie 139
Leberzysten 317
Leichtkettenmyelom 82, 83
Leistungsknick 37, 43, 125
Leistungsminderung 47
Leriche-Syndrom 112
Leukämie
- akute 253, 254
- chronische myeloische (CML) 321
- Plasmazellleukämie 83
Leukapherese 323
Linksherzendokarditis 296
Linksherzinsuffizienz 38
Linksverschiebung 322
Lipidstoffwechselstörung 107
Lipödem 194
Lippenzyanose 37
Lone Atrial Fibrillation 178
Luftnot 89, 213
Lungenembolie 9
- Akuttherapie 11
- basisches natriuretisches Peptid 11
- Computertomografie 9, 10
- Diagnostik 10
- Differenzialdiagnosen 10
- Risikoeinstufung 10
- Symptomatik 10
- tiefe Beinvenenthrombose 65
- Troponine 11
Lungenemphysem 157, 158
- bullöses Emphysem 159
- Cor pulmonale 159
- Diagnostik 158
- Ganzkörperplethysmografie 158
- hochauflösende Computertomografie (HR-CT) 158
- Komplikationen 159
- multimodales Behandlungskonzept 159
- Spirometrie 157
- Spontanpneumothorax 159
- Tabakentwöhnung 160
- Therapie 159
- α_1-Antitrypsin-Mangel 158
Lungenkaverne 116
Lungenstauung 126
Lupus erythematodes, systemischer *siehe* Systemischer Lulus erythematodes (SLE)
Lupusnephritis 226
Lymphadenopathie 291
Lymphadenopathiesyndrom 230
Lymphödem 194
Lynch-Syndrom 276

M
Magenkarzinom 43
- Risikofaktoren 45
- Staging 45
- Therapie 45
Malaria 290
- Chemoprophylaxe 54
- Differenzialdiagnosen 52
- Expositionsprophylaxe 54
- Knowlesi- 53
- Komplikationen 53
- Prophylaxe 54
- quartana 53
- Symptomatik 52
- tertiana 53
- Therapie 54
- tropica 51, 52, 53
Mallory-Weiss-Läsion 204
MAZE-Operation 179
Melaena 201
Meningokokkensepsis 212
Merseburger Trias 18
Metabolisches Syndrom 149
- Diabetes mellitus Typ 2 150
- Pathogenese 150
- Symptomatik 150
- Symptome 150
- Therapie 151
Metacholin-Provokationstest 92
Methicillin-resistenter Staphylococcus aureus *Siehe MRSA*
Methyltetrahydrofolatreduktase-Mutation 66
M-Gradient 82
Miliartuberkulose 117
Mineralokortikoidmangel 211
Mitralklappeninsuffizienz 125
- Diagnostik 126, 127
- Lungenstauung 126
- Patientenaufklärung 128
- primäre 126
- sekundäre 126
- Symptome 126
- Ursachen 126
Mitralklappenprolaps 126
Montreal-Klassifikation 170
MRSA 279
- Dekolonialisierung 282
- Hygienemaßnahmen 281
- Patientenaufklärung 281
- Risikokonstellationen 280
- Screeninguntersuchungen 280
Muddy Brown Casts 174
Müdigkeit 73, 103, 193
Multiples Myelom 81
- Definition 82
- Diagnostik 82
- Komplikationen 83
- Pathogenese 82
- Staging 82, 83
- Symptomatik 82
- Therapie 83
Multiresistente Erreger (MRE) 280
Mundwinkelrhagaden 138

Murphy-Zeichen 260
Muskelschmerzen 189, 225
Myelinolyse, pontine 28, 252
Myeloproliferatives Syndrom 324
- alkalische Leukozytenphosphatase 324
Myelose, funikuläre 74
Myokardinfarkt 267, 268
- Differenzialdiagnosen 268
- EKG-Befund 268
- Herzenzyme 269
- Komplikationen 269
- Labordiagnostik 269
- medikamentöse Fibrinolyse 270
- Nicht-ST-Streckenhebungsinfarkt 269
- perkutane koronare Intervention 270
- Reperfusion 270
- Sofortmaßnahmen 268
- ST-Hebungsinfarkt 268
- Symptomatik 268
- Therapie 270
Myokardszintigrafie 121
Myxödem 242

N
Nachtschweiß 291
Nebennierenrindeninsuffizienz, primäre 209, 210
- ACTH-Stimulationstest 211
- Diagnostik 211
- Labordiagnostik 211
- Symptomatik 210
- Therapie 211
Nebennierenrindeninsuffizienz, sekundäre 211
Nephritisches Syndrom 196
Nephrotisches Syndrom 193
- Ätiologie 195
- Diagnostik 195
- Komplikationen 195
- Nierenbiopsie 195
- Serumelektrophorese 195
- Symptomatik 194
- Therapie 196
- Urinelektrophorese 195
- Urinuntersuchung 195
Neue orale Antikoagulanzien (NOAK) 180
Neutropenie 133, 134
- Diagnostik bei Fieber 134
- Therapie bei Fieber 135
- Ursachen 134
Nicht einwilligungsfähiger Patient 143
Nichterosive Refluxkrankheit (NERD) 170
Nicht-ST-Streckenhebungsinfarkt 269
Nierenarterienstenose 101
Nierenersatztherapie 96
Nierenkolik 14
Nierentransplantation 97
Nierenversagen, akutes 173
- Differenzierung 175
- postrenales 175
- prärenales 174
- renales 174
- Stadieneinteilung 174
- Symptomatik 174
- Therapie 175
Nilotinib 323
Non-Hodgkin-Lymphom (NHL) 233
- Diagnostik 234
- Einteilung 234
- Knochenmarkpunktion 235
- Symptome 234
- Therapie 235
- Tumorlysesyndrom 236
- WHO-Klassifikation 234
NYHA-Klassifikation 39
Nykturie 38

O
Oberbauchschmerzen, ausstrahlende 259
Obstipation 241
Obstruktives Schlafapnoe-Syndrom (OSAS) 152
Ödeme 37, 65, 193, 194, 225, 263
- allergische 194
- endokrin bedingte 194
- entzündliche 194
- generalisierte 194
- hepatische 194
- kardiale 194
- lokalisierte 194
- medikamentös bedingte 194
- nutritive 194
- Pathogenese 194
- renale 194
Oligurie 176
Orbitopathie, endokrine 19
Orthostatische Dysregulation 331
Osler-Knötchen 296
Ösophagogastroduodenoskopie (ÖGD) 43, 170
- Patientenaufklärung 44
Ösophagus-Manometrie 171
Osteodensitometrie 199
Osteomalazie 198
Osteomyeloﬁbrose 324
Osteopenie 199
Osteoporose 197
- Diagnostik 199
- Differenzialdiagnosen 198
- DXA-Messung 199
- Kennzeichen 198
- Komplikationen 200
- primäre 198
- sekundäre 198
- Therapie 199
- Ursachen 198

P
Palmarerythem 137
Palpitationen 237
Pankreaskarzinom 69
- Diagnostik 70
- Differenzialdiagnosen 70
- Drogenabusus 72
- Komplikationen 71
- Prognose 71
- Schmerztherapie 71
- Stadieneinteilung 71
- Symptome 70
- Therapie 71
- TNM-Klassifikation 71
Pankreaskopfkarzinom 70
Pankreatitis 2
- akutes Abdomen 2
- Pleuraerguss 2
Paraprotein 82
Patientenaufklärung 7, 128, 281
Patientenübergabe 45, 143, 250, 265
- SBAR-Konzept 15
PCSK9-Hemmer 109
Pericarditis constrictiva 88
Perikarderguss, hämodynamisch relevanter 87
Perikarditis 85
- Diagnostik 87
- Differenzialdiagnosen 86
- Komplikationen 87
- Symptome 86
- Therapie 87
- Ursachen 86
Perimyokarditis 86, 268
Peritonealdialyse 97
Perkutane koronare Intervention 270
Perniziöse Anämie 73
- Diagnostik 75
- Symptomatik 74
Petechien 129
Pflastersteinrelief 56
Philadelphia-Chromosom 322
Phlebödem 194
Phlebotomie 192
Pigmentsteine 261
Plasmazellleukämie 83
Plasmozytom 81
- Definition 82
- Diagnostik 82
- Komplikationen 83
- Pathogenese 82

- Serumelektrophorese 82
- Staging 82, 83
- Symptomatik 82
- Therapie 83
Plethora 34
Pleuraerguss 5
- blutiger 7
- Diagnostik 6
- Exsudat 6
- Punktion 7
- Symptome 6
- Transsudat 6
Pleuraerguss, Pankreatitis 2
Pleuraergusspunktion 7
- Patientenaufklärung 7
- Re-Expansionsödem 8
Pneumonie 283
- ambulante 284
- CRB-65-Index 285
- Diagnostik 284
- Epidemiologie 284
- nosokomiale 284
- Symptomatik 284
- Therapie 285
Pollakisurie 246
Polyarthritis, chronische 182
Polycythaemia vera 324
Polymyalgia rheumatica (PMR) 77
- Diagnostik 79
- Differenzialdiagnosen 78
- Riesenzellarteriitis (RZA) 79, 80
- Symptome 78
- Therapie 79
Polymyositis 226
Polyneuropathie (PNP) 76
Polyzystisches Ovarialsyndrom 34
Portale Hypertension 138
Porzellangallenblase 261
Postthrombotisches Syndrom 65
Prädiabetes 308
Primärkomplex 117
Prinzmetal-Angina 120
Propylthiouracil 19
Protease-Inhibitoren 232
Protein-C-Mangel 66
Protein-S-Mangel 66
Proteinurie 194, 195
- nichtselektive 195
- selektive 195
Prothrombinmutation 66
Pseudodivertikel 154
Pseudohyperkaliämie 264
Pseudohyponatriämie 210, 251
Pseudoperitonitis diabetica 162
Pseudothrombozytopenie 131
Pulmonalvenenablation 179
Pulsdefizit, peripheres 178
Pulslose ventrikuläre Tachykardie 300
Pyelonephritis 60, 61, 245, 246
- Diagnostik 61, 246
- Erreger 247
- Komplikationen 247
- Pathogenese 247
- Risikofaktoren 246
- Therapie 247
- Urinuntersuchung 246

Q
QRS-Komplexe, schmale 178

R
Rachitis 198
Ratschow-Lagerungsprobe 113
Reanimation bei Kammerflimmern 299
- Debriefing 301
- Defibrillation 300
- DNR-Anordnung 300
- Kapnografie 300
Rechtsherzendokarditis 296
Rechtsherzinsuffizienz 38, 126
Re-Expansionsödem 8
Refluxösophagitis 171
Reverse-Transkriptase-Inhibitoren
- nichtnukleosidanaloge 231
- nukleosidanaloge 231
Rezidivierende Infekte 221
Rheumafaktoren 182
Rheumatoide Arthritis 181
- Biologicals 184
- Diagnostik 183
- Glukokortikoide 184
- Labordiagnostik 183
- nichtsteroidale Antiphlogistika 184
- Röntgenbefunde 183
- Symptomatik 182
- Synoviaanalyse 183
- TNF-α-Inhibitoren 184
Rhinitis, chronische 217
Richter-Transformation 224
Riesenzellarteriitis (RZA) 79, 80
Roth-Flecke 296
Rückenschmerzen 81

S
Sarkoidose 116
Sattelnase 218
SBAR-Konzept 15
Schaufensterkrankheit 112
Schilddrüsenvolumen 243
Schlafkrankheit 290
Schmerzen
- Bauch 161
- Bein 63
- Flanke 245
- Gelenke 181
- Oberbauch 259
- retrosternale 85
- Thorax 119, 267
- Thorax, akute 9
- Unterschenkel 111
Schmetterlingserythem 227
Schrittmachersysteme 332
- Codierung 332
Schulterschmerzen 77
Schüttelfrost 245, 283
Schwanenhalsdeformität 182
Schwarz-Bartter-Syndrom 28
Serumamylaseerhöhung 2
Serumelektrophorese, M-Gradient 82
Shaldon-Katheter 97
Sharp-Syndrom 226
Sicca-Symptomatik 226
Sitaglitpin 309
Sjögren-Syndrom 226
Skip Lesions 56
Sklerenikterus 1, 2, 137
Sklerodermie, systemische 226
slow low-efficient daily dialysis 97
Sodbrennen 169
Somnolenz 161, 177
Sonnenblumenkatarakt 192
Sorafenib 317
Spider naevi 137, 138
SPIKES-Strategie 44
Spirometrie 157
Splinter-Hämorrhagien 296
Spontanpneumothorax 159
Sprue, einheimische 56
Stemmer-Zeichen 194
ST-Hebungsinfarkt 268
Strahlentherapie 293, 294
- Hodgkin-Lymphom 293
- Langzeittoxizität 294
- Nebenwirkungen 293
Stress-Echokardiografie 121
Stressulkus 203
Striae rubrae 34
Struma 18
Stuhlunregelmäßigkeiten 275
Sturzsenkung 82
Syndrom der inadäquaten ADH-Sekretion 28, 210
Synkope 311, 329, 330
- arrhythmogene 331
- Diagnostik 331
- kardiovaskuläre 331
- Karotissinus- 331
- orthostatische 331
- reflexvermittelte 331
- rezidivierende 329
- strukturelle 331
- vasovagale 331
Systemischer Lupus erythematodes 225
- Differenzialdiagnosen 226

- Immunologie 226
- Klassifikationskriterien 227
- Labordiagnostik 226
- Schmetterlingserythem 227
- Symptomatik 226

T
Tabakentwöhnung 160
Tachyarrhythmia absoluta 178
Tachykardie 9, 29, 303
- AV-Knoten-Reentry 304
- hämodynamisch instabile 306
- supraventrikuläre 305
- Therapie 304
- ventrikuläre 305
Tachypnoe 253
Tako-Tsubo-Kardiomyopathie 268
Thalassämie 49
Thiamazol 19
Thorakaler Druck 29
Thorakales Druckgefühl 119
Thoraxschmerz 9
- akuter 267
Thromben, leukämische 323
Thromboembolieprophylaxe 180
Thrombophilie 66
Thrombozytopenie 129, 130
- Diagnostik 131
- heparininduzierte 130
- HIT I 130
- HIT II 130
- Pathogenese 130
- primäre idiopathische 131
- Therapie 131
Thrombozytose 322
Thyreostatika 19
TIPS(S) 140
TNM-Klassifikation 27
Tozilizumab 184
Transfusion 29
- Ablauf 31
- Bedside-Test 31
- Kreuzprobe 32
- von Null Rhesus-negativen Konserven 32
Transfusionstrigger 30
Transjugulärer intrahepatischer portsystemischer Stent-Shunt 140
Transösophageale Echokardiografie (TEE) 127
Transsudat 6
Transthorakale Echokardiografie (TTE) 127
Triple-Therapie 203
Tropenkrankheiten 290
Troponine 11
Tuberkulose 115
- Differenzialdiagnosen 116
- extrapulmonale 117
- generalisierte 117
- Hygiene 118
- offene 117
- postprimäre 117
- Prävention 118
- Primärkomplex 117
- Resistenzen 118
- Symptomatik 116
- Therapie 117
Tubulusnekrose, akute 174
Tumorlysesyndrom 236

U
Übelkeit 201
Überbringen schlechter Nachrichten 44
- SPIKES-Strategie 44
Ulcus duodeni 202
- Helicobacter pylori 203
- Therapie 203
Ulcus ventriculi 201, 202
- Helicobacter pylori 203
- Sofortmaßnahmen 202
- Therapie 203
- Ursachen 202
Ulnardeviation 182
Unruhe 271, 272
Unterbauchschmerzen 13, 153
Unterschenkelschmerzen 111
Urolithiasis 13
- Akuttherapie 15
- Diagnostik 14
- Differenzialdiagnosen 14
- Metaphylaxe 16
- Nierenkolik 14
- Patientenübergabe 15
- Schwangerschaft 15
- Sekundärprophylaxe 16
- Sonografie 16
- Symptome 14
Urosepsis 247

V
Vaskulitis
- Einteilung 219
- primäre 219
- sekundäre 219
Vena-cava-Filter 67
Venenthrombose, tiefe 10
- Diagnostik 10
- Symptome 10
Vildagliptin 309
Virchow-Trias 65
Vitamin-B_{12}-Mangel 73, 74
- Pathophysiologie 74
- Ursachen 74
Von-Willebrand-Syndrom 186
Vorhofflimmern 177, 178
- Einteilung 178
- Elektrokardiografie 178
- Frequenzkontrolle 179
- Kardioversion 179
- MAZE-Operation 179
- paroxysmales 178
- permanentes 178
- persistierendes 178
- Prävalenz 178
- Pulmonalvenenablation 179
- Rezidivprophylaxe 179
- Rhythmuskontrolle 179
- Therapie 179
- Thromboembolieprophylaxe 179

W
Walk-Through-Angina 120
Waterhouse-Friderichsen-Syndrom 212
Weißkittelhypertonie 100
Weißnägel 138
Werlhof-Krankheit 131
Wernicke-Enzephalopathie 272
White-Clot-Syndrom 130
Wilson-Krankheit 192

X
Xanthelasma 110

Z
Zollinger-Ellison-Syndrom 203
Zystitis 60

Abbildungsnachweis

Der Verweis auf die jeweilige Abbildungsquelle befindet sich bei allen Abbildungen im Werk am Ende des Legendentextes in eckigen Klammern.

E273 Mir A M: Atlas of Clinical Diagnosis, Elsevier/Saunders, 2. A. 2003

E279 Howard M, Hamilton P: Haematology. An Illustrated Colour Text, Elsevier/Churchill Livingstone, 2. A. 2002

E380 Eiff M P, Hatch R L: Fracture Management for Primary Care. Elsevier/Saunders, 3. A. 2012

E441 Shiland B J: Mastering Healthcare TERMINOLOGY, Elsevier/Mosby, 2010

E531 Bates J: Abdominal Ultrasound. Elsevier/Churchill Livingstone, 2. A. 2004

F210 Ring J/Messmer K: Incidence and severity of anaphylactoid reactions to colloid volume substitutes. In: The Lancet, 1977; 1: 466–469

F228-005 Sandhu M S et al.: Urolithiasis: Comparison of diagnostic performance of digital tomosynthesis and ultrasound. Which one to choose and when? In: European Journal of Radiology; Volume 105, pp 25–31, Elsevier, August 2018

F849-008 Piepoli M F et al.: 2016 European Guidelines on cardiovascular disease prevention in clinical practice. In: European Heart Journal. Volume 37, Issue 29, pp 2315–2381. Elsevier, August 2016

G750 Ralston S H et al.: Davidson's Principles and Practice of Medicine, 23. A., Elsevier, 2018

G751 Adam A/Dixon A K: Grainger & Allison's Diagnostic Radiology: Abdominal Imaging, 6. A., Elsevier, 2015

G752 Rumack C M, Levine W: Diagnostic Ultrasound, 5. A., Elsevier, 2018

G753 Bowling B et al.: Kanski's Clinical Ophthalmology, 8. A., Elsevier/Saunders, 2016

G754 O'Connell T: USMLE Step 2 Secrets, 5. A., Elsevier, 2017

G755 Eigler A, Maier A.: Apparative und bildgebende Diagnostik: Prüfungsatlas für die Facharztprüfung Innere Medizin und Allgemeinmedizin, Elsevier, 2016

G756 Stefanac S J, Nesbit S P: Diagnosis and Treatment Planning in Dentistry, 3. A., Elsevier/Mosby, 2016

G757 Singh A K, Loscalzo J: The Brigham Intensive Review of Internal Medicine, 3. A., Elsevier, 2018

H017-001 Vincent J.-L. et al.: The SOFA (Sepsis-related Organ Failure Assessment) score to describe organ dysfunction/failure. In: Intensive Care Medicine. Volume 22, Issue 7, pp 707–710. Springer, July 1996

H086-001 Buon R et al.: Carotid Ultrasound for Assessment of Nonobstructive Carotid Atherosclerosis in Young Adults with Cryptogenic Stroke. In: Journal of Stroke and Cerebrovascular Diseases (YJSCD), Volume 27, Issue 5, pp 1212-1216, National Stroke Association, Elsevier, May 2018

L106 Henriette Rintelen, Velbert

L231 Stefan Dangl, München

M123 Prof. Dirschka, Wuppertal

M181 Dr. S. Krautzig, Hameln

M183 V. Kurowski, Lübeck

M349 Prof. Dr. med Dr. h.c. Classen, München; Prof. Dr. med. Diehl, Köln; Prof. Dr. Dr. h.c. Kochsiek, Würzburg

M349 Prof.Dr. V. Diehl, Köln

M468 Prof. Dr. S. Sollberg, Schwerin

M500 Prof. Dr. med. G. W. Kauffmann, Heidelberg

M512 Dr. Peter Banholzer, München

M635 PD Dr. Torben Pottgießer, Freiburg

R101 Schweitzer

R211 Hoepffner N: KAPITEL 4 - Duodenum und Dünndarm. In: Kahl, Kähler, Dormann: Interventionelle Endoskopie – Lehrbuch und Atlas, Elsevier GmbH, Urban & Fischer 2007, 57–70

T127 P. C. Scriba, München

T383 Universitätsklinikum Freiburg

T407 Institut für medizinische und pharmazeutische Prüfungsfragen (IMPP)

T547 Radiologische Universitätsklinik Freiburg, Abteilung Röntgendiagnostik, Freiburg

T578 Herzzentrum, Universität Freiburg/Bad Krozingen, Standort Universitätsklinikum Freiburg

T598 Medizinische Universitätsklinik Freiburg, Abteilung Innere Medizin II, Freiburg

T599 Medizinische Universitätsklinik Freiburg, Abteilung Rehabilitative und Präventive Sportmedizin, Freiburg

W203-004 Obesity: preventing and managing the global epidemic. Report of a WHO consultation. In: WHO Technical Report Series, 894. World Health Organisation, Geneva, 2000

W867 Bundesärztekammer Berlin, Richtlinie zur Gewinnung von Blut und Blutbestandteilen und zur Anwendung von Blutprodukten, Gesamtnovelle 2017